# Técnica Cirúrgica

## princípios e atualizações

# Técnica Cirúrgica

## princípios e atualizações

ORGANIZADORES

**Djalma José Fagundes**

**Murched Omar Taha**

manole
editora

Produção editorial: Rosana Arruda da Silva
Projeto gráfico: Departamento de Arte da Editora Manole
Diagramação e ilustrações: Luargraf Serviços Gráficos Ltda. ME
Capa: Ricardo Yoshiaki Nitta Rodrigues
Imagem de capa: istockphoto.com

**CIP-BRASIL. CATALOGAÇÃO NA PUBLICAÇÃO**
**SINDICATO NACIONAL DOS EDITORES DE LIVROS, RJ**

F141t

Fagundes, Djalma José
Técnica cirúrgica: princípios e atualizações / Djalma José Fagundes, Murched Omar Taha - 1. ed. - Santana de Parnaíba [SP] : Manole, 2023.
592 p.

ISBN 9788520463994

1. Cirurgia. 2. Técnicas operatórias. I. Taha, Murched Omar. II. Título.

23-85059 CDD: 617.91
CDU: 616-089.8

Meri Gleice Rodrigues de Souza - Bibliotecária - CRB-7/6439

29/06/2023 05/07/2023



Edição – 2023

Editora Manole Ltda.
Alameda América, 876 – Tamboré
06543-315 – Santana de Parnaíba – SP – Brasil
Tel.: (11) 4196-6000
www.manole.com.br | https://atendimento.manole.com.br/

Impresso no Brasil
*Printed in Brazil*

# Dedicatória

À minha esposa, Maria do Carmo (Madoca).

Às minhas filhas e seus esposos, Carolina e Luiz, Tereza e Rodrigo, Beatriz e Henrique, Luiza e Renato.

Aos meus netos e neta, Lucas, Bernardo, Pedro, Martina, Antônio, José e Francisco.

*Djalma José Fagundes*

À minha esposa, Nabiha Saadi Abrahão Taha.

Aos meus filhos e filha, Murched, Mona e Tarik.

Aos meus netos e netas, Stella, Tarik, Laila, Mansur e Omar.

*Murched Omar Taha*

# Agradecimentos

Nossos mais profundos agradecimentos à disciplina de Técnica Operatória e Cirurgia Experimental do Departamento de Cirurgia da Escola Paulista de Medicina, da Universidade Federal de São Paulo.

As atividades de quase meio século na Instituição nos proporcionam agora a honra e a satisfação de encerrar nossas atividades formais, trazendo uma contribuição relevante para a atividade didático-científica.

# Sobre os organizadores

## Djalma José Fagundes

Professor Livre-Docente e Titular da Disciplina de Técnica Operatória e Cirurgia Experimental, Departamento de Cirurgia, Escola Paulista de Medicina (EPM) da Universidade Federal de São Paulo (UNIFESP). Membro Emérito do Colégio Brasileiro de Cirurgiões (ECBC). Orientador do Programa de Pós-Graduação em Ciência Cirúrgica Interdisciplinar (UNIFESP). Ex-Coordenador do Programa de Pós-Graduação em Cirurgia e Experimentação (UNIFESP). Membro da Comissão de Credenciamento e Recredenciamento de Orientadores da Câmara de Pós-Graduação e Pesquisa da Escola Paulista de Medicina - Ciências da Vida. Presidente de Honra da Associação Brasileira de Ligas Acadêmicas em Cirurgia (ABLAC).

## Murched Omar Taha

Professor Livre-Docente e Professor Associado Nível IV da Disciplina de Técnica Operatória e Cirurgia Experimental, Departamento de Cirurgia, Escola Paulista de Medicina (EPM) da Universidade Federal de São Paulo (UNIFESP). Membro Titular do Colégio Brasileiro de Cirurgiões (TCBC). Orientador dos Programas de Pós-Graduação em Ciência Cirúrgica Interdisciplinar e Medicina Translacional (UNIFESP). Pró-reitor de Gestão com Pessoas (UNIFESP – 2014/2018). Fundador e Presidente da Associação Brasileira de Ligas Acadêmicas em Cirurgia (ABLAC).

# Sobre os colaboradores especiais

## André Ibrahim David

Professor Adjunto II da Disciplina de Técnica Operatória e Cirurgia Experimental do Departamento de Cirurgia, Escola Paulista de Medicina, Universidade Federal de São Paulo (EPM-UNIFESP). Pós-doutorado em Transplante de Intestino e Multivisceral pelo CNPq/Einstein.

## João Pádua Manzano

Professor Adjunto I da Disciplina de Técnica Operatória e Cirurgia Experimental do Departamento de Cirurgia, Escola Paulista de Medicina, Universidade Federal de São Paulo (EPM-UNIFESP).

## José Homero Soares

Professor Técnico Administrativo em Educação (TAE) na Disciplina de Técnica Operatória e Cirurgia Experimental do Departamento de Cirurgia, Escola Paulista de Medicina, Universidade Federal de São Paulo (EPM-UNIFESP).

# Sobre os autores

## Alberto Fernandes Patrício

Médico, analista junguiano, membro da Sociedade Brasileira de Psicologia Analítica, filiada à International Association for Analytical Psychology (IAAP).

## Albino Augusto Sorbello

Professor Doutor em Clínica Cirúrgica pela Faculdade de Medicina da Universidade de São Paulo (FMUSP). Titular do Colégio Brasileiro de Cirurgiões (CBC). Titular do Colégio Brasileiro de Cirurgia Digestiva (CBCD). Titular e ex-presidente nacional da Sociedade Brasileira de Cirurgia Minimamente Invasiva e Robótica (Sobracil).

## Ana Cristina Tripoloni

Enfermeira especialista em Gestão em Enfermagem. Centro de Ensino de Habilidades e Simulação Profª Helena Nader, Universidade Federal de São Paulo (UNIFESP), *campus* São Paulo.

## André Miotto

Professor Assistente da Disciplina de Cirurgia Torácica do Departamento de Cirurgia da Escola Paulista de Medicina, Universidade Federal de São Paulo (EPM-UNIFESP).

## Antônio Ferreira Couto Filho

Titular da banca A. Couto & Souza Advogados. Pós-graduado em Responsabilidade Civil pela Escola de Magistratura do Estado do Rio de Janeiro (EMERJ). Professor convidado do Instituto de Pós-Graduação e Pesquisa em Administração da Universidade Federal do Rio de Janeiro (COPPEAD-UFRJ) no MBA Executivo em Saúde. Consultor Jurídico do Colégio Brasileiro de Cirurgiões (CBC).

## Bernardo Siles Muños

Cirurgia Geral Avançada, Hospital das Clínicas da Faculdade de Medicina da Universidade de São Paulo (HC-FMUSP).

## Carolina Dutra Queiroz Flumignan

Professora Titular de Cirurgia Vascular e Semiologia do Centro Universitário São Camilo (CUSC, São Paulo).

## Cassiano Donizetti de Oliveira

Residente de Urologia do Hospital Militar – Área de São Paulo – SP.

## Daniel Arcuschin de Oliveira

Cirurgião plástico, Membro Associado da Sociedade Brasileira de Cirurgia Plástica (SBCP) e mestre pelo Mestrado Profissional em Ciência, Tecnologia e Gestão Aplicadas à Regeneração Tecidual da Universidade Federal de São Paulo (UNIFESP).

## Davi Reis Calderoni

Professor Doutor da área de Cirurgia Plástica da Faculdade de Ciências Médicas da Universidade Estadual de Campinas (Unicamp). Membro Titular da Sociedade Brasileira de Cirurgia Plástica (SBCP).

## Davi Rocha Macambira Albuquerque

Médico Residente de Anestesiologia da Escola Paulista de Medicina, Universidade Federal de São Paulo (EPM-UNIFESP).

## Eduardo Alexandrino Servolo de Medeiros

Professor Associado da Disciplina de Infectologia, Departamento de Medicina da Escola Paulista de Medicina, Universidade Federal de São Paulo (EPM-UNIFESP). Presidente da Comissão de Controle de Infecção Hospitalar do Hospital São Paulo (Associação Paulista para o Desenvolvimento da Medicina - SPDM/UNIFESP). Diretor Científico da Sociedade Paulista de Infectologia, Pesquisador do Conselho Nacional de Desenvolvimento Científico e Tecnológico (CNPq).

## Eduardo Bertolli

Mestre e Doutor em Oncologia pela Fundação Antônio Prudente (FAP), A. C. Camargo Cancer Center. Título de Especialista em Cirurgia Geral pelo Colégio Brasileiro de Cirurgiões (CBC) e em Cancerologia Cirúrgica pela Sociedade Brasileira de Cancerologia (SBC). Membro titular do CBC e da Sociedade Brasileira de Cirurgia Oncológica (SBCO). *Research fellowship* no Netherlands Cancer Institute. *Fellow of the Society of Surgical Oncology* (FSSO). Livre-Docente pela Disciplina de Cirurgia Geral e do Trauma da Faculdade de Medicina da Universidade de São Paulo (FMUSP).

## Endrigo Torezan Rosim

Médico Assistente do Hospital das Clínicas da Faculdade de Ciências Médicas da Universidade Estadual de São Paulo (Unicamp). Especialista pela Sociedade Brasileira de Cirurgia Plástica (SBCP).

## Fabiana da Silva Augusto

Enfermeira Estomaterapeuta. Doutora em Ciências pelo Programa de Pós-Graduação em Cirurgia Translacional da Universidade Federal de São Paulo (UNIFESP). Enfermeira do Grupo Assessor de Enfermagem do Hospital São Paulo (Associação Paulista para o Desenvolvimento da Medicina - SPDM/ UNIFESP).

## Felipe Contoli Isoldi

Doutor em Ciências pelo Programa de Pós-Graduação em Cirurgia Translacional da Universidade Federal de São Paulo (UNIFESP). Coordenador do Setor de Cicatrizes Patológicas da Disciplina de Cirurgia Plástica. Co-orientador do

Mestrado Profissional em Ciências, Tecnologia e Gestão Aplicadas à Regeneração Tecidual da Unifesp. Membro do Departamento de Pesquisa e Produção Cientifica (DEPPROC) da SBCP.

## Fernando Fabrício Franco

Professor Doutor em Ciências da Cirurgia pela Universidade Estadual de Campinas (Unicamp). Médico assistente do Hospital das Clínicas da Faculdade de Ciências Médicas da Unicamp. *International Fellow to the UCLA Division of Plastic Surgery*. Especialista pela Sociedade Brasileira de Cirurgia Plástica (SBCP). *Fellowship* no Instituto Javier de Benito (Barcelona, Espanha).

## Francisco Aparecido Belfort

Doutor em Medicina pela Escola Paulista de Medicina, Universidade Federal de São Paulo (EPM-UNIFESP). Cirurgião Oncologista. Membro Titular do Colégio Brasileiro de Cirurgiões (CBC), da Sociedade Brasileira de Oncologia Clínica (SBOC), Sociedade Brasileira de Cirurgia Oncológica (SBCO) e *Fellow* da "Society of Surgical Oncology" (SSO). Membro fundador do Grupo Brasileiro de Melanoma (GBM).

## Gaspar de Jesus Lopes Filho

Cirurgião do Aparelho Digestivo. Mestre, Doutor e Livre-Docente em Cirurgia. Professor Titular da Escola Paulista de Medicina, Universidade Federal de São Paulo (EPM-UNIFESP).

## Heitor Carvalho Gomes

Cirurgião Plástico. Titular da Sociedade Brasileira de Cirurgia Plástica (SBCP). Coordenador do Setor de Melanoma e Tumores Cutâneos da Disciplina de Cirurgia Plástica da Universidade Federal de São Paulo (UNIFESP). Orientador do Mestrado Profissional em Ciência, Tecnologia e Gestão Aplicadas à Regeneração Tecidual da UNIFESP.

## Jessé Augusto Castro Nascimento

Cirurgião do Hospital Israelita Albert Einstein (HIAE). Titular do Colégio Brasileiro de Cirurgiões (CBC). Titular do Colégio Brasileiro de Cirurgia Digestiva (CBCD).

## João Aléssio Juliano Perfeito

Professor Doutor Associado da Disciplina de Cirurgia Cardiovascular e Torácica da Escola Paulista de Medicina, Universidade Federal de São Paulo (EPM-UNIFESP).

## João Henrique Sendrete de Pinho

Discente do quarto ano do curso de Medicina da Universidade Federal de Juiz de Fora (UFJF).

## João Ricardo Filgueiras Tognini

Professor Titular da Faculdade de Medicina da Universidade Federal de Mato Grosso do Sul (UFMS). Mestre e Doutor em Medicina pela Escola Paulista de Medicina, Universidade Federal de São Paulo (UNIFESP) – Programa de Pós-Graduação em Técnicas Operatórias e Cirurgia Experimental.

## Jorge Roberto Marcante Carlotto

Cirurgião do Aparelho Digestivo. Mestre e Doutor em Cirurgia. Professor da Universidade Federal da Fronteira Sul (UFFS) e da Universidade de Passo Fundo (UPF). Coordenador do Centro Regional de Cirurgia Robótica do Hospital de Clínicas de Passo Fundo.

## José Carlos Costa Baptista e Silva

Professor Titular e Livre-Docente da Disciplina de Cirurgia Vascular e Endovascular da Escola Paulista de Medicina, Universidade Federal de São Paulo (EPM-UNIFESP).

## Jullyana Heinen Peixoto

Médica Assistente no Hospital Estadual de Sumaré (Unicamp). Especialista em Cirurgia Craniomaxilofacial pela Sociedade Brasileira de Cirurgia Craniomaxilofacial (SBCC).

## Leila Blanes

Enfermeira Estomaterapeuta. Doutora em Ciências pelo Programa de Pós-Graduação em Cirurgia Plástica da Universidade Federal de São Paulo (UNIFESP). Orientadora do Mestrado Profissional em Ciência, Tecnologia e Gestão Aplicadas à Regeneração Tecidual – UNIFESP. Vice-diretora de Enfermagem do Hospital São Paulo (Associação Paulista para o Desenvolvimento da Medicina – SPDM).

## Leticia Rocha Macambira Albuquerque

Acadêmica de Medicina, Centro Universitário Christus (Unichristus), Fortaleza, Ceará.

## Luis Carlos Uta Nakano

Professor Associado Livre-Docente e Chefe da Disciplina de Cirurgia Vascular e Endovascular da Escola Paulista de Medicina da Universidade Federal de São Paulo (UNIFESP).

## Luiz Fernando dos Reis Falcão

Professor Adjunto e Chefe da Disciplina de Anestesiologia, Dor e Medicina Intensiva da Escola Paulista de Medicina - Universidade Federal de São Paulo (EPM-UNIFESP). Professor Titular de Anestesiologia e Presidente da COREME do Centro Universitário São Camilo (CUSC). Professor Doutor da Universidade de Lisboa, Portugal.

## Lydia Masako Ferreira

Professora Titular Sênior da Disciplina de Cirurgia Plástica. Orientadora e Ex-Coordenadora do Programa de Pós-Graduação em Cirurgia Translacional da Universidade Federal de São Paulo (UNIFESP). Orientadora do Mestrado Profissional em Ciências, Tecnologia e Gestão Aplicadas à Regeneração Tecidual da UNIFESP. Pesquisadora CNPq nível 1A e Membro CA Medicina CNPq. Presidente da Sociedade Brasileira de Cirurgia Plástica.

## Maíta Poli de Araújo

Professora Adjunta do Departamento de Ginecologia da Escola Paulista de Medicina, Universidade Federal de São Paulo (EPM-UNIFESP).

## Manuel de Jesus Simões

Professor Titular e Livre-Docente de Histologia e Biologia Estrutural do Departamento de Morfologia e Genética da Escola Paulista de Medicina, Universidade Federal de São Paulo (EPM-UNIFESP).

## Marcello Erich Reicher

Professor Afiliado da Disciplina de Cirurgia Vascular e Endovascular da Escola Paulista de Medicina da Universidade Federal de São Paulo (EPM-UNIFESP).

## Marcos Matias Motta

Professor Doutor em Ciências da Cirurgia pela Universidade Estadual de Campinas (Unicamp). Médico Assistente do Hospital de Clínicas da Unicamp. Membro Titular da Sociedade Brasileira de Cirurgia Plástica (SBCP).

## Mario Alberto Santana Machado Filho

Coordenador do Serviço de Neurocirurgia do Conjunto Hospitalar de Sorocaba. Mestre pelo Mestrado Profissional em Ciências, Tecnologia e Gestão Aplicadas à Regeneração Tecidual da Universidade Federal de São Paulo (UNIFESP).

## Matthias Wolfgang Mathony Weinstock

Professor Doutor em Ciências da Saúde pela Escola Paulista de Medicina, Universidade Federal de São Paulo (EPM-UNIFESP). Instrutor de Técnica Cirúrgica da Faculdade de Ciências Médicas da Santa Casa de São Paulo (FCMSCSP). MBA em Gestão de Saúde - Instituto de Ensino Albert Einstein. Membro Associado da Sociedade Brasileira de Cirurgia Plástica (SBCP) e Membro Titular do Colégio Brasileiro de Cirurgiões (CBC).

## Mauricio Paulin Sorbello

Cirurgião e colonoscopista do Instituto do Câncer do Estado de São Paulo – Hospital das Clínicas da Faculdade de Medicina da Universidade de São Paulo (ICESP-HC-FMUSP). Cirurgião e colonoscopista do Hospital Sírio-Libanês – São Paulo. Titular do Colégio Brasileiro de Cirurgia Digestiva (CBCD). Especialista pela Sociedade Brasileira de Endoscopia Digestiva (SOBED).

## Paulo Kharmandayan

Livre-Docente e Professor Associado do Departamento de Cirurgia, Faculdade de Ciências Médicas da Universidade Estadual de Campinas (FCM-Unicamp). Chefe da Área de Cirurgia Plástica do Departamento de Cirurgia da FCM-Unicamp. Orientador do Programa de Pós-Graduação em Ciências da Cirurgia da FCM-Unicamp. Membro titular da Sociedade Brasileira de Cirurgia Plástica (SBCP).

## Paulo Roberto Bertoletto

Mestre e Doutor pela Escola Paulista de Medicina, Universidade Federal de São Paulo (EPM-UNIFESP). Titular do Colégio Brasileiro de Cirurgiões (CBC). Antigo Coordenador de Técnica Operatória e Internato em Clínica Cirúrgica da Universidade Federal da Grande Dourados (UFGD).

## Paulo Roberto Corsi

Professor de Técnica Cirúrgica da Faculdade de Ciências Médicas da Santa Casa de São Paulo (FCMSCSP). Mestre e Doutor em Clínica Cirúrgica pela FCMSCSP. Membro nato do Conselho Consultivo Superior, Presidente Nacional do exercício 2016-2017 e membro titular do Colégio Brasileiro de Cirurgiões (CBC). Governador do Capítulo Brasileiro do Colégio Americano de Cirurgiões.

## Rafael de Campos Ferreira Basso

Médico Assistente do Hospital de Clínicas da Unicamp. Especialista em Cirurgia Plástica pela Sociedade Brasileira de Cirurgia Plástica (SBCP). *Fellowship* em Cirurgia Craniomaxilofacial no Hospital da Sobrapar. *Fellowship* em Cirurgia Craniomaxilofacial na Universidade da Califórnia em Los Angeles (UCLA, Estados Unidos). Especialista em Cirurgia Craniomaxilofacial pela Sociedade Brasileira de Cirurgia Craniomaxilofacial (SBCC). Membro Titular da SBCP.

## Rebeca Mangabeira Correia

Médica Assistente Voluntária da Disciplina de Cirurgia Vascular e Endovascular da Escola Paulista de Medicina da Universidade Federal de São Paulo (EPM-UNIFESP).

## Renato Santos de Oliveira Filho

Cirurgião Oncológico. Membro Titular do Colégio Brasileiro de Cirurgiões (CBC) e da Sociedade Brasileira de Cirurgia Oncológica (SBCO). Professor Adjunto da Disciplina de Cirurgia Plástica. Coordenador do Setor de Melanoma e Tumores Cutâneos da Disciplina de Cirurgia Plástica da Universidade Federal de São Paulo (UNIFESP) . Coordenador do Mestrado Profissional em Ciência, Tecnologia e Gestão Aplicadas à Regeneração Tecidual da UNIFESP.

## Ricardo dos Santos Simões

Mestre e Doutor pela Universidade de São Paulo (USP). Médico Assistente de Ginecologia no Hospital Universitário da USP (HU-USP). Médico Assistente da disciplina de Ginecologia do Hospital das Clínicas da Faculdade de Medicina da Universidade de São Paulo (HC-FMUSP).

## Ronald Luiz Gomes Flumignan

Professor Adjunto Livre-Docente e Vice-Chefe da Disciplina de Cirurgia Vascular e Endovascular da Escola Paulista de Medicina da Universidade Federal de São Paulo (UNIFESP).

## Thainã de Oliveira Azambuja

*Fellow* do Programa de Cirurgia Robótica – Hospital Moriah – São Paulo, SP.

## Thiago Nogueira Costa

Doutor em Cirurgia pela Faculdade de Medicina da Universidade de São Paulo (FMUSP).

## Vânia Kharmandayan

Médica Especialista pela Sociedade Brasileira de Cirurgia Plástica (SBCP). *Fellowship* em Cirurgia Plástica Pediátrica pelo Hospital das Clínicas da Universidade de São Paulo (HC-FMUSP).

# Sumário

# Apresentação

A cirurgia teve significativos avanços após o advento da anestesia (William Morton - 1846), dos conceitos básicos sobre microrganismos causadores de infecções (Joseph Lister - 1865) e dos antibióticos nas décadas iniciais do século XX (Alexander Fleming - 1928).

Esses conhecimentos permitiram que os cirurgiões ampliassem suas fronteiras de ação de modo mais eficaz e efetivo. Ao longo dos anos, foram implementadas mudanças de paradigmas decorrentes dos avanços tecnológicos, cujos resultados se tornam mais evidentes neste início de século XXI.

Concomitantemente, diante dos novos conhecimentos, ocorreram mudanças relevantes na abordagem do ensino e aprendizagem em cirurgia. O ensino passou a ser centrado no aluno, e as metodologias ativas influenciaram (e ainda influenciam) o modo de avaliar o ganho cognitivo.

O desenvolver das habilidades a partir de simuladores e manequins trouxe a possibilidade de repetição de tarefas por numerosas vezes, cada uma delas permitindo a avaliação de acertos e dificuldades. A formação imersiva propicia opções de atitudes em uma tomada de decisão mais oportuna, eficaz e eficiente por parte do aprendiz.

Apesar das mudanças didático-pedagógicas, do rápido acesso à informação e da variedade de ferramentas de ensino e avaliação, ainda cabem informações sobre os fundamentos da cirurgia que permanecem imutáveis.

Desse modo, o aprendizado em cirurgia passa pelo entendimento das bases da anestesia; da importância dos preceitos básicos da infecção e princípios da cirurgia asséptica; dos conceitos de infecção de sítio cirúrgico e de infecção em cirurgia. Passa por entender a importância do *checklist* da cirurgia segura; entender os fundamentos da diérese, hemostasia e síntese e de agregar a eles os avanços tecnológicos como cirurgia diatérmica e uso de sutura mecânica (grampeadores); ter conhecimento dos diferentes tipos de materiais (fios/adesivos) e próteses.

O ingresso ao centro cirúrgico, o preparo da equipe seguindo os rigores da assepsia e antissepsia, a paramentação cirúrgica, a posição do paciente na mesa operatória e a disposição da equipe e do pessoal auxiliar têm características diferenciais entre o acesso cirúrgico convencional ("cirurgia aberta") e o acesso minimamente invasivo (videocirurgia/cirurgia robótica) para atingir as vísceras abdominais, torácicas, cervicais, urogenitais e cranial. Atualmente passamos por uma fase de transição, em que diferentes práticas convivem, em busca daquela que traga maiores vantagens e menores riscos.

As cirurgias minimamente invasivas, como a videocirurgia, já conquistaram e delimitaram suas áreas de ação desde o fim do século passado e o início deste. A cirurgia robótica chega com o potencial de poder ser realizada a distância, o que vai além de suas qualidades intrínsecas de menor agressão cirúrgica.

Sem prejuízo da nova abordagem do tratamento cirúrgico e sua modernidade, nos pareceu relevante destacar alguns procedimentos operatórios que devem ser de domínio do médico em sua graduação, independentemente da especialidade a ser escolhida no futuro.

Assim, em um segundo bloco destacamos alguns aspectos práticos e objetivos, como os procedimentos em regime ambulatorial; os princípios das biópsias e exérese de pequenas lesões cutâneas; o acesso venoso e a cirurgia endovenosa; a traqueostomia/cricotireoidostomia; a centese pleural e abdominal; a toracotomia e laparotomia; as herniorrafias da parede abdominal; a vasectomia e laqueadura tubária no planejamento familiar; opções de sondas e drenos e suas aplicações.

Também são abordadas duas situações impactantes, como o conhecimento dos deveres e direitos do cirurgião e as implicações da profissão na sua saúde mental.

Nessa ordem de ideias, percebemos que existe uma lacuna nas publicações didáticas na área da Técnica Cirúrgica, o objeto desta obra.

Neste livro, propomos atualizar os procedimentos básicos da cirurgia no tocante às práticas convencionais e agregá-las de modo abrangente às práticas contemporâneas de videocirurgia e robótica.

Acreditamos poder contribuir para construir uma ponte entre o clássico e o moderno no ensino da cirurgia.

*Os organizadores*

# Prefácio

Caminhamos, na terceira década do século XXI, vivendo um "admirável mundo novo" na medicina e na cirurgia em particular, com grandes avanços tecnológicos em diferentes áreas, incorporados à nossa prática profissional.

O século XX é considerado o Século da Ciência. No entanto, já se admite que os avanços ocorridos na segunda metade deste século são maiores do que todos aqueles observados nos séculos anteriores.

A revolução da ciência cirúrgica teve início no distante século XVI, quando começaram a surgir os conceitos básicos sobre os quais evoluiria a cirurgia. Dentre muitos, marcaram esse período as investigações anatômicas do belga Andreas Vesalius, jovem obcecado em descobrir os segredos do corpo humano; de Ambroise Paré, na França, com o controle do sangramento pela ligadura dos vasos e o tratamento das feridas de guerra; de William Harvey, na Inglaterra, com a descoberta da circulação sanguínea; de John Hunter, anatomista e cirurgião inglês do século XVIII que iniciou os estudos experimentais em animais. Vieram os enormes avanços no século XIX, com a introdução da anestesia por Crawford Long, na Geórgia, e William Thomas Green Morton, em Boston, nos Estados Unidos, chegando aos estudos de Pasteur, na França, e Joseph Lister, na Inglaterra, sobre assepsia e controle da infecção, inimigo maior do paciente cirúrgico. Continuamos no século XIX com as técnicas operatórias de Billroth e Trendelenburg, na Alemanha, e Kocher, na Suíça.

A evolução foi tamanha que John Collins Warren, professor da Harvard School of Medicine e cirurgião, considerado o primeiro a realizar um procedimento operatório sob efeito anestésico em 1846, afirmou no final do século XIX que "nenhuma geração de médicos assistiu a mudanças tão extraordinárias na prática da medicina e cirurgia como as observadas nas últimas duas décadas (1880-1899)".

Imaginem o que o professor Warren diria se tivesse vivido o final do século XX, com os avanços representados pelo suporte metabólico, transplante de órgãos, cirurgia minimamente invasiva, videocirurgia, cirurgia robótica, tecnologia de imagem, tratamento endovascular e tantos outros.

O professor Edmundo Vasconcelos, titular de Cirurgia da Faculdade de Medicina da Universidade de São Paulo, no século passado, dizia que "a cirurgia é talvez a mais difícil das especialidades, exigindo conhecimento amplo e variado de inúmeras disciplinas que só compridamente o tempo consegue saborear. Ninguém é um cirurgião antes de um longo período de atividades, apenas uma vocação em marcha. Nem os geniais conseguem". O que ele queria dizer é que só com o tempo se vence o tempo.

William Halsted, um dos introdutores da residência médica no final do século XIX, é considerado o pai da moderna teoria cirúrgica. Halsted entendia a cirurgia como "arte de refinada execução e ciência de ampla exatidão ao incorporar os conceitos de patologia, microbiologia e assepsia". Com toda essa evolução atualmente observada, mudanças na atitude, prática e treinamento do cirurgião são necessárias. O clássico "sistema halstediano" (veja uma, faça uma, ensine uma) produziu gerações e gerações de hábeis cirurgiões, mas as modificações no modelo assistencial e as novas tecnologias estão modificando esse sistema.

No passado, o treinamento no ensino médico e do residente de cirurgia era feito em cadáveres e animais. Hoje em dia, é feito em simuladores. A operação clássica é baseada na anatomia, na interface sensorial e no cirurgião. A cirurgia minimamente invasiva está apoiada na simulação virtual, na interface videoendoscópica e na tecnologia, comandada pelo cirurgião.

Este livro, *Técnica cirúrgica: princípios e atualizações*, originário da Escola Paulista de Medicina, Universidade Federal de São Paulo – uma das mais importantes, respeitadas e reconhecidas instituições de ensino e pesquisa de nosso País – tem por objetivo, segundo seus autores, oferecer aos discentes da graduação, residentes de cirurgia e cirurgiões de diferentes especialidades, os aspectos básicos da técnica operatória, atualizando os conhecimentos clássicos e tradicionais, incluindo os avanços tecnológicos.

Este livro enriquece nossa literatura médica. São 592 páginas em 47 capítulos, começando por um breve histórico da cirurgia, apresentando o ensino da cirurgia como ciência e arte, incluindo a tecnologia, analisando os fundamentos da videocirurgia e da cirurgia robótica. Nos diferentes capítulos são analisados os princípios básicos dos procedimentos operatórios, discutindo paramentação da equipe cirúrgica, disposição da equipe nas operações convencional e minimamente invasiva, cirurgia ambulatorial, as bases da cicatrização e a prevenção da infecção. Todos os capítulos envolvem temas de interesse e são fundamentais no ensino e no treinamento do cirurgião. Trata-se de um livro bem estruturado, atualizado e com boa documentação fotográfica.

Seguramente, vivemos uma nova era na cirurgia. Nasceu uma nova teoria cirúrgica.

O professor Carlos Pellegrini, que foi presidente do American College of Surgeons (2013-2014), salienta, nas suas apresentações sobre o assunto, que os avanços tecnológicos permitem que façamos "coisas" que nunca imaginamos que seriam possíveis no cuidado dos nossos doentes e permite que ensinemos cirurgia de uma maneira que também nunca pensamos que seria possível.

No entanto, é fundamental ressaltar que os avanços tecnológicos e as mudanças observadas na formação do cirurgião não excluem as bases e os princípios que sempre nortearam nosso aprendizado, como a educação médica, a ciência básica, os métodos científicos associados à medicina clínica e o ensino à beira do leito, preconizados por William Osler, o primeiro professor de Clínica Médica da Johns Hopkins University, considerado ainda hoje o mais importante médico da história da medicina americana.

As instituições de ensino têm a enorme responsabilidade pela formação do médico diante de um novo paradigma.

Agradeço o convite para prefaciar esta obra, que, por vários motivos, muito me honra. Tenho uma forte vinculação com a disciplina de Técnica Operatória e Cirurgia Experimental há quatro décadas, desde os tempos do saudoso professor Saul Goldenberg. Participei da Comissão Examinadora de várias teses de mestrado e doutorado na disciplina e dos concursos de professor titular e de promoção a professor titular que ocorreram após a aposentadoria do professor Goldenberg.

Conheço muito bem os editores deste livro: os professores Djalma José Fagundes e Murched Omar Taha, reconhecidos pela longa e produtiva atuação no ensino da técnica operatória e cirurgia experimental, participando na formação e no treinamento de centenas de estudantes e residentes. Cumprimento os autores por mais esta valiosa contribuição.

*Samir Rasslan*<br>
Professor titular sênior do Departamento de Cirurgia da<br>
Faculdade de Medicina da Universidade de São Paulo<br>
Julho de 2023.

# 1

# Breve história da cirurgia

*Murched Omar Taha*

"Um povo que não conhece a sua história está condenado a repeti-la."
(Edmund Burke, 1729-1797)

## INTRODUÇÃO

A simples possibilidade de passar por uma cirurgia antes da anestesia e dos antissépticos causava um verdadeiro pavor nos seres humanos. Uma simples incisão para aliviar a doença trazia a possibilidade de infecção ou mesmo de morte, e prometia uma dor aflitiva e torturante. Antes do amplo entendimento da existência de microrganismos que causavam doenças e infecções, havia pouco cuidado com a limpeza. Para operar, os médicos usavam sobretudos pretos e sujos, manchados de sangue, pus e matéria orgânica de cirurgias anteriores. Os jalecos forneciam proteção para os cirurgiões dos fluidos corporais dos pacientes em suas roupas, mas nenhuma precaução era tomada para o bem do paciente.

Os médicos não tinham preocupação com a limpeza dos instrumentos. Sem um procedimento anestésico eficaz, o paciente era amarrado ou preso na mesa de operação por homens fortes, mas, durante todo o procedimento, os cirurgiões podiam ouvir e às vezes sentir os gritos e os golpes dados pelo paciente. Sem a capacidade de "tornar o paciente insensível", os cirurgiões tradicionalmente empregavam ópio, licor ou outras bebidas alcoólicas e até mesmo hipnose para embotar a mente do paciente, em vez de aliviar a dor no corpo.

Esses procedimentos tinham seus próprios perigos: um efeito insuficiente ou a morte por overdose. Em alguns casos, usava-se torniquete ou gelo para anestesiar a área o máximo possível. De qualquer forma, o paciente tinha que decidir como lidar com o trauma físico e mental de assistir à sua própria operação.

É mister lançar um olhar retrospectivo sobre as ações cirúrgicas que utilizamos hoje para entender quais embasamentos teóricos e práticos o exercício da cirurgia contemporânea deve ao passado. Por outro lado, como as experiências atuais poderão afetar as experiências futuras?

Em meados do século XIX, os cirurgiões eram mais respeitados e prestigiados quanto mais rápida fosse a operação, o que exigia destreza e força. No entanto, essa velocidade diminuía a precisão da operação, que podia deixar tecido doente sem ressecção ou ampliar a ressecção de tecido viável.

Uma série de conhecimentos desenvolvidos em diferentes países, mormente na Europa e América do Norte, em meados do século XIX, trouxe uma mudança de paradigmas que, entre outras coisas, permitiu o avanço da cirurgia: a anestesia (Mortan, em 1846) e o conceito de infecção (Lister, em 1865). Esses princípios ainda norteiam os procedimentos cirúrgicos nos dias de hoje.

No entanto, é preciso saber o quanto diferentes culturas ao longo dos anos colaboraram para construir o conhecimento cirúrgico. Também se faz mister acompanhar a evolução dos últimos 130 anos para entender a atualidade e abrir as perspectivas do tratamento cirúrgico das doenças.

## A CIRURGIA NA PRÉ-HISTÓRIA

Quando nos referimos à pré-história, pensamos em uma época muitos milhares de anos anteriores à existência de registros escritos (aproximadamente 10.000 a 7.000 a.C.). Paleontologistas que tiveram o desafio inicial de diagnosticar doenças do passado foram aos poucos descobrindo evidências abundantes em escavações de esqueletos antigos com fraturas, doenças ósseas e dentes cariados que torturaram nossos ancestrais mais antigos.

O estudo das doenças pré-históricas procurava identificar mutilações, anomalias, infecções, tumores, traumas e outros problemas de saúde, levando em conta as lesões mais características causadas pelas condições analisadas.

Lesões provocadas por quedas, esmagamentos, ataques de animais selvagens e do homem ao próprio homem exigiam tratamento. Entre as tribos primitivas, as feridas abertas eram invariavelmente cobertas com algum tipo de revestimento em forma de folhas, partes de plantas, teias de aranha (que podem auxiliar na coagulação do sangue), cinzas, bálsamos naturais ou até mesmo esterco de vaca. Em alguns casos, as feridas foram costuradas com espinhos de plantas, trançados com fibra vegetal. Na Índia e América do Sul, cupins ou besouros foram empregados para picar bordas de feridas cujos lábios eram mantidos justapostos pelo cirurgião. Os corpos dos insetos eram então torcidos, deixando as mandíbulas para manter a laceração fechada, notavelmente como se faz hoje com clipes metálicos na pele. Talas de cascas de árvores ou de barro mole eram usadas para imobilizar fraturas de membros, e tais talas de casca foram escavadas de cemitérios egípcios antigos.

Sem dúvida, a história mais extraordinária desse período da cirurgia é que, muito antes de os humanos saberem ler ou escrever, há evidência de trepanação como procedimento cirúrgico, datado de aproximadamente 6.500 a.C. A trepanação era a prática de perfurar ou cortar um buraco na calota craniana para expor o cérebro. Pensava-se que curava doenças mentais, enxaquecas, convulsões epiléticas e era usada como cirurgia de emergência após um ferimento na cabeça. O mais notável é que os pacientes geralmente se recuperavam do procedimento.

A calota craniana foi sede de diversos tipos de perfurações circulares e alguns indivíduos sobreviveram, uma vez que há sinais de regeneração óssea no perímetro da perfuração. A trepanação continuou durante a Idade Média e até mesmo no Renascimento. O propósito inicial da trepanação em culturas antigas é desconhecido, embora alguns suponham que possa ter sido usada para livrar o corpo dos espíritos. A prática era difundida em toda a Europa, África e América do Sul. A trepanação continuou sendo realizada no Egito Antigo como método de tratamento de enxaquecas.

## A CIRURGIA NA ANTIGUIDADE

O período marcado pelo fim da pré-história e, consequentemente, início da Antiguidade é caracterizado pelo desenvolvimento da escrita. Na verdade, os primeiros registros da escrita ocorreram no Egito, onde várias dinastias se mantiveram por três milênios e desenvolveram uma escrita iconográfica. A medicina e a cirurgia foram objeto de registros que foram resgatados em dois papiros que levam os nomes dos indivíduos que os adquiriram e estudaram: o alemão Georg Moritz Ebers (1837-1898) e o americano Edwin Smith (1822-1906). O papiro de Ebers traz informações bastante detalhadas de práticas para tratamento de doenças "clínicas": são preceitos médicos, mas com forte viés de magia e superstição. Já o papiro de Edwin Smith aborda, com viés científico, doenças resultantes de traumatismos e outros procedimentos, como circuncisão, cirurgia de catarata e doenças anais.

Instrumentos cirúrgicos descobertos em sítios arqueológicos incluem facas, ganchos, brocas, fórceps, balanças, colheres, serras e recipientes para queima de incenso. Destacam-se nesse período, no Egito Antigo, técnicas de embalsamamento, utilização da faca como instrumental cirúrgico nas circuncisões e vários tipos de lâminas: pedra, metal e cana de papiros. As aberturas feitas pelos embalsamadores em seu trabalho eram costuradas em alguns casos, e é possível que a costura fosse usada similarmente pelos "médicos". O trépano, embora muito difundido dentre culturas antigas, parece não ter sido uma parte proeminente da prática cirúrgica egípcia antiga. Entretanto, a cauterização era claramente indicada para a remoção de tumores e cistos da face: a furadeira a fogo (um utensílio afiado aquecido) é mencionada como uma ferramenta cirúrgica.[1]

Na Índia, os cirurgiões aperfeiçoaram técnicas de reconstrução de nariz e tratamento do lóbulo da orelha rasgado. Outras práticas são descritas para lábio leporino, hérnias, amputação e cálculo de vesícula, com a criação de instrumentos cirúrgicos como fórceps, bisturi, tesouras, agulhas, cautérios, seringas, trocartes, cateteres.[1]

Os gregos antigos também realizavam alguns procedimentos cirúrgicos, incluindo correção de ossos quebrados, sangria, drenagem de pulmões de pacientes com pneumonia e amputações. Os gregos tinham novas ferramentas de ferro à sua disposição, mas o risco de infecção ou morte ainda era alto. A teoria dos quatro humores de Hipócrates influenciou a medicina por centenas de anos. Ele afirmava que a saúde era mantida pelo equilíbrio entre os humores existentes no corpo (bile negra, bile amarela, fleuma e sangue, que coincidiam com os elementos terra, fogo, água e ar, respectivamente) e que a sangria (ou drenagem do sangue), entre outros procedimentos, os equilibrava.

O médico romano Galeno foi fortemente influenciado pelos gregos. Ele serviu por três anos como médico de gladiadores romanos e como cirurgião do imperador, ganhando experiência cirúrgica prática. Os romanos continuaram realizando trepanações, amputações e cirurgias nos olhos.

A medicina islâmica alcançou grande desenvolvimento, em comparação com a da Europa, e foi capaz de manter os princípios médicos e filosóficos dos grandes pensadores gregos e latinos, além de construir grandes centros culturais de alto nível, situados em Bagdá, Samarcanda e Damasco, bem como escolas médicas e hospitais. Difundiu a cultura médica, dando-lhe um lugar de destaque dentro de sua civilização refinada, a qual iluminou o mundo inteiro. Soube preservar três grandes cidades, com hospitais e as famosas escolas de medicina de Edessa, Nisibis e Gondishapur de Nestor, heranças da civilização bizantina. A partir de 900 d.C., Al-Zahrawi, mais conhecido como Abulcasis, considerado o maior cirurgião medieval do Islã, escreveu livros focados em ortopedia, cirurgia militar e cirurgia de ouvido, nariz e garganta, influenciando ainda mais os médicos islâmicos e ocidentais. Ele revolucionou a forma como a cirurgia era realizada com a invenção de métodos e ferramentas para ajudar a curar os doentes.[1]

## A CIRURGIA NA IDADE MÉDIA E RENASCENÇA

Os cirurgiões da Idade Média até o século XVIII e do Renascimento eram frequentemente cirurgiões-barbeiros itinerantes, que viajavam e realizavam pequenos procedimentos, incluindo extração de dentes, sangria e tratamento de feridas de guerra. Há relatos de que alguns, mais ousados, faziam cirurgia de catarata, retirada de cálculos de bexiga e uretra, ressecção de hérnias inguinais. Em vez de estudar em universidades, como os médicos, os cirurgiões aprendiam por meio de prática e observação. A cirurgia, sem anestésicos e antissépticos adequados, continuava perigosa e era vista como "uma profissão menor".[2]

Durante o século XVI, os cirurgiões usavam atiçadores em brasa e óleo fervente para selar a carne crua e sangrenta das feridas de amputação, na maioria das vezes com resultados ineficazes.[3]

Certa vez, um barbeiro-cirurgião francês, chamado Ambroise Paré (1510-1590), ficou sem óleo quente para cauterizar os vasos e promover a hemostasia das feridas. Ele decidiu usar fios de seu casaco para amarrar as extremidades dos vasos sangrentos antes de cobrir uma ferida com gaze. Esse procedimento representou uma verdadeira reviravolta na história da cirurgia. Para grande surpresa, houve uma cura rápida, e Paré se estabeleceu como o pai da cirurgia moderna, catalisando uma série de avanços cirúrgicos, inovando em algumas técnicas cirúrgicas e propondo um tratamento mais delicado e eficiente das feridas operatórias.[3]

O belga Andreas Vesalius (1514-1564), um dos fundadores da cirurgia moderna e professor em Pádua no século XVI, mudou completamente a forma como a anatomia humana era compreendida. Antes dele, muito conhecimento anatômico era baseado na dissecação de animais difundida por Galeno – o método predominante. Quando era feita a dissecação de cadáveres humanos, os médicos observavam, enquanto os servos cortavam. Vesalius foi o primeiro a sugerir a abordagem prática da dissecção humana por médicos e cirurgiões. Seu estudo da anatomia humana corrigiu as ideias equivocadas de gregos e romanos, baseadas na dissecação de animais, apontou os erros de Galeno e enfrentou o ressentimento dos estudiosos da época. Em 1543, Vesalius publicou o inovador *De Humani Corporis Fabrica Libri Septem*, que se tornou o texto de anatomia mais abrangente da época e a base para os 200 anos posteriores de estudo anatômico. Além de ser o primeiro recurso que compilava precisas informações sobre a anatomia do corpo humano para estudantes de medicina, também foi uma das primeiras publicações em que ilustrações, com os primeiros modelos anatômicos, foram incorporadas ao texto antigo.[2]

A incorporação de ilustrações anatômicas catalisou uma mudança de paradigma na educação médica, ciência e cirurgia, porque forneceu aos alunos um método muito aprimorado para estudar a anatomia humana. Essas ilustrações, intrincadamente sombreadas com detalhes finos e viscerais, serviram como modelos em duas dimensões para realmente reunir uma compreensão profunda do corpo humano, liberando os alunos de suas restrições de aprendizado e, o mais importante, forçando colaborações interdisciplinares entre anatomistas, como Vesalius, e artistas, como Leonardo da Vinci (1452-1519).

Outra figura importante no cenário da cirurgia foi o cirurgião alemão Wilhelm Fabry (1540-1634), considerado "o pai da cirurgia alemã", sendo o primeiro a recomendar a amputação acima da área gangrenosa e a descrever o uso de torniquete para evitar sangramento excessivo durante a cirurgia.

Durante a era do Iluminismo na Europa, a disciplina de cirurgia foi colocada em uma base sólida e científica (1715-1789). Uma figura de destaque foi o cirurgião e cientista escocês, radicado em Londres, John Hunter (1728-1793),[4] geralmente considerado o "pai da cirurgia científica moderna". Ele introduziu uma abordagem empírica e experimental para a ciência e foi reconhecido em toda a Europa pela qualidade de sua pesquisa e de seus trabalhos escritos.

## A CIRURGIA NA IDADE MODERNA

### Período de transição

Para fazer sua transição para a Era Moderna, a arte da cirurgia teve de resolver três grandes problemas que efetivamente impediram a cirurgia de progredir para a ciência moderna de forma mais rápida: sangramento, infecção e dor.

#### Sangramento

A hemorragia até a morte em uma mesa de operação ou após um ferimento importante era uma ameaça bastante real antes da progressão da cirurgia para a Era Moderna. Os relatos dos primeiros êxitos no combate ao sangramento vieram com a percepção de que o calor extremo, com óleo fervente ou metal em brasa, poderia promover a cauterização de um vaso. A seguir, surgiu a prática das ligaduras com fios de origem vegetal (algodão, linho) ou animal (seda e crina de cavalo), que se atribui à prática iniciada por Abulcasis (século X) e posteriormente apurada e refinada por Ambroise Paré (século XVI). Contudo, ainda havia a dificuldade de repor o sangue perdido, mas isso só passou a ser explorado no início do século XX, com a identificação dos grupos sanguíneos e as primeiras transfusões.

#### Infecção

Em Viena, ao redor do ano 1850, as mulheres grávidas e abastadas eram atendidas por médicos em uma ala do hospital, enquanto as parturientes humildes eram atendidas em outra ala, por parteiras de uma ordem religiosa. O médico austro-húngaro Ignaz Semmelweis (1818-1865) percebeu que a ocorrência de "febre puerperal" na ala de atendimento pelos médicos era significativamente superior à taxa que ocorria na ala das parteiras, no entanto, não conseguia entender o motivo dessa discrepância. Certa vez, fazendo a autópsia de uma paciente que foi a óbito por febre puerperal, seu auxiliar feriu-se acidentalmente e dias depois desenvolveu um quadro clínico semelhante ao que vitimava as parturientes. Embora na época não se conhecesse a existência de microrganismos como as bactérias, ele intuiu que havia algum fator que desenvolvia a doença e que ele estava associado ao médico como vetor.

Observando a enfermaria das parteiras, chamou sua atenção a limpeza do ambiente e o cuidado com a lavagem das mãos por parte das parteiras, em comparação à falta de cuidados dos médicos que saíam das atividades de autópsia e atendiam as pacientes com a mesma roupa civil. A partir dessas observações, Semmelweis instituiu um protocolo de limpeza do ambiente e principalmente de cuidados com higiene corporal e lavagem das mãos. Com isso, houve significativa diminuição da febre puerperal, que na verdade era uma infecção do canal de parto, útero e anexos e que evoluía para o que hoje se conhece como sepse, quadro clínico associado a uma alta taxa de mortalidade.

O antagonismo às ideias de Semmelweis era consistente com as teorias etiológicas da época. A visão principal era de que as infecções não eram causadas por contato, mas por miasmas no ar, emanações emitidas por fontes não humanas. Os adeptos de tais "pontos de vista", portanto, priorizaram a ventilação e a prevenção da superlotação como medidas preventivas.

No entanto, a noção de antissepsia defendida por Semmelweis estava longe de ser desconhecida; o termo "antisséptico" naquela época já tinha o significado de qualquer coisa destinada a combater a putrefação. A medicina grega usava vinho e vinagre em curativos. O álcool ganhou popularidade e, por volta de 1820, o iodo tornou-se popular na França para o tratamento de feridas. Outras substâncias usadas como antissépticos incluem cloreto férrico, cloreto de zinco e ácido nítrico.

Mas o verdadeiro passo na introdução da antissepsia na cirurgia veio com o escocês Joseph Lister (1827-1912),[5] cirurgião britânico que, ao ler um artigo do francês Louis Pasteur (1822-1895) sobre a fermentação, postulou que o mesmo processo que causava a fermentação estava envolvido na sepse das feridas. Ele empregou diferentes concentrações e modos de aplicação do ácido carbólico (também conhecido como ácido fênico ou hidróxido benzeno), usado para diminuir o mau cheiro dos esgotos, como antisséptico em feridas cirúrgicas.

Tendo observado a marcante diferença de morbidade e mortalidade entre fraturas simples e fraturas expostas, postulou que a infecção se originava da exposição ao ar nas fraturas sem proteção da pele. Ele começou seu método antisséptico com feridas de fraturas expostas porque o tratamento padrão de amputação estava sempre disponível caso seu método falhasse. Assim, gradativamente começou a experimentar o uso de ácido fênico durante a cirurgia para prevenir infecções. Com isso, conseguiu reduzir as taxas de infecção rapidamente, uma redução que foi ajudada por sua subsequente introdução de técnicas para esterilizar equipamentos, lavagem rigorosa das mãos e implementação posterior do uso de luvas de borracha.

Lister publicou seu trabalho como uma série de artigos na revista The Lancet (março de 1867), sob o título *Antiseptic Principle of the Practice of Surgery*. O trabalho foi inovador e lançou as bases para um rápido avanço no controle de infecções, com modernas salas de operação assépticas sendo amplamente utilizadas nos anos subsequentes. Portanto, foi Lister quem introduziu técnicas eficazes de antissepsia e se mostrou um propagandista vocal e eficaz em seu nome.

Quando Lister se aposentou, em 1892, a cirurgia asséptica já havia se estabelecido. Outros antissépticos entraram em uso.

Já em 1874, Louis Pasteur havia sugerido colocar os instrumentos em água fervente e passá-los por uma chama. A esterilização de instrumentos por calor de água fervente foi recomendada pelo alemão Robert Koch (1843-1910), em 1881.[6]

O norte-americano William Halsted (1852-1922) foi um cirurgião entusiasta dos métodos de antissepsia preconizados por Lister. Assim, seus assistentes eram obrigados a lavar e em seguida mergulhar as mãos em uma solução de ácido fênico antes das operações. Sua enfermeira-chefe, Caroline Hampton, que o auxiliava na sala de operações, passou a apresentar dermatite nas mãos pelo uso da solução antisséptica.

Halsted, em 1890, já era um renomado e meticuloso cirurgião do Hospital Johns Hopkins e, na tentativa de proteger as mãos de sua assistente, encomendou à empresa Goodyear a confecção de luvas de borracha delgada, de modo que Caroline pudesse, calçando as luvas, mergulhar as mãos na solução sem maiores consequências.

Um dos assistentes de Halsted percebeu que, na realidade, a luva representava a melhor maneira de obter a assepsia, porquanto poderia ser previamente esterilizada, e propôs que todos na equipe passassem a usar luvas idênticas. A partir daí, as luvas cirúrgicas de látex foram rapidamente adotadas em outros hospitais dos Estados Unidos e da Europa e tornaram-se parte do ritual cirúrgico desde então.[3]

## Dor

Um dos grandes símbolos de conquista da medicina foi o sucesso na eliminação da dor na cirurgia. As civilizações antigas buscavam fórmulas para realizar cirurgias driblando a dor. Relatos provenientes da Grécia Antiga indicam que Hipócrates utilizava esponja soporífera embebida em substâncias sedativas e analgésicas extraídas de plantas.

Registros de escritos sumérios que datam de centenas de anos antes de Cristo descrevem o cultivo da papoula e a utilização do ópio, antes das cirurgias, por várias civilizações: assírios, babilônios e egípcios. Isso demonstra a incessante busca da humanidade, desde os seus primórdios, pelo alívio das dores e de substâncias com efeito anestésico.

Os hindus utilizavam o chá das raízes de cânhamo, rico em canabinoides (canabidiol [CBD] e tetraidrocanabinol [THC]), para o alívio de diversos males, inclusive as dores.

Os chineses, na Antiguidade, usavam acupuntura para aliviar a dor, assim como o fumo do cânhamo, o meimendro e o álcool.

Textos árabes antigos mencionam a anestesia por inalação. Enquanto na Europa católica a população utilizava bebidas alcoólicas para aliviar a dor dos feridos, os povos árabes – islâmicos proibidos de ingerir álcool – tinham de buscar alternativas. Essa pode ser uma das razões pelas quais se encontra a descrição da "esponja soporífica" idealizada e descrita por Avicena nos textos da época. Avicena (Abdallah ibn Sina, 980-1037) foi um médico islâmico erudito que escreveu *Os Cânones da Medicina*, uma obra em cinco volumes, que se constituiu na base do conhecimento médico dos 500 anos seguintes. No segundo volume, a *Matéria Médica*, Avicena descreveu mais de 500 medicamentos usados naquele tempo, inclusive os anestésicos. Cita o ópio como o mais potente e outros, como mandrágora, papoula, cicuta, meimendro e sementes de alface. Na obra, encontram-se diversas receitas de misturas para a "esponja soporífica" para ministrar aos pacientes que seriam operados.

Na Europa, a divulgação inicial da "esponja soporífica" foi feita pela escola de Salerno (Itália), no final do século XII, e por Ugo de Lucca (Bolonha, Itália), no século XIII (escola de Bolonha).

A esponja embebida era guardada seca e umedecida imediatamente antes do uso, quando era colocada sobre o nariz do paciente. Os vapores rendiam-no inconsciente. O ópio contém morfina, a mandrágora contém o anticolinérgico hiosciamina e a cicuta contém cicutina, uma neurotoxina que inibe o funcionamento do sistema nervoso central, produzindo convulsões e relaxamento muscular. Para acordar os pacientes, era utilizada uma esponja embebida em vinagre e raízes de erva-doce.

Essa esponja soporífica foi adotada por mais de dois séculos pelos cirurgiões europeus. No século XVI, Ambroise Paré a usou com pequenas modificações: flores de papoula, meimendro e mandrágora, misturadas com vinagre, água de rosas e cânfora. O paciente a inalava e, então, adormecia.

No final do século XVI, a literatura médica da época deixou de mencionar a esponja soporífica e o método foi esquecido nos séculos seguintes.

O ponto de partida da anestesia passa por Horace Wells (1815-1848), que percebeu os efeitos anestésicos resultantes da inalação do "gás hilariante", também conhecido como protóxido de nitrogênio, protóxido de azoto ou óxido nitroso. Durante uma exposição circense itinerante, Wells percebeu que as pessoas que pagavam para ter uma experiência agradável de euforia e riso fácil também não se davam conta da dor de ferimentos acidentais ocorridos durante a exposição ao gás hilariante. Como dentista, passou aplicar o gás nas extrações dentárias.

Teve a chance de ser convidado para uma demonstração pública pelo renomado cirurgião da época, John Collins Warren (1778-1856). No entanto, a demonstração foi um fiasco, pois o paciente voluntário era obeso e alcoólatra e acordou durante a extração, aos berros. Wells tinha um sócio, William Thomas Green Morton (1819-1868),[7] também dentista, que continuou buscando outras substâncias voláteis.

Com a sua obstinação, ele e John Collins Warren fizeram história em 16 de outubro de 1846, realizando o primeiro procedimento cirúrgico bem-sucedido com o uso da anestesia inalatória.

Morton mostrou que o éter, quando inalado na dose adequada, proporciona uma anestesia segura e eficaz. A partir da primeira anestesia bem-sucedida, os procedimentos cirúrgicos começaram a mudar drasticamente com a descoberta de outras substâncias químicas anestésicas eficazes e práticas, como éter e clorofórmio.[2]

Alguns anos mais tarde, já no início do século XX, foi desenvolvido um anestésico local, a procaína (novocaína), que era utilizada como complemento da anestesia nos locais de amputação. A descoberta de relaxantes musculares, como o curare, também facilitou aplicações mais seguras. O curare, um líquido, era administrado diretamente na corrente sanguínea e funcionava bloqueando a transmissão entre nervos e músculos, fazendo com que os músculos relaxassem completamente. Isso foi extremamente benéfico para os cirurgiões, pois permitiu que eles realizassem cirurgias abdominais ou torácicas com intubação traqueal.

Os agentes intravenosos tornaram-se populares no final da década de 1930. Inicialmente foram os barbitúricos de ação ultracurta, seguidos, no final da década de 1960, por outros agentes, como quetamina, etomidato, midazolam e propofol.[7] Com a evolução da anestesia e um maior controle das técnicas de assepsia, os procedimentos tornaram-se mais seguros e os cirurgiões começaram a realizar procedimentos mais complexos além das amputações.

## Pioneiros da cirurgia dos séculos XIX e XX

Assim, no final do século XIX, despontaram cirurgiões pioneiros que trouxeram grandes contribuições para a medicina moderna. Dentre esses cirurgiões, se destaca Albert Christian Theodor Billroth (1829-1894), o cirurgião mais inovador da Europa e fundador da Escola de Cirurgia de Viena, que efetuou com êxito as primeiras operações importantes de faringe, laringe e estômago, abrindo caminho para a cirurgia abdominal, sendo o primeiro a realizar ressecção do esôfago, em 1872, e do piloro, em 1881, para tratamento do câncer. Desenvolveu ainda cirurgias para muitas formas de câncer, especialmente o de mama.[8]

Nos Estados Unidos, William Halsted concebeu a mastectomia radical, cirurgia na qual a mama, todos os gânglios linfáticos da axila mais próxima e os músculos da parede torácica (peitoral maior e peitoral menor) eram removidos. A mestectomia radical permaneceu por muito tempo como o tratamento mais utilizado para o câncer de mama.

As apendicectomias tornaram-se mais comuns na década de 1880 e, em 1901, Eduardo VII foi operado quando seu apêndice causou problemas pouco antes de sua coroação. A remoção de cálculos biliares tornou-se comum e a colecistectomia, a remoção da vesícula biliar, foi introduzida em 1882. A cirurgia no intestino delgado, principalmente para o câncer, também foi realizada na mesma época, e as cirurgias urológicas se desenvolveram, especialmente a de próstata.

Uma figura proeminente foi Sir William Macewen (1848-1924), que adotou e ampliou as técnicas cirúrgicas antissépticas de Lister e foi pioneiro em operações no cérebro para tumores, abscessos e traumas.[1]

## Sociedades médicas e especialização

No final do século XIX e início do século XX, foram criadas as primeiras sociedades médicas de cirurgia, como a Academie Royale de Chirurgie, o American College of Surgeons e o Royal College of Surgeons of England, para colaborar com a disseminação da informação médica e para maiores progressos na cirurgia. Os alemães foram os precursores na educação e treinamento dos cirurgiões, na metade do século XIX, e Halsted adotou seu programa no Hospital Johns Hopkins, sendo pioneiro na implantação da residência médica.

A criação das sociedades cirúrgicas, nacionais e internacionais, foi importante para a cirurgia, pois graças a elas a prática da cirurgia se internacionalizou.[9] No Brasil, em 30 de julho de 1929, um grupo de cirurgiões do Rio de Janeiro, liderados por Antônio Benevides Vianna, fundou o Colégio Brasileiro de Cirurgiões (CBC). Ao longo de mais de 90 anos, o CBC se tornou a maior entidade cirúrgica da América Latina, com mais de sete mil membros.

A especialização na área cirúrgica tornou-se um dos mais significativos e dominantes eventos nas primeiras décadas do século XX. Nove cirurgiões tiveram seus nomes laureados pelo Nobel de Medicina e Fisiologia, a partir de 1901, dois deles já nas duas primeiras décadas: o suíço Emil Theodor Kocher

(1841-1917), em 1909, por suas pesquisas com a glândula tireoide, e o francês Alexis Carrel (1873-1944), em 1911, por suas técnicas de sutura de vasos sanguíneos e pesquisa em transplante e cultura de tecidos. O trabalho de Carrel abriu caminho para muitos tipos posteriores de cirurgia, para tratar aneurismas, varizes e coágulos sanguíneos.[9]

Em 1900, os métodos antissépticos e assépticos profiláticos já haviam sido introduzidos na rotina dos cirurgiões. Os cirurgiões já não operavam com sobrecasacas pretas cobertas de sangue e em quartos sujos com pisos cobertos de serragem. A introdução de máscaras faciais, luvas de borracha e aventais cirúrgicos diminuiu os riscos de infecção, e ambientes limpos e estéreis foram constantemente melhorados. Os procedimentos operatórios passaram ser restritos à área hospitalar, deixando de ser realizados na residência do doente. Os centros cirúrgicos passaram por estruturação arquitetônica e de equipamento, voltada para atender às necessidades de cada especialização cirúrgica.

No final dos anos 1950 já havia outras especialidades com alcances precisos e definidos, como a cirurgia torácica, a neurocirurgia e a cirurgia plástica. A cirurgia atingiu outras características além da anatomia e da patologia, com avanços na cirurgia oncológica e na cirurgia endócrina e de faixas etárias, como a cirurgia pediátrica, estas notadamente alicerçadas em aspectos especiais dos pacientes atendidos.

Não tardaram a se formar profissionais que delimitavam outras especialidades, como a coloproctologia, a cirurgia de cabeça e pescoço, a desvinculação da cirurgia ginecológica da cirurgia geral e a cirurgia vascular. Atualmente há serviços dedicados a setores ou até a um único órgão, como é o caso das cirurgias hepática e cardíaca.

A superespecialização é, sem dúvida, um programa para centros grandes e com visão de pesquisa e investimento.

A cirurgia geral certamente permaneceu como base da formação cirúrgica e continua como responsável pelas emergências traumáticas e não traumáticas, áreas que demandam a presença de profissionais capazes e bem treinados. A cirurgia do trauma é uma realidade crescente. É de responsabilidade da cirurgia geral a maioria das emergências hospitalares e, consequentemente, dos centros de tratamento intensivo.

## Rápida evolução com as guerras

O século XX foi a época do esplendor da cirurgia. Uma série de avanços seguiu-se à interligação crucial da anatomia patológica, anestesia e assepsia. A cirurgia abdominal avançou, com novos métodos de extirpação de câncer de reto, tratamento cirúrgico de hérnias, operações para apendicite aguda e doenças dos cólons. A cirurgia do sistema nervoso teve um grande avanço no século XX. O primeiro especialista em neurocirurgia foi Harvey Cushing (1869-1939), que se tornou professor de cirurgia na Universidade de Harvard em 1912. Houve uma conquista territorial da cirurgia, que passou a ter atuação em praticamente todas as áreas do corpo humano.[1]

A intervenção cirúrgica foi estimulada e sofreu diversas inovações por muitos acontecimentos importantes que ocorreram nesse século. A Primeira e a Segunda Guerras Mundiais foram dois eventos em que ocorreram ferimentos em escalas até então inimagináveis.

A Primeira Guerra Mundial trouxe o uso regular de transfusões de sangue, que até então eram bastante raras. Estações de ajuda no campo de batalha foram instaladas muito perto das áreas de batalha, salvando muitas vidas. Outro avanço importante foi o uso de motoristas de ambulância voluntários, que saíram para o campo de batalha durante os combates para recolher os feridos. O menor tempo gasto após o ferimento e transporte para receber cuidados médicos melhorou significativamente as taxas de sobrevivência. Uma revolução cirúrgica ocorreu na Primeira Guerra Mundial: condições como úlceras gástricas tornaram-se alvos rotineiros para o bisturi. O novo século viu o crescimento das intervenções cirúrgicas em casos de tuberculose.[10]

A Segunda Guerra Mundial viu o uso expandido de antibióticos como um avanço muito significativo. A sulfa, descoberta em 1935, e a penicilina, desenvolvida em 1939, abriram caminho para o óbvio benefício mundial que temos na atualidade, com grande número de antibióticos eficazes. Antes dos antibióticos, as doenças infecciosas eram a principal causa de morte em todo o mundo. Avanços no tratamento de queimaduras também ocorreram durante a Guerra do Vietnã. O uso de curativos impregnados com antissépticos e antibióticos ajudou a reduzir infecções perigosas. Além disso, a perda excessiva de fluidos corporais é um grande problema decorrente da perda generalizada da cobertura protetora da pele. O melhor gerenciamento de fluidos desses pacientes aumentou sua sobrevida e recuperação.[11]

Outro avanço significativo, desenvolvido durante a Segunda Guerra Mundial, foi o uso de placas de metal para ajudar a curar fraturas. Essa técnica foi desenvolvida pelos serviços médicos militares alemães e descoberta pelos Aliados ao examinar prisioneiros alemães capturados que precisavam de radiografias. Para surpresa da equipe médica, as tropas alemãs voltaram ao serviço na metade do tempo em comparação com os tratados da forma convencional. O uso generalizado de placas e juntas metálicas já é prática comum. A experiência nas duas guerras mundiais levou a novos métodos de tratamento de fraturas expostas, ao desenvolvimento da cirurgia plástica e reconstrutora e ao estabelecimento de bancos de sangue e plasma. A Guerra do Vietnã produziu uma série de avanços importantes na prática médica, entre eles o uso de hemoderivados congelados.[11]

## Novos desafios terapêuticos

Em 1950, o melhor conhecimento imunológico e a maior oferta de medicamentos eficazes contra infecções bacterianas ampliaram as possibilidades de operabilidade. Graças aos antibióticos, a cirurgia pôde ser realizada em casos até então considerados muito arriscados, pelo perigo de infecção; por exemplo, intervenções no pulmão em contato com microrganismos atmosféricos. Com a revolução farmacológica, tais pacientes puderam ser tratados com sulfonamidas antes e depois da operação. Em 1927, o cientista alemão Gerhard Domagk (1895-1964) descobriu com suas pesquisas a propriedade germicida dos derivados da sulfa. A penicilina já havia sido sintetizada por Alexander Fleming em 1929, mas só teve o uso difundido a partir da Segunda Guerra Mundial.

A cirurgia entrou em uma nova fase, passando de uma preocupação com a remoção para uma preocupação mais sutil, com a restauração. Os cirurgiões desenvolveram uma capacidade crescente de controlar e restabelecer o funcionamento de coração, pulmões e rins, além do equilíbrio de fluidos. A primeira implantação de um aparelho artificial (prótese) veio em 1959, com o marca-passo cardíaco, projetado para ajustar a frequência dos batimentos por meio de impulsos elétricos no caso de variações arrítmicas. Foi desenvolvido por Rune Elmqvist (1906-1996) e implantado por Åke Senning (1915-2000), na Suécia. Esses procedimentos restauradores agora variam de lentes oculares a implantes pneumáticos para facilitar a ereção peniana.

## Início da era dos grampeadores e sutura mecânica

Mark M. Ravitch (1910-1989)[12] é frequentemente citado por importar e introduzir técnicas modernas de grampeamento nos Estados Unidos da América pela primeira vez, depois de observar seu desenvolvimento inicial na Rússia. Em 1958, Ravitch fazia parte de uma delegação do Conselho Nacional de Pesquisa para observar técnicas de bancos de sangue quando por acaso visitou o cirurgião russo Nikolai Mikhailovich Amosov (1913-2002), que demonstrou o uso de instrumentos de grampeamento em cirurgia pulmonar.

Nos anos seguintes, em parceria com Félicien Steichen (1926-2011), Ravitch testou e refinou projetos para grampeadores cirúrgicos. A partir de 1967, a United States Surgical Corporation fabricou e comercializou grampeadores cirúrgicos. Gradualmente, os grampeadores se tornaram ferramentas cirúrgicas padrão. O desenvolvimento da sutura mecânica nos últimos quarenta anos, determinado pelo impulso pioneiro de Ravitch, permitiu novas possibilidades de uso dos grampeadores nas anastomoses do trato gastrintestinal nas cirurgias minimamente invasivas realizadas por videolaparoscopia e robótica, com a inovação e criação dos endogrampeadores, e ainda ampliou as perspectivas de sutura mecânica nas cirurgias convencionais eletivas e nas emergências.

## Avanços na cirurgia cardíaca

Melhorias na cirurgia cardíaca começaram com a primeira operação de estenose da válvula mitral, o estreitamento anormal da válvula entre o átrio esquerdo e o ventrículo, que retarda a circulação sanguínea e eventualmente causa danos. A cirurgia foi realizada por Henry Souttar (1875-1964) em Londres, em 1925, seguida em 1947 por operações para aliviar a estenose pulmonar (estreitamento da abertura entre a artéria pulmonar e o ventrículo direito), por Thomas Holmes Sellors (1902-1987) e Russell Brock (1903-1980), também em Londres. Dois anos depois, operações semelhantes foram realizadas para estenose da própria aorta.

Em 1942, foi sugerido que as cardiopatias congênitas (também chamadas síndrome do bebê azul) podiam ser tratadas cirurgicamente. A operação para correção de cardiopatia congênita foi realizada pela primeira vez no Johns Hopkins Hospital em 1944. A pioneira foi Helen Brooke Taussig (1898-1986), pediatra americana que foi a primeira mulher a se tornar professora titular na Universidade Johns Hopkins. Taussig trabalhou no tratamento de cardiopatias congênitas em associação com o cirurgião cardíaco Alfred Blalock (1899-1964), em um esforço conjunto que ajudou a criar uma especialidade de cirurgia cardíaca pediátrica.

Ocorreram outros avanços rápidos. Assim, a utilização de hipotermia e a criação da circulação extracorpórea permitiram que, a partir de 1952, se concretizasse a cirurgia de correção de válvula mitral, além do avanço nas cirurgias de válvulas cardíacas e revascularização do miocárdio.[10]

## Transplantes e substituição de órgãos

O transplante de órgãos, realizado desde a década de 1960, também vem se tornando cada vez mais bem-sucedido. A invenção do "rim artificial" provou ser um fator-chave no desenvolvimento do transplante de órgãos. Uma máquina de diálise renal foi desenvolvida durante a Segunda Guerra Mundial por Willem Johan Kolff (1911-2009), no Hospital Municipal de Kampen, na Holanda.[6] O rim artificial permitiu que os rins danificados se recuperassem e a insuficiência renal crônica fosse contrabalançada por um longo período. O primeiro transplante de rim bem-sucedido, de um gêmeo idêntico para outro, foi feito em 1954, por

John P. Merrill (1917-1984), Joseph Murray (1919-2012) e J. Hartwell Harrison (1909-1984), em Boston (EUA), e logo se tornou uma operação de rotina.

O transplante de órgãos, no entanto, exigia a solução do problema da rejeição, tema destacado pelas investigações de Frank Macfarlane Burnet (1899-1985), na Austrália, e Peter Medawar (1915-1987), na Inglaterra, sobre a tendência do sistema imunológico de rejeitar enxertos. Por esse trabalho, Burnet e Medawar receberam o Prêmio Nobel em 1960.

Por volta de 1960, foram introduzidas as primeiras drogas imunossupressoras, notadamente, cortisona e azatioprina. Ao bloquear a produção de anticorpos, sem produzir suscetibilidade a infecções no paciente, essas drogas abriram uma nova era na substituição de órgãos.[6] Em 1963, Starzl et al.[13] realizaram o primeiro transplante de fígado. Nos primeiros cinco transplantes hepáticos, nenhum paciente sobreviveu mais que 23 dias. Em 1967, estimulado por Sir Roy Yorke Calne (cirurgião britânico, nascido em 30 de dezembro de 1930), que utilizou soro antilinfocítico, Thomas Earl Starzl (1926-2017) iniciou uma série bem-sucedida de transplantes de fígado.[14]

Mas os transplantes tornaram-se manchetes mundiais em 3 de dezembro de 1967, quando Christiaan Barnard (1922-2001), do Hospital Groote Schuur, na Cidade do Cabo (África do Sul), transplantou o coração de uma mulher de 24 anos, que havia morrido em um acidente de carro, em Louis Washkansky, de 54 anos. Washkansky viveu por 18 dias. Um segundo paciente, Philip Blaiberg, operado em janeiro de 1968, sobreviveu por 594 dias.

Em pouco tempo, os transplantes de coração começaram a acontecer em todo o mundo: em 4 anos, 56 equipes realizaram um total de 180 transplantes.

No Brasil, o primeiro transplante cardíaco ocorreu no Hospital das Clínicas, em São Paulo, realizado pelo eminente professor Euryclides de Jesus Zerbini (1912-1993), da Universidade de São Paulo. No entanto, muitos hospitais logo abandonaram a operação, porque poucos receptores sobreviviam por muito tempo em virtude dos problemas imunológicos da rejeição do enxerto.

Essas dificuldades já foram amplamente solucionadas e os transplantes de coração tornaram-se rotina.

Ao longo do último século, o transplante de órgãos transformou-se em um triunfo real e praticável da medicina moderna. A ideia por trás do transplante de órgãos é simples: substituir um órgão alterado por outro que seja funcional. Apesar dessa premissa simples, os transplantes de órgãos são cientificamente complexos.

De inúmeras tentativas malsucedidas ou fracassadas, colheu-se conhecimento sem precedentes e alcançaram-se tremendos sucessos. Dois prêmios Nobel e grande parte da imunologia moderna foram baseados no conhecimento descoberto no esforço para viabilizar o transplante de órgãos.

Agora, a medicina de transplantes floresceu a ponto de mais de 95% dos pacientes com transplantes de rim sobreviverem além de um ano, e a maioria dos enxertos de tecido durarem por toda a vida do receptor.

Atualmente, o desafio mais significativo no transplante de órgãos é a pequena oferta e grande demanda. Dezenas de pessoas cujas vidas poderiam ser salvas por um transplante morrem todos os dias enquanto esperam.

Olhando para o futuro do transplante à medida que a ciência e a tecnologia avançam, discute-se o fato de que os cirurgiões agora possuem a capacidade de transplantar o rosto de um ser humano para outro, levantando inúmeras questões médicas e éticas.

Avaliar os limites da ciência também pode ser discutido com relação ao xenotransplante: a prática de transplante de órgãos de animais para humanos. O fato é que o transplante de órgãos era um sonho do passado e agora é uma parte importante da medicina moderna.

Os transplantes de órgãos oferecem uma ilustração da mudança para a "cirurgia de substituição" durante as últimas três décadas. Ao mesmo tempo, o uso de próteses como articulações do quadril, ossos do ouvido médio, válvulas cardíacas e órgãos artificiais, como o ouvido interno, tornou-se tratamento de rotina.

Uma figura-chave na cirurgia de substituição foi o cirurgião britânico John Charnley (1911-1982). Depois de servir como especialista em ortopedia na Primeira Guerra Mundial, Charnley dedicou-se aos problemas técnicos associados às substituições de articulações do quadril com artrose, sobretudo a dificuldade de encontrar um material adequado. Articulações artificiais feitas de politetrafluoretileno, conhecidas pelo nome comercial Teflon, provaram não se desgastarem bem a longo prazo. A partir de 1962, Charnley descobriu que o polietileno era mais eficaz. Com escrupulosa atenção às técnicas assépticas, ele conseguiu aperfeiçoar uma operação que deu maior mobilidade a muitos.[6]

## Avanços nos diagnósticos e nos métodos de imagem

Em 1903, o fisiologista holandês Willem Einthoven (1860-1927) publicou detalhes do primeiro eletrocardiógrafo, que captava a atividade elétrica do coração e, assim, levava a um monitoramento mais eficaz dos distúrbios cardíacos.

Na década de 1930, a introdução do microscópio eletrônico revelou muitos aspectos da estrutura celular nunca vistos. Por volta de 1955, a ultrassonografia foi desenvolvida na Suécia e nos EUA e se tornou cirurgicamente aplicável no diagnóstico cardíaco. A medicina nuclear, usando isótopos radioativos, tornou-se cada vez mais importante na medição do funcionamento de glândulas endócrinas, pulmões e rins.

O desenvolvimento de cateteres de vários tipos possibilitou a investigação das funções do coração e do fígado. Os endoscópios flexíveis, baseados no uso de fibra óptica de vidro (que permitia que a luz fosse enviada através de um tubo por reflexão interna total), foram desenvolvidos na década de 1970. Foram usados não apenas para diagnósticos, mas também para intervenções terapêuticas, principalmente em conexão com raios laser.

Em 1917, Albert Einstein (1879-1955) revelou o princípio do laser (amplificação da luz por emissões estimuladas de radiação). Suas ondas de alta energia, capazes de serem focalizadas a um ponto microscópico, são estéreis e causam sangramento mínimo e anel cicatricial. Destruindo tecidos rapidamente pelo aquecimento ou pela produção de reações fotoquímicas, os lasers são "facas ópticas" que se mostraram valiosas em cirurgia ocular, bem como em cirurgia interna. Com o auxílio de endoscópios, eles podem ser direcionados dentro do corpo.[6]

## Tecnologia da imagem e radiologia

A revolução cirúrgica teria sido impossível sem as inovações tecnológicas que vieram em auxílio da cirurgia e, de fato, da medicina em geral. O avanço de maior significado simbólico foi a descoberta dos raios-X por Wilhelm Conrad Röntgen (1845-1923), trabalhando com tubos de vácuo aperfeiçoados pelo cientista inglês William Crookes (1832-1919). O diagnóstico visual avançou com a introdução, em 1972, do tomógrafo computadorizado, por Godfrey Newbold Hounsfield (1919-2004). Engenheiro eletricista na empresa britânica EMI, Hounsfield foi pioneiro em um sistema pelo qual os feixes de raios-X podem ser envolvidos com a ajuda de um computador para produzir uma imagem transversal do corpo humano. A tomografia axial assistida por computador ou tomografia computadorizada (TC) foi um grande avanço no diagnóstico não invasivo de doenças. Hounsfield dividiu o Prêmio Nobel de Medicina, em 1979, com Allan M. Cormack (1924-1998), o físico que estabeleceu os princípios matemáticos dos quais a técnica dependia.

Um desenvolvimento adicional é a ressonância magnética (RM), que também mostra seções do corpo, mas usando ondas de rádio. Os *scanners* de tomografia por emissão de pósitrons (PET) medem fótons provenientes do decaimento radioativo de um traçador radioativo administrado ao paciente. As varreduras PET são especialmente usadas para o diagnóstico do câncer.[10]

## Microcirurgia

A microcirurgia é uma técnica na qual se realiza cirurgia sob magnificação óptica em vasos de diâmetro menor que três milímetros. Desde a década de

1960 foram desenvolvidos e publicados diversos tipos de transferência microvascular de tecidos para o reparo de grandes defeitos corporais e ocorreu intensa modernização do poder óptico e do *design* dos instrumentos.

A introdução do uso de magnificação na prática cirúrgica em 1921, pelo otorrinolaringologista sueco Carl-Olof Nylén (1892-1978), permitiu a realização de procedimentos em estruturas cada vez menores.

A microcirurgia nasce na década de 1960, com as demonstrações de Jacobson e Suarez de anastomoses pérvias em vasos com diâmetros de 1,6 a 3,2 mm, utilizando os princípios de suturas vasculares definidos por Carrel, em 1902.[15]

Em 1965, Harry J. Buncke (1922-2008) introduz a microcirurgia na cirurgia plástica, com o relato de um reimplante de orelha de coelho, realizando a anastomose em vasos de aproximadamente 1 mm, tendo utilizado instrumentos utilizados por relojoeiros adaptados.[16]

No Brasil, o pioneiro na utilização da microcirurgia foi Jorge Fonseca Ely (1930-2018), em 1968. A introdução da microcirurgia vascular experimental ocorreu em 1971, no Laboratório de Microcirurgia na Faculdade de Medicina da Universidade de São Paulo, o primeiro da América do Sul. O primeiro reimplante microcirúrgico bem-sucedido em humanos foi um reimplante de mão, realizado por Marcos Castro Ferreira (cirurgião plástico da Universidade de São Paulo) em 1972.

O domínio da técnica microcirúrgica é um processo longo e difícil, que requer grande habilidade manual, paciência, dedicação e treinamento contínuo. Existem vários modelos de treinamento que envolvem diferentes materiais e animais. O treinamento em animais, como ratos, camundongos, coelhos, cães e porcos, é essencial para o desenvolvimento de habilidades cirúrgicas.[17]

## Cirurgia laparoscópica

A cirurgia laparoscópica, cujo desenvolvimento foi tão impressionante nas últimas décadas, foi inicialmente introduzida no início deste século por Dmitry Ott (1855-1929), Georg Kelling (1866-1945) e Hans Christian Jacobeus (1879-1937). Ott inspecionou a cavidade abdominal de uma mulher grávida em 1901 e depois Georg Kelling realizou um procedimento, chamado de celioscopia, mais próximo da definição de laparoscopia moderna.

Foi somente com a introdução do sistema óptico de lente-haste e da iluminação de fibra de vidro de luz fria que a laparoscopia se tornou mais popular, especialmente nos departamentos de ginecologia. Nessa época, a laparoscopia em cirurgia geral era realizada principalmente para o diagnóstico de distúrbios hepáticos e trauma abdominal, até que Erich Mühe (1938-2005), em 1985, desenvolveu uma técnica para realização de colecistectomia laparoscópica em humanos.

Suas técnicas rudimentares não receberam a atenção que provavelmente mereciam, e o interesse crescente pela laparoscopia entre os cirurgiões gerais se desenvolveu somente após o ginecologista francês Philippe Mouret (1938-2008) realizar, em 1987,[18] a primeira colecistectomia laparoscópica reconhecida, por meio de quatro trocartes. A partir desse procedimento inicial, a cirurgia videolaparoscópica se difundiu por todos os continentes e ao longo dos anos foi sendo aplicada a todos os segmentos possíveis por essa via de acesso em que predomina a dissociação da interface visual e motora. Ainda não existem limites estabelecidos para o alcance dessa tecnologia cirúrgica.

Em 2007, uma nova modificação da abordagem usual foi feita pela técnica NOTES (Natural Orifice Transluminal Endoscopic Surgery). A NOTES foi realizada inserindo o instrumento através de um orifício natural (boca, ânus, uretra ou vagina), em vez de usar múltiplas portas de pele para manipular os instrumentos cirúrgicos. Nesse ano foram realizadas a primeira colecistectomia transgástrica e a primeira apendicectomia transvaginal.[18]

A laparoscopia pode existir há mais de um século, mas ainda há muitas áreas para melhorar. Novas soluções para aperfeiçoar o procedimento laparoscópico provavelmente continuarão a ser disponibilizadas nos seguintes anos. Percebem-se notáveis desenvolvimentos recentes na tecnologia do sistema de imagem laparoscópica e o aprimoramento de ferramentas e instrumentais laparoscópicos, bem como avanços feitos por pesquisadores que envolvem sistemas cirúrgicos robóticos e portal único. Os principais desenvolvimentos estão sendo feitos para o sistema de visão de laparoscopia, que incluem melhoria do ângulo visual e do campo de visão e clareza das imagens. Já para os instrumentos laparoscópicos, as melhorias incluem maior flexibilidade dos manipuladores articulados, maior velocidade de interação com as pontas dos dedos com as quais operamos nossos dispositivos e melhoria de preensão e movimento, exigindo menos esforço por parte do cirurgião e, ao mesmo tempo, maior eficiência na execução das tarefas.

Em relação ao sistema de visão, há uma tendência atual de modelos de câmera que permitam visão 360º, que podem ser aplicados em sistemas 3D, para tornar mais fácil a avaliação e o planejamento do procedimento.[19]

## Cirurgia robótica

No ano de 1985,[20,21] um robô chamado PUMA 560 ajudou na realização de uma biópsia cerebral. Posteriormente a tecnologia avançou e uma empresa chamada Computer Motion desenvolveu um robô chamado AESOP®, um robô de braço único, e depois o ZEUS®, ambos sendo pouco utilizados de fato.

A plataforma robótica ZEUS® foi usada pela primeira vez em 1998, na Cleveland Clinic, para cirurgia de anastomose de tuba uterina. Um ano depois, um enxerto da artéria coronária foi realizado no Canadá.[22] Em 2001, foi realizada uma cirurgia robótica com o robô ZEUS® e um sistema de telecolaboração, que permitia ao cirurgião utilizar uma estação remota de operação para controlar o braço robótico localizado do outro lado do Atlântico.

O procedimento foi uma colecistectomia realizada por Jacques Marescaux (1948), em Nova York (EUA), em um paciente situado em Estrasburgo, França. A cirurgia durou 54 minutos e não teve incidentes técnicos ou percepção de distância.

Foi nesse contexto e com ideias para aplicar tal tecnologia nas operações militares e em campos de batalha que a empresa Intuitive assumiu o mercado e acelerou o desenvolvimento dessas máquinas, que já alcançaram a quarta geração. O sistema mais eficiente criado pela Intuitive Surgical até agora é a plataforma Da Vinci Xi. Lançado em 2014, o modelo Xi reinventou o desenho do exoesqueleto robótico do paciente, assim como versatilidade e flexibilidade.

O sistema cirúrgico robótico Da Vinci[23,24] também possui limitações, sendo a principal o espaço limitado na sala de operação; além disso, possui muitas conexões delicadas que ficam dentro da sala de cirurgia e que podem causar acidentes ou ser danificadas se não for usado adequadamente. Além do mais, em alguns procedimentos como ressecções intestinais, que requerem acesso a um ou mais quadrantes abdominais, os braços robóticos precisam ser desencaixados e reencaixados, aumentando assim os tempos operatórios e anestésicos.

A história da robótica tem mostrado uma rápida evolução na última década. Essa tecnologia tem sido responsável por estabelecer novos conceitos, como telecirurgia, simbiose de imagem, visão estereoscópica tridimensional e ampliação, câmera estável e guiada pelo cirurgião, ergonomia aprimorada, amplitude superior de movimento, de escala e treinamentos virtuais. A cirurgia robótica desenvolveu e aprimorou várias técnicas cirúrgicas em especialidades como urologia, cirurgia geral e ginecologia, para citar algumas. Desse modo, a robótica tem mostrado resultados que estão mudando a forma de realizar e ensinar cirurgia, estabelecendo novos padrões de tratamento e demonstrando que veio para ficar e vai evoluir cada vez mais.

Ainda há muito no horizonte para estudar e desenvolver em cirurgia robótica, mas os resultados obtidos são animadores e parece ser apenas uma questão de tempo até que a robótica se torne o novo padrão em uma quantidade significativa de procedimentos cirúrgicos.

## AVANÇOS E PERSPECTIVAS

Tornar os procedimentos cirúrgicos minimamente invasivos foi um avanço indiscutivelmente tão significativo quanto a aplicação dos princípios de anestesia. Nas últimas décadas, o advento da laparoscopia e da toracoscopia reduziu para meio centímetro as debilitantes incisões abdominais e torácicas que anteriormente tinham vários centímetros de comprimento. A subsequente introdução de técnicas endoscópicas e percutâneas transformou as incisões em meras perfurações. Cirurgias de vesícula biliar, ressecção de pólipos colônicos, tumores ovarianos e biópsias pulmonares tornaram-se procedimentos ambulatoriais.

Esse refinamento tecnológico das habilidades para manipular o corpo humano foi nada menos que extraordinário. No entanto, com certeza a prática da cirurgia insistirá em mudar. Mudança e inovação estão no DNA dos cirurgiões.

Se nas últimas décadas vieram os procedimentos minimamente invasivos, quem sabe o futuro elimine a necessidade de que o procedimento seja invasivo. Já existem experiências em técnicas para combinar formas não invasivas de ver o corpo pela manipulação de dispositivos de pequena escala (nanotecnologia), que possam ser injetados na corrente sanguínea, ingeridos ou inseridos em cavidades naturais ou patológicas, sendo o trabalho cirúrgico totalmente automatizado.

São possibilidades bastante sedutoras. No próximo século, outros cirurgiões viverão novas experiências e contarão novas histórias, se é que os cirurgiões ainda existirão nos moldes que temos nos dias de hoje.

## REFERÊNCIAS


1. Porter R. The Cambridge illustrated history of medicine. Cambridge: Cambridge University Press; 1996.
2. Friedman M, Friedland GW. As dez maiores descobertas da medicina. São Paulo: Companhia das Letras; 2000.
3. Thorwald J. O século dos cirurgiões. São Paulo: Hemus; 2002.
4. Hunter W. A lecture, introductory to a course on anatomy, delivered by Dr. William Hunter, October 1775. Lancet. 1829;12:769-73.
5. Lister J. On the antiseptic principle in the practice of surgery. Br Med J. 1867;2(351):246-8.
6. Robinson V. The story of medicine. Kessinger Publishing; 2005.
7. Caton D. The history of anaesthesia. In: Encyclopedia of life sciences. New York: Wiley; 2011.
8. Munro JC. Needless laparotomies, with a report of eight cases. N Engl J Med. 1902;146:58-60.
9. Nahrwold DL, Kernahan PJ. A century of surgeons and surgery: the American College of Surgeons 1913-2012. Chicago, IL: American College of Surgeons; 2012.
10. Ellis H, Abdalla S. A history of surgery. 3. ed. Boca Raton: CRC Press; 2018.
11. Zajtchuk R, Rellamy RF, Grande CM, editores. Anesthesia and perioperative care of the combat casualty. Part IV - surgical combat casualty care. Textbook of military medicine. Washington, DC: Office of the Surgeon General; 1995.
12. Labosier J, Rees J, Mark M. Ravitch: a surgeon's surgeon. Circulating Now from NLM. 2016. Disponível em: https://circulatingnow.nlm.nih.gov/
13. Starzl TE, Iwatsuki S, Thiel DHV, Gartner JC, Zitelli BJ, Malatack JJ, et al. Evolution of liver transplantation. Hepatology. 1982;2(5):614-36.

14. Fox AN, Brown Jr RS. Is the patient a candidate for liver transplantation? Clin Liver Dis. 2012;16(2):435-48. Review.
15. Yap LH, Butler CE. Principles of microsurgery. In: Beasley RW, Aston SJ, Bartlett SP, Gurtney GC, Spear SL, editores. Grabb and Smith's plastic surgery. Philadelphia: Lippincott Williams & Wilkins; 2007. p.66-72.
16. Zhong T, Vaughan C, Bowen A. Microvascular surgical techniques. In: Malizos KN, editor. Reconstructive microsurgery. Texas: Landes Bioscience; 2003. p.1-7.
17. MacDonald JD. Learning to perform microvascular anastomosis. Skull Base. 2005;15(3):229-40.
18. Vecchio R, Macfayden BV, Palazzo F. History of laparoscopic surgery. Panminerva Med. 2000;42(1):87-90.
19. Zhu XL, Yan PJ, Yao L, Liu R, Wu DW, Du BB. Comparison of short-term outcomes between robotic-assisted and laparoscopic surgery in colorectal cancer. Surg Innov. 2019;26(1):57-65.
20. Kwoh YS, Hou J, Jonckheere EA, Hayati S. A robot with improved absolute positioning accuracy for CT guided stereotactic brain surgery. IEEE Trans Biomed Eng. 1988;35(2):153-60.
21. Shah J. Vyas AD. The history of robotics in surgical specialties. Am J Robot Surg. 2014;1(1):12-20.
22. Cadiere GB, Himpens J, Vertruyen M, Favretti F. The world's first obesity surgery performed by a surgeon at a distance. Obes Surg.1999;9(2):206-9.
23. Davies BL, Hibberd RD, Ng WS, Timoney AG, Wickham JE. The development of a surgeon robot for prostatectomies. Proc Inst Mech Eng H. 1991;205(1):35-8.
24. Dimaio S, Hanuschik M, Kreaden U. The Da Vinci surgical system. In: Rosen J, Hannaford B, Satava RM, editores. Surgical robotics: systems applications and visions. Boston: Springer; 2011. p.199-217.

# 2

# Ensino em cirurgia: ciência e arte

*Djalma José Fagundes*

"Um homem que revisita o velho a
fim de descobrir o novo é qualificado
para ensinar os outros."
(Confúcio – *Os Analectos*)

## CIRURGIA E AS RELAÇÕES CAUSAIS

A cirurgia requer um conjunto de conhecimentos que estabeleçam, racionalmente, uma relação de causa e efeito. O processo filosófico formal de dedução e indução vai acrescentando novos conhecimentos ou descartando conhecimentos que não resistem às evidências da boa prática.

Os aspectos cognitivos do ensino e aprendizagem implicam formar um acervo de informações que foram e são depuradas ao longo dos anos por todos aqueles que se dedicaram à prática acadêmica e/ou profissional da cirurgia.

A organização desse conhecimento evidenciando as relações causais estabelece a cirurgia como ciência.

Basicamente, a cirurgia dedica-se ao tratamento de doenças que requerem uma intervenção agressiva sobre o organismo vivo no intuito de remover parte ou todo o órgão doente. Para acessar o órgão doente ou a região anatômica comprometida pela doença, é necessário criar vias de acesso cirúrgico e atingir a área de interesse. Cumprida a tarefa de retirada da doença, é necessário refazer a morfologia e recuperar a fisiologia das estruturas submetidas à ação do ato operatório.

Para cumprir esses requisitos, exige-se de quem pratica ou pretende praticar a cirurgia um treinamento para desenvolver e aprimorar habilidades específicas para a consecução dos atos operatórios.

A organização das sequências do ato operatório, a escolha da tática mais adequada e o exercício da técnica mais apurada tornam a cirurgia, além de uma ciência, uma arte.

Ciência e arte, aliadas à formação humanística da medicina, formam o tripé que levará o praticante da cirurgia a alcançar resultados mais adequados e compatíveis às evidências das melhores práticas.

## CLÍNICA CIRÚRGICA

O cirurgião é, antes de tudo, um médico e, como tal, incorpora em sua formação todas as ciências fundamentais à prática adequada da profissão.

O cirurgião se ocupa do tratamento de doenças que exigem intervenções operatórias. Na sua formação, deve ter conhecimentos de anatomia e fisiologia dos diferentes sistemas corporais e conhecimentos avançados delas em sua área de especialização. Deve saber a distribuição das doenças na população (epidemiologia) e os diferentes agentes causais de doenças (etiologia). Deve conhecer a semiologia e a propedêutica e, assim, estar apto a reconhecer os sinais e sintomas das doenças e realizar o exame físico. Deve ter conhecimento sobre os exames complementares, laboratoriais e de imagem, possíveis e necessários para confirmar o diagnóstico e traçar estratégias de abordagem da afecção. Deve conhecer as alterações morfológicas e fisiopatológicas das afecções que tenham indicação cirúrgica. Deve conhecer a farmacologia para poder associar tratamentos medicamentosos ao seu tratamento intervencionista. Deve saber e orientar seu paciente sobre o prognóstico da doença.

Deve estabelecer uma relação médico-paciente serena e de confiança ao informar o paciente sobre sua doença, propor soluções, estar atento às dúvidas e angústias de quem sofrerá uma agressão física que, em proporções variadas, colocará sua vida em risco.

Os tratados de clínica cirúrgica cuidam desses aspectos fundamentais da atividade do cirurgião, que não pode ser visto apenas como "o médico operador".

## HABILIDADES EM CIRURGIA

Uma das características mais marcantes dos seres humanos é a sua capacidade de usar instrumentos que ampliam seus sentidos, melhorando a eficiência e a eficácia dos seus procedimentos.

A cirurgia como ciência tem pouco mais de 500 anos de história. Desde as décadas de 1880 e 1890 (principalmente na América do Norte, com William Halsted no Hospital Johns Hopkins) até os dias de hoje, os instrumentos tiveram mínimas mudanças de *design*. A pinça hemostática idealizada por Halsted continua com a mesma concepção e utilização na cirurgia aberta convencional há cerca de 140 anos.

A capacidade de se instrumentalizar ganha importância histórica a partir da década de 1980, quando surgiram a videocirurgia e os fundamentos da cirurgia minimamente invasiva.

A tecnologia na concepção e manufatura de novos instrumentais avançou rapidamente. A indústria e empresas voltadas para esse campo colocam novos equipamentos e instrumentos à disposição do cirurgião com velocidade espantosa.

Na última década, a cirurgia robótica vem ganhando cada vez mais destaque e se apresenta como a conquista mais relevante até a metade deste século XXI.

Em que pese o rápido avanço tecnológico, há um intervalo para que as novas aquisições se espraiem e tornem-se corriqueiras. No imenso espaço territorial do nosso país e nas limitações de acesso aos serviços públicos e privados de saúde, as novidades carecem de um tempo maior para serem incorporadas.

A dualidade do avanço tecnológico e sua implantação como rotina cria uma angústia no docente: o que ensinar sobre cirurgia na graduação? Também cria uma angústia no discente: como transpor o conhecimento do ambiente universitário para prática profissional? Não raro, o ambiente extramuros da universidade tem maiores recursos e oferece oportunidades para as quais o futuro profissional não estará habilitado.

O falso dilema deve ser enfrentado de modo pragmático. Os fundamentos da cirurgia (diérese, hemostasia e síntese) não mudaram e não há perspectiva de que mudem substancialmente em um futuro próximo. A diérese, não importa qual o instrumento usado, seguirá os princípios básicos de ser realizada com bordas regulares, manipulação delicada dos tecidos e amplitude suficiente para manobras de exérese segura. A hemostasia deverá ser rigorosa, englobando a menor quantidade de tecido na laqueadura dos vasos. A síntese deve afrontar as bordas e não deixar espaços mortos. Assepsia e antissepsia continuarão sendo fatores primordiais na evolução da ferida operatória.

Deve prevalecer a diretriz epistemológica da cirurgia. Os conceitos fundamentais prevalecem.

As habilidades tradicionais de escovação das mãos e antebraços, a paramentação cirúrgica, os cuidados de assepsia e antissepsia, a hemostasia e sutura de ferimentos, entre outras, com diferentes tipos de instrumental, equipamento ou material poderão se adaptar às condições do meio em que o futuro profissional estará inserido.

Houve e está havendo avanços na instrumentalização, para a qual o treinamento adequado e o desenvolvimento das habilidades podem ser incorporados a qualquer momento na formação, na especialização e no ensino continuado.

## USO ÉTICO DO ANIMAL DE LABORATÓRIO

Tradicionalmente, animais vivos de diversas espécies de mamíferos, como ratos, coelhos, camundongos *hamsters*, porquinhos-da-índia, cães e suínos, para citar os mais frequentes, têm sido usados como modelos para experimentação e treinamento de habilidades cirúrgicas.

No final do século passado e início deste século, pesquisadores e docentes, atendendo ao apelo de diversas comunidades defensoras dos direitos dos animais e da própria sociedade como um todo, têm se colocado em uma postura crítica sobre o uso de animais e fortaleceram-se as Comissões de Ética no Uso de Animais (CEUA) para garantia de seu uso adequado e sem sofrimento.

A inequívoca vantagem do emprego de animais vivos no treinamento cirúrgico tem sido colocada em xeque. Novos paradigmas exigem mudança de comportamento, procurando um equilíbrio entre o bem-estar animal e o aprimoramento da curva de aprendizado da técnica operatória. Um profissional competente e hábil certamente terá melhores resultados na abordagem das doenças cirúrgicas.

### Aspectos legais do uso de animal de laboratório

Em 2 de fevereiro de 2016, o Ministério da Ciência, Tecnologia e Inovação (MTCI) e o Conselho Nacional de Controle de Experimentação Animal (CONCEA) publicaram no *Diário Oficial da União* a Resolução Normativa n. 30, de 2 de fevereiro de 2016 (DOU de 03/02/2016, n. 23, Seção 1, p. 3), que apresenta a Diretriz Brasileira para o Cuidado e a Utilização de Animais e Atividades de Ensino e Pesquisa Científica (DBCA).

A diretriz disciplina e orienta as atividades de pesquisadores, professores, estudantes, técnicos, instituições e Comissões de Ética no Uso de Animais (CEUA) no cuidado e manejo de animais produzidos, mantidos ou utilizados em atividades de ensino ou pesquisa científica.

O cumprimento dessas orientações voltadas para ensino e pesquisa é avaliado e fiscalizado pela CEUA de cada instituição. Por sua vez, a CEUA deve estar registrada no Cadastro das Instituições de Uso Científico de Animais (CIUCA). O novo cadastro (Portaria n. 5.861 do MTCI, de 5 de outubro de 2017) se destina: ao registro das instituições para criação ou utilização de animais com a finalidade de ensino e pesquisa; aos protocolos experimentais ou pedagógicos, aplicáveis aos procedimentos de ensino e projetos de pesquisa científicos realizados ou em andamento no país; assim como aos pesquisadores, a partir de informações remetidas pelas CEUAS, e às solicitações de credenciamento no CONCEA.

A CEUA de cada instituição tem a responsabilidade primária de estabelecer, entre outras prerrogativas, se a utilização de animais é devidamente justificada e garante a adesão aos princípios de substituição (*replacement*), redução (*reduction*) e refinamento (*refinement*).

É dever de todos os envolvidos na produção, manutenção ou utilização de animais em atividades de ensino ou pesquisa científica agir de acordo com a Lei n. 11.794/2008, com o Decreto n. 6.899/2009 e com demais disposições legais pertinentes, especialmente as resoluções do CONCEA.

## Plano de ensino para uso de animal de laboratório

Cabe ao corpo docente envolvido na atividade prática de ensino na graduação, residência ou especialização, elaborar o plano de ensino com objetivos claros a serem alcançados com a prática em animal, de acordo com o público-alvo.

Na sua ementa, o plano de ensino deve contemplar explicitamente as habilidades que deverão ser alcançadas em cada módulo de ensino.

Faz-se necessário justificar a escolha do tipo de animal a ser utilizado, tendo em conta a associação de suas características morfológicas e fisiológicas com as finalidades das habilidades a serem treinadas.

As habilidades a serem desenvolvidas deverão estar adequadas ao público-alvo. Devem atender aos pré-requisitos teóricos e práticos de modo a estabelecer um conhecimento cognitivo e de habilidades em um modelo helicoidal hierárquico e de complexidade crescente.

Devem-se dar oportunidades de convivência de discentes em diferentes fases de treinamento no mesmo módulo de ensino. É primordial estimular o trabalho em equipe. Alunos monitores ou pertencentes a ligas acadêmicas de cirurgia devem ser escalados para prestar assistência aos colegas iniciantes. As atividades compartilhadas estimulam e melhoram o desempenho individual.

É fundamental que toda e qualquer atividade prática seja diretamente supervisionada por preceptores da disciplina e atenda ao que foi estabelecido pela ementa naquela fase específica do treinamento.

Deve-se elaborar um programa que possa otimizar o uso de cada animal realizando o maior número de procedimentos possíveis em cada um. A eficiência no aproveitamento do tempo dos procedimentos operatórios durante o treinamento deve ser estabelecida *a priori*, para garantir que as metas de cada etapa sejam alcançadas com eficácia.

Caberá à CEUA analisar o plano de ensino e orientar os pontos específicos que lhe cabem dentro da lei para controle e fiscalização do uso animal no ensino.

Todas as atividades devem receber uma nota ou escore que permita avaliar o aproveitamento. Devem-se avaliar interesse, envolvimento e comprometimento com as tarefas propostas. Deve ser avaliado o grau de destreza e sincronia nas diversas manobras cirúrgicas. Deve-se avaliar a iniciativa do aluno durante procedimentos ou acontecimentos fortuitos, mostrando sua capacidade de responder ao imprevisto, caracteristicamente classificada como atitude.

O ensino e o aprendizado em cirurgia estão lastreados na indivisível associação da cognição (conhecimento teórico e de relações causais), habilidade (treinamento psicomotor) e atitude (capacidade de aplicar eficientemente a teoria e a prática).

## Atividades de suporte

Para o oportuno e pontual treinamento de uma equipe ou grupo de alunos, é necessária uma infraestrutura física e burocrática que atenda aos trâmites legais e práticos. Essa atividade tem crucial importância para prover de modo eficiente e eficaz tudo o que se relaciona com o ambiente do centro cirúrgico experimental e, principalmente, com a disponibilização do animal de laboratório.

O transporte do animal desde o biotério central da instituição ou fornecedor deve ser acompanhado pelo pessoal técnico (zootecnista), assim como o acolhimento do animal no biotério setorial e no centro cirúrgico experimental da disciplina.

No protocolo de atividades, devem constar as condições de anestesia e analgesia a que os animais serão submetidos. Há que se cuidar que a anestesia seja realizada por pessoal capacitado, preferencialmente por médico veterinário.

A eutanásia deve ser explicitada no protocolo de treinamento e realizada tomando-se os cuidados necessários para que o animal não seja submetido a qualquer tipo de distresse.

O descarte da carcaça deve seguir as leis estaduais e municipais de cada instituição. O ideal é que haja a cremação em curto prazo ou que a carcaça seja congelada à espera de incineração em tempo oportuno.

A instituição deve prover condições de estrutura física e de fluxo burocrático para o bom andamento das atividades.

O trabalho deve ser feito em equipe, com colaboração mútua, visando ao bem-estar do animal, sem estresse físico ou psicológico dos colaboradores técnicos e principalmente do corpo discente, constituído em sua maioria por jovens recém-saídos da adolescência e emocionalmente suscetíveis aos procedimentos invasivos comuns da cirurgia.

# OBJEÇÃO OU ESCUSA DE CONSCIÊNCIA

## Senciência animal

O uso de animais para ensino e pesquisa vinha seguindo uma prática de "usos e costumes" de longa data. Procedimentos física e sensorialmente invasivos aos animais foram e ainda são realizados de modo inercial e sem senso crítico. No entanto, nestes anos iniciais do século XXI, alguns posicionamentos críticos da sociedade, pensadores e pesquisadores colocaram em xeque a validade e a real necessidade do uso indiscriminado e acrítico dos animais nessas práticas.

Na base dessa mudança de paradigma está o conceito da senciência. O neologismo (termo ainda não dicionarizado) está associado à consciência, à capacidade de ter sentimentos associados à consciência. A senciência é a capacidade de os animais sentirem dor, medo, prazer, alegria e estresse.

O conceito, recente e ainda sujeito a controvérsias nos âmbitos tanto nacional quanto internacional, tem influenciado mudanças de comportamento da sociedade.

A senciência leva em consideração dois conceitos filosóficos do pensamento formal. O primeiro diz respeito ao "princípio da homologia", ou seja, diferentes animais apresentam similaridades anatômicas, fisiológicas, genéticas, comportamentais e mudanças evolutivas, assim como os humanos. Dessa forma, é lícito inferir a possibilidade de senciência nos animais. Ao considerar o primeiro conceito como válido, há implicação do segundo conceito formal, "o princípio da precaução", ou seja, devemos considerar a senciência em nossas decisões.

Cada indivíduo em sua área de atuação que faça uso de animal de laboratório deve avaliar os diferentes graus de senciência e providenciar para que os procedimentos respeitem os direitos desses animais.

## Legislação brasileira sobre uso animal no ensino

Em 17 de abril de 2018, o CONCEA publicou no *Diário Oficial da União* a Resolução Normativa CONCEA n. 38/2018, que "dispõe sobre restrições ao uso de animais em ensino, em complemento à Diretriz Brasileira para o Cuidado e a Utilização de Animais em Atividades de Ensino ou de Pesquisa Científica – DBCA, conforme o texto da referida resolução".

Com base nessa resolução normativa, restringe-se uso de animais em atividades que sejam apenas demonstrativas e observacionais, e que não tenham o objetivo de desenvolver competências e habilidades psicomotoras dos estudantes. Até 17 de abril de 2019, tais atividades deveriam ser integralmente substituídas por métodos didáticos como "vídeos, modelos computacionais, ou outros recursos providos de conteúdo e de qualidade suficientes para manter ou aprimorar as condições de aprendizado".

A resolução também mantém a permissão para uso animal nas atividades didáticas em pós-graduação e naquelas aplicadas à biodiversidade, ecologia, zoologia e conservação, produção, sanidade e inspeção animal que ensejem abordagens diagnósticas, terapêuticas, profiláticas e zootécnicas, objetivando a redução de riscos sanitários, de danos físicos ou o aprimoramento da condição de produção, de saúde ou da qualidade de vida dos animais utilizados.

Nessa ordem de ideias, fica regulamentado o uso de animais em cirurgia, desde que: "tenham objetivo de desenvolver competências e habilidades psicomotoras dos estudantes". Também deixa regulamentado o uso de animais nas atividades didáticas em pós-graduação.

Desse modo, as atividades de treinamento cirúrgico no ensino da graduação e pós-graduação médica estão garantidas por lei. Contudo, o fato não exime o docente/pesquisador de esgotar todos os recursos de ensino em tecidos/órgãos *ex vivo*, modelos sintéticos e simuladores (*replacement*) para que o discente desenvolva competências e habilidades que permitam a redução do número de animais (*reduction*), que faça o maior número de procedimentos no mesmo animal e obtenha o melhor rendimento (*refinement*) possível em seu treinamento antes de aplicar seu conhecimento em seres humanos.

## Liberdade ao direito de consciência

Em que pesem as atividades prévias em modelos *ex vivo*, modelos sintéticos, manequins e simuladores, nos dias de hoje ainda não há um simulador que permita realizar procedimentos na vigência da hemorragia. Portanto, a simulação não conta com um ato operatório fundamental que é a hemostasia, além da falta de similaridade em relação ao tecido vivo na textura e resistência dos modelos alternativos.

O uso de animal de laboratório fica restrito à fase final do treinamento, mas não pode prescindir dele.

Embora o uso de animal no treinamento cirúrgico seja amparado pela lei, há uma parcela do alunado, principalmente na graduação médica, que alega escusa de consciência para não participar de aulas envolvendo animais.

O direito à liberdade de consciência consta no artigo XVIII, 1ª parte, da Declaração Universal dos Direitos Humanos, carta proclamada em 1948 pela Assembleia Geral das Nações Unidas e da qual o Brasil é signatário: "Todo homem tem direito à liberdade de pensamento, consciência e religião".

A liberdade de consciência está garantida na Constituição Federal Brasileira no capítulo dos Direitos e Garantias Individuais, artigo 5º, incisos VI e

VIII: "...ninguém será privado de direitos por motivo de crença religiosa ou de convicção filosófica ou política", prevendo, entretanto, o cumprimento de "prestação alternativa, fixada em lei".

O indivíduo pode exercer o direito à escusa de consciência. É a faculdade que o cidadão tem de se recusar a praticar qualquer ato que viole sua consciência ou que choque seus princípios decorrentes de crença religiosa ou de convicção filosófica ou política.

O cidadão pode pleitear a escusa de consciência mediante o exercício do direito de petição no âmbito administrativo (art. 5º, inciso XXXIV), sem prejuízo ao interessado que, se necessário, ingressar em juízo com Mandado de Segurança (art. 5º, LXIX, da CF).

O discente objetor de consciência não deseja a dispensa de uma atividade estudantil exigida a todos os demais colegas. Na realidade, ele pleiteia o direito de preservar suas convicções filosóficas. É inerente à lei o direito de apresentar um trabalho científico alternativo, de pesquisa e de resultados sem o envolvimento direto com o uso de animais.

O objetor de consciência entende que os animais de laboratório são seres sencientes e, como tal, têm direitos que devem ser respeitados e são assim dotados de valoração inerente.

O objetor de consciência também entende, uma vez partícipe da ideia de senciência animal, que, na maioria das vezes, sua vida está atrelada a outras práticas de consumo de proteína animal e princípios veganos. Participar de treinamento em animal conspurca sua liberdade de consciência.

Por outro lado, ressalte-se que não há na legislação brasileira lei que obrigue alguém a participar de treinamento em animal de laboratório. Não havendo lei a ser descumprida, torna-se lícito o exercício da objeção de consciência à experimentação animal, em face do consagrado princípio da legalidade.

Em face do exposto, cabe ao docente, como educador, fazer a primeira abordagem do objetor, ouvindo seus argumentos e avaliando o quanto o discente está embasado na sua decisão. Verificar se não é uma decisão meramente emocional, de momento, ou mesmo para seguir um modismo. O docente tem a obrigação de mostrar ao interessado quais as repercussões dessa atitude na sua vida acadêmica e futura vida profissional. Não cabe se antepor à decisão do discente, mas entendê-la e ajudá-lo na sua escolha.

A disciplina deve ter uma conduta padronizada para a situação, com parecer jurídico da instituição sobre os passos a serem tomados. Como determina a lei, faz-se necessário, por parte do objetor, um documento para petição no âmbito administrativo (art. 5º, inciso XXXIV, CF), e cabe à disciplina estabelecer as tarefas de substituição.

## TREINAMENTO CIRÚRGICO EM PEÇAS DE ANIMAIS *EX VIVO*, *IN VITRO* E *IN VIVO*

Dentro do conceito de evolução e modernidade, e da pressão justa da sociedade para seguir comportamentos politicamente corretos, o uso de animais de laboratório para ensino na graduação e residência médica sofreu uma sensível redução.

É indiscutível que o uso de organismo vivo para o treinamento do futuro cirurgião é ponto básico na sua formação.

O que se propõe é que, antes de aplicar suas habilidades nos animais de laboratório, elas sejam treinadas em tecidos animais (*ex vivo*), como língua bovina, coxa de aves, coração bovino e joelho de porco. O risco de contaminação ou de contrair zoonoses é praticamente zero, uma vez que tais peças são adquiridas em centros que fornecem carne para consumo humano.

A vantagem das peças *ex vivo* está na manutenção de estruturas anatômicas comparáveis em textura e resistência ao tecido vivo. Permitem dissecção, divulsão e secção de tecidos bem próximos à realidade do tecido vivo. A síntese pode ser praticada de modo também próximo à realidade. No entanto, peças *ex vivo* têm a desvantagem de não apresentarem a hemorragia, um fator básico da manipulação cirúrgica.

Há que se considerar também a desvantagem do armazenamento das peças, que deve ser feito em ambiente congelado, uma vez que elas necessitam ser colocadas à temperatura ambiente para uso adequado. Peças congeladas ou parcialmente congeladas tornam o exercício prático improdutivo. Má conservação da peça, além de mudança de cor e textura, têm também o inconveniente do mau cheiro. Normalmente as peças se prestam a um único uso, não podendo ser congeladas novamente.

O uso de peças *in vitro*, empregando modelos inanimados, implica montar uma infraestrutura básica para compra e manutenção dos manequins e, principalmente, ter uma equipe de técnicos de laboratório muito bem treinada para providenciar as peças em tempo hábil e convenientemente preparadas para o treino. Há que se considerar também o custo inicial dos modelos e os custos de manutenção e reposição dos *kits* de procedimentos.

A tendência atual é usar cada vez mais simuladores e manequins para treino e aquisição de habilidades, de modo a ampliar a curva de aprendizagem, possibilitando que o aprendiz tenha mais segurança e confiança nos procedimentos realizados no animal de laboratório (*in vivo*).

O uso de animais de laboratório *in vivo* é uma parte imprescindível no treinamento dos procedimentos operatórios fundamentais que todo profissional médico deve dominar, independentemente da especialização escolhida. São exemplos: acesso venoso periférico e central, traqueostomia, cricostomia, drenagem de tórax, uso de sondas e drenos, sutura de feridas, entre outros.

O uso de modelos permite a redução do número de animais, o que é um aspecto importante do ponto de vista prático, com diminuição dos custos de aquisição de animais e manutenção de biotérios setoriais. Por outro lado, atende também aos apelos da sociedade civil sobre o uso racional, ético e consciente de seres vivos no ensino e na pesquisa.

## SIMULADORES

O uso de manequins e simuladores no ensino de cirurgia é tratado no Capítulo 3 – Simulação no ensino da cirurgia.

## REFERÊNCIAS

Brasil. Ministério da Ciência, Tecnologia e Inovação. Conselho Nacional de de Controle de Experimentação Animal [Internet] [citado em 01 jun. 2023]. Disponível em: https://antigo.mctic.gov.br/mctic/opencms/institucional/concea/index.html

Brasil. Presidência da República. Casa Civil. Lei nº 11.794, de 8 de outubro de 2008 [Internet]. Disponível em: http://www.planalto.gov.br/ccivil_03/_ato2007-2010/2008/lei/l11794.htm

Defensores dos animais [Internet]. O direito à escusa de consciência na experimentação animal. 22 de maio de 2010 [citado em 01 jun. 2023]. Disponível em: https://defensoresdosanimais.wordpress.com/publicacoes/artigos/artigo-o-direito-a-escusa-de-consciencia-na-experimentacao-animal/

Fórum Nacional de Proteção e Defesa Animal [Internet] [citado em 01 jun. 2023]. Disponível em: https://www.forumanimal.org/single-post/2018/04/30/CONCEA-pro%C3%ADbe-o-uso-de-animais-em-atividades-did%C3%A1ticas-demonstrativas-e-observacionais

Goldenberg S, Bevilacqua RG. Bases da cirurgia. 2. ed. São Paulo: EPU; 1984.

Goofi PS. Técnica cirúrgica. Bases anatômicas, fisiopatológicas e técnicas da cirurgia. 4. ed. São Paulo: Atheneu; 2001.

https://www.in.gov.br/web/guest/materia//asset_publisher/Kujrw0TZC2Mb/content/id/31061653/do1-2013-09-25-resolucao-normativa-n-12-de-20-de-setembro-de-2013-31061649

https://antigo.mctic.gov.br/mctic/export/sites/institucional/institucional/concea/arquivos/legislacao/resolucoes_normativas/Resolucao-Normativa-CONCEA-n-12-de-20.09.2013-D.O.U.-de-25.09.2012-Secao-I-Pag.-52.pdf

Porto CC, Porto AL. Exame clínico. 8. ed. Rio de Janeiro: Guanabara Koogan; 2021.

Saad Junior R, Salles RARV, Carvalho WR, Maia AM, Castro Filho HF, von Bahten LC. Tratado de cirurgia do CBC. 3. ed. São Paulo: Atheneu; 2023.

Universidade Federal de São Paulo. CEUA - Comissão de Ética no Uso de Animais. Princípio dos 3 R's [Internet]. Disponível em: https://ceua.unifesp.br/index.php/projetos/material-de-apoio/principios-dos-3rs

# 3

# Simulação no ensino da cirurgia

*Djalma José Fagundes*
*Ana Cristina Tripoloni*

## INTRODUÇÃO

A crescente preocupação com a segurança do paciente, os princípios éticos e a realidade cada vez mais premente de uma educação voltada para um modelo educacional centrado no *trainee* criam um conjunto de fatores que levam à necessidade da implementação de programas de simulação na formação ou no aprimoramento de profissionais médicos.

Especificamente no ensino da cirurgia, o desenvolvimento das habilidades é de suma importância. A cirurgia é basicamente um trabalho manual que, juntamente com a cognição e a atitude, compõe o perfil do profissional competente.

A simulação pode contribuir para o desenvolvimento de habilidades e competências técnicas e não técnicas, de forma que os *trainees* tenham a oportunidade de praticar de forma repetida e abrangente. Uma vez inserida de maneira formal nos currículos, a simulação propicia retenção de conhecimento, maior aproveitamento e, consequentemente, uma assistência com maior segurança aos pacientes.

## CONCEITO DE SIMULAÇÃO E SIMULADOR

Em uma abordagem mais pragmática, o conceito de simulação é criar situações variáveis em um ambiente que seja muito próximo da realidade na qual o indivíduo está atuando. Para uma vivência realística, o evento deverá se desenrolar em um ambiente seguro e controlado, em que seja possível fazer avaliações de rendimento do aprendizado.

Os dicionários atribuem ao termo simulação os significados de fingimento, disfarce, dissimulação, falsa aparência, imitação. Também consideram a acepção de teste ou experiência que pretende reproduzir as condições de evento ou simulação real, como forma de treino ou preparação (simulação de crédito, simulação de seguro). Assim, no contexto da educação médica, a simulação é entendida como uma metodologia que replica situações da prática diária de forma interativa e imersiva.

Por outro lado, simulador é definido como um aparelho capaz de reproduzir o comportamento de outro aparelho cujo funcionamento se deseja estudar, ou de um corpo cuja evolução se quer seguir.

O exemplo mais ilustrativo e divulgado é o simulador de voo, concebido especialmente para facilitar o estudo das condições de pilotagem de um avião. Edwin Albert Link (1904-1981) patenteou o primeiro simulador de voo, conhecido como Link Trainer (LT). Outro marco importante ocorreu na década de 1960, na corrida espacial para a conquista da Lua. A agência estadunidense NASA (*National Aeronautics and Space Administration* – Administração Nacional da Aeronáutica e Espaço) implementou o *Mercury Procedures Trainer*. Como efeito colateral positivo, ocorreram a divulgação e a aplicação do conceito de simuladores para diversas outras áreas das ciências e tecnologia, inclusive na área do ensino médico.

No estado atual do conhecimento, o uso de simuladores (realísticos ou virtuais), cenários com manequins com reações similares às do indivíduo doente e a montagem de cenários, entre outros recursos, são cruciais para o ensino em cirurgia. Contudo, deve-se encarar o simulador como uma etapa preparatória para agilizar a curva de aprendizado. Não se deve perder o foco do ambiente real do treino em animal de laboratório, que deve ser a etapa final antes da cirurgia em seres humanos.

## BREVE HISTÓRICO DA SIMULAÇÃO NA MEDICINA

A evolução do conhecimento sobre o corpo humano, suas funções e as moléstias que afetam sua integridade deixou registros de modelos tridimensionais (esculturas, modelagens em diferentes tipos de materiais), dissecções e modelos baseados em animais, no intuito de entender melhor os eventos que envolvem o ser humano.

No entanto, coube aos ginecologistas e obstetras o pioneirismo na introdução da simulação na área médica. Na metade do século XVIII, Giovanni Antonio Galli (1708-1782), em Bolonha (Itália), descreveu um parto simulado usando uma pelve óssea, um útero de vidro e um feto articulado. Na evolução histórica surgiram outros modelos, feitos por Richard Manningham (Inglaterra, 1690-1739), Marie Catherine Bihéron (França, 1719-1795) e Angélique Marguerite Le Boursier du Coudray (França, 1712-1794). Os modelos de William Smellie (Escócia, 1697-1763) ganharam destaque pela aplicabilidade e similaridade com as ocorrências de parto. A partir desses trabalhos pioneiros, seguiu-se uma lista numerosa de variantes ao longo dos anos e em diferentes situações geográficas e culturais.

Um marco relevante na simulação ocorreu em 1960 e se deve ao *manequim Resusci Anne*, que possuía apenas porção da cabeça e do pescoço (sem batimento cardíaco e sem respiração), voltado para o treinamento das manobras de reanimação cardiopulmonar (RCP) boca a boca.

Em 1968, o médico Michel Gordon, da *University of Miami Medical School*, apresentou, na *American Heart Association Scientific Sessions*, o primeiro manequim de tamanho completo (batizado como Harvey), que simulava 27 situações em pacientes com doenças cardíacas. Possibilitava mostrar achados físicos como pressão arterial, respiração, pulsos, impulsos precordiais, sons e sopros cardíacos, além de murmúrios pulmonares.

Desde meados do século passado esses modelos pioneiros tiveram um avanço tecnológico relevante que impulsionou e revolucionou o ensino em medicina. O barateamento dos equipamentos e a simplificação das ferramentas colaboraram para a difusão de sua aplicação, tornando a simulação não uma complementação de outras técnicas de ensino-aprendizagem, mas sim uma ferramenta de interatividade que integra o currículo de conteúdos disciplinares das escolas médicas. No século em curso, o aprimoramento constante dessas ferramentas exige atualização frequente diante dos dispositivos oferecidos pela indústria e por empresas especializadas.

## CLASSIFICAÇÃO DOS SIMULADORES REALÍSTICOS

Faz-se necessário entender a diferença conceitual entre **representação**, que é procedimento estático e unidirecional, da **simulação realística**, que é dinâmica e requer interação com o sistema representado.

Como exemplo de **representação**, pode-se citar o xadrez, jogo elaborado para situações de guerra em que há hierarquia e valores das peças, que desempenham funções específicas, e os jogadores se empenham em analisar estratégias e procuram antever eventos e resultados de suas opções. Antes de se transformar em um jogo, teve grande relevância no ensino das táticas de guerra. Outro exemplo clássico é o técnico esportivo (futebol, vôlei, basquete), na beira do campo ou intervalo do jogo, movimentando peças coloridas em uma prancheta representando as movimentações esperadas de ataque e defesa dos adversários. A representação pode auxiliar no processo cognitivo, mas carece de interação com o real.

Na medicina, o uso de modelos de material sintético para o aprendizado da anatomia caracteriza uma situação de representação em que a morfologia macroscópica de órgãos e sistemas é acessada de modo estático e unidirecional. O mesmo se dá com o ensino usando programas de computador (*softwares*) que, em última análise, se restringem a tela, teclado e *mouse*.

Já a **simulação** tem como base o dinamismo e a interação do *trainee* com o ambiente real. Permite registro das atividades (fotos, vídeos, sons), em que os acertos e erros podem ser analisados posteriormente (*debriefing*). Os procedimentos podem ser repetidos numerosas vezes sem perda do equipamento e com insumos de baixo custo. O procedimento pode ser realizado a qualquer tempo e não somente em situações específicas e fortuitas, como acontece no mundo real. Um estágio de internato pode transcorrer com a ocorrência baixa de um determinado procedimento (p. ex., traqueostomia), e o fato será limitante para aquele grupo, mas cuja prática pode ser complementada com eficácia pela simulação. Essas principais particularidades caracterizam a **simulação realística**.

Os simuladores podem ser classificados como:

- **Baixa fidelidade:** caracterizados como simuladores estáticos, menos realísticos e aplicáveis a uma situação específica, como acesso venoso periférico.
- **Moderada fidelidade:** caracterizados por representarem com mais detalhes a realidade, como manequins que propiciam a ausculta de sons respiratórios e cardíacos e pulsação, e podem simular diferentes eventos patológicos.
- **Alta fidelidade:** caracterizados pela grande similaridade com o real, representados como manequins que possuem movimentação torácica, olhos funcionais que piscam e reagem com a luz, sons cardíacos, pulmonares, gastrintestinais e vocais, apresentam sangramentos e secreções, vocalizam queixas (por meio de alto-falantes monitorados pelo preceptor) e reagem de acordo com as intervenções realizadas (aplicação de drogas ou procedimentos invasivos ou cirúrgicos). Permitem organizar cenários de determinados eventos que exigem, além de cognição e habilidades, a atitude de análise e tomada de decisões.

Cada simulador permite desempenhar tarefas específicas e pertinentes independentemente de sua fidelidade. O plano de ensino-aprendizagem é que deve nortear a escolha do modelo mais adequado à situação a ser abordada, uma vez que a fidelidade do cenário será definida atrelando-se a fidelidade do equipamento às fidelidades ambiental e psicológica.

## SIMULADORES VIRTUAIS E REALIDADE AUMENTADA

O termo virtual está associado ao "não real", algo que existe como possibilidade, sem efeito real. Em informática, refere-se ao que existe unicamente como resultado de uma demonstração ou simulação criada por um programa de computador.

Graças à tecnologia da informação (TI), podem ser criados eventos com alto grau de realismo para atender a um processo ou situação específica. Programas de computador (*softwares*) com recursos de imagens tridimensionais são colocados em funcionamento por equipamentos acoplados ao sistema, de modo a propiciar ao usuário uma sensação de verdadeira imersão e interação. Basicamente, o equipamento inclui múltiplas telas para imagens integradas, *hardware* compatível para processamento em rede, painéis de comando do equipamento real, atuadores de movimento de imersão e reprodução de cenários de treinamento. O ambiente pode ser criado em sala própria para imersão ou com óculos simuladores 3D. O console de interação manual pode incluir teclado, *joystick*, volante ou luvas sensíveis. A realidade virtual cria seu próprio ambiente, totalmente novo e independente do mundo real.

A realidade virtual (RV) abre perspectivas de que será uma ferramenta ótima no ensino-aprendizagem da cirurgia. Várias empresas estão disponibilizando ambientes gráficos da RV para determinados procedimentos específicos, inovando ou melhorando os procedimentos já consagrados. O treinamento em RV, por exemplo, amplia o modelo de treinamento da cirurgia videolaparoscópica.

A velocidade de expansão da RV segue os mesmos parâmetros das conquistas dos circuitos impressos que ano a ano aumentam exponencialmente a velocidade de disposição da informação e a capacidade de armazenamento de dados.

Por outro lado, a realidade aumentada é uma tecnologia que permite sobrepor elementos virtuais à nossa visão da realidade e, com isso, aumentar a realidade com informações adicionais devidamente alinhadas à visão do usuário e do mundo real. É uma boa ferramenta para estimular a comunicação e interação em tempo real e melhorar o desempenho, dando aos conteúdos didáticos um carater lúdico e motivacional.

O uso do QR Code caracteriza bem o conceito de realidade aumentada. Sobre uma base real já existente, há uma ampliação das informações sobre o objeto em tela. Por exemplo, no *site* de um restaurante, clicando no QR Code, podemos ver o aspecto do prato a ser escolhido.

## ÁREA FÍSICA E RECURSOS HUMANOS

O emprego de simuladores no ensino médico implica uma mudança de paradigma e as atividades precisam de espaço adequado para maior aproveitamento de tempo e conteúdo. A manutenção dos manequins e modelos precisa ser frequente, e a reposição de peças gastas pelo uso constante é fundamental.

Novas tecnologias e aprimoramento de modelos criam a necessidade de novas aquisições em tempo hábil para manter o ensino em alto nível.

Simulação não é ter uma sala ou uma dependência na qual se "aprende por meio de simulação", mas sim faz parte de um todo, baseado nas metodologias ativas, em que o discente é o centro do interesse de toda a estrutura pedagógica.

Nesse contexto, o corpo docente precisa ser qualificado. No treino da simulação, o pressuposto inicial é que seja um aprendizado que permita interação e imersão. O raciocínio clínico-cirúrgico deve ser suficientemente robusto para embasar a tomada de decisão. Embora a participação deva ser coletiva, a figura do preceptor/orientador/facilitador é fundamental. É ele quem expõe o contexto de cada discussão e levanta o problema, direciona as discussões mantendo o foco na meta do módulo em questão. Ele comanda o *debrief*, mostrando os acertos e pontos a serem melhorados, estimulando a reflexão e o pensamento crítico, dentro de um contexto de geração de conhecimento do grupo.

Esse novo papel do docente exige preparo específico para cumprir um *checklist* dos passos a serem dados e que são fundamentais para que os objetivos sejam alcançados.

O processo de criação não traça um caminho reto; a aleatoriedade e a iniciativa são bem-vindas, mas é preciso evitar os meandros da caminhada que dispersam tempo e conteúdo.

## SIMULADORES REALÍSTICOS DISPONÍVEIS

Com as vantagens oferecidas pelos simuladores e seu reconhecimento como ferramenta eficiente de ensino-aprendizagem, houve uma expansão de modelos oferecidos por empresas especializadas na confecção, manutenção e aprimoramento da qualidade da simulação.

Independentemente de usar equipamentos oferecidos por empresas, também se abriu caminho para o uso de modelos artesanais que atendem a especialidades médicas distintas e que têm baixo custo e facilidade para repor os modelos desgastados pelo tempo e uso frequente.

A seguir, apresentamos alguns modelos que atendem às situações mais frequentes na prática médica (Figuras 1 a 16), com especial atenção aos que abordam a área da cirurgia.

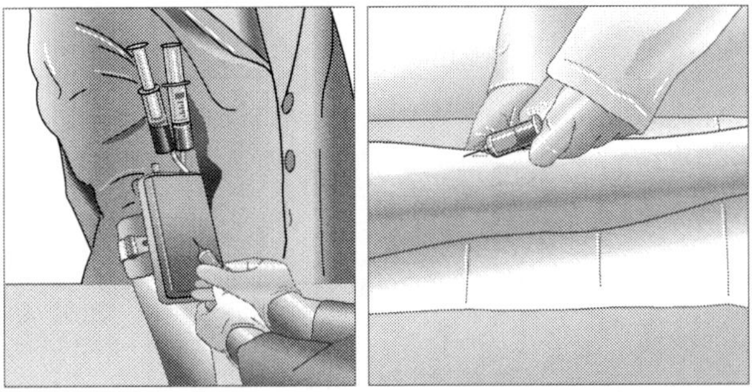

**FIGURA 1** Modelos de punção venosa de membro superior (acesso venoso periférico).

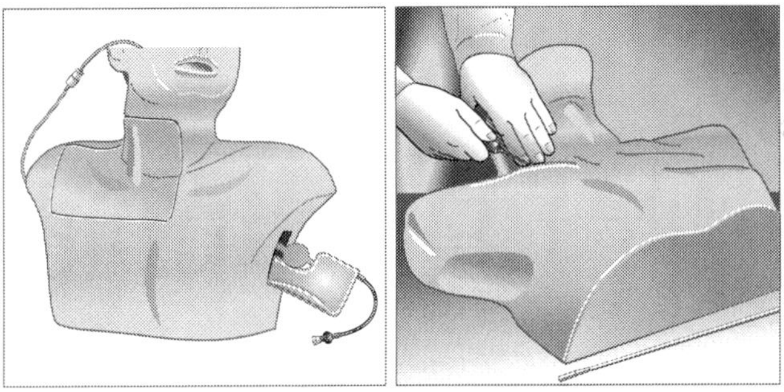

**FIGURA 2** Modelos de torso para acesso venoso profundo em veia subclávia (direita ou esquerda). Acesso infra e supraclavicular.

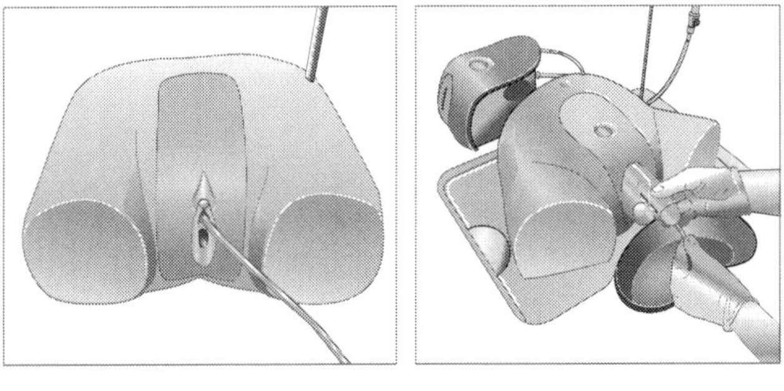

**FIGURA 3** Modelos de sondagem (cateterismo) vesical de alívio ou de demora (feminino e masculino).

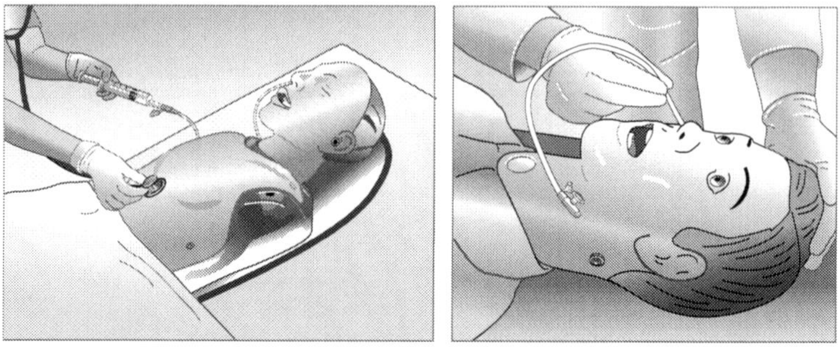

**FIGURA 4** Modelos de cabeça e torso para sondagem esofagogástrica.

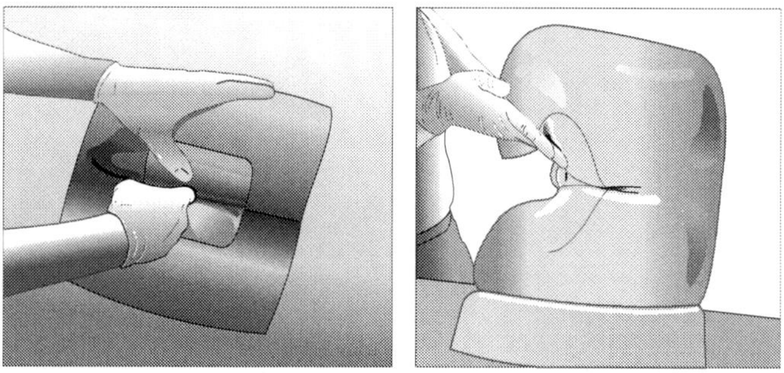

**FIGURA 5** Modelos de períneo/ânus e reto para toque retal e lesões do reto, ânus e próstata (masculino).

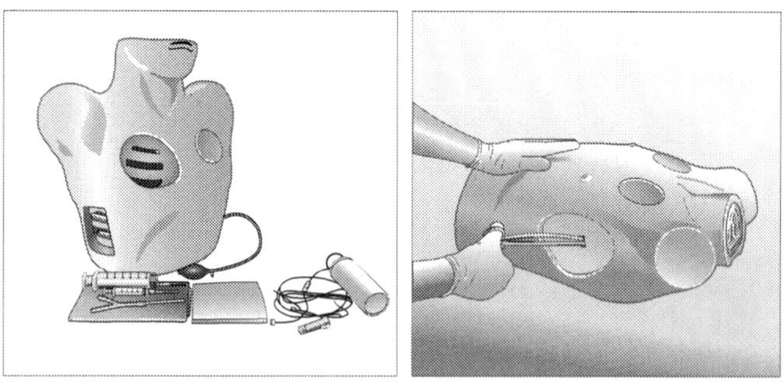

**FIGURA 6** Modelos para punção e drenagem torácica (hidrotórax e pneumotórax).

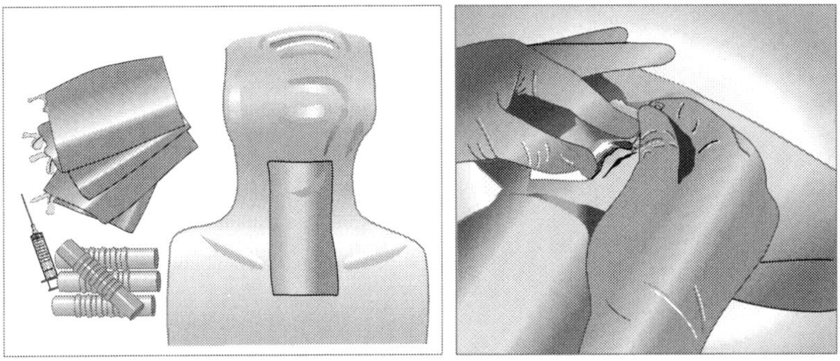

**FIGURA 7** Modelos para traqueostomia.

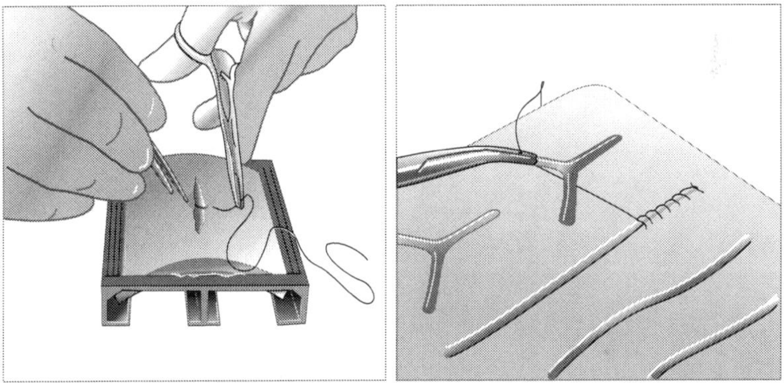

**FIGURA 8** Modelos para suturas e nó cirúrgico.

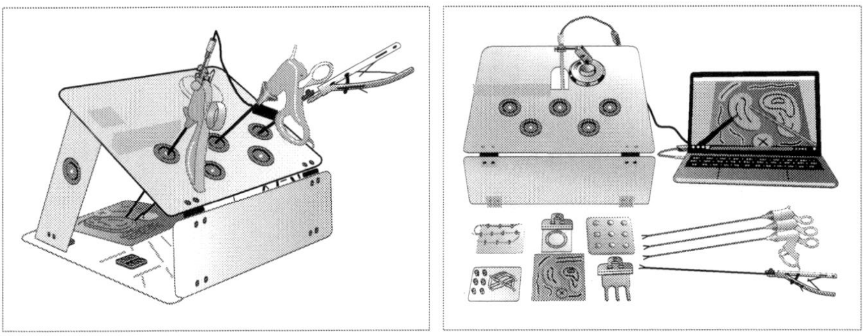

**FIGURA 9** Modelos de "caixa-preta" para videolaparoscopia.

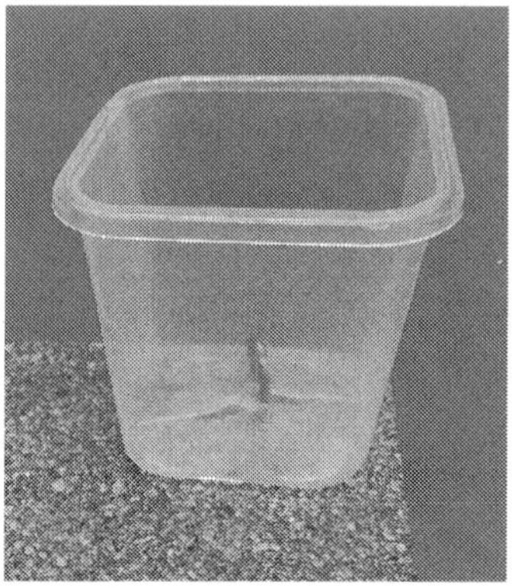

**FIGURA 10** Modelo artesanal composto de um pote plástico fixado a uma prancha de cortiça por meio de um gancho. O fio é passado pela alça do gancho, e o nó cirúrgico é feito sob tensão, sendo levado com o dedo indicador em direção ao gancho. Simula um nó em profundidade.

Fonte: arquivo pessoal dos autores.

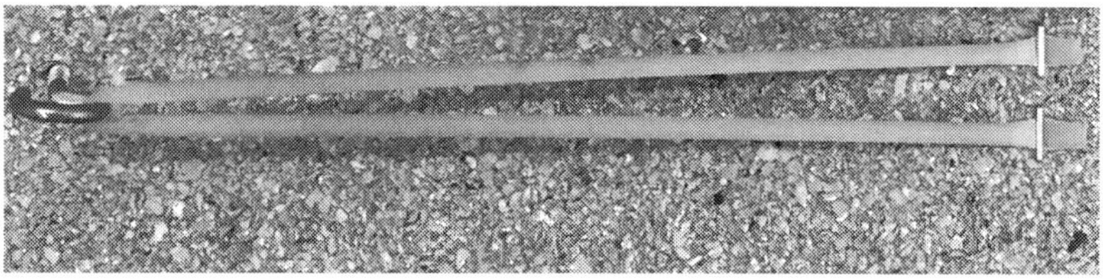

**FIGURA 11** Modelo artesanal com tubo de látex fixado em três pontos. O modelo oferece resistência de afastamento ao ponto que está sendo dado. Usado para treinamento de sutura sob tensão.

Fonte: arquivo pessoal dos autores.

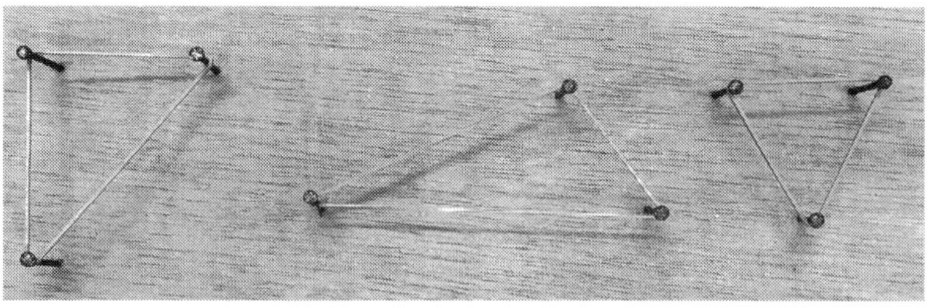

**FIGURA 12** Modelo artesanal com fitas elásticas ("elástico de prender dinheiro") montadas em prancha de madeira com três tipos de fixação, oferecendo diversos graus de força de afastamento do nó que está sendo aplicado.

Fonte: arquivo pessoal dos autores.

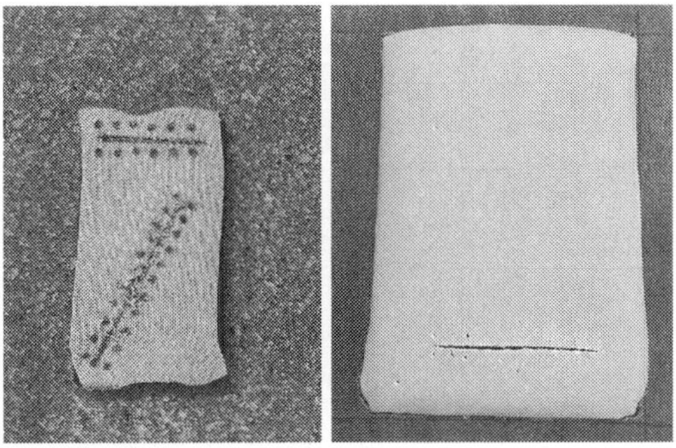

**FIGURA 13** Modelo de sutura com diferentes densidades e resistência do material sintético simulando um tecido resistente (aponevrótico) ou mais delicado (pele e tela subcutânea).

Fonte: arquivo pessoal dos autores.

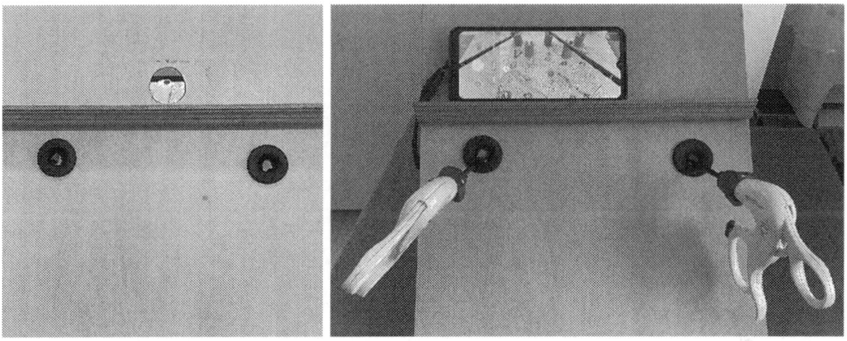

**FIGURA 14** Simulador artesanal para cirurgia videoassistida. Parte frontal do equipamento com dois orifícios (ou mais) para inserção dos trocartes e um orifício central para o visor da câmera do *smartphone*.

Fonte: arquivo pessoal dos autores.

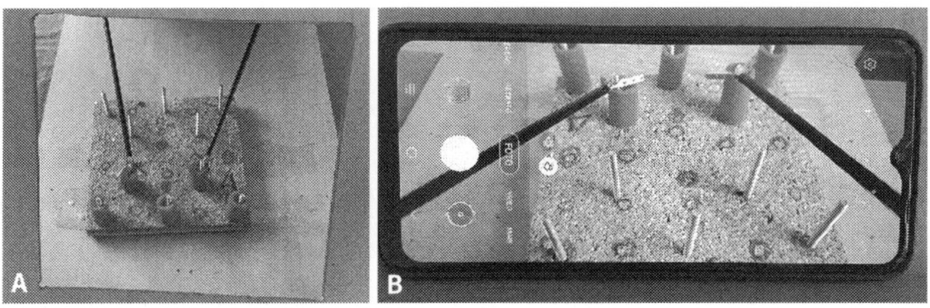


**FIGURA 15** A: vista posterior da caixa mostrando o "campo operatório" e os trocartes. B: o campo visto pela tela do celular.

Fonte: arquivo pessoal dos autores.

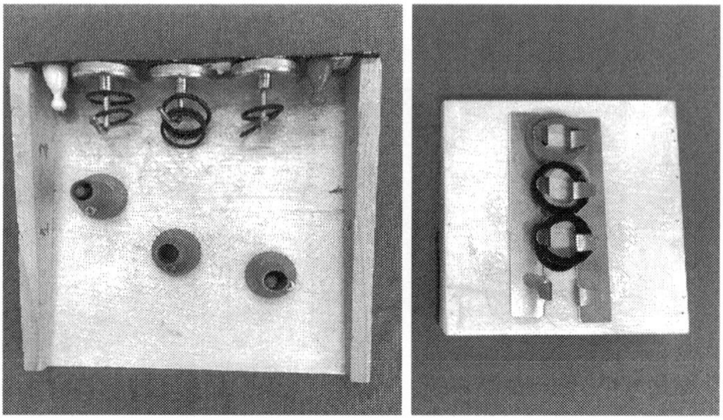

**FIGURA 16** As bandejas podem ser trocadas facilmente e diferentes exercícios podem ser estabelecidos, com grau crescente de complexidade e/ou controle do tempo das manobras.
Fonte: arquivo pessoal dos autores.

## REFERÊNCIAS

Brandão CS, Carvalho Filho MA, Fernandes DC. Centros de simulação e projeto pedagógico: dois lados da mesma moeda [Internet] [citado em 02 jun. 2023]. Disponível em: https://dialnet.unirioja.es/servlet/articulo?codigo=6268087

Baladez F. O passado, o presente e o futuro dos simuladores. Fasci-Tech. 2009;1(1):29-40.

Basicmedical Key [Internet] [citado em 02 jun. 2023]. Simulation in Obstetrics, Gynecology and Midwifery. Disponível em: https://basicmedicalkey.com/simulation-in-obstetrics-gynecology-and-midwifery/

Coelho G, Vieira T. História da simulação cirúrgica e sua aplicação em Neurocirurgia. Sci Med. 2018;28(1):ID29688.

Dicionário Online de Português [Internet] [citado em 02 jun. 2023]. Disponível em: https://www.dicio.com.br/simulador/

Dicionário Priberam da Língua Portuguesa [Internet], 2008-2021 [citado em 02 jun. 2023]. Disponível em: https://dicionario.priberam.org/simula%C3%A7%C3%A3o.

Gardner AK, AbdelFattah K. Comparison of simulation-based assessments and faculty ratings for general surgery resident milestone evaluation: Are they telling the same story? Am J Surg. 2017;214(3):547-53.

IBKL [Internet] [citado em 02 jun. 2023]. Disponível em: https://ibkl.com.br/blog/tudo-o-que-voce-precisa-saber-sobre-simulacao-realistica/

Luna RA. Simulação em educação médica: uma mudança necessária [Internet] [citado em 02 jun. 2023]. Disponível em: https://www.researchgate.net/publication/287579267_Simulacao_em_educacao_medica_uma_mudanca_necessaria

MedicalExpo [Internet] [citado em 02 jun. 2023]. Disponível em: https://www.medicalexpo.com/pt/prod/medical-x/product-112986-875167.html

Miranda RPR, Motta AL, Chaves ECL, Resck ZMR, Iunes DH. A aplicabilidade do uso de simulação realística na formação permanente do profissional de enfermagem. RIES. 2016;4(2):54-62.

Miyasaka KW, Martin ND, Pascual JL, Buchholz J, Aggarwal R. A simulation curriculum for management of trauma and surgical critical care patients. J Surg Educ. 2015;72(5):803-10.

# 4

# Fundamentos da cirurgia asséptica

*Djalma José Fagundes*

## INTRODUÇÃO

Muito antes de as pesquisas de Pasteur, Koch e outros estabelecerem a relação entre bactérias e doença, os egípcios já utilizavam produtos químicos para a conservação da matéria orgânica. As leis persas instruíam a população a acondicionar a água destinada à ingestão em vasos de cobre para evitar a diarreia infecciosa. É anterior a Hipócrates o relato da utilização de vinho e vinagre no tratamento de áreas cruentas para evitar a supuração.

Entretanto, foi Ignaz Semmelweis, em 1847, quem relacionou a maneira pela qual a contaminação dos médicos com humores dos cadáveres das necropsias eram veiculados para as puérperas causando a temível – e quase sempre fatal – febre puerperal, mesmo sem nada saber a respeito de microrganismos geradores e propagadores de infecções. Ele verificou que a febre puerperal era uma forma de sepse e conseguiu diminuir sua incidência no centro obstétrico de Allgemeines Krankesnhaus, em Viena, de 10 para 1%, apenas fazendo com que os estudantes e médicos lavassem as mãos com solução de ácido clórico antes de entrar nas salas da clínica obstétrica. Naquela época, era comum passar diretamente da sala de necropsia ao centro obstétrico sem qualquer cuidado de assepsia.

Joseph Lister (1827-1912), professor de cirurgia da Universidade de Glasgow, em 1865, seguindo a teoria de Pasteur de que algum fator causava infecção, introduziu o princípio da antissepsia em cirurgia. Utilizando ácido carbólico (ácido fênico) como agente antisséptico, juntamente com a desinfecção do instrumental cirúrgico pelo calor, reduziu drasticamente a mortalidade pós-operatória por supuração. Lister publicou seu trabalho como uma série de artigos no *The Lancet* em março de 1867, sob o título *Antiseptic Principle of the*

*Practice of Surgery*. O trabalho foi inovador e lançou as bases para um rápido avanço no controle de infecções.

Uma vez reconhecido o valor da desinfecção de todos os instrumentais e materiais utilizados no ato operatório, outras contribuições foram surgindo, como a esterilização por calor úmido (autoclave), concebida por Ernest von Bergmann em 1880; o uso de aventais e gorro, preconizado por Neuber (1882); as luvas de borracha, introduzidas por Halsted (1889); a padronização da antissepsia das mãos, por Shimmelbusch (1891); e o uso de máscaras, atribuído a Jan Mikulicz-Radecki (1896).

Desde então, tem-se procurado criar e aperfeiçoar procedimentos de assepsia e antissepsia cada vez mais baratos e eficientes.

## CONCEITOS BÁSICOS DE ASSEPSIA E ANTISSEPSIA

- **Assepsia:** processo pelo qual se afastam e mantêm afastados os microrganismos de um determinado objeto, ambiente ou campo operatório. É o conjunto das medidas que evitam a chegada dos germes a locais que habitualmente não os contenham.
- **Antissepsia:** processo de destruição de microrganismos em determinado objeto, ambiente ou campo operatório, utilizando-se antissépticos. É sinônimo de desinfecção.
- **Esterilização:** procedimento utilizado para a destruição de todas as formas de vida microbiana, isto é, bactérias, fungos, vírus e esporos do arsenal médico-cirúrgico (instrumentos e materiais). A esterilização pode ser obtida por diferentes processos, como físico, físico-químico ou químico.
- **Antisséptico:** agente químico que mata os microrganismos patogênicos ou inibe seu crescimento, quando em contato com eles, e que pode ser empregado seguramente em pele e mucosas. É sinônimo de degermante.
- **Desinfetante:** agente químico germicida, usado sobre objetos inanimados para matar organismos patogênicos, mas não obrigatoriamente todos os outros. É utilizado em instrumentos ou outros equipamentos que não podem ser expostos ao calor. É empregado na limpeza de superfícies (móveis, parede, soalho) e de excretas. É parcialmente inativado pela presença de muco, sangue, pus, proteínas e outras substâncias orgânicas. Portanto, antes de sua aplicação em equipamentos ou superfícies é obrigatória a limpeza adequada com água e sabão ou detergentes.
- **Contaminação:** evento em que um microrganismo atinge uma área do organismo que habitualmente não é sede natural desse patógeno. Em cirurgia, caracteriza-se pela invasão de espaços naturalmente assépticos ou que foram intencionalmente esterilizados ou degermados.

## BINÔMIO CONTAMINAÇÃO-INFECÇÃO

Estima-se que 50% da biomassa do planeta seja constituída por microrganismos bacterianos. As bactérias são consideradas as formas de vida mais primitivas e há evidências de que sua origem remonta aos princípios da vida na Terra, portanto, pelo menos 3,5 bilhões de anos atrás. O *Homo sapiens*, embora de aparecimento mais recente (100 mil anos), disputa com outras formas de vida o meio ambiente na procura de espaço e fontes de energia.

Em alguns casos, há uma convivência pacífica entre as espécies e às vezes até troca de favores. Algumas bactérias (do ponto de vista antropomórfico, é claro) são simbióticas, algumas são saprófitas, outras comensais e algumas são patogênicas. As temidas bactérias patogênicas são capazes de alterar a homeostase de um organismo vivo e colocar a integridade morfológica e funcional do indivíduo em risco.

O corpo humano, em especial os órgãos cavitários em comunicação com o meio exterior, são habitados por diversas espécies de microrganismos em número variável. É o que ocorre com as floras normais do corpo. A boca, a faringe, o intestino, a pele e os órgãos geniturinários externos, quando hígidos, apresentam floras mais ou menos constantes.

Quando são causas de alterações patológicas dos órgãos onde se localizam, a associação desses microrganismos com o homem deixa de ser saprofítica ou simbiótica para ser, sob o aspecto conceitual, do tipo parasitário. A instabilidade do equilíbrio entre esses indivíduos é de tal monta que a simples mudança de sua localização às vezes é suficiente para alterar o tipo de interdependência. É o que ocorre com a *Escherichia coli*, componente da flora normal do intestino, que, se localizada no aparelho urinário, pode se tornar maléfica.

É a esse tipo de associação entre o homem e um microrganismo (bactéria, fungo ou vírus), no qual o homem é o hospedeiro, que se dá o nome de infecção.

A resposta do organismo a qualquer tipo de agressão é caracterizada pela chamada resposta inflamatória, com seus sinais clássicos de rubor, calor, tumor, dor e perda da função. A resposta inflamatória a um microrganismo caracteriza a infecção. A resposta do hospedeiro a um agressor vivo dependerá em parte de algumas características desse agressor: quantidade do microrganismo na sede da agressão; virulência do agente agressor, ou seja, sua capacidade de agredir; tempo de permanência no local agredido. A agressão resultante também dependerá da capacidade do hospedeiro para responder a ela pela sua sensibilidade herdada (genética, congênita) ao agente agressor, pela sua "experiência prévia" com o agressor (vacina, sensibilização, infecções anteriores) ou pela integridade de seus mecanismos naturais de defesa (imunocompetência).

Desse modo, a simples presença de um microrganismo vivo ou de suas formas intermediárias não é o suficiente para caracterizar a infecção. Diz-se neste caso que ocorre uma contaminação. A contaminação é a existência de um microrganismo ou de sua forma esporulada em local cuja presença, esperada ou não, não é suficiente para causar desequilíbrio entre as partes, normalmente em detrimento do organismo pluricelular superior.

A resposta humoral, celular e imunológica do hospedeiro ao microrganismo agressor caracteriza a infecção.

## VIAS DE CONTAMINAÇÃO EM CIRURGIA

A contaminação pode ser extrínseca, ou seja, provém de fontes externas de contaminação. Embora os especialistas não concordem quanto à via de contaminação mais importante, ou ao principal reservatório de germes, todos estão de acordo que as infecções hospitalares têm aumentado cada vez mais. Alguns relatórios atribuem um acréscimo de 7,3 dias à duração da permanência média dos pacientes no hospital. Outros consideram a contaminação extrínseca responsável por pelo menos 25% das infecções ali adquiridas.

A via direta de contaminação inclui a disseminação por portadores de processos patológicos ativos, por meio do contato direto com o receptor, transmitindo microrganismos a partir da face, pele, vias respiratórias, intestinais, genitais ou por qualquer outra lesão em atividade, como um furúnculo ou uma ferida contaminada.

A via indireta de contaminação implica um trajeto tríplice: parte do portador ou da lesão ativa e, por meio de um terceiro elemento, transmite-se ao receptor. O veículo pode ser ar, poeira, roupas, utensílios ou insetos.

## AGRESSÃO OPERATÓRIA E INFECÇÃO

Todo ato cirúrgico é uma agressão ao organismo de intensidade variável, de acordo com a extensão e a gravidade da intervenção. Entretanto, de início pode-se inferir que os perigos variam, extraordinariamente, com uma série interminável de circunstâncias ligadas ao vulto e à gravidade da operação em si. A agressão do médico depende de seu preparo técnico, sua responsabilidade e experiência. O próprio ambiente ou meio cirúrgico, com suas deficiências de instalações e de equipamentos hospitalares, também são variáveis a se considerar no evento da cirurgia.

De todas as variáveis, a mais constante e atualmente mais temida é a infecção. Uma vez instalada, a infecção desencadeará uma reação inflamatória que consumirá energia e direcionará grande parte do aparato metabólico do indivíduo para em um primeiro instante isolar o agressor, depois procurar eliminá-lo e, em seguida, reparar a lesão provocada. Esse processo interferirá diretamente no processo de reparação e recuperação do ato operatório, comprometendo-o de modo mais ou menos importante, mas certamente atrapalhando a recuperação do paciente.

O procedimento de tratamento de uma infecção requer o uso de medicamentos antimicrobianos, reposição energética adequada e muitas vezes nova abordagem operatória para drenagem de coleções purulentas e/ou retirada de tecido necrótico.

Os custos e os riscos de uma infecção são proibitivos e, assim, todos os esforços devem ser canalizados para os procedimentos de prevenção e profilaxia da infecção. Muitos procedimentos básicos e simples são eficientes e eficazes para evitar intercorrências e acidentes de grandes proporções.

## PREPARO DA EQUIPE CIRÚRGICA

A responsabilidade da vigilância do cumprimento das regras de assepsia do ambiente e da equipe cirúrgica deve ser compartilhada entre o cirurgião, a chefia do centro cirúrgico e cada membro da equipe ou funcionário envolvido. A saúde e higiene corpórea adequadas de todos os participantes do ato operatório, além da correta escovação das mãos e do uso de paramentos, são aspectos da maior importância.

### Cuidados com a pele do cirurgião e da equipe

Na pele normal, reconhecem-se dois tipos de flora: a residente e a transitória. A flora residente é composta, principalmente, por *Staphylococcus epidermidis* coagulase negativa e por difteroides anaeróbios, habitantes constantes da superfície da pele, dos folículos pilosos e dos ductos das glândulas sebáceas. Esses microrganismos podem diminuir com a escovação das mãos, mas não são erradicados. Em geral, não provocam infecções cirúrgicas.

A flora transitória consiste em bactérias que colonizam temporariamente a superfície da pele, sendo, portanto, variável. Quando o indivíduo frequenta o ambiente hospitalar, passa a apresentar flora transitória constituída de germes patogênicos e, muitas vezes, resistentes a antibióticos, principalmente cepas patogênicas de estafilococos e enterobactérias Gram-negativas (*Klebsiella, Proteus, Pseudomonas*).

Essas bactérias são erradicadas das mãos e braços da equipe cirúrgica mecanicamente por meio da escovação e quimicamente através do uso de antissépticos ou degermantes. O tempo mínimo ideal para a escovação com água e sabão não deve ser inferior a 10 minutos, pois está demonstrado que a redução da quantidade de bactérias por escovação é de 50% a cada 6 minutos.

Os agentes mais empregados para a erradicação dos microrganismos da pele são:

- **Sabão:** barato, porém de atuação mecânica, não sendo bactericida nem apresentando efeito residual tipo "luva química". É ideal para a remoção de sujidades da área lavada.
- **Iodofóricos:** complexos orgânicos de iodo com detergente sintético (iodopovidona). As preparações comerciais contêm 1% de iodo na fórmula, e o detergente potencializa sua ação bactericida. Os iodofóricos são ativos contra organismos Gram-positivos e negativos, mas não agem contra esporos. Apresentam ação residual que se prolonga ao redor de 4 horas. Atualmente, vem se especulando a respeito dos possíveis danos causados à função tireoidiana de neonatos submetidos à antissepsia com iodopovidona. Entretanto, autores têm demonstrado que uma única exposição ao antisséptico não influencia significativamente a função da tireoide deles.
- **Hidrocloreto de clorexidina:** composto orgânico com boa atividade bactericida. Não é alergênica, não mancha a pele ou a roupa. Exerce boa ação residual. O gluconato de clorexidina tem sido utilizado atualmente. Possui um efeito cumulativo maior que o hidrocloreto de clorexidina e o triclosan (Igarsan).
- **Álcool etílico ou isopropílico a 70%:** são agentes bactericidas, embora não matem esporos. Secam rapidamente, removendo a umidade da pele e facilitando a colocação de luvas. O principal inconveniente é o fato de não terem ação residual.

Estudos realizados no fim da década de 1960 e seguidos até hoje indicaram que a erradicação que usa solução de iodopovidona produz igual depressão do número de bactérias, quer após 5 minutos, quer após 10 minutos de escovação. Entretanto, para que todas as áreas das mãos e antebraços estejam convenientemente degermadas, recomenda-se a escovação por 10 minutos.

## Cuidados com a paramentação da equipe cirúrgica

- **Roupas:** as roupas rotineiras (uso civil) devem ser trocadas antes de se adentrar o centro cirúrgico. Isso se torna ainda mais importante quando o cirurgião ou seus auxiliares trabalham em enfermarias ou laboratórios com elevado grau de contaminação. Colocam-se calça e blusa de uso exclusivo na área cirúrgica, após a retirada de toda a roupa anteriormente usada.

- **Gorros ou toucas:** devem cobrir todo o cabelo, impedindo que este seja fonte de contaminação. Devem ser de tecido compacto e tamanho suficiente para cobrir totalmente a área pilosa da cabeça e face.
- **Máscaras:** o uso de máscaras generalizou-se logo após sua instituição por Jan Mikulicz-Radecki, em 1896. Antes havia sido reconhecido que o problema não era o microrganismo que pudesse ser expirado, mas a projeção de gotículas de saliva ou muco (gotículas de Pfluggle ou perdigotos) expelidos durante a respiração forçada, fala, espirros ou tosse durante o ato operatório. A máscara descartável deve abranger boca e nariz. Uma pequena alça metálica maleável na parte média de sua borda superior impede o embaçamento dos óculos. Alguns preceitos devem ser obedecidos para tornar o uso de máscaras realmente eficaz: a) a máscara deve ser repetidamente trocada durante as operações duradouras ou em operações seguidas, uma vez que sua eficiência decresce com o passar do tempo; b) colocar a máscara junto à face para melhor filtrar o ar eliminado; c) evitar a expiração forçada – tosse e espirros, assim como a fala desnecessária.
- Em razão da eficácia relativa das máscaras, pessoas com infecções das vias respiratórias superiores não devem entrar em sala operatória. O fato de indivíduos com culturas positivas de secreção nasal expelirem milhares de *Streptococcus hemoliticus* a mais que indivíduos com culturas negativas justifica a conduta de manter os indivíduos "resfriados" fora da sala cirúrgica.
- Nunca sair da sala de operação com a máscara aguardando nova cirurgia ou para adentrar a unidade de tratamento intensivo. Ela deve ser descartada depois de usada.
- **Propé ou pantufas:** embora durante muito tempo tenha sido de uso difundido para cobrir o solado e a superfície do calçado de uso civil, o Centro de Controle de Doenças dos Estados Unidos (CDC), centro de referência mundial, mostrou que sua eficácia é desprezível, não havendo diferenças nas taxas de infecção com ou sem o uso deles. É, entretanto, recomendável que a equipe de enfermagem e anestesistas que ficam por maior tempo no centro cirúrgico faça uso de calçados para uso exclusivo nessa área.

## CUIDADOS NO PREPARO DO PACIENTE

Muitos são os fatores ligados ao paciente que influem na maior ou menor possibilidade de contaminação. Assim, por exemplo, a idade tem sido considerada um fator predisponente, acentuando aquela possibilidade, tanto na velhice como na infância.

Alterações metabólicas e de nutrição, como diabetes, obesidade, subnutrição e tratamentos prolongados com esteroides, contribuem para o maior índice de infecções pré e pós-operatórias.

No entanto, vários outros fatores influenciam a contaminação acidental ou incidental: a duração da hospitalização, o tempo de operação, a contaminação ambiental, o uso de drenos ou sondas, o tamanho da incisão.

O paciente precisa ainda receber vários cuidados por parte dos responsáveis pela assistência prestada. Muitas dessas medidas vinculam-se ao preparo externo do paciente e, apesar de aparentemente só se orientarem ao local da futura ferida operatória, acabam por abrangê-lo de forma total, estendendo-se, inclusive, às roupas pessoais e de cama.

O preparo do paciente deve ser iniciado na véspera: banho geral, com lavagem de cabeça, axilas e genitais, pois são, além do trato respiratório, os maiores pontos de contaminação. Troca-se a roupa pessoal e, evidentemente, a de cama. O banho no dia da cirurgia tem sido contraindicado, por aumentar a difusão de germes. Explica-se: com o uso de detergentes, a gordura geralmente existente na pele é removida e há descamação acentuada, veiculando maior quantidade de microrganismos. Apesar disso, ainda há cirurgiões que indicam o banho no dia da operação. Constatações interessantes foram feitas com pacientes de ambulatório: a disseminação bacteriana foi muito menor nos trajes de rua que após o banho e a colocação de um avental limpo. O uso de avental descartável de papel sobre a roupa de uso normal foi o processo que mais diminuiu a dispersão das bactérias.

A tricotomia, ou seja, a raspagem dos pelos, sempre deve ser feita no dia da intervenção e, segundo alguns autores, no próprio centro cirúrgico. Alguns hospitais possuem sala de tricotomia anexa à sala operatória. A tricotomia de véspera pode provocar foliculite ou mesmo infecção por pequenos cortes acidentalmente ocorridos, visto que a pele normalmente possui flora bacteriana fixa e transitória, às vezes de difícil controle.

Cuidado especial deve ser dispensado à limpeza e à esterilização do aparelho de tricotomia (navalhas, lâminas, cortadores elétricos). Em alguns centros, estão sendo usados depilatórios químicos, como possível meio de evitar cortes ou arranhões durante a tricotomia.

É recomendável que o paciente seja introduzido na sala cirúrgica sem os lençóis e cobertores com os quais saiu da enfermaria ou do quarto, pois estes geralmente são fontes importantes de contaminação.

Para a antissepsia da área anatômica a ser operada, deve-se usar preferencialmente detergente degermante com formulações à base de clorexidina ou polivinilpirrolidona-iodo em solução alcoólica na pele e em solução aquosa para mucosas (orofaringe, vulvovaginal e anorretal).

## CUIDADOS COM AMBIENTE CIRÚRGICO

As medidas gerais de assepsia adotadas no ambiente do centro cirúrgico compreendem, também, o controle das fontes secundárias de poluição do ar e desinfecção. A renovação do ar ambiente das salas operatórias por meio de sistemas de ar-condicionado com filtros, removendo mecanicamente os germes existentes e trocando o ar, é o método mais utilizado atualmente.

Existem normas técnicas referentes aos métodos de limpeza, descontaminação, desinfecção de superfícies e, também, à esterilização de artigos e de algumas substâncias.

Os artigos compreendem instrumentos, objetos de natureza diversa, utensílios, acessórios de equipamentos e outros. Nas superfícies estão compreendidos mobiliários, pisos, paredes, portas, tetos, janelas, equipamentos e demais instalações.

Basicamente, tem-se:

- **Artigos críticos:** os destinados à penetração através da pele e mucosas adjacentes, nos tecidos subepiteliais e no sistema vascular, bem como todos os que estejam diretamente conectados a esse sistema. Os artigos críticos requerem esterilização.
- **Artigos semicríticos:** aqueles destinados ao contato com a pele não íntegra ou com mucosas íntegras. Os artigos semicríticos requerem desinfecção de médio ou de alto nível ou, ainda, esterilização.
- **Artigos não críticos:** os destinados ao contato com a pele íntegra. Estes requerem limpeza ou desinfecção de baixo ou médio nível, dependendo do uso a que se destinam ou do último uso realizado.

Há dois tipos de processamentos para antissepsia e assepsia:

**Desinfecção:** obtida por processo físico ou químico que destrói todos os microrganismos, exceto os esporulados, e que deve ser escolhido de acordo com as características do artigo. O processo físico compreende a exposição ao calor úmido através da água em ebulição por trinta minutos ou com a utilização de aparelho termodesinfector. O processo químico compreende a utilização de produtos químicos do grupo dos aldeídos (glutaraldeído ou formaldeído) ou dos halogênicos (hipoclorito de sódio a 0,5% estabilizado com cloreto de sódio), em recipiente de vidro ou plástico rígido com tampa, sendo recomendado recipiente duplo (um perfurado e outro sem furo). A troca das soluções desinfetantes deverá obedecer às recomendações do fabricante. O álcool etílico a 70% sob fricção deve ser utilizado como auxiliar na desinfecção de instrumentos clínicos, como olivas e diafragmas de estetoscópios, otoscópios e termômetros.

**Esterilização:** obtida por processo físico, físico-químico ou químico. Os dois primeiros são os mais indicados, pois garantem a destruição total de todas as formas de vida microbiana. Deve-se usar o processo químico apenas na ausência dos outros recursos, já que ele não fornece garantia total de esterilidade do material.

## TIPOS DE AGENTES USADOS PARA ANTISSEPSIA E ASSEPSIA

### Esterilização por processo físico

**Vapor saturado sob pressão:** processo que oferece maior segurança e economia. Pode ser realizado em autoclave convencional horizontal ou autoclave a alto vácuo. A autoclave vertical é própria de laboratórios, não devendo ser utilizada para esterilização de artigos médico-cirúrgicos, pois os pacotes ficam superpostos, dificultando a drenagem do ar, retardando a penetração do vapor e não permitindo a secagem dos artigos. A panela de pressão do tipo doméstico funciona de acordo com os princípios da autoclave convencional, a 120 °C, podendo ser utilizada como uma unidade de pequeno porte. Quando da utilização da autoclave horizontal convencional, deve-se ocupar no máximo 80% de sua capacidade e, na de alto vácuo, não menos que 10%, a fim de facilitar a penetração e circulação do vapor, além da eliminação do ar. O período de exposição deve variar de acordo com o artigo, o tipo de equipamento utilizado e a temperatura do aparelho. Os pacotes devem ser retirados da autoclave frios e secos, para evitar a condensação do vapor à temperatura ambiente, criando uma pressão negativa que aspira ar não esterilizado através do invólucro.

**Calor seco:** gerado em estufa elétrica (forno de Pasteur), sua penetração e distribuição dentro da câmara não se faz de maneira uniforme e o tempo de exposição à alta temperatura é prolongado.

### Esterilização por processo físico-químico

É obtida pela ação combinada de um agente químico e o calor na forma de vapor saturado sob pressão, gerado em autoclave. Seu uso é restrito a unidades hospitalares de grande porte em razão do custo das instalações e da complexidade da operacionalização.

#### Óxido de etileno

Agente químico que age a baixas temperaturas (mínimo de 47 °C, 3 a 4 horas de exposição) e possui alto poder de penetração sem ser corrosivo. Tem ação comprovadamente letal a todos os microrganismos, incluindo esporos e fungos.

O tamanho diminuto de suas moléculas tem ótimo poder de penetração. Sua descoberta por Wurtz data de 1859, sendo utilizado inicialmente para a fumigação de insetos. Seu uso como bactericida aconteceu a partir de 1929 e como esterilizante a partir de 1949, quando seu poder esporicida foi descoberto e as indústrias passaram a adotá-lo.

A partir de 1962, seu uso foi adotado no ambiente hospitalar. Os subprodutos originados de sua utilização, como gás esterilizante (etilenocloridrina e etilenoglicol), como ele próprio, são tóxicos e de difícil remoção, necessitando de um período de aeração para serem eliminados. O gás, quando atinge concentrações superiores a 3% no ar, é altamente inflamável. Geralmente é utilizado misturado ao gás freon (diclorodifluormetano), na proporção de 88% do último, o qual agride a camada de ozônio.

Seu uso é normatizado pela Portaria Interministerial n. 482, de 16 de abril de 1999. A instalação do equipamento de esterilização por óxido de etileno requer projeto específico quanto a área física, localização do equipamento, tipo de construção, sistemas hidráulicos, de exaustão e ventilação, caixas de borbulhamento e pontos de escapes de gás, além do uso de equipamentos de proteção coletiva e individual adequados.

Exames clínico-laboratoriais como hemograma, transaminases, contagem de plaquetas e urina tipo I devem ser realizados semestralmente nos funcionários envolvidos no processo. Atualmente, em razão da toxicidade ambiental de seus subprodutos e de sua patogenicidade, existe a tendência ao uso de outros agentes, menos tóxicos e de menor complexidade para processamento.

### Formaldeído

Foi descoberto em 1860 por Butlerov. Suas propriedades bactericidas foram relatadas pela primeira vez por Loew em 1888. Aronson, em 1897, discorreu sobre seu uso como fumigatório para desinfecção de grandes ambientes. Em 1902, Esmarch relatou que amostras de testes contendo esporos do *Bacillus anthracis* embaladas em tecido foram eliminadas pela ação do formaldeído a 70 °C, usando-se vapor com pressão parcial de 245 mmHg no ar.

O primeiro relato de máquina semelhante a uma moderna autoclave de formaldeído data de 1923 (Walburn). Essa máquina usava vapor de formaldeído na ausência de ar. Em sua forma atual, a autoclave a formaldeído foi descrita pela primeira vez por Alder em 1966, no Reino Unido. Sua ação antimicrobiana é influenciada pela concentração, temperatura e conteúdo de água no microrganismo, além do tempo de exposição.

O gás formaldeído possui grande capacidade de penetração em matéria orgânica, principalmente sangue. Esteriliza com confiança a temperaturas acima de 65 °C e tempo de exposição de 2 horas. Necessita de um período de aeração, semelhante ao óxido de etileno. O gás formaldeído se difunde bem, inclusive dentro de tubos ópticos. O formaldeído, bem como seus resíduos, é altamente tóxico, necessitando de cuidados especiais para exposição.

### Peróxido de hidrogênio

O peróxido de hidrogênio ou água oxigenada (3% em solução de água) entra em decomposição efervescente quando em contato com a catalase, enzima tecidual. Portanto, sua ação germicida, além de restrita, é fugaz.

Em 1994, Jacobs apresentou uma proposta de sistemas de esterilização utilizando o plasma gasoso do peróxido de hidrogênio. Esse estado da matéria pode ser conseguido por meio da ação de campos elétricos ou magnéticos. Considera-se que o plasma gasoso seria o quarto estado da matéria, onde se apresentaria como íons, elétrons e partículas atômicas neutras.

O método funciona obtendo-se vácuo dentro da câmara de esterilização e, posteriormente, injetando-se solução aquosa de peróxido de hidrogênio que é vaporizada para seu interior. Processa-se, então, uma redução de pressão e temperatura, permitindo-se que o peróxido se transforme em gás plasma aplicando-se energia de radiofrequência para criar um campo elétrico que permita essa transformação.

O peróxido de hidrogênio, nessas condições, gera partículas que reagem com os microrganismos, sendo-lhes letal. Após essa interação, as partículas perdem sua alta energia e se recombinam formando oxigênio, água e produtos não tóxicos. Esse processo promove a esterilização da maioria dos itens antes esterilizados pelo óxido de etileno e formaldeído, exceto alguns materiais à base de celulose, pós e líquidos, ou frascos com fundo cego. Como não é necessária aeração dos materiais para a retirada de resíduos, sua utilização pode ser feita após aproximadamente uma hora do início do processo. Até o momento, é o método que apresentou o maior espectro de ação na aniquilação de microrganismos contaminantes, inclusive esporos. A avaliação de toxicidade pelo uso do peróxido de hidrogênio mostrou que ele não tem citotoxicidade significativa, não causa irritação ocular ou cutânea e não gera alterações no sangue. Não existem evidências de que ele seja carcinogênico. Com relação à utilização do campo de radiofrequência, este opera dentro dos padrões aprovados pela Federal *Communications Commission dos Estados Unidos*. Atualmente, parece ser o método mais adequado à esterilização de materiais, já que a autoclave que trabalha com o peróxido também pode trabalhar apenas com o vapor comum.

## Processamento de superfícies

Para a descontaminação e desinfecção de superfícies, os produtos mais comumente utilizados são o hipoclorito de sódio (solução de Dakin), o fenol e o álcool. Na aplicação dos três produtos, sempre devem-se utilizar luvas e/ou botas.

Finalizando, deve-se salientar que todo e qualquer método de desinfecção, descontaminação ou esterilização deverá estar cercado de cuidados especiais, em que a utilização de equipamentos de proteção individual ou ambiental deverá ser respeitada de acordo com a legislação vigente e aceitação internacional.

## REFERÊNCIAS

Brasil. Ministério da Saúde. Agência Nacional de Vigilância Sanitária (Anvisa). Higienização das mãos [Internet]. Disponível em: https://www.anvisa.gov.br/servicosaude/manuais/paciente_hig_maos.pdf

Brasil. Ministério da Saúde. Agência Nacional de Vigilância Sanitária (Anvisa). Nota Técnica n. 01/2018. GVIMS/GGTES/ANVISA: Orientações gerais para higiene das mãos em serviços de saúde [Internet] [citado em 02 jun. 2023]. Disponível em: http://www.riocomsaude.rj.gov.br/Publico/MostrarArquivo.aspx?C=sMgjbll2kUw%3D

Brasil. Ministério da Saúde. Higienização das mãos [Internet] [citado em 02 jun. 2023]. Disponível em: https://bvsms.saude.gov.br/bvs/publicacoes/seguranca_paciente_servicos_saude_higienizacao_maos.pdf

Cheuen Neto JA, organizador. Fundamentos e práticas da técnica cirúrgica. Curitiba: CRV; 2016.

Goldenberg S, Bevilacqua RG. Bases da cirurgia. 2. ed. São Paulo: EPU; 1984.

Goofi PS. Técnica cirúrgica: bases anatômicas, fisiopatológicas e técnicas da cirurgia. 4. ed. São Paulo: Atheneu; 2001.

Portaria Interministerial nº 482, de 16 de abril de 1999. https://bvsms.saude.gov.br/bvs/saudelegis/gm/1999/pri0482_16_04_1999.html

Saad Junior R, Salles RARV, Carvalho WR, Maia AM, Castro Filho HF, von Bahten LC. Tratado de cirurgia do CBC. 3. ed. São Paulo: Atheneu; 2023.

# 5

# Paramentação da equipe operatória

*Djalma José Fagundes*
*José Homero Soares*
*Murched Omar Taha*

## INTRODUÇÃO

O ato operatório é um momento decisivo do tratamento de uma enfermidade cirúrgica e corresponde ao período mais sensível do evento cirúrgico, em que diversos fatores podem influenciar os riscos envolvidos no procedimento. Portanto, faz-se necessário realizar algumas etapas e cuidados para otimizar resultados e obter o cumprimento satisfatório da cirurgia.

No centro cirúrgico (CC), em especial na sala cirúrgica, os profissionais envolvidos (cirurgião, auxiliares médicos, anestesista, instrumentador e enfermagem, incluindo circulantes de sala) desempenham seus papéis de modo sincrônico e hierárquico, buscando a melhor eficácia e eficiência da operação.

Cabe ao cirurgião, com o apoio da enfermagem, a liderança da comunicação e das decisões no trabalho em equipe, o gerenciamento de conflitos e a responsabilidade de aplicar a técnica mais adequada.

## ROUPA EXCLUSIVA DO CENTRO CIRÚRGICO

Ao dar acesso ao CC, a equipe deve trocar a vestimenta de uso civil, vestindo o "pijama" de uso exclusivo na área cirúrgica (Figura 1). Os modelos variam de acordo com a determinação do hospital ou preferências pessoais. Em seguida, coloca-se o gorro (touca), e os modelos mais comuns são o sanfonado (Figura 2) e o modelo de tira (Figura 3). A máscara N95, que ficou bastante conhecida pela excelente proteção fornecida durante a pandemia da Covid-19, é uma opção para situações com alto risco de contaminação. Quanto aos propés, os modelos mais utilizados são os de material sintético do tipo "pantufa" e os modelos de tecido (Figura 4). O gorro impedirá a contaminação do campo

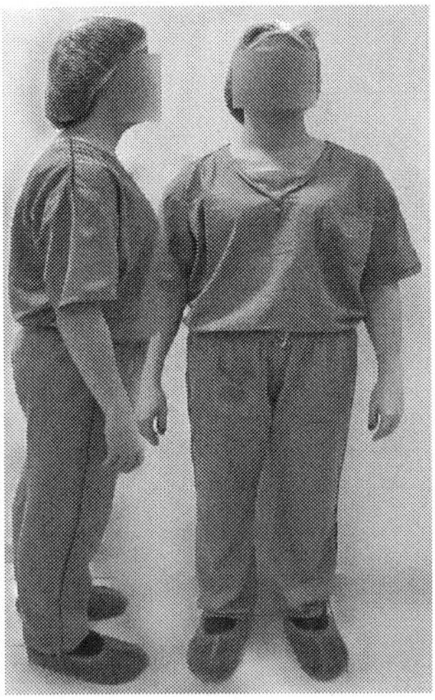

**FIGURA 1** Vestimenta própria para uso exclusivo no centro cirúrgico: jaleco e calça confortáveis. Notar o uso de propés e touca.

Fonte: arquivo pessoal dos autores.

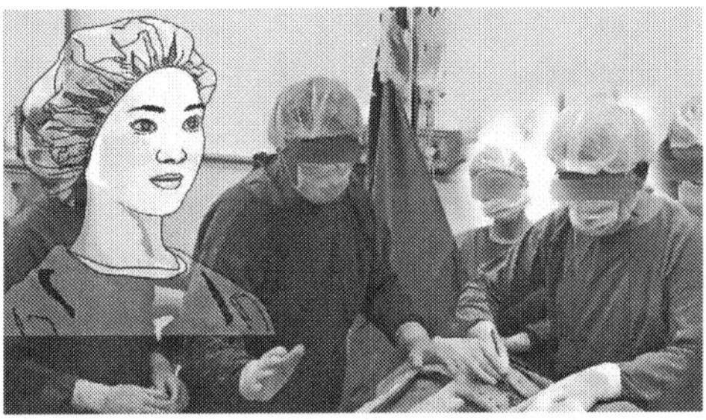

**FIGURA 2** Equipe em ação usando modelo de touca sanfonada. Notar paramentação completa com gorro e máscara, aventais e luvas esterilizadas.

Fonte: arquivo pessoal dos autores.

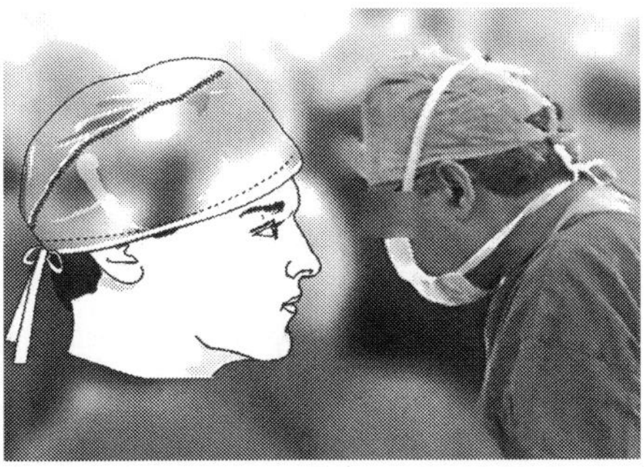

**FIGURA 3** Modelo de touca (gorro) de tiras.

Fonte: arquivo pessoal dos autores.

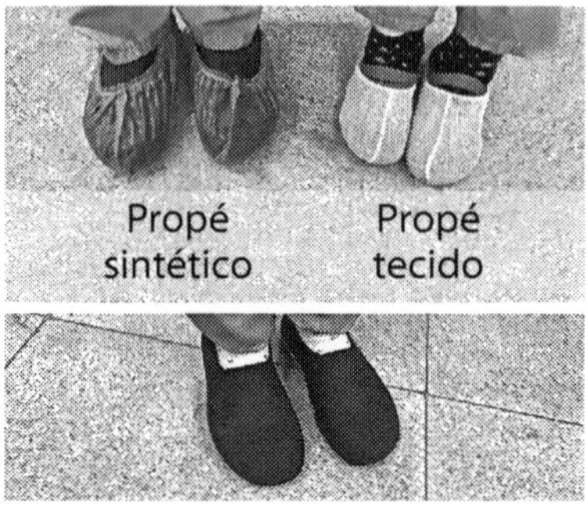


**FIGURA 4** *Propés* de material sintético ou tecido e calçado de uso exclusivo no centro cirúrgico.
Fonte: arquivo pessoal dos autores.

operatório por fios de cabelos ou outras sujidades do couro cabeludo. A máscara evitará a contaminação por perdigotos exalados pela equipe sobre o campo operatório. O propé evitará a contaminação de resíduos presentes nas solas dos sapatos. Os profissionais que trabalham em turnos longos podem usar um sapato confortável e de uso exclusivo no CC (tênis, calçados de borracha – Figura 4). Não é permitido o uso de anéis, alianças, relógios, unhas postiças, fitas ou pulseiras nos pulsos, que devem ser guardados em armário, juntamente com a roupa civil, no vestiário, que é a primeira barreira de entrada no CC.

## LAVAGEM E ESCOVAÇÃO DE MÃOS E ANTEBRAÇOS

Uma vez que a equipe está devidamente vestida (calça/jaleco) e equipada (gorro, máscara, propés), deve seguir para a próxima etapa. Os cuidados de antissepsia de lavagem das mãos, antebraços e região subungueal devem seguir um protocolo específico que garanta a eliminação da maior parte dos microrganismos presentes (microbiota transitória) e permita reduzir a microbiota residente, além de proporcionar efeito residual na pele do profissional.

O membro da equipe deverá se aproximar do lavatório onde a água corrente sairá pela torneira por aproximação acionada por centelha fotoelétrica ou acionada com uso de pedais no solo, junto à cuba de lavagem.

A degermação da pele das mãos e antebraços está indicada no pré-operatório de qualquer cirurgia, incluindo a realização de procedimentos invasivos como inserção de cateteres renovasculares, punções, drenagens e pequenas suturas, ou seja, em qualquer situação que possa causar solução de continuidade de pele ou mucosas. A eficácia da higienização depende do tempo e da técnica empregada.

As unhas devem estar aparadas e rentes, sem o uso de unhas postiças. Esses objetos podem acumular microrganismos que são difíceis de remover.

O procedimento começa com uma lavagem social das mãos e antebraços, breve, mas suficiente para remover sujidades "grosseiras" das mãos (Figura 5).

Na sequência, um membro da equipe deverá abrir a embalagem contendo a escova. As escovas têm uma face com material esponjoso e impregnado de antisséptico (polivinilpirrolidona iodo [PVPI] ou clorexidina) e que farão a limpeza da maior parte da área das mãos e antebraços. A outra face tem cerdas macias, que não causam escoriação na pele dos integrantes da equipe cirúrgica, e que normalmente são usadas nas unhas e região subungueal. Vem também uma haste plástica pontiaguda para a remoção de sujidades subungueais (Figura 6).

O degermante deverá ser espalhado nas duas mãos e antebraços e, em seguida, deve-se iniciar a escovação usando a outra superfície da escova, que tem cerdas plásticas suaves que permitem um atrito mais intenso na remoção das sujidades.

A sequência deve obedecer à seguinte ordem:

- Lavagem da região subungueal com a face das cerdas plásticas da escova.
- O uso da haste para limpeza subungueal é facultativo (Figura 6). O limpador de unhas não deve ser descartado na pia e o descarte deve ser feito de acordo com a política do estabelecimento de saúde para evitar a contaminação cruzada da pia de lavagem.
- A palma das mãos é lavada com dez movimentos de vai e volta (Figura 7).
- O dorso das mãos é lavado em dez movimentos de vai e volta (Figura 7).

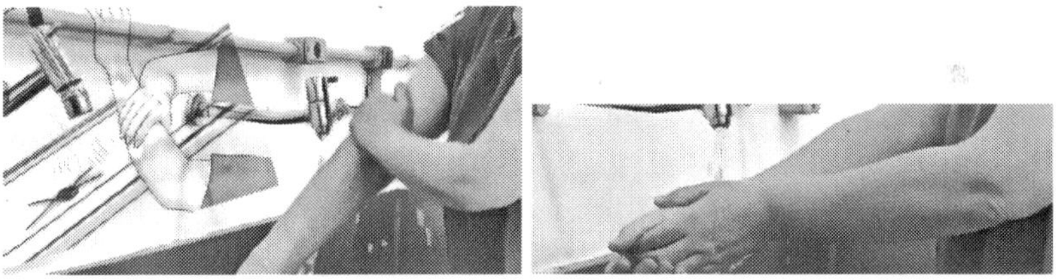

**FIGURA 5** Lavagem social das mãos e antebraços.
Fonte: arquivo pessoal dos autores.

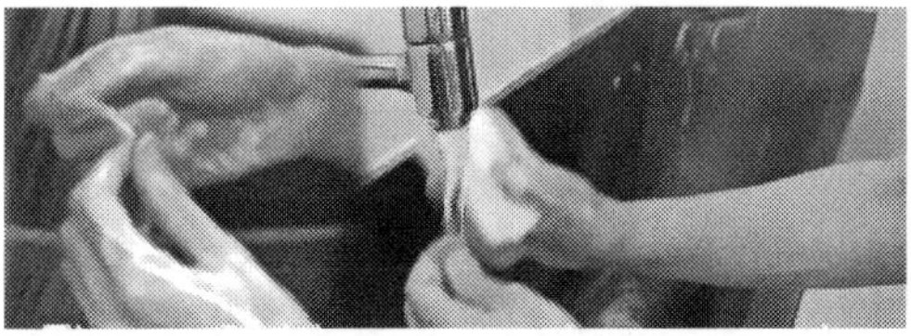

**FIGURA 6** Escova contendo antisséptico na parte esponjosa e cerdas delicadas na outra face, para escovação mais eficiente. Usar a haste plástica para limpeza subungueal.
Fonte: arquivo pessoal dos autores.

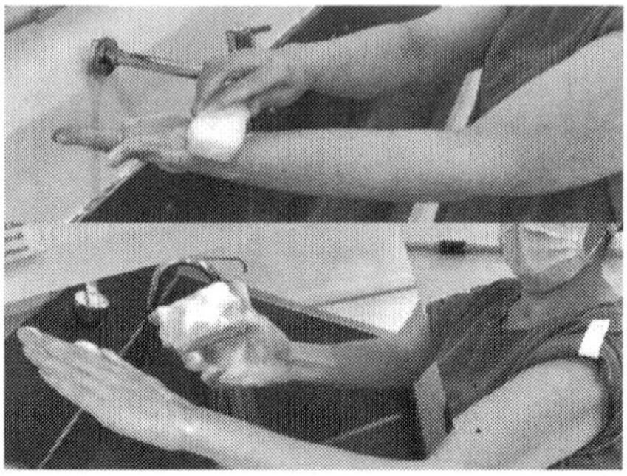

**FIGURA 7** Lavagem e escovação da palma e dorso da mão.
Fonte: arquivo pessoal dos autores.

- As faces radiais dos dedos são lavadas em dez movimentos em cada dedo (Figura 8).
- As faces ulnares dos dedos são lavadas em dez movimentos em cada dedo (Figura 8).
- O antebraço é dividido em segmentos proximal, médio e distal para demarcar as áreas a serem limpas (Figura 9).
- A face ventral do antebraço é lavada com dez movimentos de vai e volta, obedecendo aos três segmentos delimitados (Figura 10).
- A face dorsal do antebraço é lavada com dez movimentos de vai e volta, obedecendo aos três segmentos delimitados (Figura 10).
- As manobras são repetidas no outro membro superior.
- Ambas as mãos são enxaguadas sob água corrente, mantendo um ângulo de 90 graus com o cotovelo e mantendo as mãos em posição superior ao cotovelo, de modo que a água escorra das mãos no sentido dos cotovelos (Figuras 11 e 12).
- O procedimento deve durar de 3 a 5 minutos na primeira cirurgia do dia e cerca de 2 a 3 minutos nas cirurgias subsequentes.

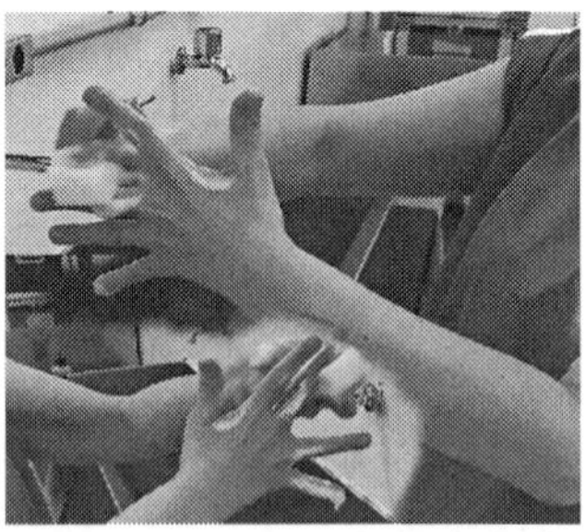

**FIGURA 8** Escovação das bordas ulnar e radial dos dedos.
Fonte: arquivo pessoal dos autores.

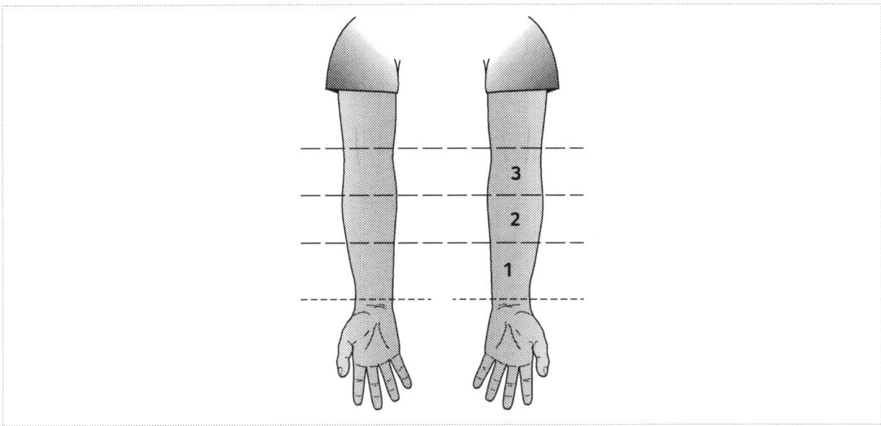


**FIGURA 9** Divisão esquemática dos segmentos proximal (1), médio (2) e distal (3) do antebraço. Face anterior (supina) do antebraço. Idem para a face posterior (pronada).

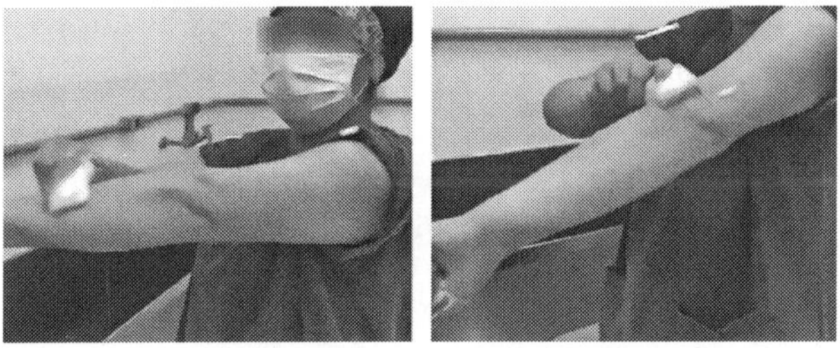

**FIGURA 10** Escovação do antebraço nas faces anterior (ventral) e posterior (dorsal).
Fonte: arquivo pessoal dos autores.

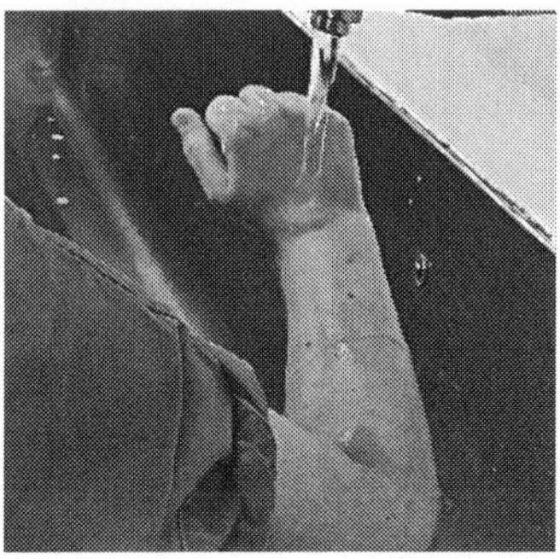

**FIGURA 11** Enxágue das mãos e antebraços em água corrente e no sentido da mão para o cotovelo.
Fonte: arquivo pessoal dos autores.

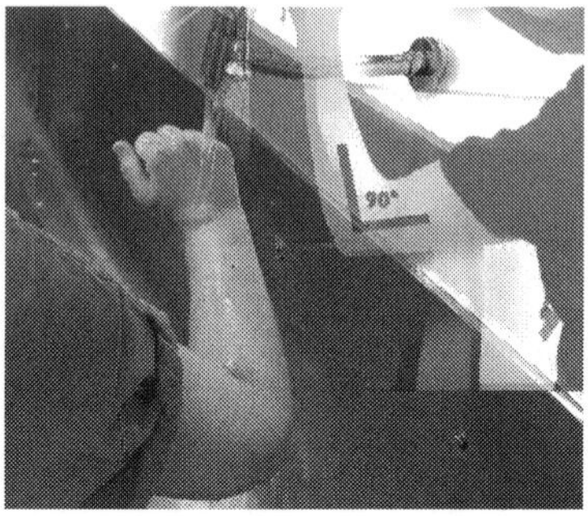

**FIGURA 12** Enxágue das mãos e antebraços deixando um ângulo de 90 graus no cotovelo para escoamento da parte ensaboada pelo cotovelo, evitando o refluxo da parte contaminada para a que foi descontaminada.
Fonte: arquivo pessoal dos autores.

## SECANDO MÃOS E ANTEBRAÇOS

Terminando o procedimento de lavagem de mãos e antebraços, o membro da equipe deve se afastar do lavatório e, mantendo os braços em ângulo de 90 graus, deve se dirigir para a sala de cirurgia, onde irá secar as mãos e antebraços com uma compressa esterilizada.

Cada face da compressa deverá servir para secar somente a mão e antebraço contralateral. O cirurgião destro enxuga o braço esquerdo com uma face da compressa e, em seguida, com o braço esquerdo, enxuga o braço direito usando a outra face da compressa (Figura 13).

## VESTINDO O AVENTAL CIRÚRGICO ESTERILIZADO

O capote ou avental esterilizado deve ser manuseado pelo membro da equipe pela sua parte interna (avesso), deixando a parte externa (direito) sem tocar em nenhum obstáculo ou em membros do CC. A enfermagem auxilia a vestir o avental e fecha sua parte posterior. A sequência correta está exposta na Figura 14.

## CALÇANDO AS LUVAS ESTERILIZADAS

Calçar as luvas esterilizadas requer atenção redobrada e muito treinamento para impedir contaminação. Com a mão dominante acessa-se a dobra da luva e expõe-se a parte interna para a mão não dominante. Introduz-se a mão não dominante na parte interna da luva, ao mesmo tempo que se puxa a luva para se acomodar no punho do avental esterilizado. Repete-se a manobra com a mão não dominante (Figura 15).

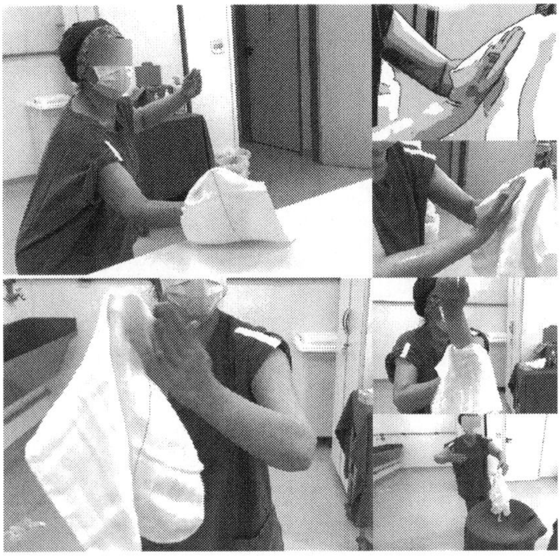

**FIGURA 13** Enxugar as mãos e antebraços usando somente uma face da compressa para cada mão e antebraço contralateral.
Fonte: arquivo pessoal dos autores.

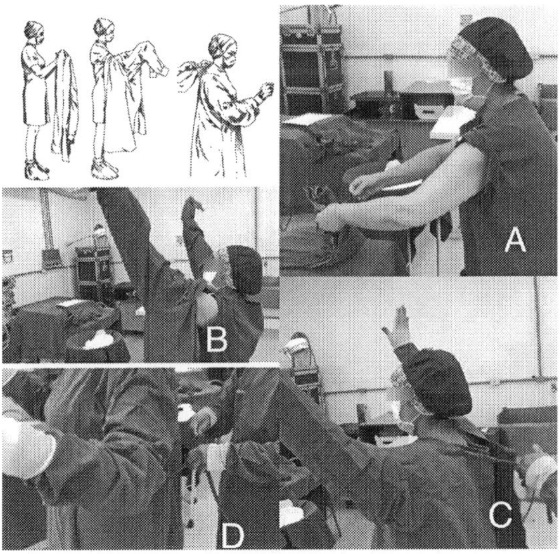


**FIGURA 14** Sequência de vestimenta do avental esterilizado. A: segurando o avental pelo avesso junto à gola. B: abrindo o avental ao longo do corpo. C: circulante de sala amarra o avental na região cervical posterior enquanto puxa as bordas traseiras do avental e expõe a mão pelo punho elástico do avental. D: circulante de sala conclui o fechamento do avental na região dorsal.
Fonte: arquivo pessoal dos autores.

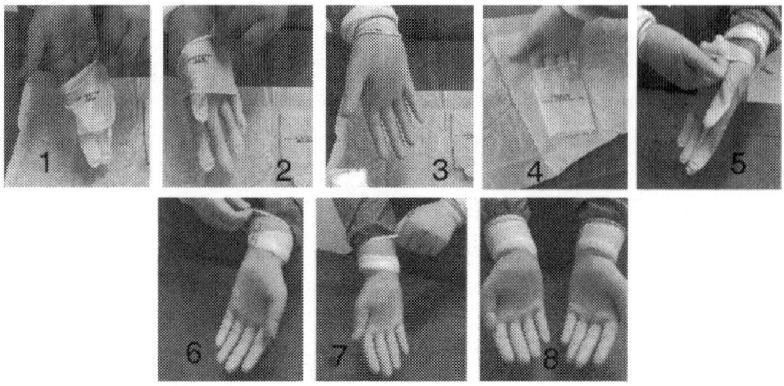

FIGURA 15 Sequência de calçar as luvas esterilizadas. 1: ajeita-se a abertura da mão que inicia o processo e colocam-se os dedos no interior da luva sem tocar a face externa. 2: traciona-se a luva pela sua face interna para ajustar todos os dedos. 3: mão enluvada; a dobra do punho ajusta-se no final. 4: os dedos da mão já enluvada são introduzidos na dobra da outra luva, dando suporte para que os dedos da mão contralateral sejam introduzidos. 5: ajustam-se todos os dedos na luva com a mão contralateral já enluvada. 6: ajusta-se a dobra cobrindo o punho de uma das mãos. 7: ajustam-se a dobra e o punho contralateral. 8: mãos já completamente enluvadas.
Fonte: arquivo pessoal dos autores.

## PRONTIDÃO PARA ACESSO AO CAMPO OPERATÓRIO

A terminar de calçar as luvas, o membro da equipe já tomou as providências de antissepsia (jaleco e calça do CC, propés, gorro, máscara, lavagem com degermante de mão e antebraços) e de assepsia (avental e luvas esterilizadas) e está apto a entrar no campo operatório (Figura 16).

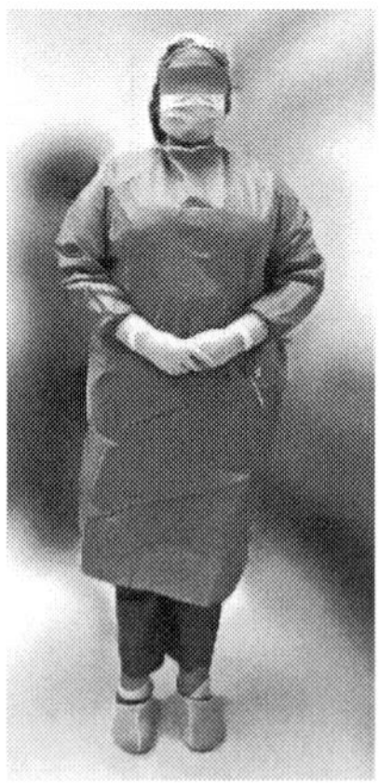

FIGURA 16 Aspecto final do membro da equipe cirúrgica devidamente paramentado.
Fonte: arquivo pessoal dos autores.

## REFERÊNCIAS

Cheuen Neto JA, organizador. Fundamentos e práticas da técnica cirúrgica. Curitiba: CRV; 2016.

Goldenberg S, Bevilacqua RG. Bases da cirurgia. 2. ed. São Paulo: EPU; 1984.

Goofi PS. Técnica cirúrgica. Bases anatômicas, fisiopatológicas e técnicas da cirurgia. 4. ed. São Paulo: Atheneu; 2001.

Saad Junior R, Salles RARV, Carvalho WR, Maia AM, Castro Filho HF, von Bahten LC. Tratado de cirurgia do CBC. 3. ed. São Paulo: Atheneu; 2023.

Sousa FC, Santana HT. Higienização das mãos. In: Anvisa. Segurança do paciente. Disponível em: https://www.scielo.br/j/tce/a/p9KRspVWptKFqxWFLgBHsbf/

# 6

# Cirurgia segura

*Murched Omar Taha*
*Djalma José Fagundes*

## INTRODUÇÃO

O termo seguro/segura remete ao significado de algo confiável, que inspira confiança, livre de receios, algo que não apresenta risco. Por extensão, uma cirurgia segura é aquela em que o médico e o paciente têm confiança de que se obterá o resultado esperado e satisfatório. Uma cirurgia segura é aquela em que o paciente corre risco mínimo ou desprezível de efeitos adversos.

O médico, quando indica um tratamento invasivo e agressivo como a cirurgia, se compromete a usar a melhor abordagem técnica e tática operatória disponível, a qual, respeitando as limitações próprias impostas pela doença e pelo grau de higidez do paciente, possa atender aos resultados mais eficientes e eficazes para recompor a integridade morfológica e funcional do organismo humano.

Todo ato operatório carrega em si um certo grau de incertezas, que são aleatórias e representadas pelos efeitos adversos. Intercorrências e complicações podem afetar a evolução do tratamento para uma situação de cronicidade da doença, deixar sequelas ou mesmo contribuir direta ou indiretamente para o êxito letal.

Pode-se considerar que existe uma gradação sutil entre uma intercorrência e uma complicação.

A intercorrência é um evento não desejado, mas que ocorre e leva a graus variados de comprometimento morfológico ou funcional, por tempo limitado (dias ou poucas semanas), com risco desprezível de sequela ou óbito. Por exemplo, um paciente submetido a uma cirurgia gastrintestinal que apresenta um íleo paralítico prolongado no pós-operatório. É uma intercorrência que pode acontecer, é um fato indesejado, mas que a experiência mostra que ocorre, na grande maioria das vezes, aleatoriamente.

Uma complicação é um evento mais preocupante e afeta direta ou indiretamente a evolução pós-operatória. Pode se estender por tempo mais prolongado (semanas, meses), com risco de deixar sequelas ou mesmo contribuir para o óbito. Por exemplo, um paciente submetido a uma gastrectomia para tratamento da obesidade mórbida e que no terceiro/quarto dia de pós-operatório apresenta secreção entérica por uma fístula enterocutânea. É um evento não desejado e não esperado. Não é esperado que uma anastomose tenha uma deiscência e ocasione drenagem fistulosa pela ferida operatória. A fístula acarreta retardo na evolução pós-operatória, interfere nas etapas do tratamento da doença básica, pode ocasionar danos locais e sistêmicos e até mesmo evoluir para sepse e óbito.

Até onde se pode identificar a causa da intercorrência ou, mais ainda, da complicação? Até que ponto a ocorrência foi aleatória? Que fatos determinaram o surgimento do íleo prolongado ou da fístula entérica? Seriam eventos previsíveis e contornáveis?

Até que ponto o cirurgião pode dar ao seu paciente a confiabilidade de êxito do tratamento? Como avaliar o risco de uma cirurgia ter intercorrências ou complicações?

Embora os procedimentos cirúrgicos tenham a proposição de salvar vidas ou melhorar a qualidade de vida, falhas de segurança nos processos de tratamento cirúrgicos podem causar danos relevantes.

O risco não controlável de intercorrências e complicações afeta o microcosmo de equipe médica, paciente e seus familiares, mas tem importância fundamental para a assistência médica pública ou privada.

Há relatos que atribuem, em países desenvolvidos, taxas de 3 a 16% de complicações dos procedimentos operatórios em pacientes internados, com taxas de incapacidade permanente ou morte entre 0,4 e 0,8%. Em países em desenvolvimento, estimam-se taxas de mortalidade de 5 a 1% durante cirurgias de médio e grande porte.

Dados da Organização Mundial da Saúde (OMS) estimam que no mínimo 7 milhões de pacientes são prejudicados por complicações cirúrgicas a cada ano, incluindo cerca de 1 milhão de pacientes que morrem durante ou após um procedimento.

Nessa ordem de ideias, em 2004 a OMS lançou a Aliança Mundial para Segurança do Paciente. Ela desperta a consciência e o comprometimento político para incrementar a segurança na assistência e dá apoio aos países no desenvolvimento de políticas públicas e práticas para a segurança do paciente. A cada ano, as metas são ajustadas aos aspectos que possam melhorar os parâmetros de segurança.

Não há uma "bala de prata" que resolva de uma vez o problema da segurança cirúrgica. São necessárias ações não apenas do cirurgião, mas também do conjunto multidisciplinar dos agentes de assistência à saúde.

Desse modo, foram criados protocolos de medidas a serem implementadas para reduzir as taxas de intercorrências, efeitos adversos e a mortalidade cirúrgica, mediante o uso rotineiro da Lista de Verificação de Cirurgia Segura desenvolvida pela OMS.

## OBJETIVOS DA ALIANÇA MUNDIAL PARA A SEGURANÇA DO PACIENTE – CIRURGIAS SEGURAS SALVAM VIDAS

Um elemento central do trabalho da Aliança é a formulação de Desafios Globais para a Segurança do Paciente. O primeiro Desafio Global teve como foco as infecções relacionadas com a assistência à saúde, envolvendo:

- Higienização das mãos.
- Procedimentos clínicos e cirúrgicos seguros.
- Segurança do sangue e de hemoderivados.
- Administração segura de injetáveis e de imunobiológicos.
- Segurança da água, saneamento básico e manejo de resíduos.

Já o segundo Desafio Global para a Segurança do Paciente dirige a atenção para os fundamentos e práticas da segurança cirúrgica, que são, inquestionavelmente, componentes essenciais da assistência à saúde. No entanto, persiste a necessidade de investir na busca de melhoria da qualidade e garantia de segurança nas intervenções cirúrgicas, que resulte progressivamente em mais vidas salvas e mais incapacidades preveníveis. Assim, esse novo Desafio Global tem como objetivo aumentar os padrões de qualidade almejados em serviços de saúde de qualquer lugar do mundo e contempla:

- Prevenção de infecções de sítio cirúrgico.
- Anestesia segura.
- Equipes cirúrgicas seguras.
- Indicadores da assistência cirúrgica.

Para atingir metas de redução, em nível mundial, de intercorrências e complicações das intervenções cirúrgicas, foram propostos dez objetivos a serem implementados, vigiados e controlados. Os objetivos chamam a atenção para o enfoque multidisciplinar dos agentes responsáveis pelo atendimento ao paciente. Além disso, ressaltam a importância da hierarquização e disciplina na execução de cada etapa (pré, intra e pós-operatório imediato). Também ressaltam a percepção de que os riscos de complicações podem ser reduzidos por ações preventivas factíveis e de baixo custo.

Os dez pontos escolhidos abrangem os eventos mais relevantes em termos de prevenção. Cada equipe, cada instituição de prestação de serviços (pública ou privada), dentro das limitações de seu universo, pode participar de modo a aumentar a confiança em resultados mais eficazes e eficientes.

Segue a lista dos dez tópicos a serem explorados e melhorados:

1. A equipe operará o paciente certo e o local cirúrgico certo.
2. A equipe usará métodos conhecidos para impedir danos na administração de anestésicos, enquanto protege o paciente da dor.
3. A equipe reconhecerá e estará efetivamente preparada para perda de via aérea ou de função respiratória que ameacem a vida.
4. A equipe reconhecerá e estará efetivamente preparada para o risco de grandes perdas sanguíneas.
5. A equipe evitará a indução de reação adversa a drogas ou reação alérgica sabidamente de risco ao paciente.
6. A equipe usará, de maneira sistemática, métodos conhecidos para minimizar o risco de infecção do sítio cirúrgico.
7. A equipe impedirá a retenção inadvertida de compressas ou instrumentos nas feridas cirúrgicas.
8. A equipe manterá seguros e identificará precisamente todos os espécimes cirúrgicos.
9. A equipe se comunicará efetivamente e trocará informações críticas para a condução segura da operação.
10. Os hospitais e os sistemas de saúde pública estabelecerão vigilância de rotina sobre a capacidade, o volume e os resultados cirúrgicos.

## CONCEITO DE CIRURGIA SEGURA

Cirurgia segura é um conjunto de medidas adotadas para a redução dos riscos de eventos adversos que podem acontecer antes, durante e após a cirurgia.

Basicamente, trata-se de um *checklist* aplicado em três momentos:

- Entrada (antes da indução anestésica).
- *Time-out* ou pausa (antes da incisão).
- Saída (antes de o paciente sair do centro cirúrgico).

O *checklist* (lista de verificação) deve ser aplicado nos procedimentos diagnósticos ou terapêuticos, que impliquem uma via de acesso (incisão, punção venosa, punção arterial ou punção de cavidades) ou introdução de equipamentos endoscópicos em cavidades naturais ou patológicas, mesmo fora do ambiente do centro cirúrgico.

## NOMENCLATURA

Alguns termos de uso frequente e com significados específicos:

- **Lista de verificação:** lista formal utilizada para identificar, comparar e verificar um grupo de itens/procedimentos.
- **Demarcação de lateralidade:** demarcação de local ou locais a serem operados. Essa demarcação é particularmente importante em casos de lateralidade (distinção entre direita e esquerda), estruturas múltiplas (dedos das mãos e dos pés, costelas) e níveis múltiplos (coluna vertebral). Ressalta-se que a demarcação cirúrgica é de responsabilidade do médico cirurgião.
- **Condutor da lista de verificação:** profissional de saúde (médico ou profissional da enfermagem) que esteja participando da cirurgia e seja o responsável por conduzir a aplicação da lista de verificação, de acordo com diretrizes da instituição de saúde.
- **Segurança anestésica:** conjunto de ações realizadas pelo anestesiologista que visa à redução da insegurança anestésica, por meio da inspeção formal do equipamento anestésico, da checagem dos medicamentos e do risco anestésico do paciente antes da realização de cada cirurgia. Esse procedimento deve seguir as orientações contidas no manual para cirurgia segura da OMS, traduzido pela Agência Nacional de Vigilância Sanitária (Anvisa).
- **Equipe cirúrgica:** equipe composta por cirurgiões, anestesiologistas, profissionais de enfermagem, técnicos e todos os profissionais envolvidos na cirurgia.

## LISTA DE VERIFICAÇÃO

A lista de verificação tem a intenção de ser uma ferramenta prática e fácil de usar por médicos interessados na melhoria da segurança de suas cirurgias e na redução de mortes e complicações cirúrgicas desnecessárias. O desenvolvimento da lista de verificação foi guiado por três princípios:

- **Simplicidade:** uma lista exaustiva de padrões e orientações poderia criar um fardo que melhoraria a segurança do paciente, mas tal complexidade seria difícil de usar e expressar e provavelmente enfrentaria resistência significativa. O apelo da simplicidade nesse cenário não pode ser exagerado. Medidas simples são as mais fáceis de instituir e podem ter profundos efeitos em vários cenários.

- **Ampla aplicabilidade:** o foco em um meio social possuidor de recursos específicos pode mudar os tipos de questões consideradas para discussão (p. ex., padrões com o mínimo de equipamentos em cenários pobres em recursos). Entretanto, o objetivo do Desafio é alcançar todos os ambientes e cenários, desde os mais ricos em recursos aos mais pobres. Além disso, falhas regulares ocorrem em todo cenário e ambiente e são passíveis de soluções comuns.
- **Mensuração:** medidas significativas devem ser identificadas mesmo que estejam relacionadas apenas a processos substitutos. Também devem ser razoáveis e quantificáveis pelos praticantes em todos os contextos.

Se os princípios de simplicidade, ampla aplicabilidade e possibilidade de mensuração forem seguidos, será possível atingir o objetivo de implementação bem-sucedida.

Para a utilização da lista de verificação, uma única pessoa deverá ser responsável por conduzir a checagem dos itens. Em cada fase (entrada, *time-out* e saída), o condutor da lista de verificação deverá confirmar se a equipe completou suas tarefas antes de prosseguir para a próxima etapa. Caso algum item checado não esteja em conformidade, a verificação deverá ser interrompida e o paciente será mantido na sala de cirurgia até sua solução.

## Lista de verificação antes da indução anestésica

- Revisar verbalmente com o próprio paciente, sempre que possível, que sua identificação tenha sido confirmada.
- Confirmar que o procedimento e o local da cirurgia estão corretos.
- Confirmar o consentimento para cirurgia e a anestesia.
- Confirmar visualmente o sítio cirúrgico correto e sua demarcação.
- Verificar retirada de próteses, órteses e adornos.
- Confirmar a tricotomia segura.
- Garantir instalação de equipamento para manutenção da normotermia.
- Prevenção de tromboembolismo venoso (TEV), com uso de bota pneumática, se pertinente.
- Confirmar a conexão de um monitor multiparâmetro ao paciente e seu funcionamento.
- Revisar verbalmente com o anestesiologista o risco de perda sanguínea do paciente, dificuldades nas vias aéreas, histórico de reação alérgica e se a verificação completa de segurança anestésica foi concluída.
- Caso seja encontrada alguma não conformidade, o procedimento será interrompido até que ocorra regularização.

### Lista de verificação no *time-out* (pausa cirúrgica)

- Apresentação de cada membro da equipe pelo nome e função.
- Confirmação da realização da cirurgia correta no paciente correto, no sítio cirúrgico correto.
- Revisão verbal, uns com os outros, dos elementos críticos de seus planos para a cirurgia, usando as questões da lista de verificação como guia.
- Verificação de que equipamentos, materiais (incluindo implantes e próteses) e medicamentos certos estão em sala, conforme estabelecido.
- Confirmação da administração de antimicrobianos profiláticos nos últimos 60 minutos da incisão cirúrgica.
- Confirmação da acessibilidade dos exames de imagens necessários.

### Lista de verificação antes da saída do centro cirúrgico

A equipe deverá revisar em conjunto a cirurgia realizada, por meio dos seguintes passos:

- Conclusão da contagem de compressas e instrumentais.
- Identificação de qualquer amostra cirúrgica obtida.
- Revisão de qualquer funcionamento inadequado de equipamentos ou questões que necessitem ser solucionadas.
- Revisão do plano de cuidado e providências quanto à abordagem pós-operatória e da recuperação pós-anestésica antes da remoção do paciente da sala de cirurgia.

## PROCEDIMENTOS EM CADA TEMPO DO *CHECKLIST*

Em cada fase da lista de verificação (entrada, *time-out* e saída), os profissionais envolvidos desempenham tarefas/procedimentos específicos.

### Procedimentos antes da indução anestésica

Esta etapa requer a presença do anestesiologista e da equipe de enfermagem. O detalhamento de cada um dos procedimentos desta etapa é dado a seguir:

- **Confirmar a identificação do paciente, do sítio cirúrgico, do procedimento e do consentimento informado:** o condutor da lista de verificação confirma verbalmente com o paciente sua identificação, o tipo de procedimento planejado, o sítio cirúrgico e a assinatura do consentimento para a cirurgia. Quando a confirmação pelo paciente não for possível, como no caso de crianças ou pacientes incapacitados, um tutor ou familiar poderá assumir essa função. Os termos de consentimento informados – cirúrgicos e anestésicos – devem ser assinados pelo paciente ou seu representante legal, após os esclarecimentos feitos por médico membro da equipe cirúrgica, antes do encaminhamento do paciente para o local de realização do procedimento cirúrgico.

- **Demarcar o sítio cirúrgico:** a identificação do sítio cirúrgico deverá ser realizada por médico membro da equipe cirúrgica antes do encaminhamento do paciente para o local de realização do procedimento. Sempre que possível, tal identificação deverá ser realizada com o paciente acordado e consciente, que confirmará o local da intervenção. A instituição deverá ter processos definidos por escrito para lidar com as exceções, como recusa documentada do paciente, de modo a garantir a segurança cirúrgica. O condutor deverá confirmar se o cirurgião fez a demarcação do local da cirurgia no corpo do paciente naqueles casos em que o procedimento cirúrgico envolve lateralidade, múltiplas estruturas ou múltiplos níveis. Nestes casos, a demarcação deverá ser realizada no corpo do paciente, em local que indica a estrutura a ser operada, com o uso de caneta dermográfica. O símbolo a ser utilizado deverá ser padronizado pela instituição e deve permanecer visível após preparo da pele e colocação de campos cirúrgicos. Devem-se evitar marcas ambíguas como "x", podendo ser utilizado, por exemplo, o sinal de alvo para este fim.
- **Verificar a segurança anestésica:** o condutor completa a próxima etapa solicitando ao anestesiologista que confirme a conclusão da verificação de segurança anestésica.
- **Verificar o funcionamento do monitor multiparamétrico:** antes da indução anestésica, o condutor confirma que um monitor multiparamétrico tenha sido posicionado no paciente e que esteja funcionando corretamente.
- **Verificar alergias conhecidas:** o condutor deverá perguntar ou confirmar se o paciente possui uma alergia conhecida, mesmo se o condutor tenha conhecimento prévio a respeito da alergia. Em caso de alergia, deverá confirmar se o anestesiologista tem conhecimento e se a alergia em questão representa um risco para o paciente. Se algum membro da equipe cirúrgica tem conhecimento sobre uma alergia que o anestesiologista desconheça, esta informação deverá ser comunicada.
- **Verificar a avaliação de vias aéreas e risco de aspiração:** o condutor deverá confirmar verbalmente com o anestesiologista se este avaliou objetivamente se o paciente possui uma via aérea difícil. O risco de aspiração também deverá ser levado em consideração como parte da avaliação da via aérea.

- **Verificar a avaliação do risco de perda sanguínea:** o condutor deverá perguntar ao anestesiologista se o paciente tem risco de perder mais de meio litro de sangue (> 500 mL) ou mais de 7 mL/kg em crianças durante a cirurgia, a fim de assegurar o reconhecimento desse risco e garantir a preparação para essa eventualidade.

## Procedimentos na pausa cirúrgica (*time-out*)

A pausa cirúrgica (*time-out*) é uma pausa momentânea, feita pela equipe imediatamente antes da incisão cutânea a fim de confirmar que as várias verificações essenciais para a segurança cirúrgica foram empreendidas e que envolveram toda a equipe. Neste momento, identificam-se todos os membros da equipe.

- **O condutor solicitará que cada pessoa na sala se apresente pelo nome e função:** nas equipes cujos membros já estão familiarizados uns com os outros, o condutor pode apenas confirmar que todos já tenham sido apresentados, mas, quando ocorrer a presença de novos membros ou funcionários que tenham se revezado dentro da sala cirúrgica desde o último procedimento, estes devem se apresentar.
- **Confirmar verbalmente a identidade do paciente, o sítio cirúrgico e o procedimento:** imediatamente antes da incisão cirúrgica, é conduzida uma nova confirmação pela equipe cirúrgica (cirurgião, anestesiologista e equipe de enfermagem) do nome do paciente, do procedimento cirúrgico a ser realizado, do sítio cirúrgico e, quando necessário, do posicionamento do paciente.
- **Verificar a previsão de eventos críticos:** o condutor da lista de verificação conduz uma rápida discussão com o cirurgião, o anestesiologista e a enfermagem a respeito de riscos graves e planejamentos operatórios.
- **Prever etapas críticas, possíveis eventos críticos, duração da cirurgia e perda sanguínea:** o cirurgião deverá informar à equipe quais são as etapas críticas, os possíveis eventos críticos e a perda sanguínea prevista.
- **Revisar eventuais complicações anestésicas:** o anestesiologista deverá revisar em voz alta o planejamento e as preocupações específicas para ressuscitação cardiopulmonar. Deverá informar também a previsão do uso de sangue, componentes e hemoderivados, além da presença de comorbidades e características do paciente passíveis de complicação, como doença pulmonar ou cardíaca, arritmias, distúrbios hemorrágicos e outras comorbidades.
- **Confirmar verbalmente a revisão das condições de esterilização, equipamentos e infraestrutura:** o instrumentador ou o técnico que disponibiliza

o equipamento para a cirurgia deverá confirmar verbalmente a realização da esterilização e sua confirmação por meio do indicador de esterilização, demonstrando que a esterilização tenha sido bem-sucedida. Além disso, verifica as condições dos equipamentos, bem como se a infraestrutura foi avaliada pela enfermagem.

- **Verificar a realização da profilaxia antimicrobiana:** o condutor perguntará em voz alta se os antimicrobianos profiláticos foram administrados durante os últimos 60 minutos antes da incisão da pele. O membro da equipe responsável pela administração de antimicrobianos (geralmente o anestesiologista) deverá realizar a confirmação verbal.
- **Verificar exames de imagem:** o condutor deverá perguntar ao cirurgião se exames de imagem são necessários para a cirurgia. Em caso afirmativo, o condutor deverá confirmar verbalmente que os exames necessários para a realização segura do procedimento cirúrgico estão na sala e expostos de maneira adequada para uso durante a cirurgia.

## Procedimentos antes de sair da sala do centro cirúrgico

Antes de o paciente deixar a sala de cirurgia, é necessário:

- **Confirmar o nome do procedimento:** o condutor deverá confirmar com o cirurgião e a equipe exatamente qual procedimento foi realizado.
- **Verificar a correta contagem de instrumentais, compressas e agulhas:** o profissional de enfermagem ou o instrumentador deverá confirmar verbalmente a conclusão das contagens finais de compressas e agulhas. Nos casos de cirurgia com cavidade aberta, a conclusão da contagem de instrumental também deve ser confirmada.
- **Confirmar a identificação da amostra:** o profissional de enfermagem deve confirmar a identificação/etiquetagem correta de qualquer amostra patológica obtida durante o procedimento, pela leitura em voz alta do nome do paciente, descrição da amostra com indicação anatômica do local de origem da amostra e quaisquer outras indicações orientadoras.
- **Documentar problemas com equipamentos:** o condutor deve se assegurar de que os problemas com equipamentos que tenham ocorrido durante a cirurgia sejam identificados, relatados e documentados pela equipe.
- **Rever as medidas para a recuperação pós-operatória:** o cirurgião, o anestesiologista e o profissional de enfermagem deverão revisar o plano de recuperação pós-operatória, concentrando-se particularmente em questões anestésicas ou cirúrgicas que possam interferir nessa recuperação.

## VIGILÂNCIA E CONTROLE, MONITORAMENTO E INDICADORES

Para a avaliação de resultados, é necessário que haja uniformidade de coleta das informações entre as diferentes instituições de prestação de serviços em saúde, não só para controle individual do binômio equipe-hospital, mas também para permitir a comparação entre os diferentes agentes.

Para isso acontecer, deve-se investir em vigilância sanitária e acompanhamento dos indicadores de desempenho:

- Percentual de pacientes que receberam profilaxia antimicrobiana no momento adequado.
- Número de cirurgias em local errado.
- Número de cirurgias em paciente errado.
- Número de procedimentos errados.
- Taxa de mortalidade cirúrgica intra-hospitalar ajustada ao risco.
- Taxa de infecção de sítio cirúrgico.
- Taxa de adesão à lista de verificação.

## COMENTÁRIOS FINAIS

Para atingir as metas estabelecidas de segurança do procedimento cirúrgico é mister, antes de tudo, que haja sincronia e empatia dos diferentes profissionais prestadores de serviços de saúde.

Devem-se seguir à risca todos os pontos do *checklist*, sem queimar etapas e sem negligenciar nenhum tópico. Deve-se fazer a checagem "depressa, mas sem pressa".

Deve haver respeito entre os componentes da equipe. A liderança deve caber sempre ao membro mais qualificado ou que tenha o perfil técnico-emocional para conduzir o processo.

Como em toda atividade humana, apesar da adaptação às regras, há espaço para o acaso. Esse espaço para o aleatório da intercorrência ou complicação deve ser objeto de estudo para definir até onde foi evento fortuito e até onde foi quebra do protocolo.

A obediência aos protocolos deve nortear a atividade de segurança cirúrgica. Ela deve ser uma atividade que possa ser mutável e adaptável a cada equipe e instituição, no entanto, deve ser submetida a vigilância e controle. Os monitores e indicadores de desempenho devem ser ferramentas didáticas de aprendizado e evolução e não devem ser encarados como índices para "responsabilizar culpados".

A responsabilização deve ser objeto da ética profissional, e o cumprimento dos protocolos de segurança ajuda a discernir o que poderia ser evitado do que foi inerente à doença e ao procedimento proposto.

Cirurgias seguras salvam vidas.

## REFERÊNCIAS

Brasil. Ministério da Saúde. Agência Nacional de Vigilância Sanitária (Anvisa) e Fundação Oswaldo Cruz (Fiocruz). Protocolo de Cirurgia Segura [Internet]. 2013 [citado em 02 jun. 2023]. Disponível em: https://www.gov.br/saude/pt-br/composicao/saes/dahu/seguranca-do-paciente/protocolo-cirurgia-segura.pdf/view

Hospitais Universitários Federais (EBSERH). Protocolo de Cirurgia Segura [Internet]. 2021 [citado em 02 jun. 2023]. Disponível em: https://www.gov.br/ebserh/pt-br/hospitais-universitarios/regiao-nordeste/huac-ufcg/acesso-a-informacao/boletim-de-servico/pops/2021/novembro-2021/3-pop-cirurgia-segura.pdf

Hospital Igesp. Protocolo de Cirurgia Segura [Internet] [citado em 02 jun. 2023]. Disponível em: https://hospitaligesp.com.br/arquivos/Protocolos-Gerenciados/016-Protocolo-de-Cirurgia-Segura.pdf

Organização Pan-Americana de Saúde, Ministério da Saúde, Agência Nacional de Vigilância Sanitária. Segundo desafio global para a segurança do paciente: Cirurgias seguras salvam vidas (orientações para cirurgia segura da OMS). Rio de Janeiro: Organização Pan-Americana da Saúde; Ministério da Saúde; Agência Nacional de Vigilância Sanitária, 2009.

# 7

# O paciente no centro cirúrgico

*Djalma José Fagundes*
*Murched Omar Taha*

## CONDIÇÕES DE ACESSO DO PACIENTE AO CENTRO CIRÚRGICO

Enquanto a equipe cirúrgica se prepara e paramenta adequadamente para o ato operatório no centro cirúrgico (CC), paralalemente ocorre o preparo do paciente no leito de internação e subsequente transporte até o CC.

Os cuidados começam no dia anterior à data marcada. Para cirurgias de baixo e médio porte, recomenda-se que o paciente tenha um dia normal e mantenha suas tarefas cotidianas, tome as medicações de rotina para controle das comorbidades (se existirem), faça refeições leves, de fácil digestão e com pouca gordura. Recomenda-se que não faça esforços físicos intensos ou desgastantes.

A internação para as cirurgias eletivas (médio e grande porte) deve seguir a orientação da rotina hospitalar, que geralmente acontece cerca de 12 horas antes do ato operatório. Para as cirurgias de pequeno porte, a internação pode ocorrer até duas horas antes do horário agendado.

Convém que o paciente tome um banho até duas horas antes da cirurgia.

Em relação ao jejum, em tempos recentes há uma tendência a diminuir o tempo de jejum pré-operatório, uma vez que revisões sistemáticas sobre o tema mostram que o jejum tradicional de 12 horas é desfavorável. Períodos de 6 horas são mais adequados e com liberação para a ingestão de líquidos calóricos até duas horas antes e de líquidos claros até uma hora antes da cirurgia eletiva.

O paciente deverá receber no quarto a visita do anestesista, para orientar e esclarecer as dúvidas sobre o ato operatório. Um membro da equipe cirúrgica (cirurgião ou auxiliares) também deverá visitar o paciente para dar as informações sobre a rotina a ser seguida e, eventualmente, quando pertinente, fazer a marcação da lateralidade (direita/esquerda) da região a ser operada.

No momento oportuno, a enfermagem providencia que o paciente retire toda a roupa (inclusive a roupa íntima) e vista um avental próprio para uso no CC. Em seguida, o paciente é transferido para a maca e encaminhado ao CC.

Já no CC, o paciente, com ajuda da enfermagem, é transferido da maca para a mesa cirúrgica, ficando em decúbito dorsal horizontal (DDH), também referida como posição supina. Seu corpo deve ser mantido coberto por lençol, mantendo sua privacidade de modo a evitar constrangimentos.

O paciente em princípio fica "em posição anatômica", com o corpo alinhado na horizontal, pés levemente afastados e descruzados. Os membros superiores são abduzidos e fixados por tiras aos suportes laterais (braçadeiras) da mesa, ficando em forma de cruz. No membro superior esquerdo é acessado o sistema venoso periférico para hidratação, injeção das drogas anestésicas ou outros medicamentos necessários. Eventualmente, dependendo do porte da cirurgia, pode-se ter um acesso venoso central em veia subclávia ou jugular externa. No braço contralateral deverá ser alocado o manguito do esfigmomanômetro e o oxímetro no dedo médio.

A seguir, são fixados os eletrodos na região torácica (derivações precordiais) para registro do eletrocardiograma (ECG). O vetor fixo ficará alocado no tornozelo ou mão direita (Figura 1).

A placa neutra do bisturi eletrônico é confeccionada em material adesivo e tem no centro uma substância gelatinosa eletrolítica para facilitar a transmissão elétrica. Ela pode ser afixada na perna, coxa, dorso ou ombro (Figura 2). É preciso ter cuidado para não a fixar em local onde possam cair líquidos (antissépticos, solução salina ou urina).

A passagem de sonda urinária de demora (sonda de Foley) será realizada pela enfermagem, com os rigores de assepsia e antissepsia (ver capítulo "Cânulas,

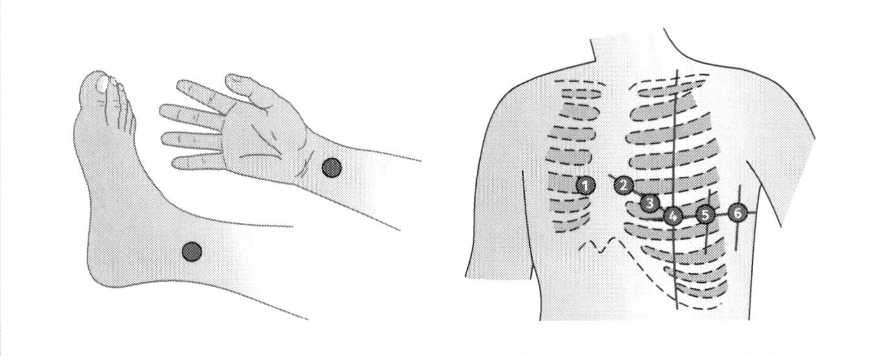


**FIGURA 1** Posição dos eletrodos para registro do eletrocardiograma.

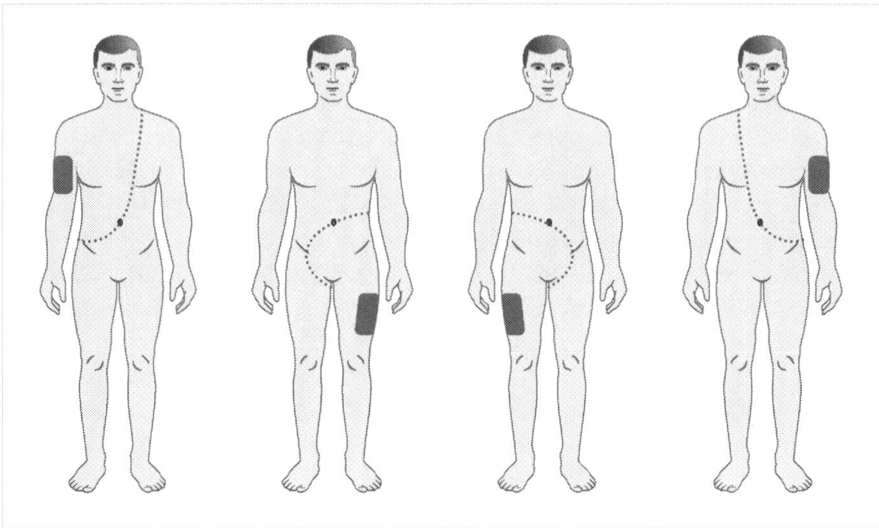

FIGURA 2 Áreas preferenciais para fixação da placa do bisturi elétrico.

cateteres, tubos, sondas e drenos"), e o frasco coletor deve ser fixado na mesa de modo a facilitar o acesso pelo anestesista para controle da diurese. Eventualmente, dependendo do protocolo da instituição, a passagem da sonda pode ocorrer no leito minutos antes do transporte para o CC.

Caso seja necessário, faz-se a remoção dos pelos na área a ser operada. A depilação deve ser feita com aparelho elétrico tricomizador (tipo barbeador – Figura 3), deixando os pelos o mais rente possível da pele. Está contraindicado o uso de lâminas cortantes (bisturi/aparelho de barbear), que provocam lesão da pele e aumentam o risco de contaminação bacteriana. Todo pelo aparado deve ser cuidadosamente removido com a ajuda de fitas adesivas às quais os pelos cortados se aderem.

A partir de então, o anestesista inicia seus procedimentos e, após um período para estabilização da anestesia, libera a equipe cirúrgica para suas atividades específicas.

Uma vez anestesiado, o paciente é colocado na posição operatória sob orientação do cirurgião.

## POSIÇÃO DO PACIENTE NA MESA OPERATÓRIA

A posição do paciente na mesa operatória leva em conta a área a ser operada e deve oferecer uma boa visão do campo operatório, permitindo assim que as manobras cirúrgicas sejam feitas com segurança. A posição adequada con-

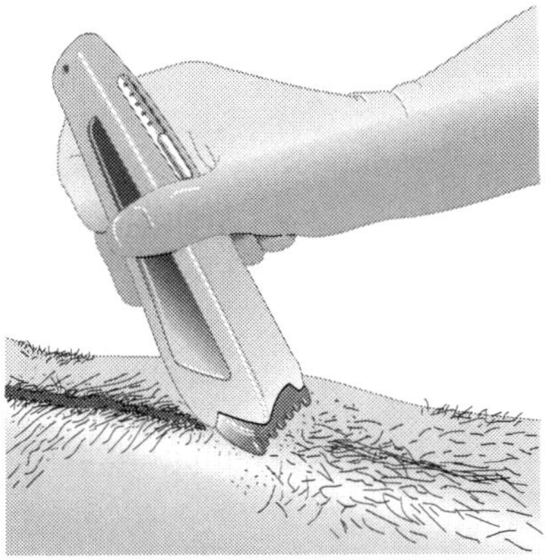

**FIGURA 3** Tricomizador (barbeador elétrico) para remoção dos pelos do campo operatório.

tribui para a ergometria de trabalho da equipe e se reverte em menor tempo para consecução do ato operatório.

Deve-se tomar cuidado com as posições viciosas, que possam comprometer a irrigação arterial ou o retorno venoso. Além disso, é necessário estar atento a possíveis áreas de compressão de partes moles com a mesa operatória ou proeminências ósseas, principalmente a compressão de raízes nervosas. As áreas críticas devem ser protegidas com travesseiros ou panos que tornem o contato mais suave. Em razão do uso de relaxantes musculares, é preciso estar atento para não deixar os membros pendentes da mesa ou realizar manobras que ultrapassem a capacidade das articulações, causando distensões musculares ou tendíneas e consequente dor no pós-operatório. Requer cuidado especial a restrição eventual dos movimentos respiratórios, causada pela posição em que o paciente foi colocado.

A via de acesso cirúrgico varia de acordo com o órgão ou a região anatômica doente. A mesa cirúrgica é articulada e permite ser colocada em diversas posições (Figura 4).

- **Supina (decúbito dorsal horizontal - DDH):** posição adequada para indução anestésica e acesso para cirurgias na face ventral do tórax e abdome (toracotomia e laparotomia). Também apropriada para intervenções nos membros inferiores (sistema vascular e operações ortopédicas) (Figura 5).
- **Pronada (decúbito horizontal ventral - DVH):** posição adequada para intervenções na face dorsal, como no acesso neurocirúrgico na coluna vertebral. Posição única para exérese ou drenagem de cisto pilonidal (sacrococcígeo) (Figura 6).

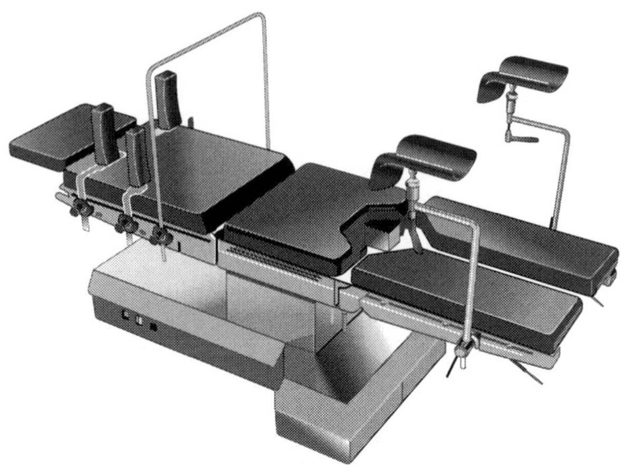

**FIGURA 4** Mesa cirúrgica articulada com comandos elétricos de posicionamento. Notar detalhe das perneiras para colocar em posição de litotomia/ginecológica e arco metálico para delimitar o espaço do anestesista.

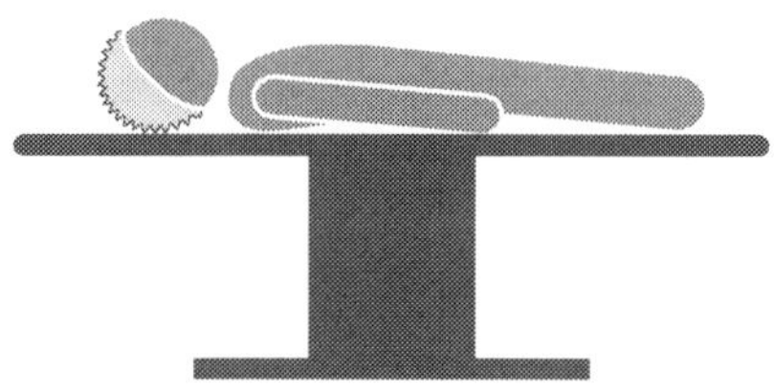

**FIGURA 5** Posição de decúbito dorsal horizontal (DDH) ou supina.

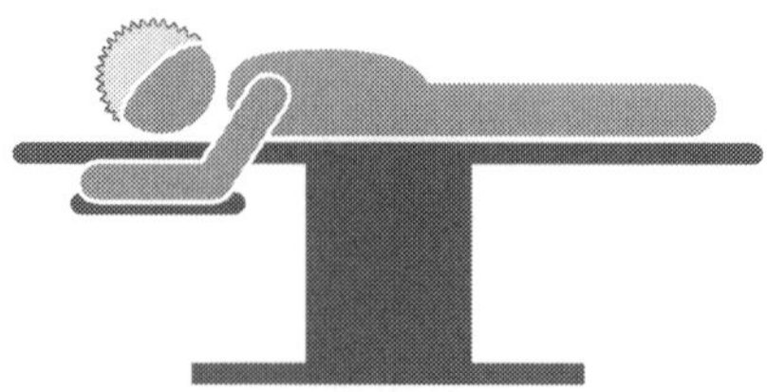

**FIGURA 6** Posição de decúbito ventral horizontal (DVH) ou pronada.

- **Lateral direita:** posição adequada para acesso nas doenças do baço e cauda de pâncreas (Figura 7).
- **Lateral esquerda:** posição apropriada para intervenções no parênquima hepático e cabeça/corpo do pâncreas.
- **Trendelenburg:** posição que pode ser associada às intervenções ventrais (laparotomias) em que se torna necessário mover as vísceras abdominais usando a gravidade e deslocando-as em direção podálica, e assim obter maior acesso ao andar supramesocólico (Figura 8).
- **Proclive ou Trendelenburg invertida:** posição favorável para as intervenções na região infraumbilical (ginecológica) deslocando as vísceras em direção cranial e facilitando o acesso à cavidade pélvica (Figura 9).
- **Canivete ou *jackknife*:** posição que oferece bom acesso ao períneo e às regiões glútea e sacral. Sua principal indicação é na correção das imperfurações anais e doença de Hirchsprung. Usada também em cirurgias anorretais neoplásicas e hemorroidectomias (Figura 10).
- **Lombotomia ou posição renal:** posição apropriada para acesso à região retroperitoneal nas cirurgias do rim, pelve renal e glândulas adrenais (Figura 11).

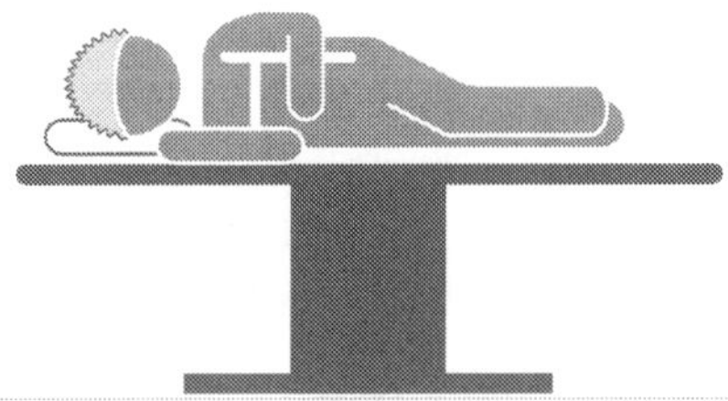

**FIGURA 7** Posição lateral (direita).

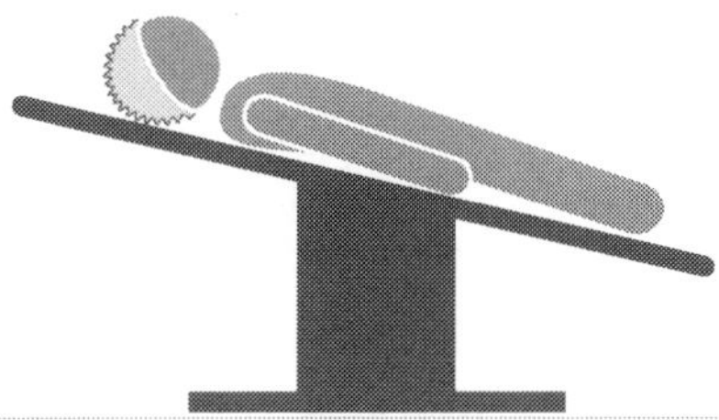

**FIGURA 8** Posição de Trendelenburg.

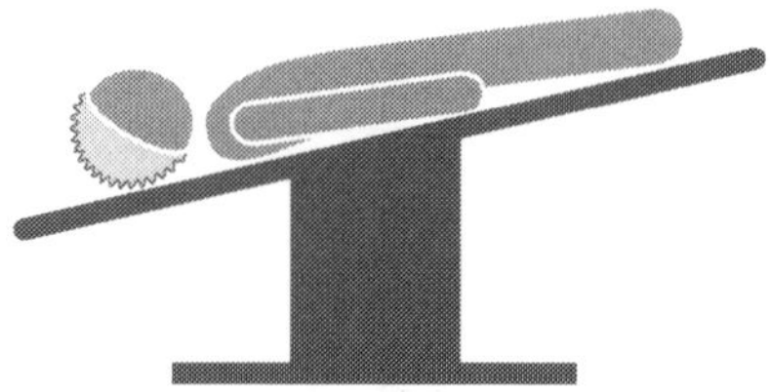

**FIGURA 9** Posição em proclive (Trendelenburg invertida).

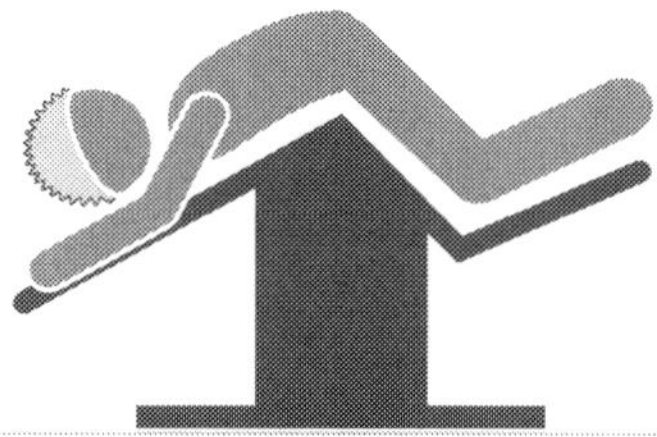

**FIGURA 10** Posição de canivete (*jackknife*).

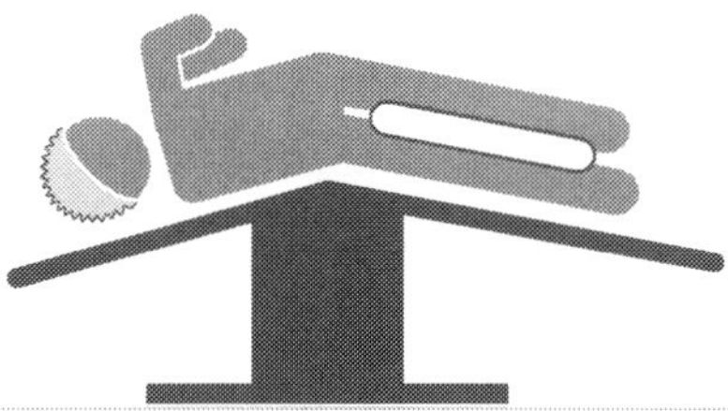

**FIGURA 11** Posição de lombotomia (posição renal).

- **Litotomia/ginecológica:** posição ideal para intervenções vulvovaginais, histerectomia vaginal e parto vaginal. Também apropriada para cirurgias proctológicas e anorretais (Figura 12).

Algumas especialidades médicas como a ortopedia, neurocirurgia e a oftalmologia têm posições específicas, que são adaptações dessas posições mais usuais.

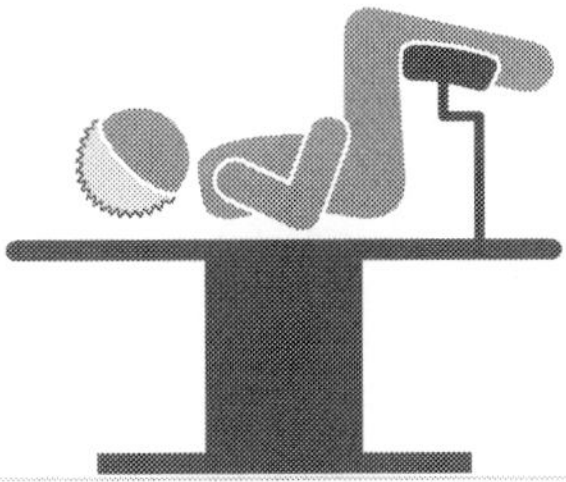

**FIGURA 12** Posição de litotomia ou ginecológica.

## REFERÊNCIAS

3M [Internet]. 3M tricotomizador profissional 9681 [citado em 03 jun. 2023]. Disponível em: https://multimedia.3m.com/mws/media/1236610O/catalogo-tricotomizador.pdf.

Borini [Internet]. Mesa Cirúrgica Radiotransparente Elétro Hidráulica Atena A-900 [citado em 03 jun. 2023]. Disponível em: https://www.borini.com.br/produto/mesa-cirurgica-radiotransparente-eletro-hidraulica-atena-a-900/

Escola Padrão [Internet]. Enfermagem em centro cirúrgico [citado em 03 jun. 2023]. Disponível em: https://escolapadrao.com.br/ead/saladeaula/cursos/instrumentacao/modulo2/apostila4.pdf

Medsystem [Internet] [citado em 03 jun. 2023]. Disponível em: https://www.medsystemhospitalar.com.br/loja/noticia.php?loja=889997&id=37

Mölnlycke [Internet]. Campos e trouxas universais Barrier [citado em 03 jun. 2023]. Disponível em: https://www.enfermagemnovidade.com.br/2020/09/principais-antissepticos-em-um-hospital.html

Nihon Kohden [Internet]. Para registrar ECG padrão claro de 12 derivações e posicionamento do eletrodo [citado em 03 jun. 2023]. Disponível em: https://br.nihonkohden.com/pt-br/solutions/vitalsign/ecg/record-clear-standard-12-lead-ecg-and-electrode-positioning.html

Surgical positions [Internet] [citado em 03 jun. 2023]. Disponível em: https://thumbs.dreamstime.com/z/surgical-surgery-operation-positions-stick-figures-depict-set-surgery-positions-patient-surgery-chair-table-111383972.jpg

Vieira Pio M, de Queiroz LJ, Moreira Corgozinho M. Abreviação do jejum pré-operatório em cirurgias eletivas: revisão integrativa: abreviação do jejum pré-operatório. HRJ. 2022;3(14):923-40.

# 8

# Disposição da equipe na cirurgia convencional

*Djalma José Fagundes*
*Murched Omar Taha*
*André Ibrahim David*

## INTRODUÇÃO

A equipe cirúrgica básica é constituída por dois médicos (cirurgião e um auxiliar) e um(a) instrumentador(a), que não precisa ser obrigatoriamente um(a) médico(a). Em ambientes universitários, o(a) instrumentador(a) é um discente que está no estágio do internato.

O cirurgião principal é o responsável legal (nas esferas civil e criminal) pelos atos da equipe, sendo o profissional mais graduado e com maior *expertise*. O auxiliar deve ter experiência e preparo para substituir o cirurgião principal em caso de seu eventual impedimento durante o ato operatório. O médico anestesista responde pelas eventuais complicações ou intercorrências de sua área específica.

A responsabilidade de eventuais intercorrências ou complicações da cirurgia recai sobre o cirurgião principal, mas não isenta de responsabilidade o restante da equipe, que responde solidariamente pelos eventos não desejados.

## DISPOSIÇÃO DA EQUIPE CIRÚRGICA NAS INTERVENÇÕES CONVENCIONAIS

O anestesista ocupa um campo que corresponde à cabeça e ao pescoço do paciente, ficando separado do restante da equipe, sob um arco metálico coberto com panos esterilizados. Fica sentado em um banco enquanto monitora os parâmetros vitais do paciente.

A disposição dos demais membros da equipe é determinada pela posição assumida pelo cirurgião (Figura 1). No caso de um cirurgião destro, ele ficará

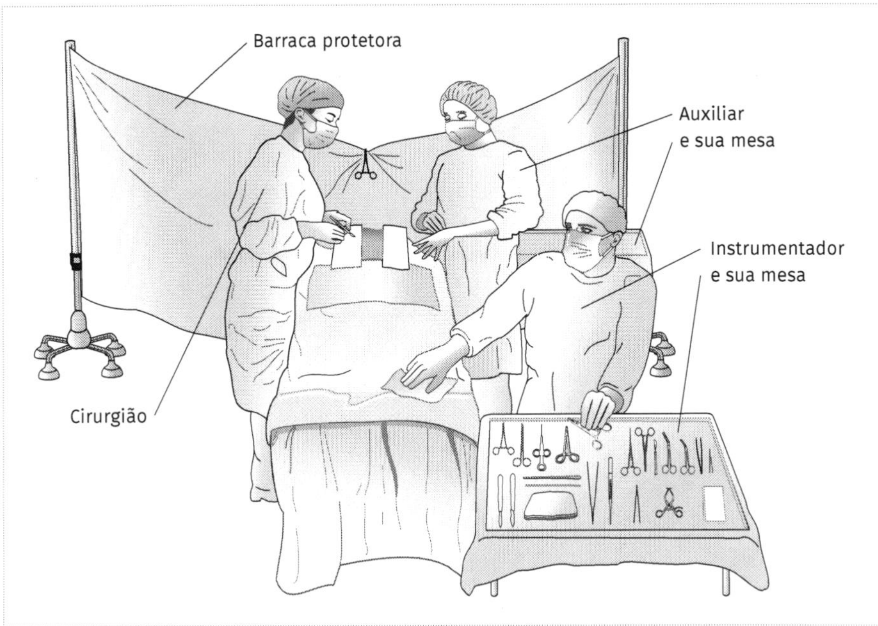


**FIGURA 1** Desenho esquemático da disposição da equipe cirúrgica.

colocado à esquerda ou direita do paciente, dependendo da área anatômica a ser acessada. Como regra, pode-se estabelecer que, nas cirurgias abdominais acima da cicatriz umbilical, o cirurgião fique à direita do paciente, facilitando a manipulação das vísceras com mão dominante (Figura 2). Nas cirurgias abaixo da linha umbilical, o cirurgião deverá ficar à esquerda do paciente, também de modo a facilitar as manobras com a mão dominante (Figura 3). No entanto, na cirurgia de hérnia inguinal/femoral, o cirurgião deve se colocar do mesmo lado da região inguinal afetada pela doença.

Nas intervenções sobre parede torácica e nas toracotomias, o cirurgião se coloca do mesmo lado da área anatômica afetada pela doença. Esta regra é válida para os pacientes em posição supina (decúbito dorsal horizontal – DDH) ou prona (decúbito ventral horizontal – DVH). Para as cirurgias de cisto dermoide sacrococcígeo, o cirurgião deve postar-se à direita do paciente.

Nas intervenções perineais, com o paciente em posição de litotomia/ginecológica, o cirurgião se coloca entre os membros inferiores afastados lateralmente (abduzidos), ficando sentado sobre um banco com rodízios que facilitam a movimentação.

| | |
|---|---|
| Instrumentais especiais<br>**Quadrante 4** | Instrumental de síntese<br>**Quadrante 3** |
| Instrumental de hemostasia<br>**Quadrante 2** | Instrumental de diérese<br>**Quadrante 1** |

Esquerda ← Direita

**FIGURA 2** Mesa de instrumentação montada para uma intervenção em que o cirurgião fica ao lado direito do paciente. Montagem da direita para a esquerda.

| | |
|---|---|
| Instrumentais especiais<br>**Quadrante 3** | Instrumental de síntese<br>**Quadrante 4** |
| Instrumental de hemostasia<br>**Quadrante 1** | Instrumental de diérese<br>**Quadrante 2** |

Esquerda → Direita

**FIGURA 3** Mesa de instrumentação montada para uma intervenção em que o cirurgião fica ao lado esquerdo do paciente. Montagem da esquerda para a direita.

Determinada a posição do cirurgião, o cirurgião auxiliar fica diametralmente colocado em frente ao cirurgião. Nas intervenções na região perineal (cirurgias proctológicas, ginecológicas ou obstétricas), o auxiliar pode ficar à direita, usando a mão direita para ajudar o cirurgião.

O(a) instrumentador(a) fica ao lado do auxiliar, portanto também diametralmente oposto ao cirurgião.

## MONTAGEM DA MESA DE INSTRUMENTAÇÃO

A posição do cirurgião determina como será disposta ("montada") a mesa de instrumentação.

A mesa de instrumentação é dividida em quatro quadrantes (1, 2, 3 e 4). No quadrante número 1 ficam dispostos os instrumentos de diérese (bisturi, tesouras). No quadrante número 2 ficam os instrumentos de hemostasia (pinças mosquito, Halsted, Kelly). No quadrante número 3 ficam os instrumentos de síntese (porta-agulhas, pinças anatômicas e pinças dente de rato, fios). No quadrante número 4 ficam os instrumentos especiais (afastadores Gosset, pinças Backhaus, pinças Mixter e outros que sejam de uso para cada intervenção específica). Os afastadores de Farabeuf ficam entre os quadrantes 1 e 3, pois são usados tanto na diérese quanto na síntese. Materiais de consumo como gaze e compressas são colocados no quadrante 4.

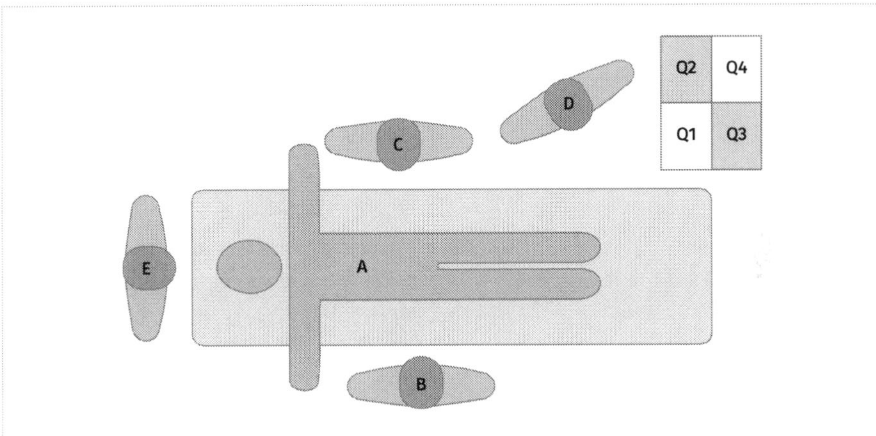


**FIGURA 4** Esquema do posicionamento da equipe cirúrgica para uma intervenção em que o cirurgião fica do lado direito do paciente. A: paciente. B: cirurgião. C: auxiliar. D: instrumentador. E: anestesista. Mesa de instrumentação.

Como regra prática nas intervenções em que o cirurgião fica à direita do paciente, a montagem da mesa será da direita para a esquerda (Figura 4). Nas intervenções em que o cirurgião fica à esquerda do paciente, a montagem será da esquerda para a direita (Figura 5).

## ANTISSEPSIA E COLOCAÇÃO DE CAMPOS ESTERILIZADOS

Enquanto o(a) instrumentador(a) termina a montagem da mesa, o cirurgião e o auxiliar iniciam o ato operatório providenciando a antissepsia da pele do paciente. Delimitam uma área ampla ao redor do local da intervenção, onde aplicam, cada um do seu lado, o degermante padronizado pela instituição (PVPI ou clorexidina). Usam para isso uma cúpula metálica onde é colocado o degermante e duas pinças (Cheron ou Pean) que prendem a gaze embebida na solução antisséptica (Figura 6). A cúpula metálica e as pinças, após o uso, são descartadas no *hamper* (cesto de descarte cirúrgico).

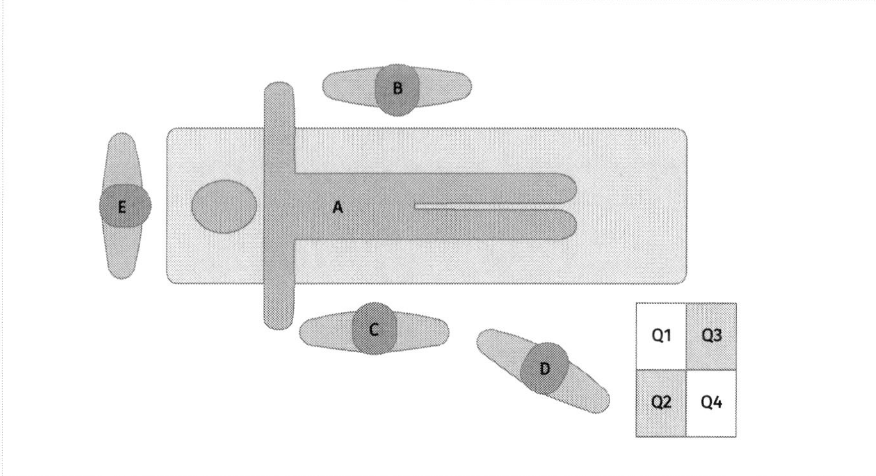


**FIGURA 5** Esquema do posicionamento da equipe cirúrgica para uma intervenção em que o cirurgião fica do lado esquerdo do paciente. A: paciente. B: cirurgião. C: auxiliar. D: instrumentador. E: anestesista. Mesa de instrumentação.

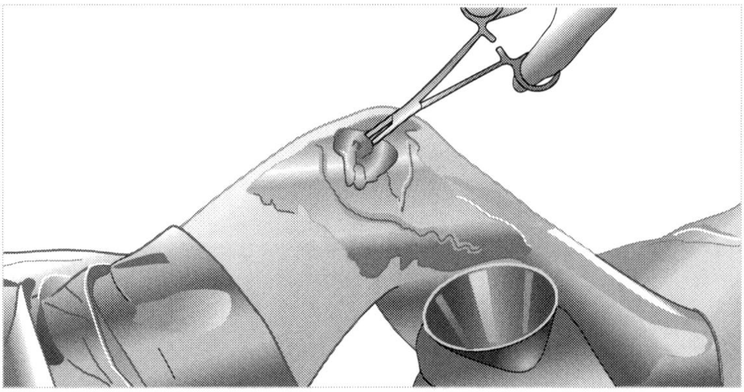

**FIGURA 6** Antissepsia da pele com gaze presa à pinça e embebida no Povidine presente na cúpula metálica.

## COLOCAÇÃO DE CAMPOS ESTERILIZADOS

Delimitada a área de aplicação do degermante, passa-se ao tempo seguinte, que é a colocação de panos esterilizados (também referidos como campos estéreis). Modernamente, tem-se a opção de usar campos estéreis autoadesivos

(Opsite®). Tomando como exemplo uma intervenção abdominal, tem-se a sequência (Figura 7):

- **Campo inferior:** cobrindo membros inferiores e parte inferior do abdome.
- **Campo lateral direito:** colocado pelo cirurgião no seu lado.
- **Campo lateral esquerdo:** colocado pelo auxiliar.
- **Campo superior:** colocado pelo cirurgião, geralmente sobre um arco metálico que, ao mesmo tempo que determina o limite superior do campo operatório, isola a parte superior do tórax e a cabeça do paciente, delimitando a área de ação do anestesista.
- **Segundo campo inferior:** colocado sobre o primeiro campo para maior proteção da área de trabalho do(a) instrumentador(a).
- **Fixação dos campos estéreis:** os quatro cantos do retângulo determinado pelos campos operatórios são fixados com pinças Backhaus.
- **Conexão do aspirador:** o tubo de sucção é acoplado pelo circulante de sala ao tubo de vácuo.
- **Conexão do cabo do bisturi eletrônico:** a ponta (mono ou bipolar) do bisturi é anexada à fonte de energia e regulam-se as intensidades de coagulação e corte (vide capítulo de cirurgia diatérmica).

A partir desse momento, a equipe está preparada para iniciar a diérese e hemostasia, abrindo caminho para a via de acesso escolhida.

O ato operatório tem um roteiro padronizado a ser seguido. Cada indivíduo da equipe desempenha um papel que deve ser harmônico com os proce-

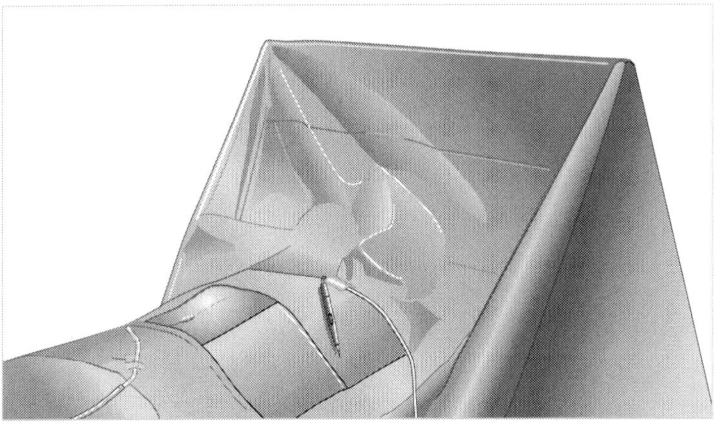

**FIGURA 7** Aspecto final de colocação de campos esterilizados e fixação da ponta do aspirador e cabo do bisturi elétrico.

dimentos dos demais membros. O trabalho deve ser ergonômico, para evitar o cansaço da equipe e consumir o menor tempo possível de cirurgia, ações essas que se revertem em benefícios ao paciente.

## REFERÊNCIAS

3M [Internet]. 3M tricotomizador profissional 9681 [citado em 04 jun. 2023]. Disponível em: https://multimedia.3m.com/mws/media/1236610O/catalogo-tricotomizador.pdf

Borini [Internet]. Mesa Cirúrgica Radiotransparente Elétro Hidráulica Atena A-900 [citado em 04 jun. 2023]. Disponível em: https://www.borini.com.br/produto/mesa-cirurgica-radiotransparente-eletro-hidraulica-atena-a-900/

Enfermagem Novidade [Internet]. Principais antissépticos em uma instituição hospitalar [citado em 04 jun. 2023]. Disponível em: https://www.enfermagemnovidade.com.br/2020/09/principais-antissepticos-em-um-hospital.html

Escola Padrão [Internet]. Enfermagem em centro cirúrgico [citado em 04 jun. 2023]. Disponível em: https://escolapadrao.com.br/ead/saladeaula/cursos/instrumentacao/modulo2/apostila4.pdf

Medsystem [Internet] [citado em 04 jun. 2023]. Disponível em: https://www.medsystemhospitalar.com.br/loja/noticia.php?loja=889997&id=37

Mölnlycke [Internet]. Campos e trouxas universais Barrier [citado em 04 jun. 2023]. Disponível em: https://www.molnlycke.pt/produtos-e-solucoes/barrier-universal-drapes-and-sets/

Nihon Kohden [Internet]. Para registrar ECG padrão claro de 12 derivações e posicionamento do eletrodo [citado em 04 jun. 2023]. Disponível em: https://br.nihonkohden.com/pt-br/solutions/vital-sign/ecg/record-clear-standard-12-lead-ecg-and-electrode-positioning.html

Surgical positions [Internet] [citado em 04 jun. 2023]. Disponível em: https://thumbs.dreamstime.com/z/surgical-surgery-operation-positions-stick-figures-depict-set-surgery-positions-patient-surgery-chair-table-111383972.jpg

Vieira Pio M, de Queiroz LJ, Moreira Corgozinho M. Abreviação do jejum pré-operatório em cirurgias eletivas: revisão integrativa: abreviação do jejum pré-operatório. HRJ. 2022;3(14):923-40.

# 9

# Instrumental e material cirúrgico

*Djalma José Fagundes*
*Murched Omar Taha*
*André Ibrahim David*

## INTRODUÇÃO

Antropoides como macacos, bonobos e gorilas usam instrumentos primitivos para algumas tarefas de obtenção de alimentos, defesa e ataque de predadores ou grupos rivais. O uso de instrumento tem caráter cultural, sendo ensinado e aprendido pelas gerações subsequentes. Os humanos, parentes próximos na escala zoológica, têm como característica a capacidade de usar e criar instrumentos.

O instrumento é uma extensão dos seus sentidos. Inventa uma lente que aumenta sua capacidade visual. A racionalidade imagina e constrói um conjunto de lentes. Galileu Galilei, em 1609, apontou esse conjunto de lentes para as estrelas e descobriu as crateras lunares, os anéis de Saturno e indícios de que a Terra não era o centro do Universo. Anton van Leeuwenhoek, em 1632, usou o conjunto de lentes para ampliar a visão e a descobrir a rica variedade dos organismos microscópicos.

O conjunto desses conhecimentos práticos ou técnicos deu aos seres humanos a possibilidade de fazer modificações nas condições de ordem natural, obtendo um rendimento melhor de seu esforço e tornando sua vida mais confortável e segura.

Instrumentos, métodos e técnicas visando à resolução de problemas compõem o que se convencionou chamar tecnologia. A palavra tecnologia tem origem no grego *tekhne*, que significa "técnica, arte, ofício", juntamente com o sufixo-logia, que significa "estudo".

A descoberta do fogo, a invenção da roda, o desenvolvimento da escrita, a invenção da bússola magnética, da pólvora, do papel, da prensa, da prensa de tipos móveis e da força-vapor são breves exemplos do desenvolvimento de tecnologias que permitiram o avanço rápido dos humanos sobrepondo-se às demais espécies.

Cada invenção ou descoberta de uma tecnologia permitiu, a quem a possuísse, o domínio social e político em determinada época. Novas invenções sepultam técnicas antigas que ficam obsoletas. A palavra tão em moda nos dias atuais, como se fosse uma novidade na história dos humanos, é inovação. A inovação sempre esteve presente no avanço do conhecimento em todas as eras anteriores e seguramente nas épocas que virão.

A cirurgia como trabalho manual desde a Pré-História se utilizou de instrumentos, técnicas e métodos.

O instrumental cirúrgico, de acordo com sua função, teve seu *design* adaptado para cada um dos tempos fundamentais: diérese, hemostasia, síntese e instrumentos especiais.

## INSTRUMENTAL DE DIÉRESE

### Bisturi

Para a realização da diérese, são utilizados instrumentos cortantes que, de acordo com a resistência tecidual, variam de tamanho e formato.

A associação mais direta da diérese se faz com instrumento cortante: o bisturi. Este tem diversos formatos de lâminas intercambiáveis que se acoplam a cabos determinados, e isso permite pelo menos trinta modelos disponíveis (Figura 1).

Os cabos de bisturi podem receber lâminas descartáveis ou todo o conjunto (cabo e bisturi) pode ser descartável. Os cabos metálicos e esterilizáveis são referidos por números (cabo 1, cabo 2, cabo 3 ou cabo 4, assim sucessivamente até o cabo 7), de tamanho crescente desde a lâmina menor até a maior (Figura 2).

### Tesouras

Entre os instrumentais básicos da diérese, há os que usam a força mecânica e os princípios físicos das alavancas. As tesouras são os exemplos mais característicos. As tesouras são alavancas interfixas com duas lâminas cortantes e dois cabos de apoio (Figura 3). Quanto maior o braço da alavanca que exerce a força potente, menor a força necessária para acionar a alavanca no ponto de resistência. Assim, permite movimentos mais precisos e delicados na secção dos tecidos delicados (tesoura de Metzenbaum). Tesouras com braço potente curto exigem maior força e produzem uma resultante com maior potência,

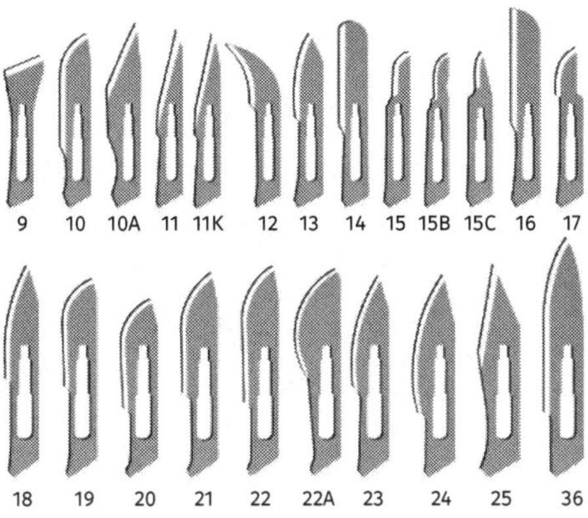


**FIGURA 1** Exemplos de lâminas de bisturi que variam de acordo com o formato para aplicações específicas e recebem uma numeração padronizada.
Fonte: arquivo pessoal dos autores.

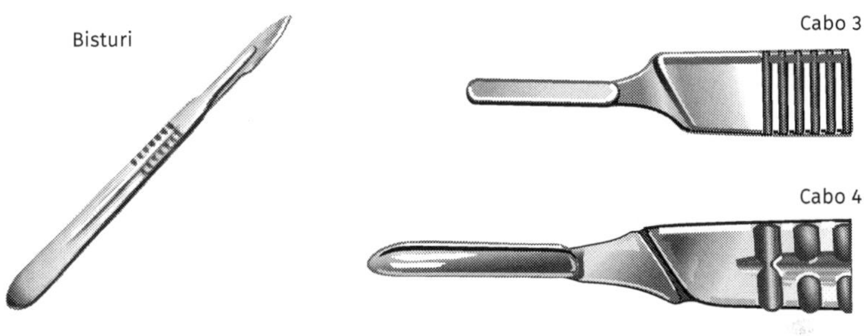


**FIGURA 2** Cabos de número 3 (para lâminas entre 10 e 15) e 4 (para lâminas entre 12 e 25) são os de uso mais frequente.

mas com movimentos mais grosseiros e fortes, para corte de tecidos resistentes (tesoura de Mayo).

A alavanca onde será aplicada a força resistente pode ser reta ou curva, para permitir a visão mais adequada do tecido a ser incisado. Conforme a profundidade em que serão empregadas no interior do organismo, as tesouras podem assumir comprimentos variáveis, desde 10/12 cm até 40/45 cm.

As duas pontas cortantes da tesoura, que se sobrepõem, podem ser ambas rombas (Figura 4A), ambas finas (pontiagudas) (Figura 4B) ou uma romba e outra fina (Figura 4C).

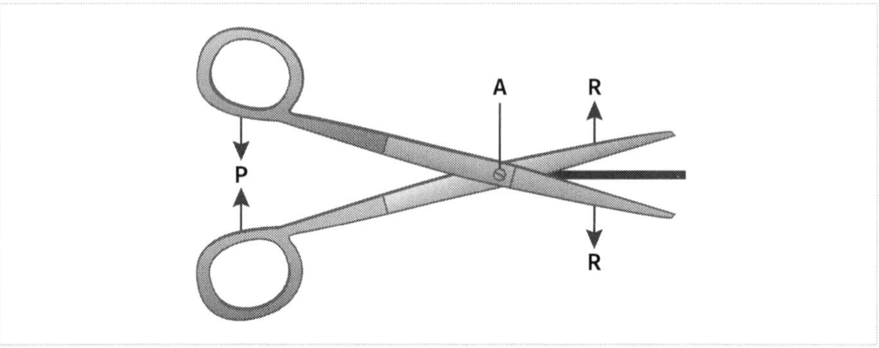


**FIGURA 3** A tesoura é um exemplo de alavanca interfixa. O ponto de apoio (A) está entre a aplicação da força potente (P) e a aplicação da força resistente (R).

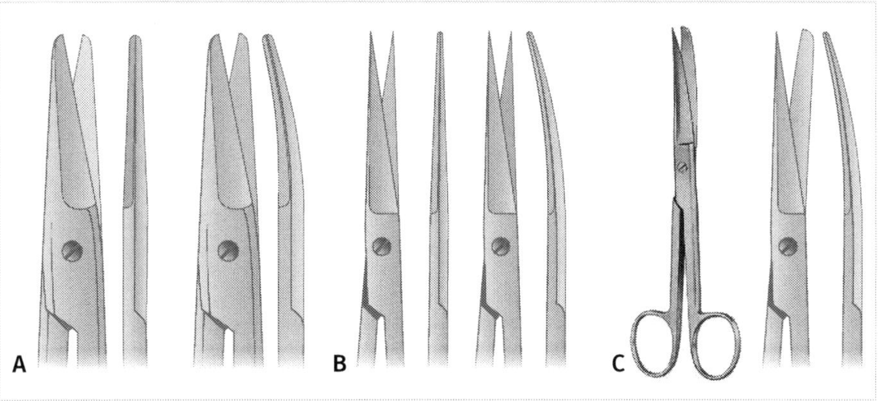


**FIGURA 4** Os três tipos de pontas de tesouras. Romba-romba (A), fina-fina (B) e fina-romba (C).

Como regra, as tesouras de Metzenbaum são próprias para dissecção mais delicada, pouco traumática, enquanto a tesoura de Mayo é empregada para a dissecção de tecidos mais resistentes, resultantes de fibrose, aderências fortes entre vísceras, tendões e aponeuroses. Deve-se dar preferência à tesoura de Mayo reta para a secção de fios e eventualmente gazes, compressas, drenos ou outros materiais usados no ato operatório.

Levando em conta os princípios básicos das alavancas, as tesouras têm numerosos formatos de pontas do braço de resistência (rombas, afiladas, retas, curvas, sobrepostas ou paralelas). Cada especialidade cirúrgica inclui algumas adaptações para sua melhor prática (Figura 5).

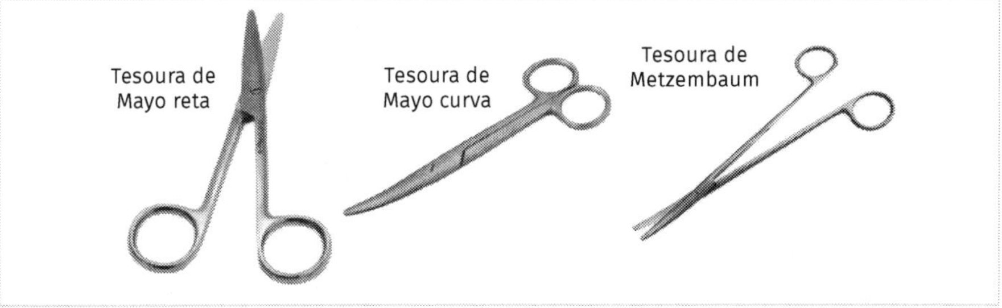


**FIGURA 5** Tesouras de Mayo reta e curva e tesoura de Metzenbaum curva.
Fonte: arquivo pessoal dos autores.

## Cureta, rugina e cisalha

A cureta é um instrumento em forma de colher com os bordos cortantes, que serve para raspar e limpar cavidades do organismo ou para escavar um osso ou uma cartilagem (Figura 6). É usada na ginecologia para a raspagem da cavidade uterina, na ortopedia para a remoção de lesões neoplásicas ou tecido infectado, na otorrinolaringologia para curetar lesões das fossas nasais e em odontologia para a remoção de cistos ou alvéolos dentários infectados ou outros tratamentos de periodontia.

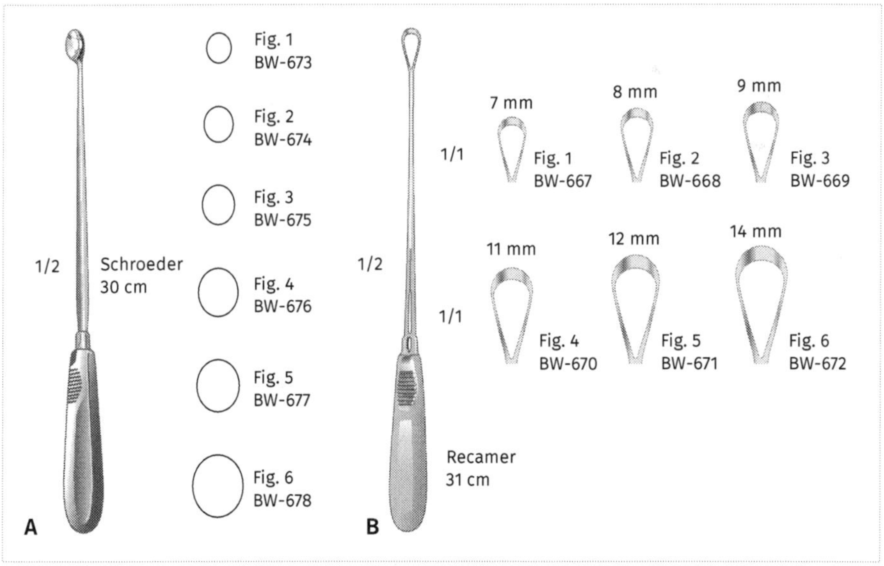


**FIGURA 6** Uma cureta pode ter a conformidade de uma colher com bordas afiadas (A) ou ser vazada, ou seja, ter a conformidade de um aro com bordas afiadas (B).

A rugina é um instrumento de diérese usado na ortopedia para raspar osso e facilitar a redução de fraturas. É uma placa de aço pequena, de bordos cortantes, munida de um cabo de diversos tamanhos e formatos (Figura 7A e B).

A pinça cisalha, de uso em ossos e cartilagens, aplica o conceito de tensão de cisalhamento ou tensão de corte, um tipo de tensão gerado por forças aplicadas em sentidos opostos, porém em direções semelhantes no material analisado. Exemplo: a aplicação de forças perpendiculares, mas em sentidos opostos. Diminui a força necessária para seccionar o tecido e o faz com bordas regulares, não denteadas (Figura 7C).

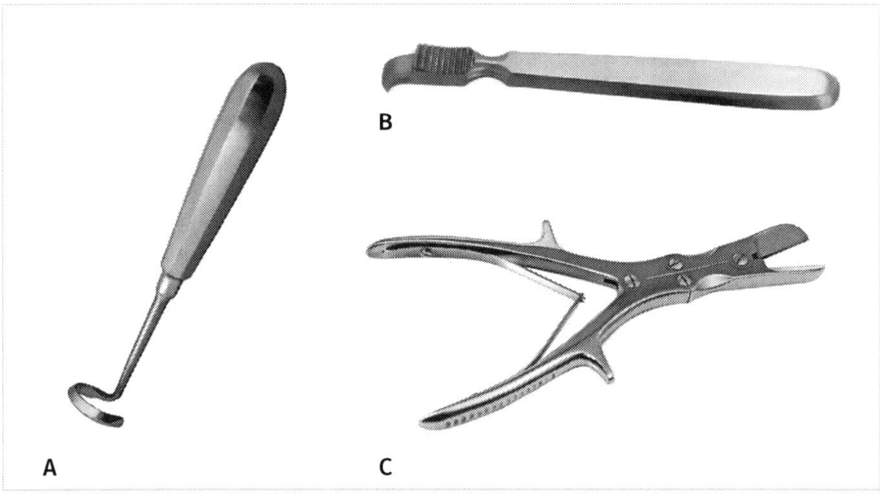


**FIGURA 7** Rugina de Doyen (A), rugina de Farabeuf (B) e cisalha (C).
Fonte: arquivo pessoal dos autores.

## Pinças de preensão

A manipulação dos tecidos e a apresentação das estruturas a serem afastadas ou seccionadas são executadas com o uso de pinças de preensão. O tamanho dos braços das alavancas e o formato das pontas variam de acordo com o tipo de tecido que se está manipulando (Figura 8).

A pinça dente de rato permite uma apresentação, "uma pega" mais firme e segura do tecido (Figura 9B). A pinça sem dente de rato (anatômica) permite uma "pega" mais suave, mas menos firme do tecido (Figura 9A). De acordo com o tipo de tecido manipulado, mudam as características das pinças, variando a delicadeza, como nas pinças de Adson (Figura 10).

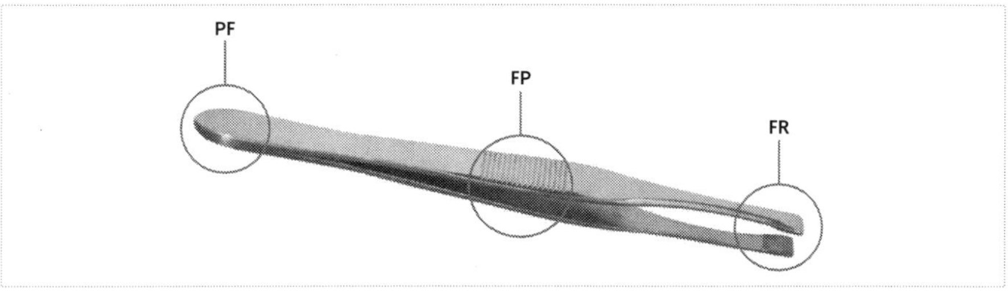


**FIGURA 8.** As pinças sem dentes (anatômicas) ou com dente de rato são alavancas interpotentes nas quais a força potente (mão do cirurgião) aciona a alavanca (FP), tendo em uma extremidade proximal o ponto de apoio (PF) e em uma extremidade distal a força de resistência do tecido (FR).

Fonte: arquivo pessoal dos autores.

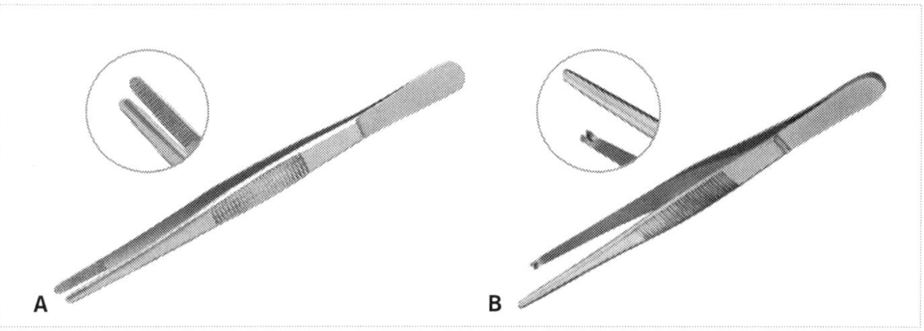


**FIGURA 9** Pinças de preensão usadas na diérese e na síntese. Pinça anatômica sem dente de rato (A) e com dente de rato (B).

Fonte: arquivo pessoal dos autores.

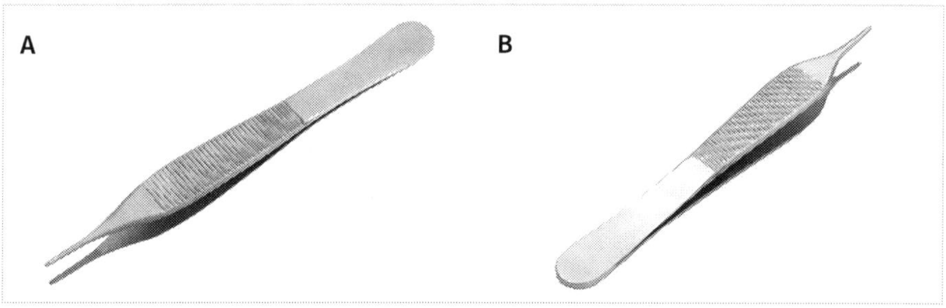


**FIGURA 10** Pinças de Adson sem (A) e com (B) dente de rato para manobras com menor trauma em tecidos delicados como a pele.

Fonte: arquivo pessoal dos autores.

## AFASTADORES ESTÁTICOS E DINÂMICOS

Os afastadores, como o próprio nome indica, servem para afastar os tecidos e proporcionar à equipe cirúrgica uma boa apresentação e visualização do campo operatório. Podem ser dinâmicos, manipulados pelo primeiro auxiliar para afastar e apresentar ao cirurgião o órgão ou região que é o foco da intervenção. Também podem ser estáticos, em que um sistema de força mantém os braços do instrumento em uma posição fixa e proporcionando a visão do campo operatório. Comumente são usados nas laparotomias e toracotomias para afastar as bordas da ferida operatória.

### Afastadores dinâmicos

O afastador de Farabeuf é o de uso mais frequente. Possui ambas as extremidades dobradas em ângulo reto e, variando o comprimento dessa ponta dobrada, mantém afastados os planos anatômicos tanto na diérese quanto na síntese (Figura 11A). O afastador de Volkmann também tem a extremidade em ângulo reto, mas em forma de garras denteadas (Figura 11B). O afastador de Langenbeck tem somente uma extremidade em ângulo reto, mais longa, e

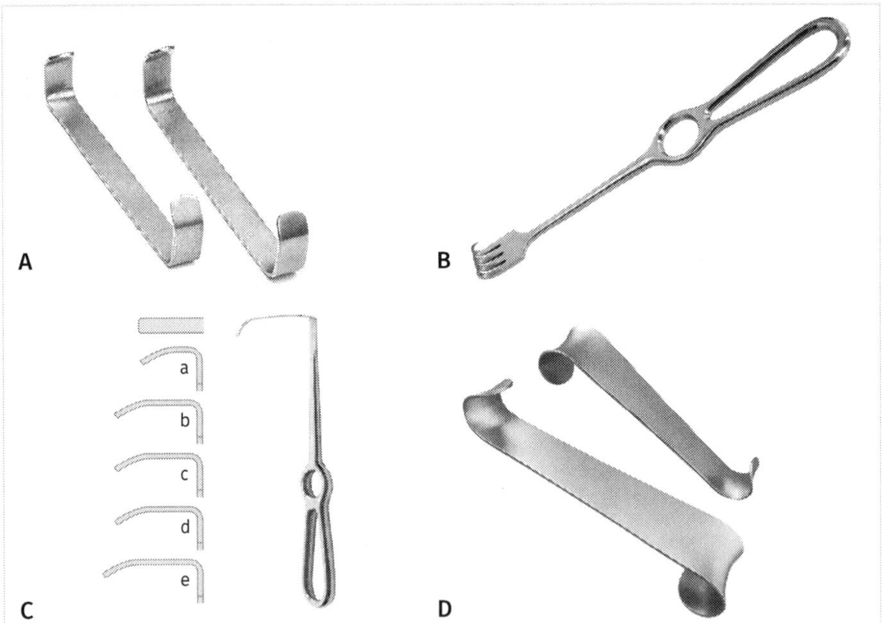


**FIGURA 11** Afastadores dinâmicos: Farabeuf (A), Volkmann (B), Langenbeck (C) e Roux (D).
Fonte: arquivo pessoal dos autores.

tem um cabo para manipulação (Figura 11C). As extremidades do afastador de Roux são mais alargadas e se prestam bem para afastar os ângulos das incisões abdominais (Figura 11D).

Para ajudar a afastar as vísceras no interior da cavidade abdominal, a válvula de Doyen (Figura 12A) e a válvula suprapúbica (Figura 12B) são dois instrumentos de uso frequente como afastadores dinâmicos.

As espátulas são afastadores dinâmicos em forma de lâmina metálica de diversas larguras e em três *designs* mais frequentes. São usadas nas cavidades abdominal e torácica. Uma delas é maleável e pode ser adaptada pelo cirurgião durante a intervenção de acordo com as necessidades do procedimento (Figura 13A). A espátula de Reverdin (Figura 13B) tem sua maior aplicação na cavidade abdominal, enquanto a espátula de Deaver é mais usada na cavidade torácica (Figura 13C).

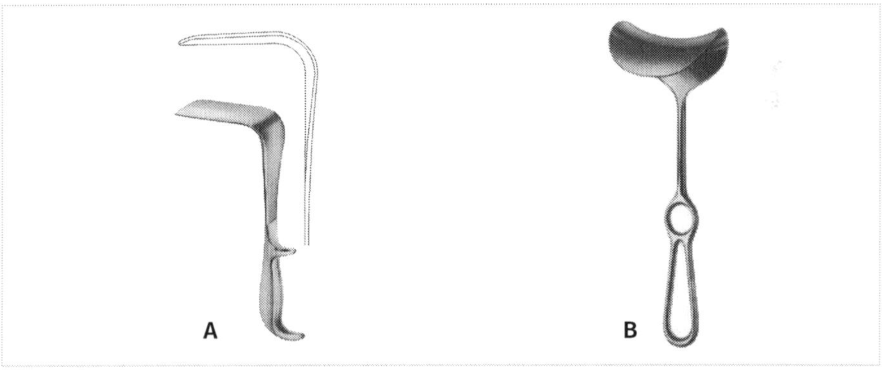


**FIGURA 12** Afastador de Doyen (A) e válvula suprapúbica (B).
Fonte: arquivo pessoal dos autores.

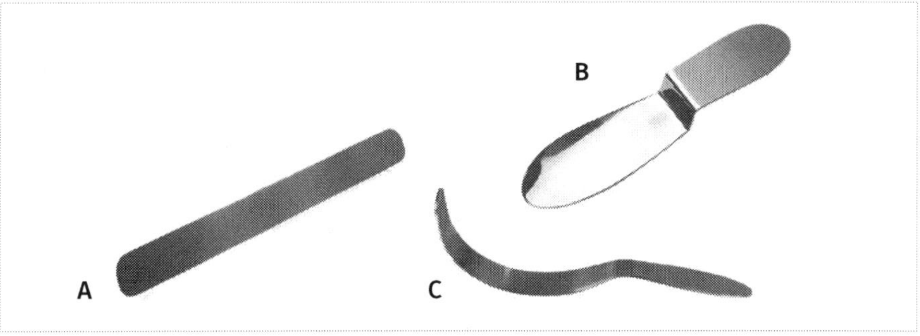


**FIGURA 13** Espátulas de uso mais frequente nas cavidades abdominal e torácica. A: espátula maleável. B: espátula de Reverdin. C: espátula de Deaver.
Fonte: arquivo pessoal dos autores.

## Afastadores estáticos

O afastador estático, por sua vez alocado no início da intervenção, persiste na posição até o término do ato operatório principal, somente sendo retirado para dar início ao tempo operatório da síntese. O afastador de Gosset (Figura 14A) tem seu uso na cavidade abdominal, e uma variante é o afastador de Balfour, que pode acoplar uma válvula que afasta os ângulos da incisão abdominal (Figura 14B).

Para manter as costelas afastadas durante uma toracotomia, o afastador de Finochietto (Figura 15A) tem uma cremalheira, um sistema de alavancas dentadas que impedem que as bordas da ferida se fechem sob a ação dos músculos intercostais. O mesmo princípio de cremalheira é aplicado ao afastador vascular de Adson para afastar pele e tecido subcutâneo nas dissecções de vasos (artérias e veias) superficiais (Figura 15B).

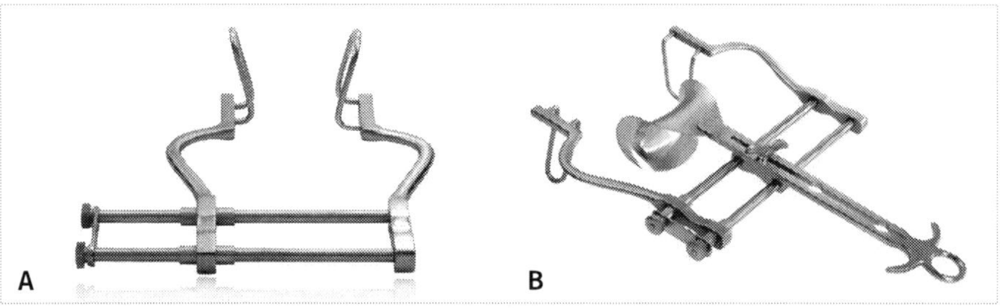


**FIGURA 14** Afastador estático de Gosset (A) para a parede abdominal. O afastador de Balfour (B), que é um afastador de Gosset acoplado a uma válvula, é útil para afastar os ângulos de uma incisão abdominal na sua porção suprapúbica ou no ângulo esternal.
Fonte: arquivo pessoal dos autores.

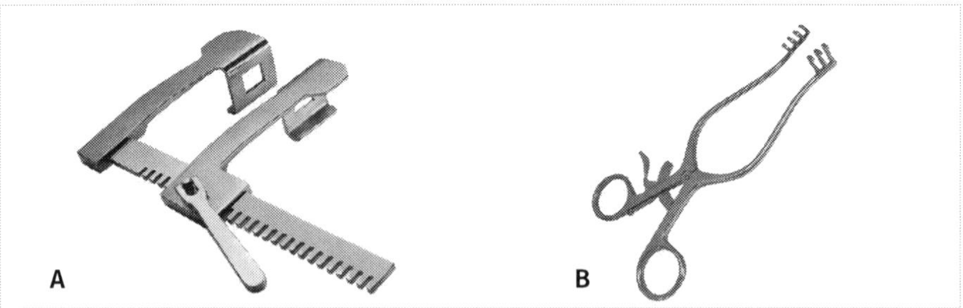


**FIGURA 15** Afastador de Finochietto (A) tem uma cremalheira que, a cada passo da alavanca, aumenta a área de visão, afastando as costelas. O mesmo princípio é usado no afastador vascular de Adson (B), para manter a visão nas intervenções vasculares de vasos periféricos.
Fonte: arquivo pessoal dos autores.

## INSTRUMENTAL DE HEMOSTASIA

Ao incisar a pele e o tecido subcutâneo, imediatamente, pela lesão de vasos, tem-se um sangramento que, dependendo da irrigação arterial e drenagem venosa da região, poderá ser de maior ou menor volume. Vênulas, arteríolas e capilares cessam o extravasamento em poucos minutos pelo acionamento da cascata bioquímica e humoral da hemostasia. Uma simples compressão manual apressa o processo.

Vasos entre 0,5 e 1 milímetro precisam ser comprimidos por alguns minutos para poderem coagular o sangue, formando uma rolha, um tampão, um coágulo que oclui a luz seccionada do vaso.

Vasos maiores que 1 milímetro precisam ser ocluídos de maneira mais efetiva, pois somente o sistema de coagulação é incapaz de promover uma oclusão eficaz do vaso. Geralmente esses vasos são difíceis de serem identificados no momento da incisão.

Vasos maiores que 2 milímetros até alguns centímetros podem ser identificados, e os cotos vasculares devem ser ocluídos posterirormente à secção com o auxílio de instrumentos conhecidos como pinças hemostáticas. Vasos mais calibrosos e de fácil identificação no campo operatório devem ser laqueados previamente à sua secção.

Há diversos métodos de promover a hemostasia e que serão discutidos em outra parte deste livro. Aqui, trataremos dos instrumentais usados para a obstrução mecânica dos vasos sangrantes e posterior ligadura definitiva com fios, grampeadores ou adesivos cirúrgicos.

### Pinças hemostáticas Kelly e Crile

São dois tipos de pinças de conformidade e uso similares. Como as tesouras, são alavancas interfixas, e a extensão dos braços das alavancas permite movimentos mais delicados ou mais grosseiros. Podem ter a ponta reta ou curva. Têm frequentemente entre 12 e 16 centímetros de comprimento. Todas as duas têm uma cremalheira denteada na haste onde é aplicada a força (três graus de compressão progressiva) e que fixa a pinça na área onde está o vaso sangrante. A hemostasia é feita preferencialmente com pinças curvas.

Embora semelhantes, diferem nas ranhuras transversais na haste onde está o ponto de resistência. Na pinça idealizada por Kelly (Figura 16A), utilizada para hemostasia de paredes da cavidade abdominal ou torácica, seja curva ou reta, as ranhuras não atingem toda a extensão da ponta da pinça. Somente os dois terços anteriores têm ranhuras transversais. Diferentemente da pinça idealizada por Crile (Figura 16B), utilizada na hemostasia dos vasos

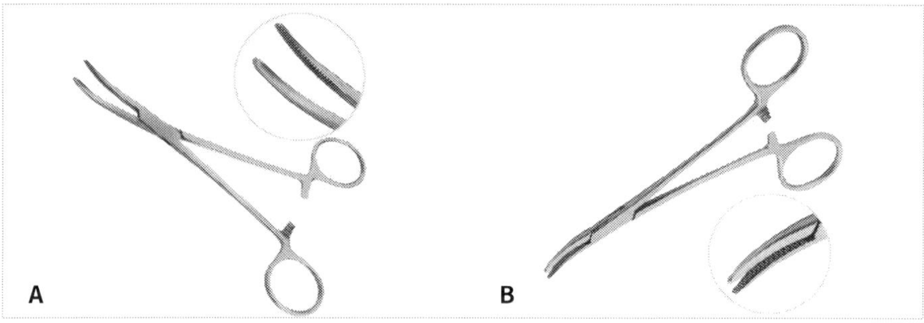


**FIGURA 16** A: pinça hemostática de Kelly curva, com ranhuras transversais que não ocupam toda a extensão da ponta. B: pinça Crile curva em que as ranhuras atingem toda a extensão da ponta.
Fonte: arquivo pessoal dos autores.

mesentéricos, em cirurgia gastrointestinal, cujas ranhuras ocupam toda a extensão da ponta da pinça.

## Pinças hemostáticas de Halsted e Rochester

A pinça de Halsted, utilizada frequentemente para hemostasia em cirurgia pediátrica, varia entre 8, 10 ou 12 centímetros de comprimento e é semelhante à pinça Crile, porém com tamanho menor. É conhecida pela sua delicadeza como "pinça mosquito". As ranhuras se estendem por toda a porção distal da pinça (Figura 17A). Já a pinça de Rochester, utilizada na hemostasia de vasos profundos, é similar à Crile, contudo com tamanho maior, com 16, 18, 20 ou 22 centímetros (Figura 17B).

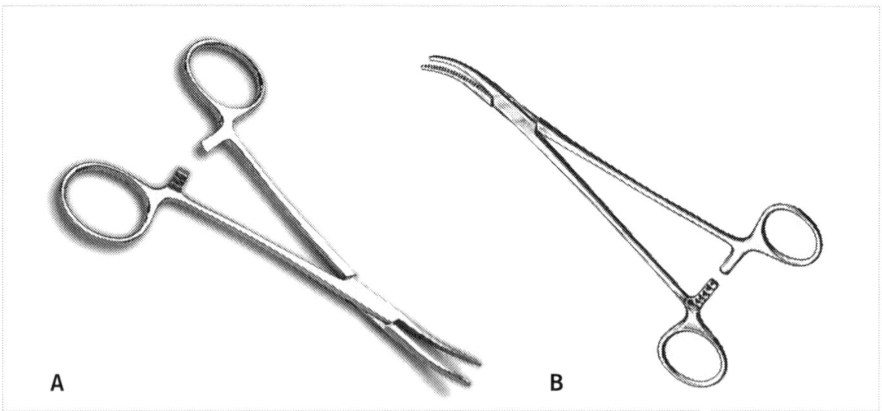


**FIGURA 17** Pinças de Halsted curva de 8 cm (A) e de Rochester curva de 18 cm (B).
Fonte: arquivo pessoal dos autores.

## Pinça de preensão de Kocher

Dependendo do tipo da resistência do tecido e da quantidade de tecido englobado com o vaso sangrante, usa-se a pinça idealizada por Kocher. Há ranhuras em toda a extensão da ponta e o dente de rato para fixar a ligadura (Figura 18).

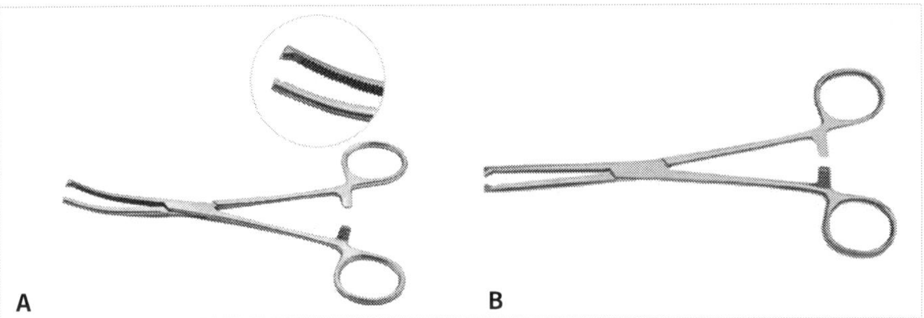


**FIGURA 18** Pinças de Kocher curva (A) e reta (B).
Fonte: arquivo pessoal dos autores.

## Pinças Mixter e Moynihan

A pinça Mixter tem a ponta com grau acentuado de curvatura e cumpre o papel de hemostasia, mas também é usada como instrumento de dissecção romba de pedículos vasculares e ductos. É empregada com frequência na dissecção do pedículo hepático nos casos de colecistectomia convencional (Figura 19). Similar à pinça Crile, contudo de comprimento maior e delicada, a pinça de Moynihan é indicada para uso em profundidade nas cavidades torácica ou abdominal.

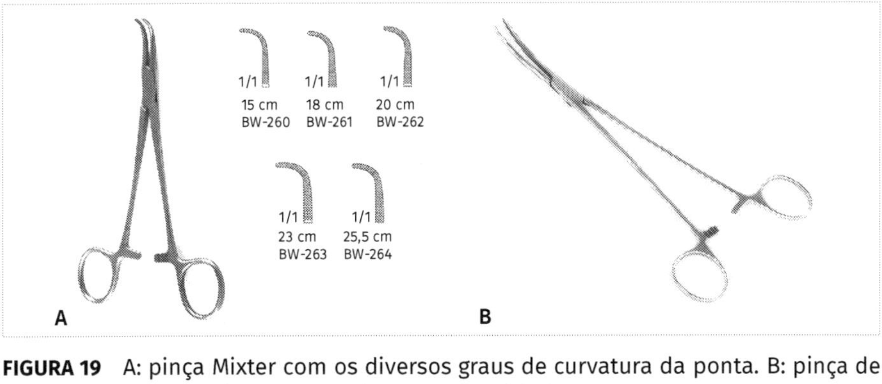


**FIGURA 19** A: pinça Mixter com os diversos graus de curvatura da ponta. B: pinça de Moynihan longa e delicada para agir em profundidade.
Fonte: arquivo pessoal dos autores.

## Pinças de hemostasia cardiovascular

As pinças Bulldog (Figura 20A) são usadas para hemostasia temporária em cirurgia cardiovascular aplicada a montante e a jusante do vaso a ser operado. Tem as ranhuras ditas atraumáticas. A pinça Satinsky (Figura 20B), também com ranhuras atraumáticas, é empregada no pinçamento lateral de vasos a serem reparados ou anastomoses vasculares.

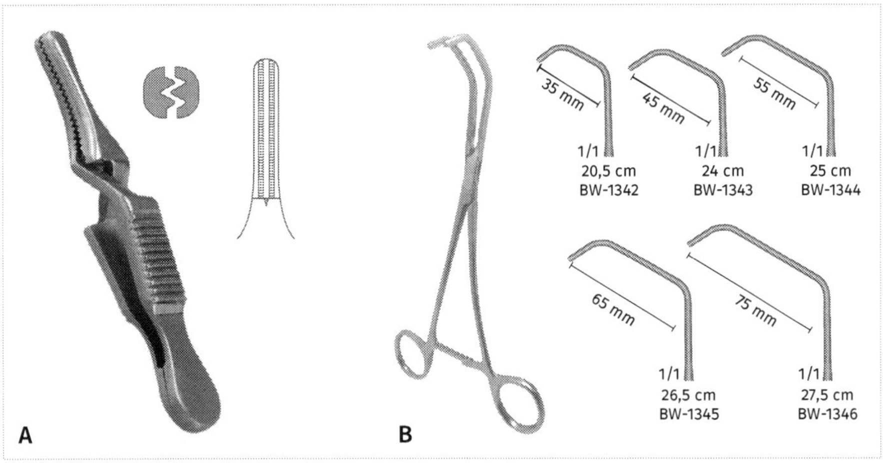


**FIGURA 20** Pinças de hemostasia temporária em cirurgia vascular. A: pinça Bulldog. B: pinça de Satinsky.

Fonte: arquivo pessoal dos autores.

## PINÇAS DE CAMPO E DE ANTISSEPSIA

A pinça de Backhaus (Figura 21A) é usada para o pinçamento pontual de um tecido ou estrutura anatômica. Permite uma "pega" firme do tecido e deixa a área livre para identificação da estrutura em foco. Com frequência é utilizada para fixar os panos operatórios esterilizados, delimitando o campo operatório e impedindo que eles se movam inadvertidamente durante o ato operatório, o que acarreta maior risco de contaminação. A pinça Backhaus também pode ser usada para fixar fios cirúrgicos, cabo de bisturi elétrico e tubo de aspiração sobre os campos esterilizados. A pinça de Jones tem as mesmas funções (Figura 21B).

Por outro lado, a pinça de Cheron (Figura 21C) é usada na antissepsia da pele do paciente, delimitando a área onde será realizada a intervenção. Tem a ponta em forma de bico de pato, o que facilita a preensão da gaze embebida no antisséptico. O cabo de empunhadura tem uma inclinação que impede que o cirurgião toque inadvertidamente na pele do paciente que está sendo "pintada" com o degermante. Também pode ser usada a pinça de Pean (Figura 21D), que difere da Cheron em seu cabo, reto e não angulado.

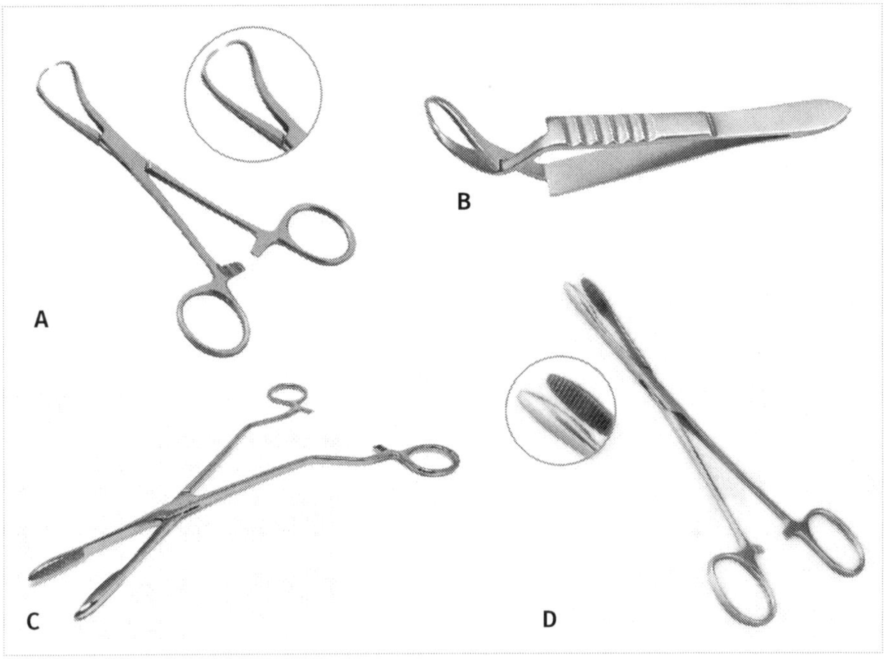


**FIGURA 21** Pinças de campo tipo Backhaus (A) e Jones (B). Pinça de antissepsia de Cheron (C). Pinça de Pean (D).
Fonte: arquivo pessoal dos autores.

## PINÇAS DE PREENSÃO DE VÍSCERAS

### Pinças preferencialmente usadas para preensão de vísceras ocas

Estruturas ocas como alças intestinais, vesícula biliar, bexiga urinária, brônquios e bronquíolos podem ser pinçados para individualização e dissecção de estruturas. A pinça de Allis (Figura 22A) tem uma ponta delicadamente serrilhada e que se presta a essas funções. A pinça de Babcock (Figura 22B), com a ponta levemente circular, também pode ser usada para apresentação de estruturas viscerais.

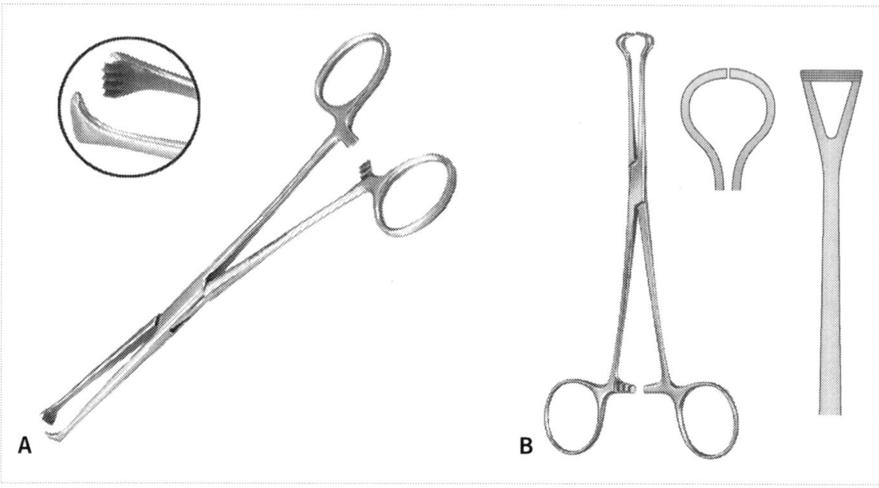


**FIGURA 22** Pinças de preensão de vísceras ocas. A: pinça de Allis, com ponta reta e delicadamente serrilhada. B: pinça de Babcock, com ponta circular.
Fonte: arquivo pessoal dos autores.

## Pinças para preensão de vísceras parenquimatosas

A pinça de Duval (Figura 23A) preferencialmente é empregada para apresentação e tração de órgãos parenquimatosos como o pulmão e eventualmente o fígado. Tem a ponta distal em forma triangular e levemente serrilhada. A pinça de Collin (Figura 23B) se presta à mesma função; no entanto, tem a ponta distal arredondada. Também é conhecida como pinça coração, pois originalmente se prestava a pinçar os átrios cardíacos.

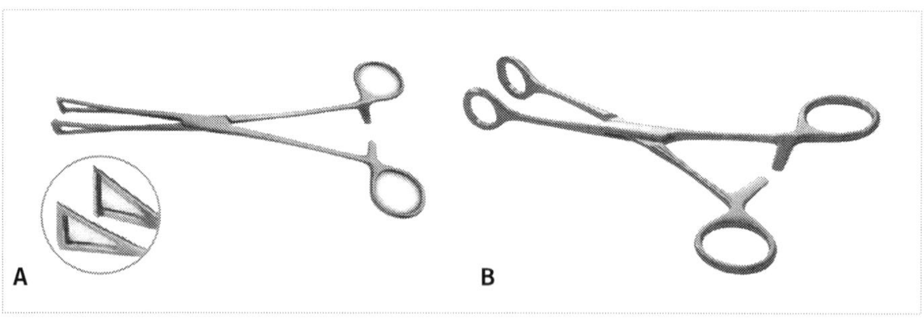


**FIGURA 23** Pinças de preensão visceral com ponta triangular de Duval (A) e ponta distal circular de Collin (B).
Fonte: arquivo pessoal dos autores.

## INSTRUMENTAL DE SÍNTESE

A síntese tem como objetivo reconstruir a integridade anatômica dos tecidos incisados, recompor os planos anatômicos e promover condições para recompor a fisiologia.

Historicamente, os tecidos foram e ainda são reconstituídos pela sutura com fio e agulha. Modernamente, foram introduzidas as suturas mecânicas com grampeadores metálicos ou de material biodegradável. Outro avanço foi o uso de adesivos biológicos e sintéticos. As características de fios, grampos e adesivos são discutidas em outros capítulos deste livro.

Basicamente, o instrumental de síntese consiste em uma agulha, que carrega o fio através dos tecidos, e uma pinça para apoiar a agulha e facilitar a sutura conhecida, como porta-agulhas.

### Porta-agulhas

O porta-agulhas de uso mais difundido é o idealizado por Hegar. Tem conformidade similar às pinças hemostáticas retas de Kelly/Crile. O braço da alavanca onde há a resistência é bem mais curto que o da pinça hemostática. Difere também na ponta distal, onde, além de ranhuras, alguns modelos têm um sulco longitudinal que serve de apoio para a agulha (Figura 24A). O sulco impede que a agulha se desloque, "dançando" na passagem pelos tecidos. O porta-agulhas permite a manipulação das agulhas com maior ergonomia, maior eficiência e eficácia. Previne lesões nas mãos da equipe cirúrgica.

O porta-agulhas de Mathieu (Figura 24B) se destaca pelo seu cabo proximal onde está a cremalheira. Em vez de permitir três pontos de força, a cremalheira é rotativa, descrevendo uma elipse ao redor do ponto de apoio da

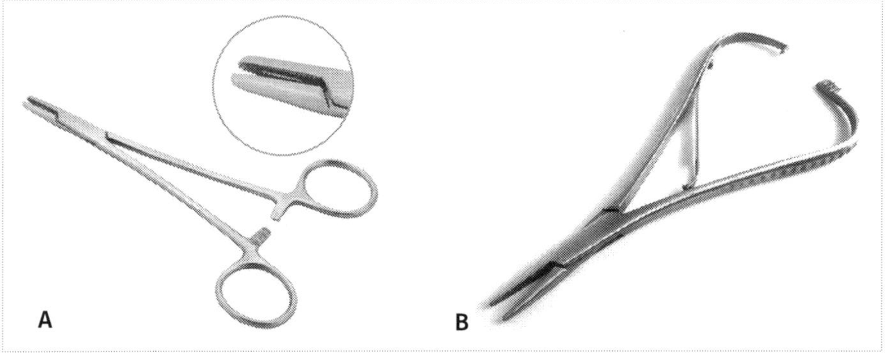


**FIGURA 24** Modelos de porta-agulhas mais difundidos: de Hegar (A) e Mathieu (B).
Fonte: arquivo pessoal dos autores.

alavanca onde se faz a força. O cabo assume uma forma arredondada que se apoia na palma da mão do cirurgião. Uma barra metálica maleável funciona como uma mola, afastando a ponta onde está a agulha.

A escolha é de preferência individual, e o treinamento deve ser adequado a cada modelo.

## Agulhas cirúrgicas

As agulhas cirúrgicas, feitas de aço inoxidável, têm o mesmo formato de uma agulha de costura de pano. Têm uma ponta, um corpo e um "olho" onde se insere o fio. Basicamente se destinam a carregar o fio através dos tecidos, permitindo a síntese pela sutura ou rafia dos tecidos.

A sutura de feridas superficiais ou vísceras que possam ser trazidas à superfície do campo operatório podem ser realizadas com agulhas retas (Figura 25).

Na maioria das vezes, as suturas são realizadas no interior de cavidades em que o espaço de manobra é restrito, então as agulhas curvas têm maior capacidade funcional.

As agulhas são fabricadas com diferentes graus de curvatura no seu corpo: 1/2 (180 graus), 3/8 (135 graus), 1/4 (90 graus), 5/8 (225 graus) de círculo. As agulhas com ½ de círculo são denominadas agulhas curvas. As agulhas com 3/8 e 1/4 de círculo são denominadas semirretas (ou semicurvas). Há opções para agulhas de curva composta, ½ curva ou em forma de J (Figura 25).

A ponta da agulha pode assumir quatro aspectos diferentes (Figura 26):

- **Ponta fina (cilíndrica):** ponta afiada em forma cilíndrica, usada em tecidos menos resistentes, de fácil penetração.

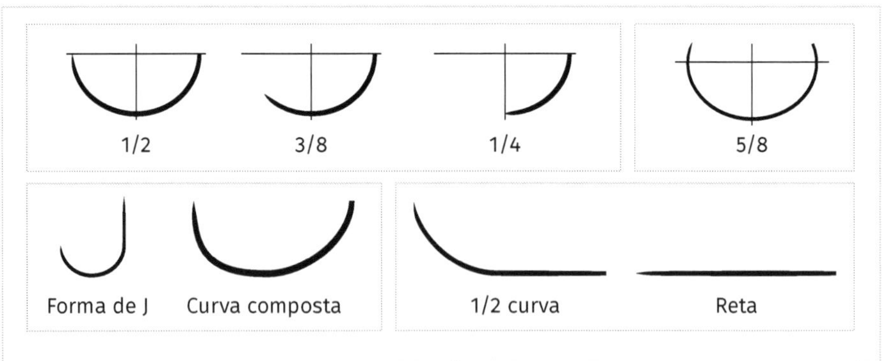


**FIGURA 25.** Agulhas cirúrgicas de acordo com a curvatura de corpo.

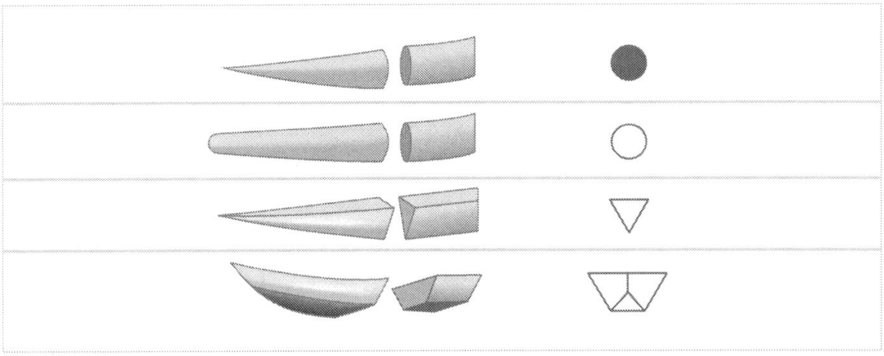

**FIGURA 26** Tipos de pontas de agulha e suas respectivas secções transversais. De cima para baixo: agulha cilíndrica, romba, cortante e espatular.

- **Ponta romba:** ponta redonda sem afiação, usada para órgãos macios e esponjosos. Exemplos: baço, fígado e rim.
- **Ponta cortante (triangular):** formato de pirâmide triangular, com extremidades cortantes e base invertida. Usada em tecidos de difícil penetração.
- **Ponta espatular (poliédrica):** formato de trapézio, com extremidades cortantes, usada para atravessar tecidos nobres e delicados, como na microcirurgia.

O corpo da agulha segue dois padrões clássicos de secção cilíndrica e triangular. Em razão disso, as primeiras são conhecidas como agulhas atraumáticas e as segundas, como traumáticas.

A ponta distal da agulha, onde é inserido o fio cirúrgico, é conhecida como "olho da agulha". Cada fio pode ser inserido individualmente no olho ou pode ser industrialmente inserido, formando um conjunto fixo (Figura 27).

A maioria dos fios cirúrgicos nos dias de hoje já vem encastoada, fixada na parte distal da agulha. O processo industrial de fixação pode ser *rolled end*, em que o fio é fixado por meio de um anel que enrola e segura o fio, ou *drilled end*, em que é realizado um túnel no final do corpo da agulha e o fio é fixado nessa cavidade. O fio encastoado na agulha, principalmente o *drilled end*, diminui o trauma de inserção nos tecidos. O túnel feito pela agulha é preenchido pelo mesmo calibre do fio.

Para uso individual do fio, ou seja, para cada ponto, usa-se um fio. A abertura do olho da agulha pode ser única ou dupla. O olho tem uma parte aberta e justaposta por onde o fio é introduzido na agulha. O olho com dupla abertura é mais seguro, pois diminui a chance de que o fio escape durante a passagem pelos tecidos. Não se usa o olho totalmente fechado. O trauma de inserção do fio montado na agulha com abertura simples ou dupla produz um túnel nos

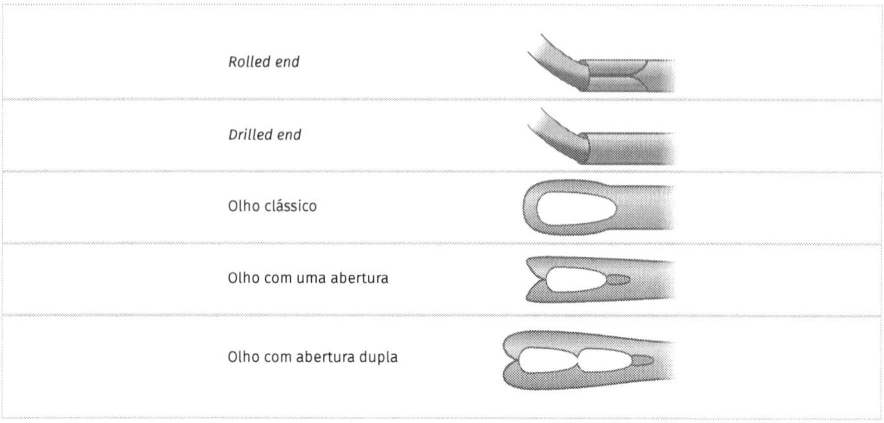


**FIGURA 27** Tipos de "olho de agulha": *rolled end* e *drilled end* para fios industrialmente fixados, olho de agulha comum, abertura única e abertura dupla.

tecidos ocluído apenas pelo calibre simples do fio, enquanto o túnel produzido é duplo (fio dobrado na parte distal da agulha).

## MATERIAL CIRÚRGICO

O conceito de material cirúrgico diz respeito ao que é consumido ou descartado durante o ato operatório, diferentemente do instrumental, que é reutilizado várias vezes na intervenção cirúrgica e pode ser esterilizado novamente para uso em outras cirurgias.

Desse modo, incluem-se como materiais as gazes, compressas, fios, adesivos, esponjas hemostáticas, drenos laminares ou tubulares, próteses, telas.

O material deve ser usado com parcimônia, na medida do necessário. Deve ser rigorosamente controlado para não permanecer inadvertidamente no campo operatório como corpo estranho.

De acordo com o tipo de cirurgia, o material de uso previsto deve ser requisitado previamente ao início da cirurgia, e sua embalagem asséptica deve ser aberta alguns minutos antes de seu uso.

Cabe ao instrumentador ou instrumentadora o controle do material para que não haja desperdício e que ele esteja facilmente disponível quando solicitado pelo cirurgião.

É fundamental o controle do número de compressas, para evitar que inadvertidamente se esqueça uma delas no interior do organismo. Esta é uma tarefa de toda a equipe, e não uma exclusividade da pessoa que instrumenta a cirurgia.

## INSTRUMENTAL DE CIRURGIA VIDEOASSISTIDA E CIRURGIA ROBÓTICA

Na última década do século XXI, a cirurgia minimamente invasiva, como a cirurgia videoassistida, delimitou uma área específica de atuação, e graças à tecnologia houve uma nova abordagem do tratamento cirúrgico. Nos dias de hoje, ela se apresenta como uma especialidade consolidada.

No Capítulo 11 - Instrumental de videocirurgia, a videocirurgia e seus instrumentais serão abordados de modo mais detalhado.

Também na última década, a cirurgia robótica surgiu como novidade, e seu emprego tem sido expandido. A robótica e seu instrumental também serão objeto de outro capítulo deste livro (Capítulo 14 - Instrumental de cirurgia robótica).

## REFERÊNCIAS

Neto, JAC (organizador). Fundamentos e Práticas da Técnica Cirúrgica. 1ª. ed. Curitiba: Editora CRV, 2016. 473p.

Goldenberg, S e Bevilacqua, RG. Bases da Cirurgia. 2ª. ed. São Paulo: Editora EPU, 1984. 302p.

# 10

# Fundamentos da videocirurgia

*José Homero Soares*

## INTRODUÇÃO

A videolaparoscopia consiste em uma cirurgia minimamente invasiva, que usa pequenas incisões no abdome para inserir instrumentos, e um sistema de ótica-câmera-vídeo que permite a visualização da cavidade abdominal e a realização de diversos procedimentos cirúrgicos. O sistema de videolaparoscopia consiste em uma ótica tubular e rígida, com vários ângulos de lente disponíveis: 0°, 30° ou 45°, para permitir a visualização em torno de objetos. O ângulo de visão é direcionado pelo cabo de luz que será acoplado ao tubo ótico com uma conexão própria que permite que o cabo gire em 360°. Uma câmera deve ser acoplada ao sistema ótico, permitindo que a imagem seja conectada a um monitor de vídeo, que transmite a imagem visualizada pela ótica, diretamente da cavidade abdominal.

Normalmente, serão feitas pequenas incisões e portais inseridos no abdome: pelo menos dois para instrumentos e um para o sistema ótico. Isso significa que pelo menos três mãos estão ativamente segurando e manipulando instrumentos ao mesmo tempo. Consequentemente, procedimentos laparoscópicos requerem coordenação entre pelo menos dois cirurgiões. Esses cirurgiões podem ficar em lados opostos da mesa, que produz acesso igual à manipulação dos instrumentos e da câmera. A fim de facilitar esse arranjo físico, quando possível, pelo menos dois monitores são usados para exibir as imagens do procedimento, um em cada lado. Assim, cada cirurgião tem uma orientação diferente para o vídeo em relação à sua orientação para o corpo, bem como à sua orientação para o instrumento e os movimentos da câmera (Figura 1).

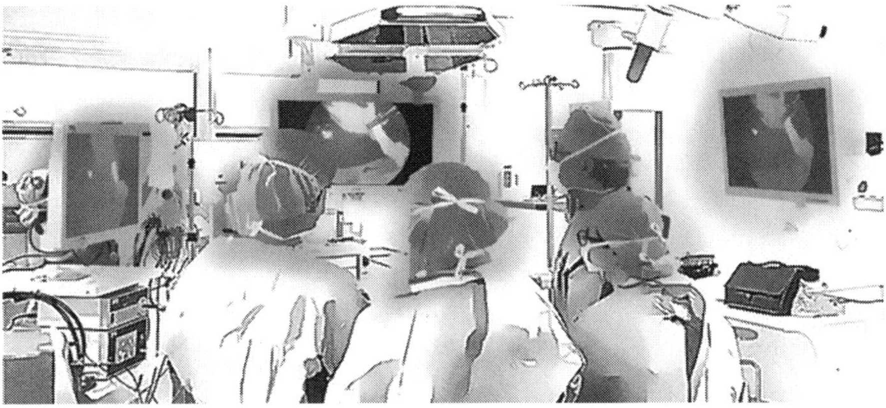

**FIGURA 1** Diversos monitores posicionados de acordo com a necessidade de cada elemento da equipe.
Fonte: arquivo pessoal dos autores.

## HISTÓRICO

A história da laparoscopia demonstra de forma bastante enfática a interação entre as diversas áreas da medicina e tecnologia. Georg Kelling, um dos pioneiros da laparoscopia, em 1901,[1] em Dresden, na Alemanha, descreveu pela primeira vez a realização do pneumoperitônio por meio da introdução de um trocarte e a visualização da cavidade peritoneal com um cistoscópio, após uma série de experimentos em cães. Embora Kelling fosse cirurgião, passou grande parte de sua vida tentando aferir a verdadeira capacidade do estômago, construindo um tubo endoscópio semiflexível, na tentativa de aliviar o sangramento gastrintestinal por meio do pneumoperitônio de alta pressão. Para observar os efeitos da insuflação nos órgãos abdominais, Kelling introduziu um cistoscópio na cavidade abdominal. Sendo assim, a invenção da laparoscopia deveu-se puramente ao fascínio de Kelling pela endoscopia.

Alguns anos depois, Hans Christian Jacobaeus, em 1911,[1] na Suécia, publicou uma série de laparoscopias realizadas em humanos. Em 1929,[1] Kalk, um gastroenterologista alemão, deu mais rigor à técnica de laparoscopia com os cuidados na realização do pneumoperitônio e o desenvolvimento de um sistema de lentes com ângulo de 45° para permitir melhor inspeção das vísceras abdominais e se consagrou entre os hepatologistas da sua época na prática de biópsia hepática por laparoscopia e na introdução de mais de um trocarte durante o procedimento. Nessa ocasião, o pneumoperitônio ainda era efetuado com a insuflação de ar ambiente. Com o tempo, os ginecologistas iniciaram o uso da técnica e, com a necessidade de eletrocauterização, substituíram o ar ambiente pelo $CO_2$, pela ausência de risco de combustão. Em 1938, Veress,[1] um cirurgião de tórax na Hungria, desenvolveu uma agulha com mecanismo automático de proteção em sua ponta, que trouxe mais segurança na primeira punção, para promover o pneumoperitônio, cujo uso se disseminou rapidamente pela Europa e ficou consagrada como "agulha de Veress", sendo utilizada com suas variações até os dias atuais. Em 1981, Kurt Semm,[1] um ginecologista alemão, efetuou a primeira apendicectomia laparoscópica. Semm sofreu uma série de reações da comunidade acadêmica em seu país em razão do procedimento, e seu artigo relatando a cirurgia pioneira foi em princípio recusado, por não ser um procedimento eticamente aprovado.

A videolaparoscopia teve início numa época em que já existia uma demanda dos próprios cirurgiões no sentido de minimizar o trauma cirúrgico e afastar de forma definitiva o conceito ainda reinante no século XX até meados dos anos 1980: "grandes incisões, grandes cirurgiões". Naquela ocasião, os cirurgiões já procuravam realizar procedimentos básicos (colecistectomias, apendicectomias e herniorrafias inguinais) com mini-incisões transversas, evoluindo para o conceito de cirurgia menos invasiva.

A introdução, em meados da década de 1980, de uma câmera acoplada ao sistema ótico, permitindo a visualização de uma imagem projetada do conteúdo abdominal em um monitor, foi evidentemente o evento-chave no desenvolvimento da videolaparoscopia. Além de proporcionar uma melhor visão das estruturas internas, isso também permitiu a livre movimentação das mãos do cirurgião, facilitando a execução de procedimentos mais complexos. Antes do desenvolvimento da câmera, essa abordagem era reservada apenas para fins de diagnóstico e alguns procedimentos cirúrgicos simples em aplicações ginecológicas. Com todos esses elementos em voga, em 1987, Philippe Mouret finalmente realizou a primeira colecistectomia laparoscópica, em Lyon, na França.[2]

Diferentemente de Semm,[1] Mouret teve receio da repercussão na comunidade científica e não comunicou o feito aos seus pares naquela ocasião; no entanto, continuou realizando vários procedimentos com sucesso naquele mesmo ano. Foi somente quando os cirurgiões Dubois e Pereissat[2] tomaram conhecimento do feito de Mouret e puderam executar e divulgar seus primeiros resultados, que a comunidade cirúrgica foi varrida por uma onda de euforia na cirurgia minimamente invasiva e houve um grande entusiasmo para obter informações sobre novas aplicações, instrumentação e técnicas.

Assim, houve no mundo inteiro uma espécie de fecundação do método entre os cirurgiões e o mundo acadêmico e se estabeleceu uma verdadeira revolução na cirurgia no final dos anos 1980 e início dos anos 1990. Um fenômeno bastante claro se estabeleceu naquele período: a medicina privada, fora do mundo acadêmico, estabeleceu o pioneirismo dessa técnica, ocorrendo antes o fortalecimento da técnica operatória sem uma ampla apreciação científica, em uma cena sem precedentes no universo acadêmico.

Com o tempo e a criação de múltiplos centros de treinamento, a troca de experiências entre os cirurgiões e o desenvolvimento de novos instrumentais e de modernos sistemas ótico-câmera-vídeo, a cirurgia videolaparoscópica teve uma evolução extraordinária nos últimos trinta anos desde a primeira colecistectomia, abrangendo hoje praticamente todos os segmentos da cirurgia gastrintestinal: esôfago, estômago, fígado e vias biliares, pâncreas, baço, intestino delgado, intestino grosso e reto.

## CONCEITO DE CIRURGIA MINIMAMENTE INVASIVA

A cirurgia minimamente invasiva redefiniu o campo da cirurgia. O termo é usado para descrever alguns tipos de cirurgia ou procedimentos diagnósticos, incluindo cirurgias por videolaparoscopia, procedimentos diagnósticos e terapêuticos realizados por endoscopia e cirurgia robótica. Em cirurgias convencionais, um cirurgião precisa fazer uma grande incisão para operar. Nos procedimentos minimamente invasivos, o cirurgião faz pequenos orifícios nos quais insere instrumentos finos especialmente projetados e utiliza sofisticados equipamentos de câmera e vídeo para realizar a operação através dessas pequenas aberturas ou ainda utiliza os orifícios naturais, nos casos de procedimentos endoscópicos. Os principais benefícios na cirurgia minimamente invasiva incluem menos dor, redução de trauma e dano aos tecidos, menor exposição da superfície peritoneal, determinando menos aderências, menor necessidade de medicação analgésica e anti-inflamatória, redução do risco de infecção cirúrgica e retorno mais rápido às atividades normais. Tradicionalmente, a maioria dos problemas pós-operatórios era resultado das grandes feridas deixadas pela cirurgia aberta. Isto determinava longos períodos de internação hospitalar, maior custo na assistência médica e, invariavelmente, maior dor e desconforto ao paciente. A cirurgia minimamente invasiva modificou sensivelmente esse cenário, minimizando o tempo de internação e reduzindo os custos de longas internações, diminuindo dor, desconforto e sofrimento aos pacientes.

## PRINCÍPIOS DA CIRURGIA LAPAROSCÓPICA

A cirurgia videolaparoscópica trouxe algumas novidades com relação ao método tradicional de cirurgia aberta: separação dos campos de ação e visão, visão bidimensional e pneumoperitônio. Cada um deles, com suas respectivas particularidades, será descrito separadamente.

## SEPARAÇÃO DOS CAMPOS DE AÇÃO E VISÃO

Ao contrário de uma cirurgia abdominal convencional, em que o cirurgião olha para suas mãos, instrumentos e área de trabalho, no procedimento laparoscópico a visão da câmera no monitor é geralmente diferente da visão natural do cirurgião. Este deve compensar artefatos, como uma visão girada da cena ou as pontas do instrumento que se movem em uma direção diferente. Normalmente, isso envolve uma forma de rotação mental da cena pelos cirurgiões para compensar. Além disso, a escala visual pode estar bem além do que normalmente seria encontrado em uma cirurgia aberta. Por essas diferenças visuais, pode haver uma ligação não natural entre o movimento de, por exemplo, instrumentos e sua consequência visual. Há uma série de barreiras e artefatos de uso que devem ser superados a fim de dar o salto da cirurgia aberta para a cirurgia videolaparoscópica utilizando "visão indireta". Isso significa muito mais do que simplesmente aprender a usar um novo conjunto de instrumentos para manipular o corpo. Nessa dissociação do mecanismo de ação e visão, por exemplo, pode haver uma diferença na orientação entre a relação do cirurgião com o alvo e a direção do dispositivo de imagem em que está sendo orientado.

Cirurgiões devem aprender a ver e manipular os objetos juntos por meio de repetidos ensaios para adaptar a escala de seus movimentos e coincidir com a escala dos objetos no monitor. Embora a ampliação da escala de exibição de uma operação em decorrência da qualidade da imagem proporcionada pelas câmeras de alta resolução possa melhorar o controle de movimento fino, tornando os objetos mais fáceis de ver e ações mais precisas, também tem sido demonstrado que a discrepância na velocidade visual e física de movimentos pode interferir na visualização normal do cirurgião e no controle de suas ações. Os cirurgiões menos experientes, quando olham para o monitor, tendem a olhar para a ponta dos instrumentos e não para o alvo, sendo de vital importância superar essas barreiras no uso de imagens e, com um treinamento adequado, poder apurar melhor as múltiplas fontes de informação fornecidas pelas imagens, filtrando melhor o que é relevante e quais os aspectos não têm importância para o adequado trabalho das mãos.

## VISÃO BIDIMENSIONAL

Uma das principais limitações da cirurgia videolaparoscópica é a perda de percepção de profundidade. O cirurgião trabalha com imagens de vídeo bidimensionais artificiais disponíveis no monitor. Visão binocular ou estereopsia é uma impressão de profundidade resultante de diferenças nas imagens nas duas retinas. Graças ao posicionamento dos olhos humanos, próximos lado a lado, cada olho tem uma visão da mesma área de um ângulo ligeiramente diferente. Os dois olhos têm diferentes percepções do mundo visual, e essas percepções estabelecem disparidades que nos dão informações sobre a profundidade relativa da imagem, que é a terceira dimensão da visão. A mente percebe um objeto de três dimensões por meio das duas imagens similares projetadas por ele nas duas retinas. Essas duas imagens criadas em ambas as retinas são enviadas para o cérebro para processamento. Quando as duas imagens chegam simultaneamente ao córtex visual, são unidas em uma só imagem: o cérebro combina as duas imagens ajustando as semelhanças e registrando as pequenas diferenças, até alcançar a imagem final, que é a tridimensional.

As imagens capturadas pelos laparoscópios de lente única são bidimensionais:[3] elas não apresentam a disparidade binocular como uma sugestão visual principal necessária para reconstruir a visão tridimensional. Além disso, o monitor cirúrgico em visão bidimensional atua como um filtro e remove dicas estereoscópicas de profundidade do campo operatório. Sem disparidade binocular como princípio visual, os cirurgiões têm que confiar apenas em sugestões, como: interposição, sombras, tamanho relativo, convergência ou perspectiva, dimensões de estruturas que são mais familiares, sobreposição, luminosidade ou brilho e perspectiva aérea. Tudo isso tem o objetivo de tentar estimar ou fazer uma avaliação aproximada da profundidade no campo operatório. Observa-se que, nesse ambiente, os cirurgiões tentam reconstruir a forma tridimensional explicitamente procurando essas pistas monoculares, pois as imagens de distâncias diferentes mostradas na tela se mantêm focadas pelo mecanismo ótico da câmera utilizada na sua captação. Portanto, na laparoscopia perde-se a visão estereoscópica, porque o olho vê a mesma imagem bidimensional disponível no monitor, ou seja, a visão binocular fica prejudicada por captar uma única informação advinda da tela do monitor.

Geralmente, o campo de visão oferecido pelos laparoscópios convencionais é significativamente menor que o disponível para cirurgiões em cirurgia aberta e, assim, diminui-se a capacidade de ver todo o sítio operatório e perceber interação espacial. Por exemplo, os objetos percebidos através do reduzido campo de visão podem parecer estar mais perto do que realmente estão, o que dificulta a percepção de profundidade dos cirurgiões. O pequeno campo de visão se deve ao desenho ótico dos laparoscópios. Existem dois tipos de sistemas óticos: visão direta e visão oblíqua, dependendo do ângulo entre o eixo longitudinal do laparoscópio e o eixo das lentes. A visão direta se faz com uma ótica de 0°, que fornece uma visão mais ampla do sítio cirúrgico e é criticamente importante quando os cirurgiões não estão familiarizados com a metodologia laparoscópica, mas se traduz em alguns procedimentos com uma maior limitação. Em contraste, a visão oblíqua é proporcionada por uma ótica de 30° ou 45°. Este ângulo inclinado fornece ao observador um estreito campo de visão, mas permite que o operador gire a câmera e veja um plano-alvo a partir de uma gama mais ampla de direções. Muitas vezes os cirurgiões tentam mover o laparoscópio em relação ao local de operação. Contudo, essa manobra é restrita, primeiro, pelo ponto fixo do laparoscópio no sítio cirúrgico e, segundo, pelos efeitos colaterais vestibulares nos cirurgiões quando são geradas frequentes mudanças no campo de visão. Todas essas restrições, juntamente com a grande restrição do espaço de trabalho, são relatadas como razões para a complexidade de integração espacial e obscuridade. Essa dificuldade na orientação espacial interfere na capacidade do operador de desenvolver um modelo cognitivo preciso do ambiente manipulado. Não é uma experiência nada incomum o cirurgião ficar perdido na orientação espacial ao navegar sob condição laparoscópica.

Torna-se evidente que esses mecanismos de dissociação entre ação e visão e a visão bidimensional determinam a necessidade de um treinamento em laboratório em que se possa realizar a manipulação de objetos ou estruturas sem uma visão direta, através de instrumentos que ultrapassem um ponto fixo. Para isso foram idealizadas caixas com espelhos ou, mais recentemente, com câmeras, conhecidas popularmente como caixas de treinamento e simulação em videolaparoscopia, nas quais modelos mais simples ou sofisticados permitem a realização de procedimentos para o desenvolvimento das habilidades motoras do cirurgião, de maneira tecnicamente simulada (Figura 2). Esse processo de aprendizado e adaptação é necessário em virtude da mudança radial de percepção visual: imagem indireta, utilização de câmera, bidimensionalidade, instrumentos longos colocados através de pontos fixos e perda da percepção tátil.

## PNEUMOPERITÔNIO

O pneumoperitônio consiste na introdução de um gás na cavidade abdominal que possibilita a distensão do abdome, separando as vísceras da parede abdominal, criando um espaço virtual que permitirá o livre trânsito das pinças e do sistema ótico, com adequada visualização do ato cirúrgico. Existem diversos tipos de gases que podem ser introduzidos, como: oxigênio, nitrogênio, ar ambiente, óxido nitroso, hélio, argônio e dióxido de carbono ($CO_2$). O gás que pode ser considerado ideal deve ter as seguintes propriedades: inércia, ausência de cor, fácil eliminação, não produzir irritação do peritônio e não ser combustível. Dentre aqueles citados, o que possui o maior número dessas características é o $CO_2$, pois, além de ser o gás mais avaliado clínica e experimentalmente, tem a grande vantagem de ser altamente solúvel, estável, não tóxico em quantidade fisiológica, de eliminação rápida e produto do metabolismo humano, sendo por isso de baixo custo, e pode ser facilmente encontrado em

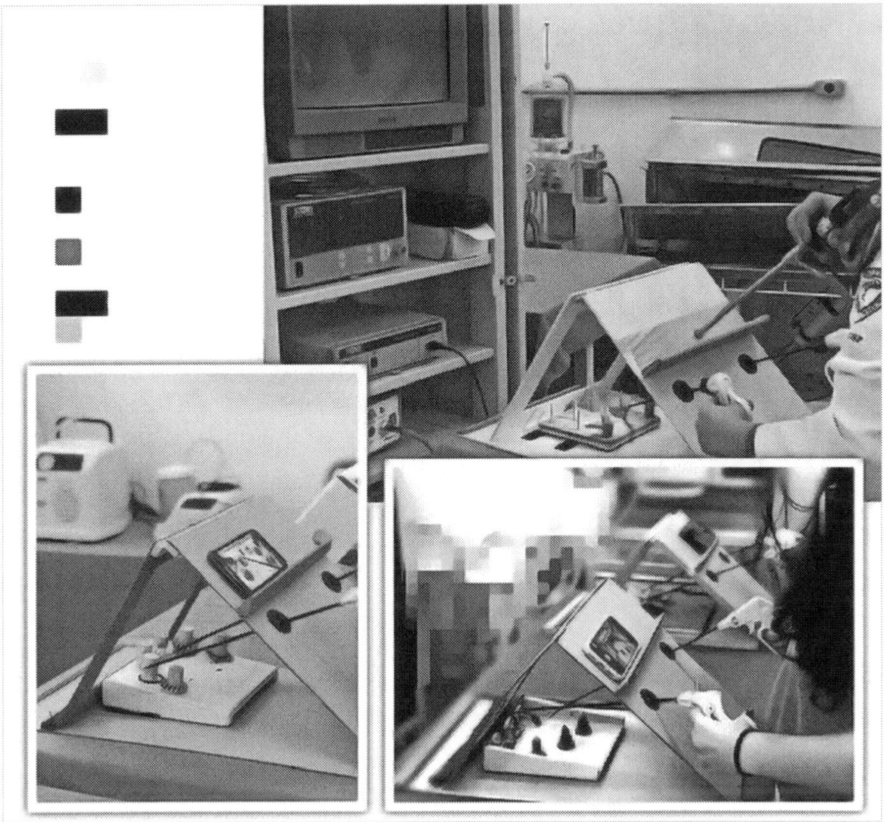

**FIGURA 2** Ensaio em laboratório com "caixa de treinamento e simulação em videolaparoscopia".
Fonte: arquivo pessoal dos autores.

qualquer ambiente hospitalar. Os outros gases já mencionados (oxigênio, nitrogênio, ar ambiente, óxido nitroso) estão hoje em desuso, pois mantêm alto risco de combustão, enquanto o hélio e o argônio, apesar de não terem risco de combustão, são insolúveis, impondo um maior risco de embolia gasosa e ainda estabelecem maior custo e dificuldade de aquisição, além de não terem sido suficientemente testados.[4]

A efetuação do pneumoperitônio é praticamente uma conduta obrigatória na cirurgia videolaparoscópica. No princípio, alguns autores indicavam a possibilidade de usar sistema de válvulas que promoviam a báscula e a retração da parede do abdome, produzindo o afastamento das vísceras, evitando assim o pneumoperitônio, porém, hoje em dia, praticamente a totalidade dos procedimentos é feita com a prática do pneumoperitônio.

## CUIDADOS RELATIVOS AO PNEUMOPERITÔNIO

O pneumoperitônio tem início com a escolha do local do acesso à primeira punção do abdome. Frequentemente se utiliza a cicatriz umbilical como local de punção do primeiro acesso. Para isso, procede-se a uma incisão de aproximadamente 11 mm, que pode ser transversal, supra ou infraumbilical ou longitudinal transumbilical, a critério do cirurgião.

### Métodos de realização do pneumoperitônio

A realização do pneumoperitônio pode ser feita por dois métodos principais: método fechado ou "às cegas" e método aberto.

#### Método fechado ou "às cegas"

É o método mais frequentemente utilizado. Consiste na introdução inicial de uma agulha de Veress na cavidade através da incisão na cicatriz umbilical. Para essa introdução, pratica-se preferencialmente uma contratração, com pinça apropriada, da parede abdominal, que possibilita o afastamento das vísceras abdominais do local de punção. A agulha tem um dispositivo que, ao encontrar resistência, expõe a porção perfurante. A introdução da agulha é feita de forma suave, respeitando a força e a profundidade na introdução. Quando desparece a resistência tecidual, uma cobertura se desloca sobre essa parte lesiva, visando evitar seu contato com as vísceras abdominais, a fim de evitar complicações ao método, como lesões de vísceras e lesões vasculares, ressaltando-se ainda a possibilidade de introdução da agulha apenas na tela subcutânea, levando ao risco de ocorrência de enfisemas nesse espaço ou, eventualmente, sistêmico, sendo a ocorrência total de complicações em torno de 0,02%.

Quando da realização de cirurgias pélvicas, o ângulo de introdução da agulha deve ser de 45° para minimizar riscos de complicações. O ângulo de 90° só deve ser utilizado em pacientes obesos. Após a introdução da agulha de Veress na cavidade abdominal, fazem-se os seguintes testes para verificar se a agulha está na cavidade peritoneal: inicialmente introduzem-se de 3 a 5 mL de solução fisiológica a 0,9% e tenta-se recuperar a mesma quantidade por meio de aspiração da agulha. Na hipótese de outro tipo de material ser aspirado, como conteúdo intestinal ou urina, a agulha de Veress deve ser removida imediatamente; supondo-se que o conteúdo aspirado seja o sangue, a agulha não deve ser removida nem manipulada, sendo deixada no lugar, e deve-se aventar a possibilidade de uma laparotomia exploradora por uma lesão vascular presumida. Se nenhum material for aspirado, 5 mL de solução salina são inseridos e uma nova tentativa de aspiração é feita; se nenhum fluido puder ser aspirado, a entrada na cavidade peritoneal é confirmada. Se a solução salina for aspirada, a agulha provavelmente foi inserida em um espaço fechado, como o espaço pré-peritoneal, e deve ser reposicionada, com os mesmos critérios. Se não houver aspiração, considera-se que a agulha está no espaço peritoneal e inicia-se a insuflação do gás.[5]

A insuflação é feita de forma lenta e gradual, mantendo sempre um fluxo médio de 1 a 2 L/min. Deve ser observada a pressão inicial do $CO_2$ da cavidade abdominal, que não pode ultrapassar 6 mmHg. Se a pressão for acima desse nível, pode-se fazer o manuseio bem suave e cuidadoso da agulha, para verificar se está com sua ponta introduzida no grande omento ou em aderências peritoneais. Se a pressão persistir aumentada, deve-se desligar o fluxo do gás, retirar a agulha de Veress e reiniciar todo o procedimento. Se não houver anormalidades durante a insuflação, deve-se manter o fluxo baixo até alcançar a pressão estabelecida para o caso em questão, que habitualmente é de 12 mmHg no paciente adulto com índice de massa corpórea (IMC) até 35, e, acima desse nível, pode-se utilizar uma pressão de 15 mmHg.

Ao alcançar a pressão da cavidade abdominal preestabelecida, retira-se a agulha de Veress e introduz-se o primeiro trocarte também "às cegas". A opção do primeiro trocarte deve ser dada preferencialmente aos modelos descartáveis que possuem extremidade cortante protegida por uma ponta retrátil automática. Assim que ultrapassa a parede peritoneal, a proteção é disparada automaticamente, cobrindo a lâmina cortante e protegendo os órgãos intra-abdominais. A cânula é transparente e possui formato ergonômico, o que permite um contato anatômico com a mão do cirurgião, com ranhuras para melhor aderência, torneira para insuflação e uma empunhadura firme. Possui um duplo sistema de vedação para impossibilitar o vazamento de $CO_2$. A maior parte dessas características não é observada nos trocartes permanentes.

De forma resumida, o método "às cegas" utiliza a seguinte sequência: incisão da pele, introdução da agulha de Veress, insuflação do gás e realização de pneumoperitônio, retirada da agulha de Veress e introdução do primeiro trocarte.

Embora não haja consenso sobre o melhor método de acesso à cavidade peritoneal para criar um pneumoperitônio, o método às cegas com a inserção da agulha de Veress ainda é a técnica mais utilizada.[6]

## Método aberto

Neste caso, uma incisão de 1 cm abrange todas as camadas da parede abdominal anterior, compreendendo pele, tela subcutânea, aponeurose e peritônio parietal anterior. O conceito na técnica aberta é criar uma pequena incisão, incisar diretamente as camadas da parede abdominal, cortar diretamente o peritônio e entrar no abdome. Pode-se proceder a uma incisão longitudinal transumbilical; alguns cirurgiões dão preferência à incisão transversal supra ou infraumbilical. A escolha do tipo de incisão depende da experiência pessoal.

Após a incisão da pele, o tecido celular subcutâneo é dissecado com uma tesoura ou uma pinça hemostática de Kelly e o tecido é afastado com instrumentos retratores. A aponeurose é visualizada, apreendida e elevada em ambos os lados com hemostáticos. Procede-se a uma incisão vertical de 10 mm através da fáscia; a dissecção posterior com uma pinça hemostática revelará o peritônio espessado, que é apreendido e elevado com um par de hemostáticos colocados lateralmente. O peritônio elevado é aberto com cautela com um bisturi. Com o espaço peritoneal aberto, é colocada uma sutura em forma de U ou "em bolsa". Essas suturas incorporam o peritônio e a linha alba e, posteriormente, serão usadas para fixar o trocarte, evitando o escape do gás ao redor da incisão.

Com a cavidade aberta, introduz-se diretamente o primeiro trocarte, sendo dispensada a agulha de Veress. Nesses casos, a insuflação do gás faz-se diretamente pelo trocarte e, após alcançar a pressão abdominal predeterminada, introduz-se o sistema ótico, visualiza-se a cavidade abdominal e tem início o procedimento. As demais punções a serem escolhidas são obviamente realizadas sob visão direta.

Quando houver disponibilidade, no método aberto pode-se utilizar um trocarte especial, denominado trocarte de Hasson, em homenagem ao autor. Esse modelo de trocarte possui na sua extremidade distal um balonete inflável que, quando insuflado, permite que a cânula seja tracionada e fixada diretamente na pele, impedindo a perda de gás da cavidade peritoneal.

Outra opção bastante segura são os dispositivos sem lâmina, de ponta romba, que possuem cânula com ranhuras para minimizar as chances de deslocamento do trocarte e melhorar a retenção na parede abdominal. O corpo e o redutor reduzem a força para inserção e retirada de instrumentais, e a ponta sem lâmina possibilita a visualização direta com a ótica das camadas do tecido durante a inserção, eliminando os perigos da entrada cega. Tem ainda a vantagem de minimizar o tamanho da incisão de entrada e reduzir a força necessária para a inserção.[6]

## COMPLICAÇÕES DO PNEUMOPERITÔNIO

A criação do pneumoperitônio é o primeiro passo do procedimento videolaparoscópico e pode ser considerada um momento bastante crítico, pois esse acesso pode estar associado a lesões nos tratos gastrintestinal e trato urinário, enfisema subcutâneo, insuflação extraperitoneal e danos vasculares que podem atingir vasos sanguíneos de maior ou menor porte. A maioria dessas complicações ocorre em maior ou menor gravidade antes de se proceder à cirurgia pretendida.[7]

A lesão vascular durante o início de um pneumoperitônio é possivelmente a complicação mais temida dos procedimentos laparoscópicos. A lesão vascular é uma das principais causas de morte por laparoscopia,[8] com uma taxa de mortalidade de 15%. A razão para essas lesões é a proximidade da parede abdominal anterior durante a introdução da agulha de Veress e do primeiro trocarte com as estruturas vasculares retroperitoneais. Em pacientes magros, essa distância pode ser de apenas 2 centímetros. A aorta distal e a artéria ilíaca comum direita são particularmente propensas a lesões. Isto não é surpreendente, dado o fato de que a origem da artéria ilíaca comum direita está logo abaixo do umbigo.[9]

A lesão vascular secundária mais comum ocorre nos vasos epigástricos inferiores, ocorrendo em até 2,5% dos reparos de hérnia laparoscópica. Essas lesões ocorrem invariavelmente durante a colocação dos trocartes secundários, mesmo sendo colocadas sob visão direta. Uma forma de prevenir essa complicação seria utilizar a transiluminação prévia da parede abdominal de rotina.[9]

A lesão intestinal a partir de um procedimento laparoscópico pode determinar complicações relativamente graves e tardias, pois, ao contrário das lesões vasculares, reconhecidas de imediato, muitas lesões intestinais não são reconhecidas no momento do procedimento. Consequentemente, os pacientes apresentam a complicação de forma mais demorada, muitas vezes após a alta, já com peritonite instalada. Esse atraso faz com que seja uma causa significativa de morbidade e mortalidade.[9]

As lesões do trato urinário não são predominantemente decorrentes da punção de entrada, sendo mais frequentemente lesões de bexiga e de ureter determinadas por procedimentos ginecológicos mais complexos, principalmente no tratamento de endometriose pélvica e nas histerectomias. As lesões por punção de trocarte secundário podem ocorrer em apendicectomias quando o cirurgião utiliza punções centrais suprapúbicas; mesmo com visão direta, essas punções podem provocar lesão de bexiga, que pode passar despercebida de imediato e se manifestar no pós-operatório.[6]

A punção com agulha de Veress durante a realização do pneumoperitônio "às cegas" pode determinar algumas complicações importantes: enfisema subcutâneo, que pode ser localizado ou sistêmico; dependendo do tempo e da pressão de insuflação, geralmente ocorre quando se posiciona erroneamente a agulha de Veress no espaço subcutâneo e o cirurgião insiste na insuflação. Essa insuflação extraperitoneal pode causar enfisema subcutâneo se a ponta da agulha de Veress não penetrar de maneira profunda o suficiente para entrar na cavidade peritoneal antes da insuflação de gás ou ainda o gás pode se dispersar entre a fáscia e o peritônio e se expandir sistemicamente, envolvendo pescoço, tórax, abdome e se prolongar até a virilha.[6] O enfisema também pode ocorrer durante alguns procedimentos como a cirurgia de hérnia inguinal, quando da abertura ou dissecção do espaço pré-peritoneal, provocando enfisemas locorregionais, que em geral são reversíveis horas após o procedimento. Nesses casos, não são consideradas complicações ou erros técnicos, mas sim possíveis repercussões resultantes do pneumoperitônio durante o desenvolvimento da cirurgia, sem maiores repercussões clínicas.

A ocorrência de embolia gasosa clinicamente relevante é muito rara, mas, se ocorrer, pode ser uma complicação fatal. A verdadeira incidência de embolia gasosa clinicamente inaparente não é conhecida.[3] A maioria dos casos de embolia gasosa descrita foi causada por punção acidental do vaso com agulha de Veress na indução de pneumoperitônio. Baixa pressão intra-abdominal e baixas taxas de insuflação, bem como técnica cirúrgica cuidadosa, podem reduzir a incidência dessa complicação.

A incidência total de complicações decorrente da primeira punção não tem grande variedade de acordo com o método de escolha ("às cegas" ou aberto); a insuflação extraperitoneal de $CO_2$ é uma das complicações mais comuns da laparoscopia. A incidência dessa complicação pode variar de 0,4 a 2%.[10]

Menor incidência de falha na realização do pneumoperitônio, atenuação do risco de insuflação extraperitoneal e diminuição da lesão omental foram demonstradas com o uso de uma técnica de entrada direta em comparação com o uso da agulha de Veress. Não há evidências de diferenças na ocorrência de lesões vascular e de órgãos entre esses métodos, porém considera-se que as complicações mais graves obviamente ocorrem, em sua maioria, com o método "às cegas".[9] Deve-se salientar que as complicações podem ocorrer mesmo nas melhores mãos, porém é vital que elas sejam reconhecidas de imediato e prontamente resolvidas.

## REPERCUSSÕES DO PNEUMOPERITÔNIO

A videolaparoscopia tornou-se um procedimento comum em todo o mundo, substituindo a cirurgia aberta na maioria dos procedimentos cirúrgicos. No entanto, o aumento da pressão intra-abdominal pode induzir vários distúrbios fisiopatológicos, exigindo maior atenção por parte das equipes cirúrgica e anestésica, ainda mais considerando que atualmente são realizadas inúmeras cirurgias avançadas em pacientes idosos e em doentes críticos.

A pressão de insuflação da cavidade abdominal no adulto varia em média de 12 a 15 mmHg. O ideal seria que a escolha da pressão fosse individualizada, de acordo com a condição clínica do paciente, mas a maioria dos cirurgiões utiliza essa mesma faixa de pressão basal para praticamente todos os pacientes, o que pode impor alterações nos principais sistemas do organismo: cardiovascular, respiratório, renal e cerebral.

Ao instituir o pneumoperitônio, obrigatoriamente o cirurgião deve avisar o anestesista do início da insuflação, pois nesse momento a cavidade abdominal passará em poucos minutos de uma pressão de 0 mmHg para uma pressão extremamente elevada, que varia de 12 a 15 mmHg. Isso acarretará uma série de reações por parte do organismo em curto espaço de tempo, os denominados *golden five minutes*, o que em tradução não literal significa que aqueles são os momentos vitais da cirurgia. A cirurgia videolaparoscópica é ímpar sob esse aspecto, pois é o único modelo de cirurgia em que o início do procedimento pode acarretar maior risco para o paciente que o restante da cirurgia. O aumento da pressão intra-abdominal determinará compressão dos sistemas arterial e venoso, com consequente diminuição do fluxo sanguíneo da aorta abdominal, diminuindo o fluxo de sangue de toda a circulação esplâncnica, formada pelos vasos de todo o sistema gastrintestinal. Ao pressionar a veia cava inferior, o sistema venoso consequentemente limitará o retorno de sangue para o coração, com resultante diminuição do débito cardíaco, podendo acarretar uma estimulação do sistema simpático, com aumento da resistência vascular sistêmica e liberação de catecolaminas, especialmente epinefrina e norepinefrina, que pode motivar aumento da pressão arterial sistólica e diastólica com taquicardia.[5,7]

Nessas situações, contrariamente ao esperado, pode ocorrer uma estimulação do reflexo cardiovascular mediado pelo vago, iniciado pela rápida distensão do peritônio decorrente da insuflação de $CO_2$, induzindo o aparecimento de uma bradiarritmia que pode ser bastante grave em alguns casos. Em geral, as bradicardias[12] desenvolvidas após a rápida distensão do peritônio são transitórias e respondem bem à redução da pressão intra-abdominal, com rápida recuperação após interrompção da insuflação e estabelecimento de hiperventilação.[10] Existem casos, no entanto, em que o paciente pode evoluir com assistolia, que pode ser revertida com esvaziamento do pneumoperitônio, uso de atropina e hiperventilação. Deve-se ter em mente que a insuflação de $CO_2$ com alta taxa de fluxo, ao estabelecer o pneumoperitônio artificial, pode aumentar a pressão intra-abdominal instantaneamente, acarretando alterações cardiovasculares inesperadas, como hipotensão, bradicardia ou parada cardíaca. Portanto, é determinante manter uma pressão intra-abdominal em torno de 12 a 15 mmHg, assim como imprescindível assegurar a insuflação lenta ao realizar o pneumoperitônio.

Mesmo pressões intra-abdominais em torno de 10 mmHg já podem acarretar algumas alterações, como diminuição no débito cardíaco e aumento da resistência vascular sistêmica. Já uma elevação da pressão intra-abdominal aos níveis usuais de 12 a 15 mmHg produz efeitos bem mais relevantes, como: diminuição do volume sanguíneo nos órgãos abdominais, veia cava inferior e volume sanguíneo central; queda no débito cardíaco e na pré-carga (quantidade de volume sanguíneo no ventrículo ao final da diástole); aumento da resistência vascular sistêmica e da pós-carga (pressão que os ventrículos têm que exercer para ejetar seu volume sanguíneo); estase do sangue periférico em membros inferiores; aumento da liberação de vasopressina pela estimulação de receptores peritoneais, elevando a resistência vascular periférica.[4]

A realização do pneumoperitônio, com a insuflação do $CO_2$ e o aumento da pressão intra-abdominal, desloca o diafragma cranialmente, causando maior rigidez da caixa torácica e afetando a fisiologia do sistema respiratório, com consequente redução da capacidade de expansão dos pulmões e da dinâmica da complacência pulmonar, aumento do pico de pressão das vias aéreas, com aumento expressivo da resistência pulmonar e piora significativa na relação ventilação-perfusão pulmonar, dificultando a eliminação de $CO_2$. Uma vez que o $CO_2$ é o principal produto do metabolismo celular, existem eficientes mecanismos para sua eliminação. Assim, uma pequena porção do $CO_2$ é dissolvida no sangue e eliminada diretamente pelos pulmões, e o restante é combinado com água ($H_2O$) no interior das hemácias e catalisado pela anidrase carbônica, formando ácido carbônico ($H_2CO_3$), o qual é dissociado em hidrogênio ($H^+$) e bicarbonato ($HCO_3^-$). Os íons hidrogênio são combinados ao sistema tampão de hemoglobina, e o bicarbonato é difundido para o plasma. O $CO_2$ absorvido durante o pneumoperitônio sofre o mesmo processo de eliminação, podendo ocorrer um incremento de 50% no montante de $CO_2$ entregue aos pulmões durante o período de insuflação, o que demanda aumento compensatório no volume-minuto para que seja mantida a normocapnia (pressão parcial do $CO_2$ no sangue arterial em níveis normais).[1]

O pneumoperitônio realizado com $CO_2$ pode determinar um aumento progressivo da pressão parcial de $CO_2$ arterial ($PaCO_2$), principalmente durante sua insuflação nos pacientes submetidos à ventilação mecânica controlada, atingindo um platô de 15 a 30 minutos após o início da insuflação. Esse aumento depende da absorção do $CO_2$ pelo peritônio, área de absorção, perfusão, diminuição da relação ventilação/perfusão causada por distensão abdominal, posição do paciente e ventilação mecânica controlada a volume. Quando ocorre acúmulo de $CO_2$ no líquido extracelular, há elevação na taxa de produção de íons $H^+$, favorecendo a acidemia. Sob condições fisiológicas, as concentrações plasmáticas e teciduais de $CO_2$ dependem do metabolismo celular, da perfusão tecidual local, do fluxo sanguíneo regional e da capacidade ventilatória. Porém, com a instalação do pneumoperitônio, o $CO_2$ atravessa a membrana peritoneal para o compartimento vascular, uma vez que este é altamente difusível, cruzando as barreiras entre os diferentes compartimentos corporais de acordo com seu gradiente de concentração. Sendo assim, se não houver eliminação adequada, o pneumoperitônio com $CO_2$ pode causar hipercapnia e acidose respiratória. Dessa maneira, durante a laparoscopia, é obrigatória a monitoração da concentração de $CO_2$ ao final da expiração.

Em pacientes com função pulmonar normal, essas alterações respiratórias intraoperatórias geralmente não são clinicamente relevantes. Já existem evidências de que o acesso laparoscópico preserva melhor a função pulmonar pós-operatória que a cirurgia aberta.

Em pacientes com reservas pulmonares limitadas, o pneumoperitônio pode provocar maior risco de retenção de $CO_2$, especialmente no período pós-operatório. Em pacientes com doenças cardiopulmonares, a monitoração intra e pós-operatória de gasometria arterial é recomendada.[7]

Um efeito direto da pressão intra-abdominal elevada, secundária ao pneumoperitônio, é o aumento da resistência vascular renal pela compressão dos vasos renais. Há também compressão direta no parênquima renal. Além da redução do fluxo sanguíneo renal secundária ao aumento da resistência vascular, a pressão de perfusão é reduzida durante o pneumoperitônio, secundária à redução do débito cardíaco. Isso ocorre pela compressão direta na veia cava inferior, levando à redução da pré-carga e, portanto, a um menor volume sistólico. No entanto, as alterações hemodinâmicas não explicam isoladamente as alterações no fluxo sanguíneo e função renal, secundária ao pneumoperitônio. Como resultado da compressão direta descrita, a autorregulação renal resulta na estimulação do sistema renina-angiotensina-aldosterona (SRAA), com aumento da liberação de renina e subsequente secreção de aldosterona.[5] Em segundo lugar, as respostas neuroendócrinas resultam na excreção do hormônio antidiurético. O resultado é a retenção de sal e água, com oligúria e um círculo vicioso de vasoconstrição cortical renal, levando a uma ativação adicional do SRAA. O aumento da pressão abdominal, ao reduzir o débito cardíaco, pode influenciar a função renal, com possível aumento da resistência vascular renal, redução da filtração glomerular e consequente oligúria.

As alterações cardiovasculares que ocorrem durante o procedimento laparoscópico são causadas pelos efeitos mecânicos e químicos do pneumoperitônio induzido por $CO_2$. O efeito mecânico do pneumoperitônio é a compressão da veia cava inferior, que provoca redução do retorno venoso, levando à diminuição do débito cardíaco e ao aumento da pressão venosa central, resultando em aumento da resistência vascular na circulação arterial. Outro efeito é a taquicardia, secundária ao estímulo simpático, com resultante aumento da pressão arterial e da frequência respiratória.[7] A hipercapnia, que consiste na elevação da pressão do $CO_2$ no sangue circulante, quando moderada a grave pode resultar em arritmias, com possibilidade de desenvolver taquicardia ventricular e até fibrilação ventricular. A estimulação vagal também pode causar bradiarritmias.[12] Todos esses efeitos podem ser evitados pela minimização da pressão intra-abdominal (não superior a 12 mmHg), adequada hidratação pré-operatória e monitoramento do $CO_2$ expirado.[4]

Durante o procedimento laparoscópico, a posição do paciente tem impacto na função cardiopulmonar. Esse posicionamento do paciente pode ampliar ou melhorar algumas repercussões sobre o organismo.

As posições mais frequentemente utilizadas são Trendelenburg e Trendelenburg reverso ou proclive.

A. **Trendelenburg (*head down* – Figura 3):** a cabeça e a parte superior do dorso são abaixadas e os pés são elevados. Essa posição é necessária naqueles procedimentos cirúrgicos executados na cavidade pélvica e tem a finalidade de manter o intestino delgado e o cólon para fora da pelve, permitindo uma melhor exposição do campo operatório. As cirurgias mais comumente realizadas em Tredelenburg são: retossigmoidectomia, cirurgia ginecológica, apendicectomia e correção de hérnia inguinal. Esse tipo de posicionamento do paciente piora as funções diafragmática e respiratória, mas favorece o aumento da pré-carga por um aumento no retorno venoso e melhora do débito cardíaco. As alterações cardiovasculares associadas à posição de Trendelenburg podem ser influenciadas pela extensão da inclinação da cabeça para baixo, idade do paciente, tensão intravascular, doença cardíaca associada, drogas anestésicas administradas e técnicas de ventilação. Essas alterações podem ser mais marcantes em obesos, idosos ou pacientes debilitados. Nes-

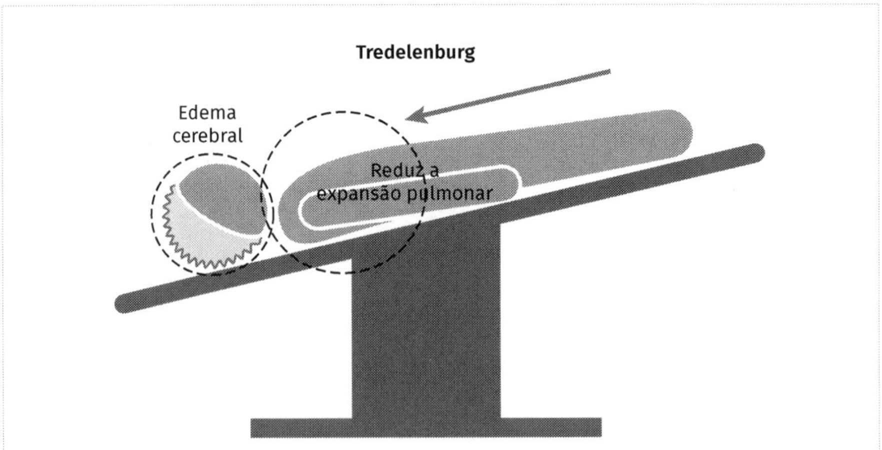


**FIGURA 3** Posição de Trendelenburg.

sa posição as repercussões neurológicas e pulmonares são mais acentuadas. A principal repercussão neurológica é a congestão venosa no segmento cefálico, que altera a perfusão cerebral e eleva a pressão intracraniana, com consequente edema cerebral, enquanto as principais repercussões pulmonares são determinadas pelo deslocamento cefálico das vísceras, o que acentua a pressão no diafragma, com consequente diminuição da expansão pulmonar.

B. **Posição de proclive, Trendelenburg reverso ou cefaloaclive (*head up* – Figura 4):** consiste em manter o paciente em decúbito dorsal com a cabeça mais elevada que os pés. A mesa de cirurgia é inclinada, deixando o paciente com os pés voltados para baixo e a cabeça elevada 15° a 30° ou mais acima. Nessa situação, há redução da compressão do diafragma e a função pulmonar tende a melhorar à medida que ocorre deslocamento caudal das vísceras, o que melhora o volume corrente pela diminuição da pressão diafragmática. Essa posição também diminui a pré-carga no coração e causa uma diminuição no retorno venoso, levando à hipotensão e maior estase dos membros inferiores, com maior predisposição à trombose venosa profunda (TVP), devendo-se ainda considerar outros fatores envolvidos na propensão do tromboembolismo, como: história de embolia prévia; tabagismo; policitemia; anestesia geral; idade superior a 40 anos; sexo feminino; uso de anticoncepcionais; câncer. Nesses casos, devem ser usados dispositivos de compressão e meias elásticas para evitar esse acúmulo de sangue nas pernas e tentar minimizar o risco de fenômeno tromboembólico. Essa posição é frequentemente utilizada em procedimentos realizados no andar superior

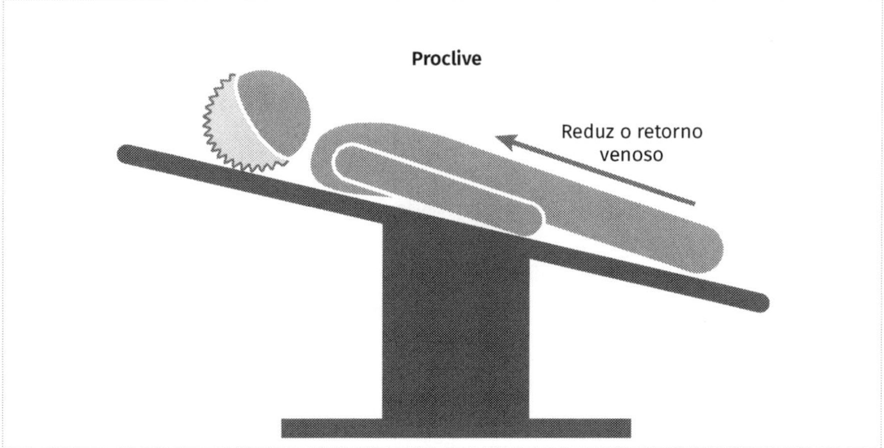


**FIGURA 4** Posição em proclive (Trendelenburg invertida).

do abdome, para uma melhor visualização do campo operatório nessa região, como: colecistectomia, correção de hérnia e cirurgia bariátrica.

# INDICAÇÕES DA VIDEOLAPAROSCOPIA

## Indicações da videolaparoscopia na cirurgia eletiva

Nas indicações mais comuns para a cirurgia videolaparoscópica, sempre se podem incluir os seguintes procedimentos: colecistectomia; tratamento cirúrgico de hérnia de hiato e doença do refluxo; cardiomiotomia de Heller; tratamento cirúrgico da obesidade; procedimentos diagnósticos e de estadiamento do câncer, principalmente em casos de neoplasias malignas gástricas ou pancreáticas, com o objetivo de excluir doença irressecável. Na correção de hérnia inguinal, em princípio a laparoscopia foi mais bem delineada para hérnia inguinal recidivada ou quando houvesse bilateralidade, muito embora, na atualidade, a abordagem laparoscópica também para a hérnia inguinal unilateral já seja uma realidade.

Com o avanço tecnológico e a experiência adquirida ao longo dos anos, diversos procedimentos mais complexos passaram a ser padronizados e foram incluídos no extenso rol de possibilidades de tratamento por videolaparoscopia, incluídas aqui cirurgia colorretal, pancreatectomia corpo-caudal, esplenectomia, gastrectomia, séries menores de gastroduodenopancreatectomia, ressecção hepática, esofagectomia. Isso mostra que, em casos selecionados, existe a possibilidade de abordagem laparoscópica também em casos de extrema complexidade. Nos procedimentos eletivos, pode-se afirmar que hoje já não existem limites preestabelecidos para a realização do tratamento cirúrgico laparoscópico.

O que deve nortear a indicação são as evidências disponíveis, o nível de conforto do cirurgião e sua experiência. Devem-se salientar ainda a preferência do paciente, os recursos da instituição onde será realizado o procedimento e o bom senso em cada caso, sendo estes os principais elementos que definirão a decisão de realizar o procedimento por laparoscopia.[8]

## Indicações da videolaparoscopia na urgência

Nas situações de urgência, principalmente nas circunstâncias de abdome agudo inflamatório (diverticulite aguda perfurada; apendicite aguda; colecistite aguda; pancreatite aguda; abdome agudo de origem ginecológica ou obstétrica, como torção ou ruptura de cisto de ovário, doença inflamatória pélvica e gravidez ectópica rota; obstrução intestinal; hérnia complexa encarcerada; úlcera perfurada; vólvulo; isquemia mesentérica), a videolaparoscopia proporciona a visualização direta do conteúdo da cavidade peritoneal, permite um diagnóstico rápido e preciso, com uma definição inclusive da extensão das lesões existentes, dando prioridade ao tratamento mais adequado. O que norteará a indicação é a estabilidade hemodinâmica do paciente, além da experiência do profissional. O avanço chegou a tal ponto que se pode afirmar que qualquer paciente que necessite uma de laparotomia exploradora e que esteja hemodinamicamente estável pode ser submetido ao procedimento laparoscópico.

Na abordagem do trauma, deve-se atentar para a possibilidade de sangramento relevante na cavidade abdominal (hemoperitônio). Na vigência de sangramento ativo importante, tanto em feridas penetrantes por arma de fogo como em feridas por arma branca ou ainda trauma fechado por acidente, em que exista uma instabilidade hemodinâmica (hipotensão arterial, taquicardia, anemia aguda), deve-se optar sempre pela laparotomia exploradora, pelo maior risco de morte iminente nessas situações.[9] Em ocasiões em que não existam alterações hemodinâmicas importantes, ou seja, pressão arterial normal, sem oscilações, frequência cardíaca normal e sem sinais de anemia aguda, pode-se optar pela laparoscopia. Há várias situações de lesões hepáticas e esplênicas que se encontram tamponadas e que podem ser tratadas de forma conservadora; nessas ocasiões, a laparoscopia eventualmente poderia substituir a laparotomia exploradora, diminuindo o trauma cirúrgico por meio de um procedimento minimamente invasivo.

## CONTRAINDICAÇÕES

Nos procedimentos eletivos, não existe uma fronteira definida para não realizar a laparoscopia. A única situação eletiva que persiste possivelmente é quando o paciente tem total intolerância à realização do pneumoperitônio, condição bastante rara em que a insuflação do gás em pressões mínimas já manifestaria síndrome vasovagal com bradiarritmia, impedindo a realização do procedimento. Algumas circunstâncias que, no início da experiência com esse modelo de acesso, foram descritas como contraindicação formal (p. ex., doença pulmonar obstrutiva crônica; cardiopatia; idade avançada; cirurgia prévia; gravidez; cirrose; neoplasias malignas), ao longo do tempo, com a experiência alcançada e as evidências clínicas, perderam completamente esse *status*.[6]

## NOVAS ALTERNATIVAS TÉCNICAS

### NOTES

Acrônimo da expressão original em língua inglesa ***N**atural **O**rifice **T**ransluminal **E**ndoscopic **S**urgery*, é um novo modelo de acesso à cavidade abdominal através de um dos orifícios naturais do corpo (boca, ânus, vagina ou uretra).

Esse acesso habitualmente é feito pela introdução de um endoscópio flexível na cavidade peritoneal após a punção de uma das vísceras (estômago, cólon, vagina ou bexiga).[11] A insuflação endoscópica cria um pneumoperitônio e o espaço de trabalho apropriado. Os instrumentos endoscópicos convencionais são colocados através dos canais de trabalho do endoscópio para realizar a operação. A principal vantagem seria estética, pela ausência de qualquer cicatriz na parede abdominal, porém ainda existem muitos questionamentos ao método; pelo fato de necessitar perfurar intencionalmente uma das vísceras, questiona-se se haveria implicações clínicas quanto a esse aspecto. Ainda existe uma inadequação dos instrumentos utilizados na laparoscopia padrão com relação ao NOTES. Quando da utilização de endoscópio flexível, nota-se que a flexibilidade do endoscópio impede a estabilização da ponta do sistema visual. Além disso, a triangulação do sistema ótico com os demais instrumentos é bastante prejudicada em virtude de os canais de trabalho estarem alinhados com a visão ótica, limitando sobremaneira a amplitude dos movimentos dos instrumentos e obscurecendo a visão do campo operatório. Ainda é uma técnica em evolução, e, com o tempo, possivelmente veremos novos benefícios adicionais a esse modelo, provocados pelos desdobramentos tecnológicos no desenvolvimento de instrumentos, pois muitos deles necessitam ser adaptados a aplicações intraluminais, possibilitando novos procedimentos, podendo levar a uma mudança na prática futura da cirurgia abdominal.[3]

## Portal único

Popularizado no termo original em língua inglesa "*Single Port*", ou ainda SILS[3] (acrônimo da expressão ***S**ingle **I**ncision **L**aparoscopic **S**urgery*), consiste em realizar o procedimento laparoscópico por uma única incisão transumbilical. É uma técnica em desenvolvimento, que tem o aspecto estético como principal vantagem em relação à cirurgia laparoscópica padrão, pois a única marca restante é a cicatriz umbilical. No entanto, o acesso por uma única incisão torna-se uma técnica mais desafiadora e exige instrumentos que sejam dobráveis e articulados no interior da cavidade abdominal. Além disso, logicamente necessita de mais ajustes com relação aos portais de entrada, que chegam todos juntos no interior do abdome. Essa técnica ganhou impulso em serviços que dispõem da tecnologia; é provável que no futuro seja uma técnica utilizada de forma mais habitual. Hoje, no entanto, ainda não existe um consenso em virtude da dicotomia estética *versus* segurança. No momento, existem poucas evidências de resultados similares com a técnica laparoscópica padrão, naquelas cirurgias menos complexas, mas ainda são necessários tempo e pesquisa para uma melhora na ergonomia, viabilidade e alcance da técnica.[11]

## Visão tridimensional

Um escopo ótico de canal duplo é conectado a duas câmeras de vídeo e fornece duas imagens, exibidas ao espectador em um visor estereoscópico. Quando o cirurgião usa óculos 3D circulares e polarizados, as duas imagens são fundidas pelo cérebro em uma, e isso dá a percepção de profundidade. Essa tecnologia com visão tridimensional na laparoscopia fornece percepção de profundidade e medição correta das dimensões dos espaços anatômicos, contribuindo para aumentar as habilidades do cirurgião laparoscópico para dissecar, projetar estratégias cirúrgicas e realizar suturas extracorpóreas. Há uma menor redução do esforço e menor fadiga com a tecnologia tridimensional. Ainda tem um custo elevado e pouca difusão no cotidiano do cirurgião.

## REFERÊNCIAS


1. Rosenthal RJ, Friedman RL, Phillips EH. The pathophysiology of pneumoperitoneum. New York: Springer; 1997.
2. Dubois F, Berthelot G, Levard H. Laparoscopic cholecystectomy: historie perspective and personal experience. Surg Laparosc Endosc. 1991;1:52-7.
3. Krishnakumar S, Tambe P. Entry complications in laparoscopic surgery. J Gynecol Endosc Surg. 2009;1(1):4-11.
4. Neudecker J, Sauerland S, Neugebauer E, Bergamaschi R, Bonjer HJ, Cuschieri A, et al.; The European Association for Endoscopic Surgery clinical practice guideline on the pneumoperitoneum for laparoscopic surgery. Surg Endosc. 2002;16(7):1121-43.
5. Bonjer HJ, Hazebroek EJ, Kazemier G. Pneumoperitoneum in laparoscopic surgery. Br J Surg. 1997;84:599-602.
6. Demyttenaere S, Feldman LS, Fried GM. Effect of pneumoperitoneum on renal perfusion and function: a systematic review. Surg Endosc. 2007;21(2):152-60.
7. Atkinson TM, Giraud GD, Togioka BM, Jones DB, Cigarroa JE. Cardiovascular and ventilatory consequences of laparoscopic surgery. Circulation. 2017;135(7):700-10.
8. Kelley WE Jr. The evolution of laparoscopy and the revolution in surgery in the decade of the 1990s. JSLS. 2008;12:351-7.
9. Larobina M, Nottle P. Complete evidence regarding major vascular injuries during laparoscopic access. Surg Laparosc Endosc Percutan Tech. 2005;15(3):119-23.
10. Srivastava A, Niranjan A. Secrets of safe laparoscopic surgery: anaesthetic and surgical considerations. J Minim Access Surg. 2010;6(4):91-4.
11. Dávila-Ávila FD, Tsin DA. Cirugía por orificios naturales (NOTES y manos)? La tercera revolución quirúrgica? Rev Mex Cir Endoscop. 2006;7:6-13.
12. Yong J, Hibbert P, Runciman WB, Coventry BJ. Bradycardia as an early warning sign for cardiac arrest during routine laparoscopic surgery. Int J Qual Health Care. 2015;27(6):473-8.

# 11

# Instrumental de videocirurgia

*José Homero Soares*

## INTRODUÇÃO

Em cirurgias convencionais, um cirurgião precisa fazer uma incisão ampla para obter um campo de visão que lhe permita operar com segurança. Nos procedimentos minimamente invasivos, graças à tecnologia, o cirurgião faz pequenos orifícios nos quais insere instrumentos finos especialmente projetados e utiliza sofisticados equipamentos de câmera e vídeo para realizar a operação através dessas pequenas aberturas para acessar cavidades naturais ou patológicas.

Na videolaparoscopia, apesar de alguns instrumentos utilizados terem alguma semelhança com aqueles utilizados em cirurgias abertas, são dispositivos mais longos, que devem obrigatoriamente passar por um ponto fixo e que executarão um movimento de báscula, o que determina para o cirurgião a necessidade de um novo aprendizado na percepção e execução de ações específicas. As principais ações a serem executadas com os diferentes instrumentos são: tração, apreensão, divulsão dos tecidos, mobilização das vísceras, afastamento de estruturas anatômicas, corte, coagulação, aspiração, irrigação, sutura manual, sutura mecânica e clipagem.

A cada manipulação ou tarefa a ser executada corresponde a um ou mais dos instrumentais disponíveis que, em alguns casos, executam mais de uma função. Podem-se dividir as principais categorias de instrumentais em videolaparoscopia de acordo com as principais ações executadas por cada um deles: agulha de Veress, trocartes, pinças de apreensão e dissectores, clipadores, retratores, cânula de irrigação e aspiração, eletrocautério, tesouras, porta-agulha, instrumentos de corte e coagulação, e endogrampeadores.

## AGULHA DE VERESS

Utiliza-se para estabelecer o pneumoperitônio e dar início ao procedimento laparoscópico. É um dispositivo que tem um mecanismo de segurança com um estilete rombo acionado por mola. São agulhas habitualmente feitas de aço inoxidável (Figura 1), com 2,1 mm de calibre, uma empunhadura cilíndrica para aumentar o conforto do cirurgião e um estilete rombo acionado por mola dentro da cânula da agulha e que se estende para além da ponta dela. Tem uma torneira para insuflação do gás carbônico e os dispositivos descartáveis possuem um conector na ponta do tipo *luer lock* (bico com travamento) para facilitar a insuflação. A agulha tem um mecanismo efetivo que, ao encontrar resistência, expõe a porção perfurante. A introdução da agulha é feita de forma suave, respeitando a força e a profundidade na introdução, e, quando desaparece a resistência tecidual, uma cobertura romba se desloca sobre essa parte perfurocortante, visando evitar seu contato com as vísceras abdominais, desse modo evitando as eventuais complicações associadas ao procedimento.

## TROCARTES

São instrumentos tubulares introduzidos nos pequenos orifícios ou portais da videolaparoscopia, por onde se introduzem pinças, tesouras, material de síntese, ótica, assim como retiram alguma estrutura anatômica patológica, como a vesícula biliar com colecistite.

Podem ser tubos plásticos descartáveis ou feitos de aço cirúrgico para utilização permanente e que consistem em um obturador e uma cânula com torneira. Proporcionam um mecanismo para inserir e remover os instrumentos enquanto se realiza a cirurgia endoscópica. A cânula ou bainha é inserida para acessar o sítio operatório por meio de um trocarte como um obturador (Figura 2). Quando a porta de entrada é concluída, o obturador é removido e a cânula permanece na posição. Há uma diversidade nos tamanhos de trocarte e cânula em razão

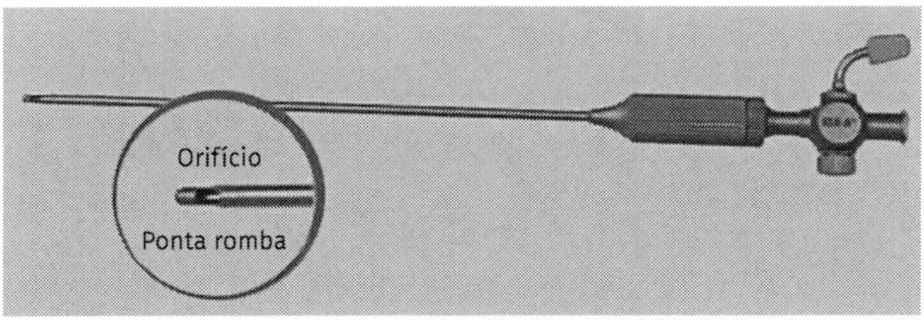


**FIGURA 1** Agulha de Veress.
Fonte: arquivo pessoal do autor.

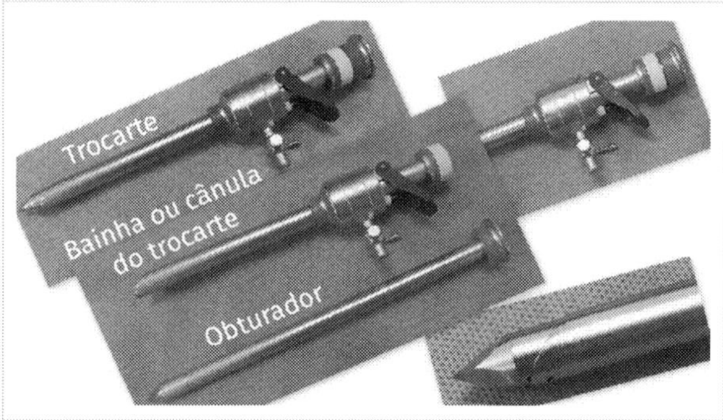


**FIGURA 2** Trocarte permanente com bainha e obturador.
Fonte: arquivo pessoal do autor.

do diâmetro dos instrumentais, que mudam conforme o modelo e o uso. Estão disponíveis com ponta sem lâmina, ponta dilatadora, ponta romba e cânulas universais e são encontrados com obturadores de 5, 11, 12 e 15 mm de diâmetro.

## PINÇAS VIDEOLAPAROSCÓPICAS

As pinças são mais frequentemente permanentes, mas também podem ser descartáveis. São habitualmente divididas em três partes: manopla, tubo externo e haste interna (Figura 3), disponíveis em uma grande variedade de modelos, em diferentes comprimentos, manoplas e hastes, de forma a atender às necessidades do cirurgião.

As manoplas são as empunhaduras das pinças, com as quais os cirurgiões conseguem manipular as extremidades das pinças que estão no interior da cavidade. O tubo externo é um tubo que reveste as pinças, geralmente confeccionado com material isolante para evitar o efeito térmico sobre as estruturas anatômicas que possam, inadvertidamente, manter contato durante a cirurgia.

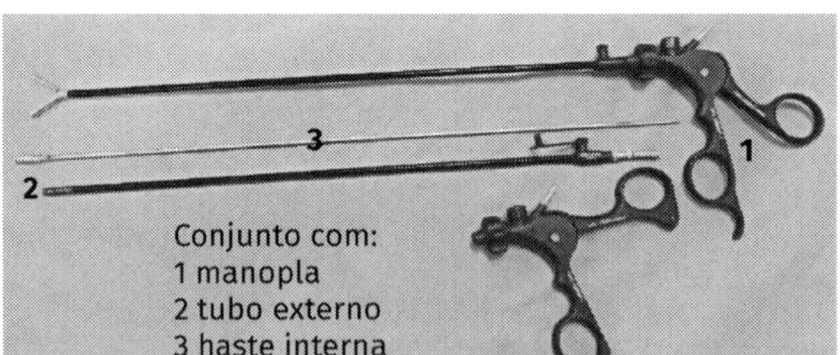


**FIGURA 3** Conjunto de pinça, manopla, tubo externo e haste interna.
Fonte: arquivo pessoal do autor.

A haste interna possui na sua extremidade mandíbulas com diversos formatos e comprimentos, que serão definidos de acordo com a ação necessária a cada procedimento operatório. Essas três peças possuem um sistema de engate entre elas que permite fácil montagem e desmontagem, o que possibilita intercambiar rapidamente as partes, facilitando a troca, limpeza e esterilização.

As pinças laparoscópicas permitem apenas quatro graus de liberdade de movimento: entrada, saída, subida, descida, esquerda, direita e rotação.

## MANOPLAS

As manoplas ou empunhaduras são peças intercambiáveis acopladas à parte proximal das pinças e possuem dois modelos principais: com ou sem empunhadura (Figura 4).

A cremalheira é um sistema de travamento da pinça que impede sua abertura durante a apresentação das estruturas anatômicas, determinando uma apreensão mais eficaz. Também permite o fechamento do instrumental de forma autoestática ou rotativa, com diferentes níveis de pressão de fechamento.

As pinças têm diversas funções, determinadas pela forma da sua extremidade distal ou mandíbulas, que são divididas didaticamente em preensão e dissecção.

## PINÇAS DE PREENSÃO

As pinças de preensão são denominadas geralmente pelo termo em inglês *grasper* e são utilizadas para prender e manipular estruturas ou órgãos variados, como vesícula biliar, estômago e alças intestinais, entre outros. Servem tanto para preensão e apresentação realizada pelo cirurgião auxi-

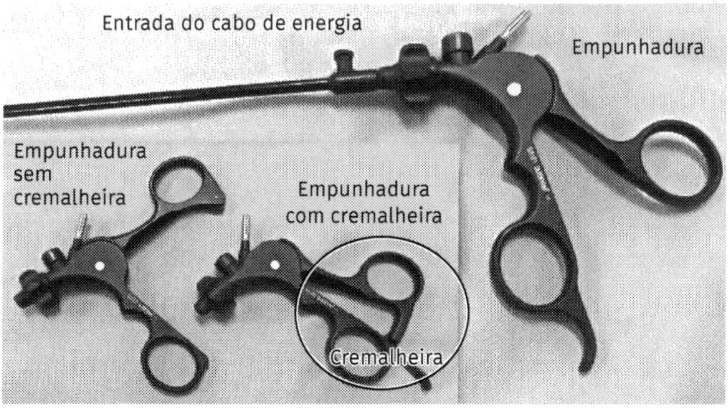


**FIGURA 4** Empunhadura com e sem cremalheira.
Fonte: arquivo pessoal do autor.

liar, como para preensão e apresentação, com ambas as mãos, pelo cirurgião principal. O sistema de manopla pode ou não possuir cremalheira, de acordo com a escolha ou necessidade do cirurgião. Têm graus de aberturas menor ou maior, de acordo com as funções. Se a função é somente de prender firmemente a estrutura, em geral são mais curtas e têm pouca abertura das suas mandíbulas. As mais longas têm maior mobilidade na apresentação, o grau de preensão exige menor firmeza e são menos traumáticas, podendo ser utilizadas em estômago e intestinos. As principais variedades de pinças de preensão, de acordo com o formato de suas mandíbulas, são: plana, ondulada, Babcock, *clinch*, Croce-Olmi, DeBakey, crocodilo, *bowel* e mandíbulas com lúmen (Figura 5).

## PINÇAS DE DISSECÇÃO OU DISSECTORES

Os dissectores têm mandíbulas ou extremidades que se assemelham às pinças hemostáticas (Figura 6) da cirurgia convencional. São pinças com ranhuras transversais de diversos tamanhos e diferentes curvaturas. Permitem a dissecção

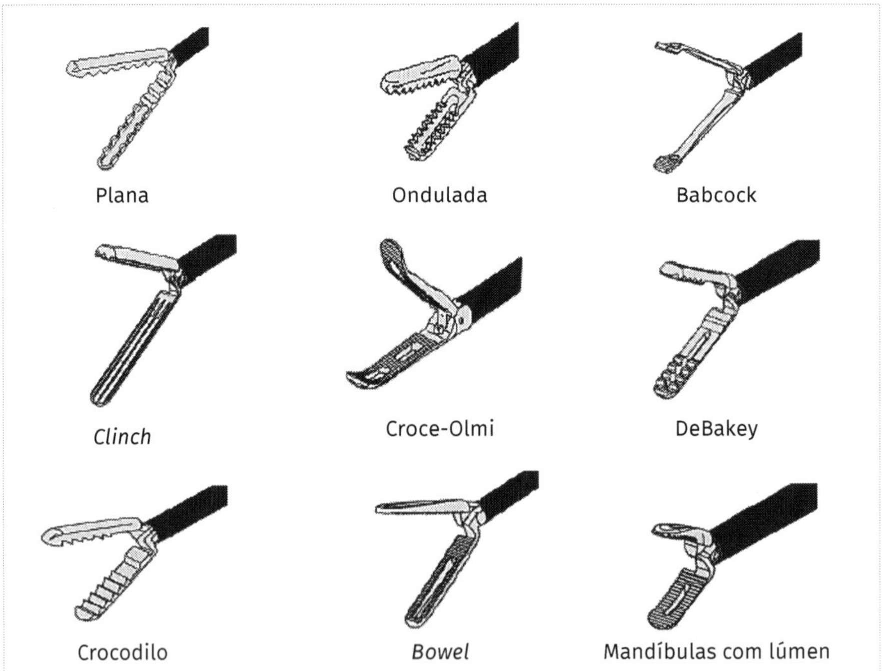


**FIGURA 5** Modelos de mandíbulas das pinças de apreensão.
Fonte: arquivo pessoal do autor.

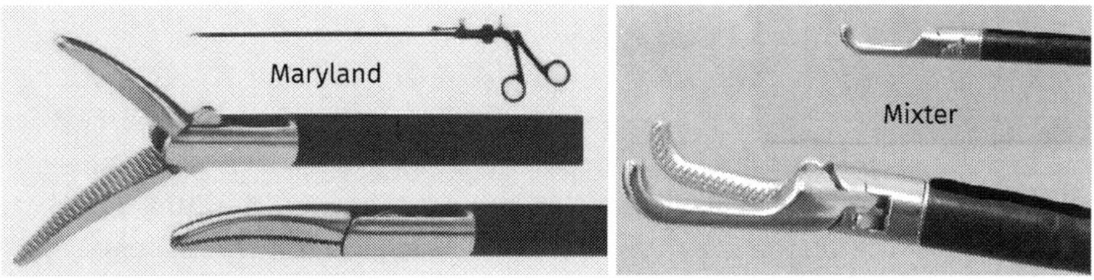


**FIGURA 6** Modelos de dissectores.
Fonte: arquivo pessoal do autor.

de pedículos, vasos, nervos e outras estruturas anatômicas tubulares, como ureter e tubas uterinas. Dois tipos são de uso corrente: Maryland e Mixter.

## CLIPADORES E CLIPES

O uso de clipes laparoscópicos substituiu, em grande parte, a realização de nós e suturas, dadas a facilidade e a segurança de sua aplicação. Os clipes de titânio são de rápida e fácil utilização, permitem ligadura de vasos e ductos em espaços mais restritos de manipulação, são resistentes e não interferem em posteriores exames de imagem, como tomografia computadorizada e ressonância magnética. O propósito é vedar bem um vaso sanguíneo ou um ducto, sem escorregar ou escapar. Estão disponíveis em vários tamanhos, em cartuchos de seis unidades. Os clipadores, por sua vez, têm as manoplas (empunhaduras) ergonômicas e as mandíbulas (extremidades distais) assumem a forma de U, em conformidade com o formato dos clipes, e são colocadas no cartucho em posição vertical, permitindo destravamento e abertura da mandíbula. Quando o encaixe é alcançado, ouve-se um clique, indicando quando o clipe está pronto para aplicação. As mandíbulas são de fácil recarga (Figura 7).

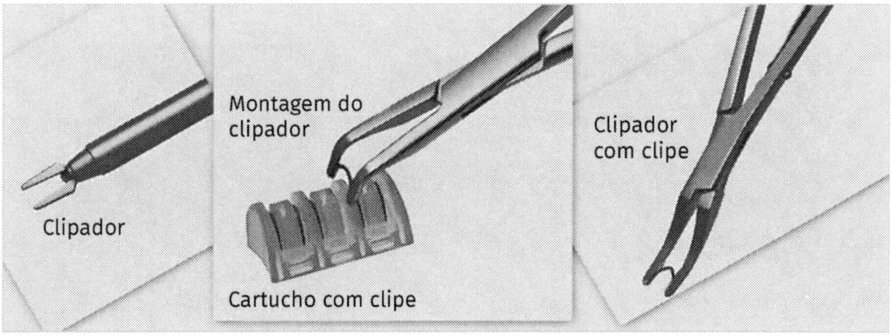


**FIGURA 7** Clipador, clipe de titânio e cartucho.
Fonte: arquivo pessoal do autor.

Uma alternativa para a ligadura de vasos mais calibrosos (Figura 8) é a utilização do Hem-O-lok® (Figura 9), que consiste em um clipe de polímero não absorvível com recurso de engate de bloqueio, bem como dentes no interior das mandíbulas, os quais podem proporcionar maior segurança. Os dentes integrados ajudam a evitar o deslizamento em qualquer direção. Tem um *design* arqueado que permite que o tecido adjacente à ligadura também seja englobado sem prejuízo da eficácia. O sistema de fechamento penetrante com 1 a 2 dentes proporciona um fechamento eficaz. O uso dos aplicadores assemelha-se ao dos clipes de titânio.

## RETRATORES

Os retratores são dispositivos projetados para promover a retração atraumática do fígado e o afastamento de vísceras ocas durante a cirurgia laparoscópica, permitindo um campo de visão mais adequado para o procedimento proposto. Há formatos e tamanhos diversos para melhor adequação ao trabalho do cirurgião (Figura 10).

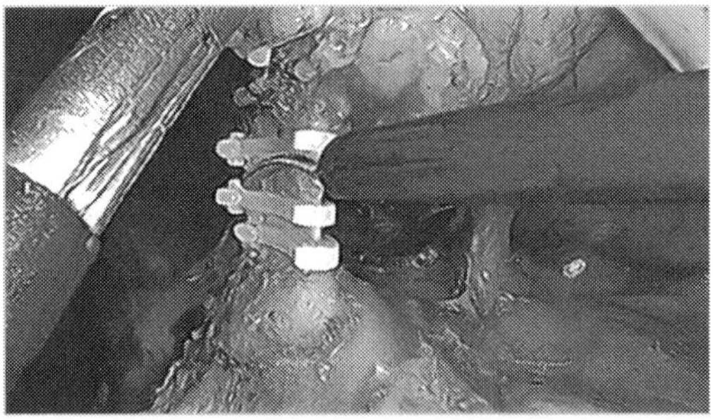

**FIGURA 8** Clipagem com Hem-O-lok® em vaso mais calibroso.
Fonte: arquivo pessoal do autor.

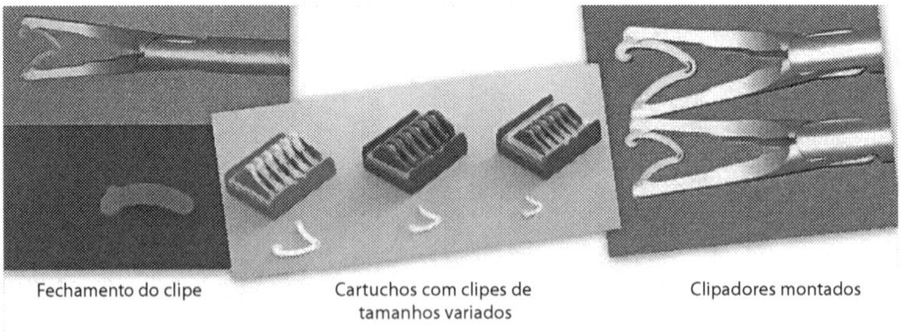


**FIGURA 9** Montagem do Hem-O-lok®.
Fonte: arquivo pessoal do autor.

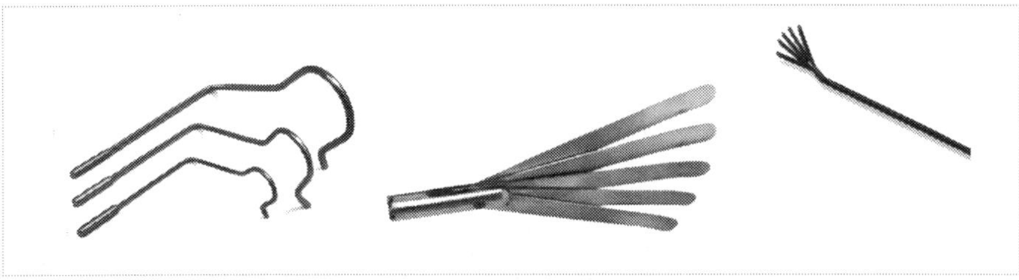

**FIGURA 10** Modelos de afastadores de fígado.
Fonte: arquivo pessoal do autor.

## TESOURAS

A tesoura endoscópica (Figura 11) é utilizada em procedimentos laparoscópicos para dissecção e secção de tecidos. Elas estão disponíveis em muitas configurações: curvas, retas, ganchos, *micro-tip*, mandíbulas longas ou curtas, grandes ou pequenas. Isso permite ao cirurgião uma ampla gama de opções ao planejar uma estratégia de corte cirúrgico.

Todas têm uma entrada na manopla para bisturi monopolar. A tesoura de Mayo, mais tradicional, é uma tesoura para trabalho "mais grosseiro", e a tesoura de Metzenbaum é uma tesoura menor e mais fina, projetada para procedimentos "mais delicados" e cortes mais finos.

Uma tesoura com gancho (*hook*) circunda a estrutura antes de cortar e o tecido é mantido entre as mandíbulas sem chance de deslizar. É particularmente útil para seccionar ductos e vasos durante os procedimentos laparoscópicos e na abertura parcial do ducto cístico para a realização de colangiografia intraoperatória. Tesoura com *micro-tip* é uma tesoura com a ponta muito fina e delicada, que permite abertura parcial do ducto cístico durante a colangiografia intraoperatória.

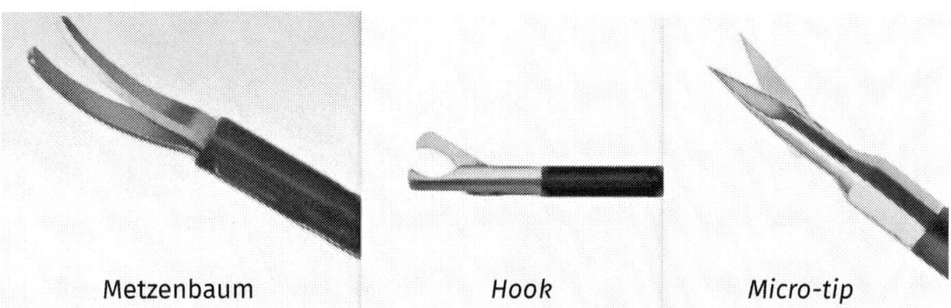


**FIGURA 11** Modelos de tesouras.
Fonte: arquivo pessoal do autor.

## CÂNULA DE IRRIGAÇÃO E ASPIRAÇÃO

Dispositivo bastante versátil na cirurgia laparoscópica e um dos instrumentos mais importantes nas cirurgias abdominais. Pode irrigar a cavidade abdominal com soluções líquidas e aspirar qualquer secreção intraperitoneal. É muito útil em casos de sangramento, pois o sangue na cavidade peritoneal promove maior absorção da luz e obscurece a imagem, dificultando o trabalho do cirurgião. No momento da aspiração, toda a ponta do sugador deve imergir no líquido a ser sugado, para evitar aspiração de $CO_2$ e a queda súbita da pressão do pneumoperitônio. O aspirador (Figura 12) pode servir como elemento de dissecção em estruturas mais rígidas e fibrosas, como em casos de colecistite aguda. É muito útil em casos de peritonite para uma limpeza mais intensa da cavidade peritoneal, e durante a laparoscopia nas cirurgias de vesícula, quando ocorre seu rompimento, existe a possibilidade de alguns cálculos menores serem sugados pelo equipamento.

## DIATERMIA

É um dos sistemas de energia mais comumente usados em cirurgia laparoscópica. Podemos usar dois modelos de energia nesses casos: monopolar e bipolar. No caso da energia monopolar, os instrumentais de eletrocautério disponíveis permitem quatro efeitos teciduais possíveis com as unidades eletrocirúrgicas atuais – corte, coagulação, dissecção e fulguração. Para esses efeitos podem ser usadas tesouras, dissectores e, mais frequentemente, o gancho ou *hook* (Figura 13).

A equipe cirúrgica deve ter uma boa compreensão dos princípios da eletrocirurgia e dos efeitos teciduais para evitar complicações. Apropriadamente aplicada, a eletrocirurgia monopolar é segura e eficaz. A lesão eletrotérmica

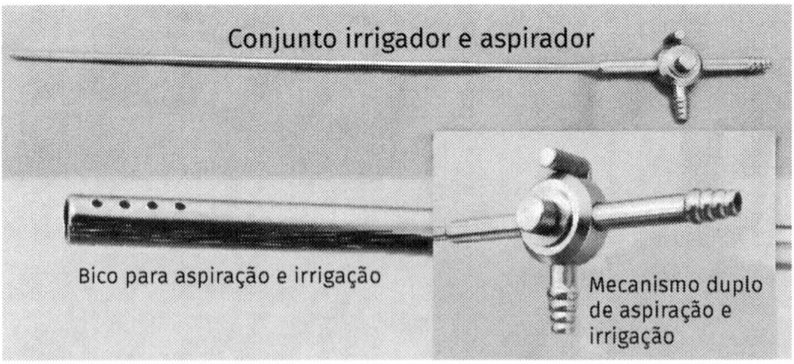


**FIGURA 12** Aspirador e irrigador.
Fonte: arquivo pessoal do autor.

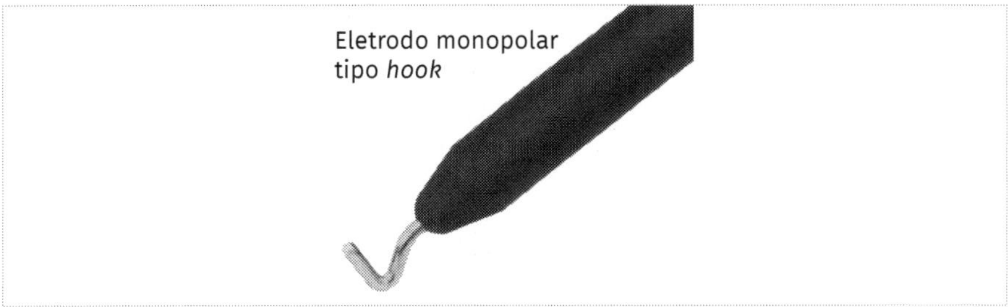


**FIGURA 13** Dissector modelo *hook*.
Fonte: arquivo pessoal do autor.

pode resultar de falhas na aplicação direta e de isolamento. Atingir os efeitos desejados depende dos seguintes fatores: densidade de corrente, tempo, tamanho do eletrodo, condutividade do tecido e forma de onda da corrente. Em eletrodos monopolares, a corrente de radiofrequência flui do gerador, através do eletrodo ativo, para o tecido-alvo, através do paciente, o eletrodo dispersivo e retorna ao gerador. O local mais comum de lesão é o eletrodo de retorno do paciente. O eletrodo de retorno deve ser de baixa resistência, com uma área de superfície grande o suficiente para dispersar a corrente elétrica sem gerar calor. Se o eletrodo de retorno do paciente não for grande o suficiente ou não estiver completamente em contato com a pele do paciente, a corrente que sai do corpo pode ter densidade suficiente para produzir queimaduras indesejadas. O excesso de pelos, o tecido adiposo, as proeminências ósseas e a presença de líquido e tecido cicatricial comprometem a qualidade do contato.

Na eletrocirurgia bipolar (Figura 14), os eletrodos ativo e de retorno estão localizados geralmente dentro da ponta do instrumento. O exemplo clássico são os dois dentes de fórceps que são o eletrodo ativo e de retorno e representam todo o circuito. A maioria das unidades bipolares usa uma forma de onda de baixa voltagem para alcançar a hemostasia e evitar danos colaterais ao tecido. A eletrocirurgia bipolar tem uma área mais limitada ao alvo sem provocar um maior risco de dispersão de energia em comparação com a eletrocirurgia monopolar. Sua expansão térmica lateral máxima está dentro de 5 mm, e suas desvantagens incluem o aumento do tempo necessário para a coagulação por um baixo consumo de energia, carbonização e aderência dos tecidos com a ruptura acidental dos vasos sanguíneos adjacentes.

## OUTROS INSTRUMENTOS DE CORTE E COAGULAÇÃO

Existem hoje dispositivos conhecidos como tesoura coaguladora (Figura 15), bisturi harmônico ou bisturi ultrassônico, que são utilizados para corte e

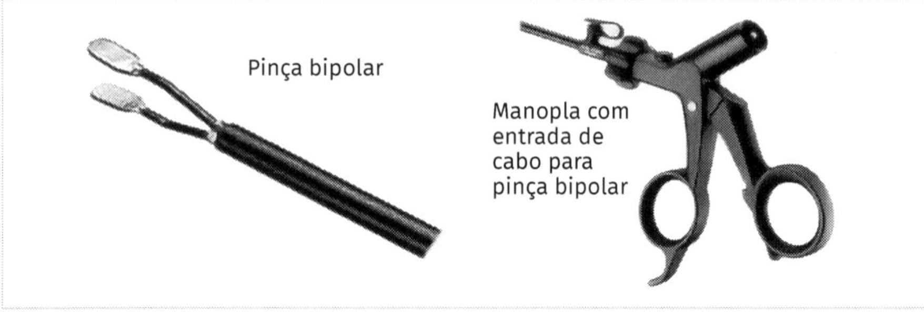


**FIGURA 14** Pinça bipolar.
Fonte: arquivo pessoal do autor.

coagulação simultâneos de tecidos moles, com controle efetivo de sangramento, sem provocar danos térmicos periféricos e sem uso de corrente elétrica através do paciente, reduzindo o risco de dispersão de energia e de complicações a distância.

O impulso da energia é provocado por ativação ultrassônica gerada por um conjunto de estruturas cerâmicas que vibram em alta frequência (acima de 50 mil vezes por segundo), promovendo corte e coagulação concomitante dos tecidos, por desnaturação proteica induzida pela energia determinada pela vibração, limitando a liberação de energia de calor basicamente ao alvo envolvido pela selagem do tecido envolvido pelas mandíbulas da tesoura. Podem ser usados em qualquer modelo de cirurgia laparoscópica que necessite de instrumento de corte e coagulação, mas são mais frequentemente usados em cirurgias de maior porte: correção de hérnia de hiato, cirurgia colorretal, gastrectomia, cirurgia bariátrica, dentre outras, pelo custo elevado e por serem instrumentos de uso único.

## PORTA-AGULHAS

Instrumento usado para prender e manipular agulhas (Figura 16), para permitir a sutura livre de feridas ou incisões cirúrgicas dentro do corpo durante pro-

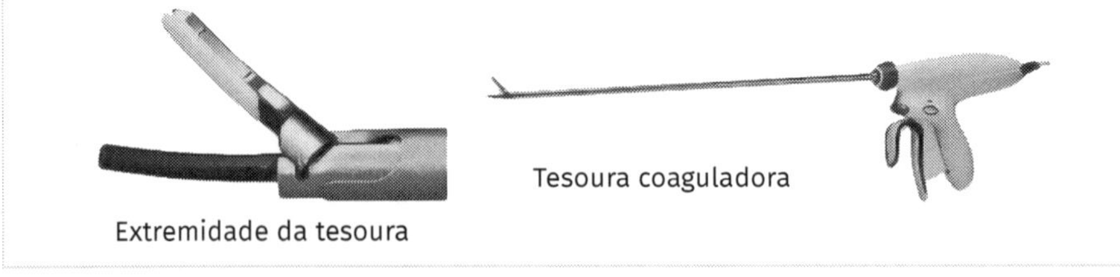


**FIGURA 15** Tesoura coaguladora.
Fonte: arquivo pessoal do autor.

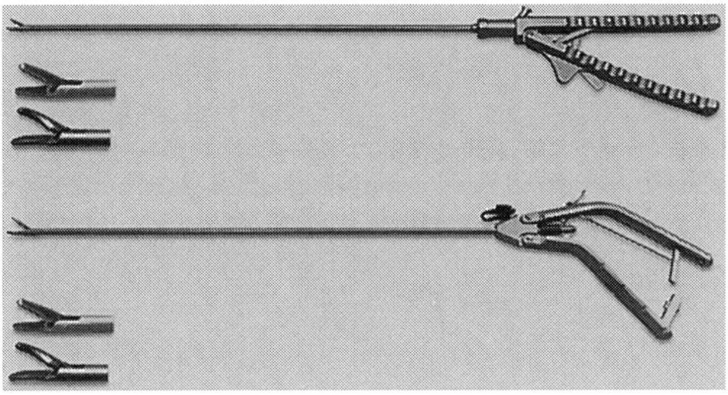

**FIGURA 16** Modelos de porta-agulhas.
Fonte: arquivo pessoal do autor.

cedimentos laparoscópicos. A ponta do condutor da agulha é muito importante, pois deve atender a várias funções. O mecanismo de preensão do acionador da agulha deve proporcionar um aperto muito firme, de modo que possa ser conduzido pelos tecidos em um caminho direto. A gama de agulhas e instrumentos disponíveis para uso em procedimentos minimamente invasivos é muito menor que na cirurgia convencional, limitada pela necessidade de a agulha e o condutor se encaixarem através de portas de acesso laparoscópicas que normalmente têm apenas 5 mm de diâmetro. Os acionadores de agulha laparoscópica normalmente compreendem um eixo longo e estreito, com uma alça em uma extremidade e um conjunto de garras articuladas na outra. O eixo é feito de aço cirúrgico, com uma camada externa de plástico ou silicone como isolante termoelétrico. As mandíbulas geralmente são feitas de carboneto de tungstênio e podem ter revestimentos adicionais aplicados para melhorar a aderência. Os instrumentos estão disponíveis em vários comprimentos, com 30 a 35 cm sendo os mais comuns. Diferentes comprimentos de mandíbula também estão disponíveis.

Ao contrário das alças de instrumentos laparoscópicos usados para agarrar ou executar ações, que tendem a ser posicionadas em ângulo reto com o eixo, as alças de acionamento da agulha geralmente são axiais retas que colocam a agulha diretamente alinhada com a mão do cirurgião para permitir maior possibilidade de manobra e um movimento mais natural do punho ao suturar. Vários modelos estão disponíveis, mas geralmente as garras do instrumento são operadas por meio de um aperto de palma da mão ergonômico, em consonância com uma mola no cabo que promove a abertura da empunhadura. O aperto é determinado para abrir as mandíbulas e liberado para fechá-las.

A agulha é presa com firmeza nas garras do instrumento por meio de um mecanismo de travamento com catraca localizado na alça. Uma das considerações mais importantes é que o mecanismo de liberação seja fácil de operar, pois o cirurgião deve segurar e soltar a agulha repetidamente durante a sutura. A posição do mecanismo de liberação rápida na alça e o número de dentes na catraca são fatores que determinam a facilidade de uso. Alguns projetos também incluem uma mola, que pode ser ajustada para permitir o tensionamento preciso das garras em uma variedade de diâmetros de agulha. É comum o cirurgião operar o acionador da agulha em conjunto com uma pinça, uma pinça de tecido ou um segundo acionador de agulha, para obter uma técnica de sutura eficiente.

## ENDOGRAMPEADORES

São dispositivos utilizados na cirurgia laparoscópica para proceder a suturas mecânicas em virtude da maior dificuldade de o cirurgião realizar suturas manuais durante a cirurgia minimamente invasiva. Geralmente o endogrampeador coloca duas fileiras triplas de grampos de titânio espaçadas e divide simultaneamente o tecido entre essas fileiras (Figura 17). O tamanho dos grampos é determinado pela seleção da unidade de recarga do produto. As unidades de recarga disponíveis habitualmente são de 45 e 60 mm (Figura 18).

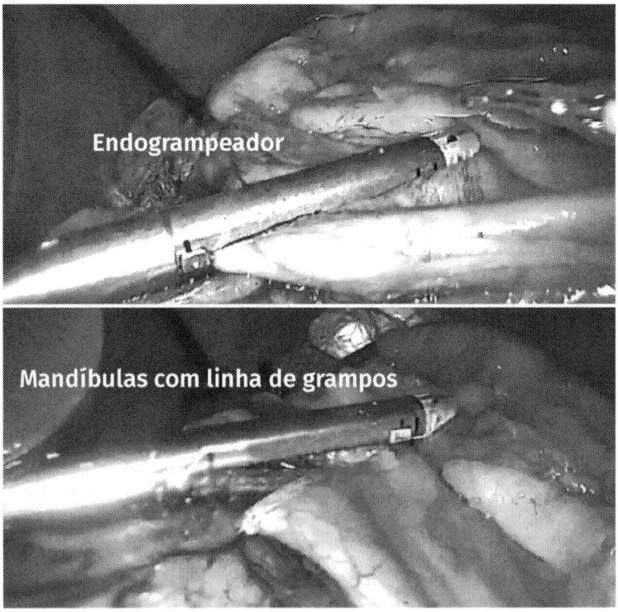


**FIGURA 17** Modo de grampeamento.
Fonte: arquivo pessoal do autor.

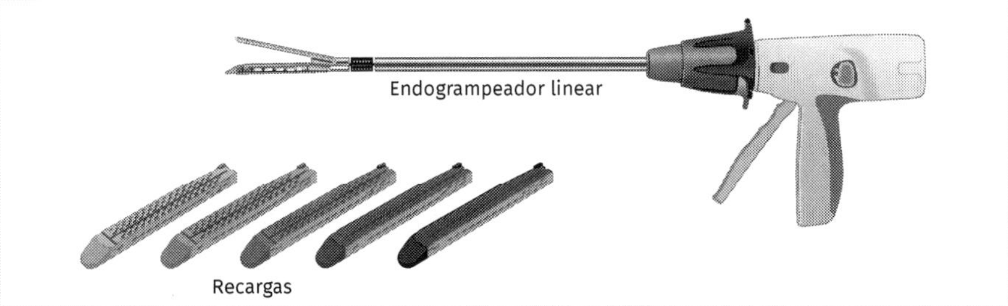


**FIGURA 18** Endogrampeador e recargas.

## CONSIDERAÇÕES FINAIS

A cirurgia minimamente invasiva, em especial a videocirurgia, faz uso de instrumental que cumpre as mesmas tarefas da cirurgia convencional ou a chamada cirurgia aberta. Os tempos operatórios seguem a dinâmica clássica de diérese, hemostasia, exérese e síntese.

Entretanto, a equipe cirúrgica trabalha em ambiente mais restritivo e depende de equipamentos específicos (insuflador, câmara de vídeo, fonte de luz fria, monitores de televisão) que não são usados na cirurgia convencional. A manutenção e os cuidados com esses equipamentos são cruciais. Uma falha técnica de qualquer um deles pode implicar mudanças radicais de abordagem estratégica do plano cirúrgico, inclusive com a necessidade de conversão para cirurgia aberta. A equipe deve estar apta a realizar essa eventual conversão.

A atenção com a manutenção e os cuidados também se aplica aos instrumentos da videocirurgia, que, embora possam ser na maioria das vezes descartáveis, precisam estar aptos a funcionar sem falhas e cumprir os devidos cuidados de assepsia e antissepsia.

Os portais, ao final do procedimento videolaparoscópico, devem ser suturados com fios de uso corrente, com o uso de pinça, porta-agulhas, agulhas e tesoura da cirurgia convencional.

## REFERÊNCIAS

Duppler DW. Laparoscopic instrumentation, videoimaging, and equipment disinfection and sterilization. Surg Clin North Am. 1992;72(5):1021-32.

Maszewski MV, Sucher JF, Macfadyen Jr BV. Laparoscopic instrumentation: linear cutters, clip appliers, and staplers. Semin Laparosc Surg. 2001;8(1):69-76.

Mishra RK. Textbook of practical laparoscopic surgery. New Delhi: Jaypee Brothers; 2009.

Parra OM. Fundamentos da cirurgia videolaparoscópica. São Paulo: Atheneu; 2006.

Prisco R. Instrumental laparoscópico. Acta Urologica. 2002;11-20.

Palanivelu C. Art of laparoscopic surgery: textbook & atlas. 2. rev. ed. New Delhi: Jaypee Brothers; 2019.

# 12

# Disposição da equipe cirúrgica e do paciente na videolaparoscopia

*José Homero Soares*

## INTRODUÇÃO

Em 1987, quando Phillipe Mouret (1938-2008),[1] em Lyon (França), realizou a primeira colecistectomia por videolaparoscopia, teve início uma verdadeira revolução na cirurgia gastrintestinal, em todo o mundo. A partir de 1989, diversos centros médicos na Europa e nos Estados Unidos deram início simultaneamente à prática clínica da técnica laparoscópica, o que gerou diferenças pontuais entre as colecistectomias praticadas na Europa ("técnica francesa")[1] e nos EUA ("técnica americana").

Com o passar dos anos, as indicações para tratamento cirúrgico videolaparoscópico foram ampliadas. Os relatos na literatura biomédica sobre a disposição do paciente na mesa cirúrgica e dos diferentes membros da equipe operatória tiveram modificações pontuais e pessoais. No estado atual, há consenso sobre alguns aspectos, embora outros ainda dependam de preferências pessoais.

## DISPOSIÇÃO PARA AS INTERVENÇÕES SOBRE VESÍCULA, ESTÔMAGO E HIATO ESOFÁGICO

Para o posicionamento na técnica francesa, o paciente é colocado em posição de litotomia (os membros inferiores são colocados em um suporte de perna estilo bota ou em estilo estribo). Modificações nesse tipo de posição incluem vários padrões de altura das pernas no estribo ou no suporte tipo bota: baixo, médio, alto, exageradamente elevado.

Quando da realização das colecistectomias, é preferível um baixo padrão de altura e as pernas são orientadas no plano mais horizontal que for permitido. O cirurgião se posiciona de pé entre as pernas do paciente (Figura 1). O paciente é posto em proclive de 15° a 20° (a mesa é inclinada para que a cabeça fique mais alta que os pés), e uma ligeira rotação à esquerda facilita a exposição da área correspondente ao triângulo de Calot (ducto cístico, artéria cística e ducto colédoco), especialmente em pacientes obesos.

O primeiro assistente, responsável por operar a câmera e proporcionar a adequada visão do cirurgião, permanece à esquerda do paciente, e o segundo assistente fica posicionado à direita do paciente, para facilitar a apresentação da vesícula e do infundíbulo. O instrumentador é posicionado atrás e um pouco à direita do cirurgião.

O monitor de vídeo é posicionado à altura do ombro direito do paciente. Em instituições que possuam mais de um monitor de vídeo, um segundo monitor é posicionado à altura do ombro esquerdo do paciente.[3]

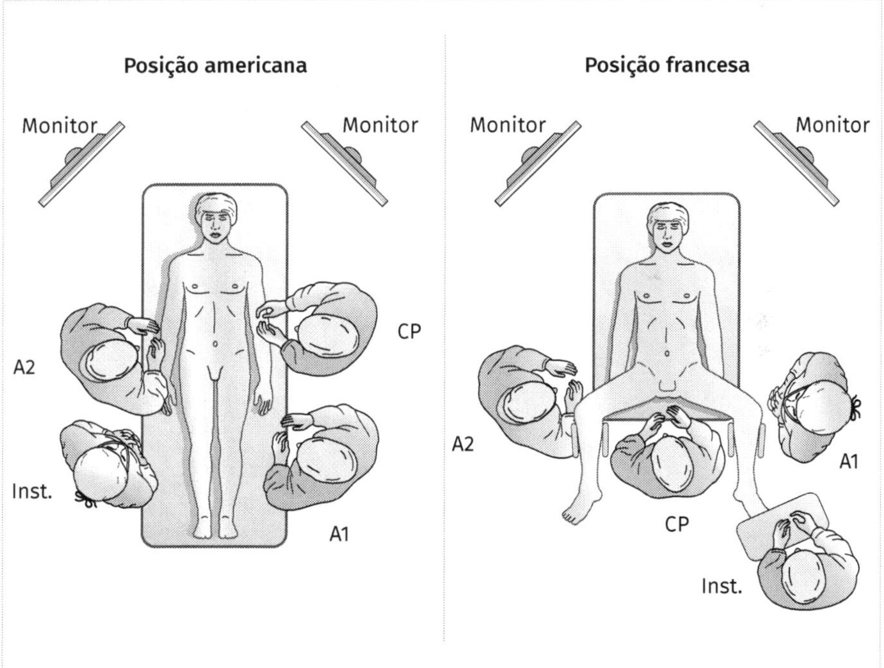


**FIGURA 1** Posição do paciente na técnica americana e na técnica francesa. CP: cirurgião principal. A1: primeiro assistente. A2: segundo assistente. Inst.: instrumentador(a). Monitores direito e esquerdo.

Essa disposição do paciente e da equipe cirúrgica pode ser replicada na maior parte dos procedimentos que abordam o andar superior do abdome, mais especificamente nos procedimentos cirúrgicos sobre o estômago e nas correções das hérnias do hiato esofágico.

Para a realização da colecistectomia pela técnica francesa, habitualmente são usados quatro trocartes, sendo mais frequentemente utilizados dois de 5 mm e dois de 10 mm de diâmetro, normalmente inseridos da seguinte forma (Figura 2):

- O primeiro trocarte de 10 mm deve ser inserido na parte superior do umbigo, direcionado de forma oblíqua (45°) (Figura 2A). O sistema ótico é introduzido e acoplado à câmera, transmitindo a imagem diretamente ao vídeo. Após uma exploração completa do abdome, os demais trocartes são inseridos sob visão direta.
- Um trocarte de 5 mm é colocado 1 cm abaixo da reborda costal direita, na linha média axilar anterior (Figura 2B). O outro trocarte de 5 mm é posicionado em posição lateral à direita do apêndice xifoide (Figura 2C) e servirá para a apresentação da vesícula e do infundíbulo.
- O quarto trocarte, de 5 mm ou 10 mm, é inserido de 5 a 7 cm abaixo da reborda costal esquerda (Figura 2D), com boa visibilidade do ligamento redondo e será usado para dissecção, aspiração, irrigação, corte, coagulação, colocação de clipes para ligadura vascular e do ducto cístico. A retirada da peça cirúrgica habitualmente é feita pelo portal umbilical.

Na técnica americana utilizada para as colecistectomias, a mais comumente adotada, o cirurgião e o operador de câmera (primeiro assistente) ficam do lado esquerdo do paciente, enquanto o segundo assistente e o instrumentador ficam do lado direito do paciente. Quando possível, são utilizados dois moni-

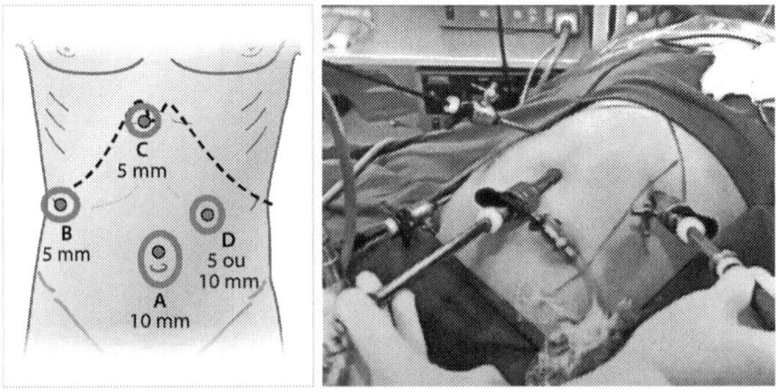


**FIGURA 2** Posicionamento dos quatro trocartes segundo a técnica francesa.
Fonte: arquivo pessoal do autor.

tores dispostos na altura dos ombros do paciente (Figura 1). Para a realização da colecistectomia, habitualmente quatro trocartes são usados (Figura 3), dois de 5 mm e dois de 10 mm de diâmetro, inseridos da seguinte forma:

- O primeiro trocarte de 10 mm (T1) deve ser inserido na parte superior do umbigo, direcionado de forma oblíqua (45°) (Figura 3). O sistema de videolaparoscopia é introduzido e, após uma exploração completa do abdome, os demais trocartes são inseridos sob visão direta.
- Os dois trocartes de 5 mm são colocados abaixo do rebordo costal direito, o primeiro trocarte de 5 mm (T3) é colocado 1 cm abaixo do rebordo costal direito na linha mamilar (Figura 3) e o outro de 5 mm (T2) é colocado 5 cm abaixo do rebordo costal direito entre as linhas axilares anterior e média (Figura 3).
- O quarto trocarte, que pode ser de 5 ou 10 mm (T4), é inserido em situação epigástrica abaixo do apêndice xifoide (Figura 3) e será usado para dissecção, aspiração, irrigação, corte, coagulação, colocação de clipes para ligadura vascular e do ducto cístico. Dependendo da escolha do cirurgião, pode ser usado para a retirada de peça cirúrgica, quando se utiliza trocarte de 10 mm, mas habitualmente a extração da vesícula é feita pelo portal umbilical.[2]

O posicionamento dos braços do paciente durante a cirurgia laparoscópica depende da escolha do cirurgião, do número de componentes da equipe cirúrgica e do tipo de cirurgia que vai ser realizado. Todas as opções são possíveis (Figura 4), em que os dois braços podem ser dispostos ao longo do corpo e ora o braço direito, ora o braço esquerdo pode ser colocado ao longo do corpo, de acordo com o procedimento. Para as colecistectomias, na posição americana, a preferência é manter somente o braço direito ao longo do corpo.[3]

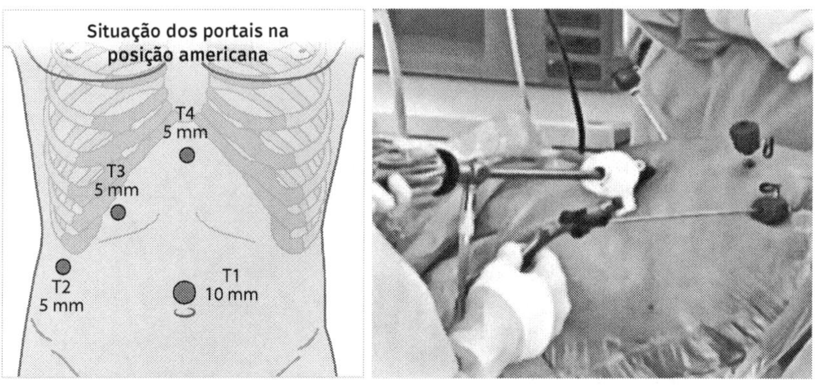


**FIGURA 3** Posicionamento dos quatro trocartes segundo a técnica americana.
Fonte: arquivo pessoal do autor.

## POSICIONAMENTO DA EQUIPE CIRÚRGICA

O posicionamento da equipe cirúrgica é bastante diversificado, e as escolhas são feitas de acordo com o procedimento a ser realizado. Do mesmo modo, o posicionamento do paciente também é bem diversificado e algumas vezes vai depender do biótipo do paciente e da localização do principal alvo de atuação do cirurgião.

### Posição de litotomia

Com o paciente em posição supina, os membros inferiores são colocados preferencialmente em um suporte de perna estilo bota (Figura 5). Modificações neste tipo de posição variam com a necessidade do procedimento. Essa posição é normalmente usada para procedimentos ginecológicos, colorretais, urológicos, perineais ou pélvicos e, nesse tipo de operação, habitualmente deve ser associada ao Trendelenburg (a mesa é inclinada para que a cabeça fique mais baixa que os pés).[4]

No caso de equipes cirúrgicas que normalmente utilizam a técnica francesa para os procedimentos do abdome superior, como colecistectomia, gastrectomia, cirurgia bariátrica e acesso ao hiato esofágico, a posição é acrescida do proclive.

Os riscos a que um paciente em posição de litotomia está exposto incluem fraturas, lesões nervosas, luxação do quadril, lesões musculares, lesões por pressão e diminuição da capacidade pulmonar.

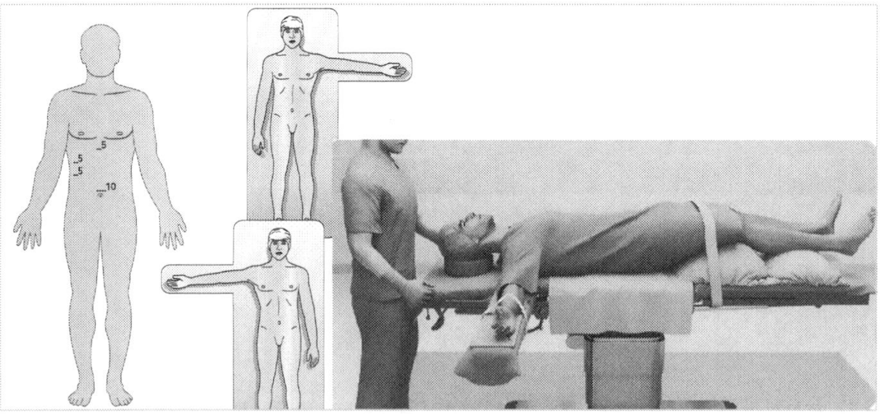

**FIGURA 4** O posicionamento dos braços do paciente pode variar de acordo com a preferência do cirurgião em comum acordo com o anestesista.
Fonte: arquivo pessoal do autor.

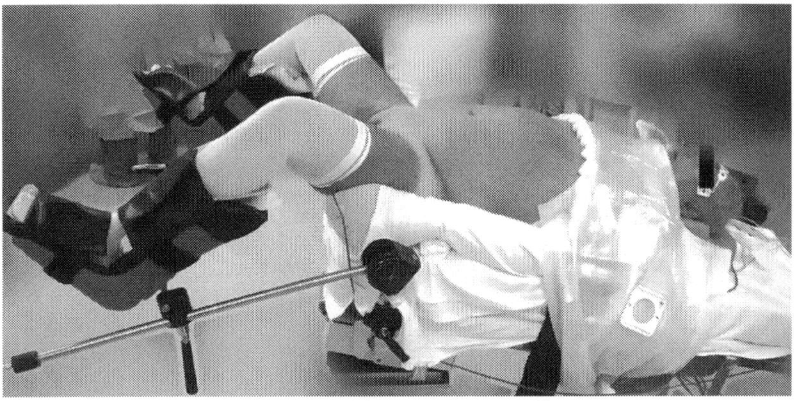

**FIGURA 5** Paciente em posição de litotomia associada à posição de Trendelenburg. Pernas e pés em suporte tipo bota.
Fonte: arquivo pessoal do autor.

## Posição de proclive ou Trendelenburg reversa

O paciente é posicionado em decúbito dorsal de modo que a cabeça fique em um nível mais elevado que os pés. Essa posição é normalmente usada para cirurgia laparoscópica da vesícula biliar, do estômago, do esôfago e bariátrica (Figura 6). Além das precauções para o risco de trombose venosa profunda, também deve-se evitar que o paciente deslize na mesa operatória, utilizando acessórios do tipo faixa de contenção do corpo com elementos de fixação em aço inoxidável, velcro e placas acolchoadas para os pés. Esse procedimento reduz o risco de lesão dos nervos fibular e tibial em decorrência da flexão do pé ou tornozelo.

## Posição lateral

O paciente pode ser colocado em posição lateral durante cirurgias renais, abordagem sobre o baço (Figura 7) e, eventualmente, cirurgias colorretais.

Na posição lateral, o paciente pode ser colocado em seu lado esquerdo ou direito, dependendo do lado do sítio cirúrgico. Um travesseiro ou posicionador de cabeça deve ser colocado sob a cabeça do paciente, com a orelha dependente avaliada após o posicionamento. O alinhamento fisiológico da coluna e do pescoço deve ser mantido durante o procedimento, e uma contenção de segurança deve ser fixada nos quadris do paciente.

Os riscos para um paciente em posição lateral incluem pressão em pontos do lado dependente do corpo, como orelhas, ombros, costelas, quadris, joelhos e tornozelos, além de lesão do plexo braquial, acúmulo venoso, capacidade pulmonar diminuída e tromboembolismo.[5]

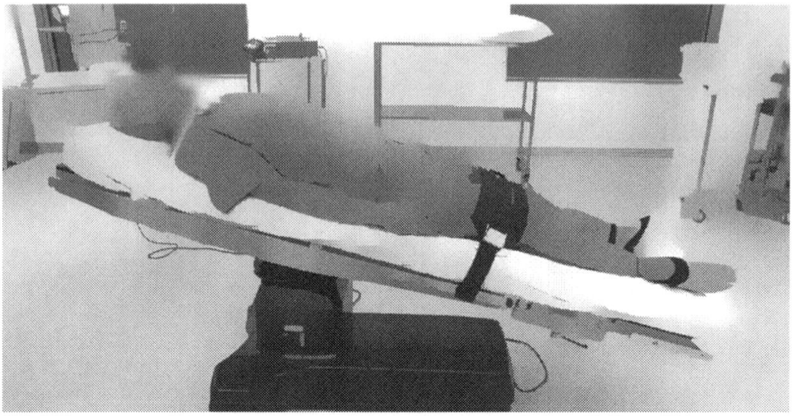

**FIGURA 6** Paciente em posição de proclive (Trendelenburg reversa).
Fonte: arquivo pessoal do autor.

## Posição supina

Também conhecida como decúbito dorsal horizontal (DDH), é a posição mais utilizada para procedimentos. Nessa posição reclinada, o paciente fica com a face anterior (ventral) do abdome exposta. Os braços do paciente podem ser estendidos e fixados ao longo do corpo, quando for necessário para o procedimento, sendo posicionados ao lado do paciente com um lençol e presos com protetores de braço.

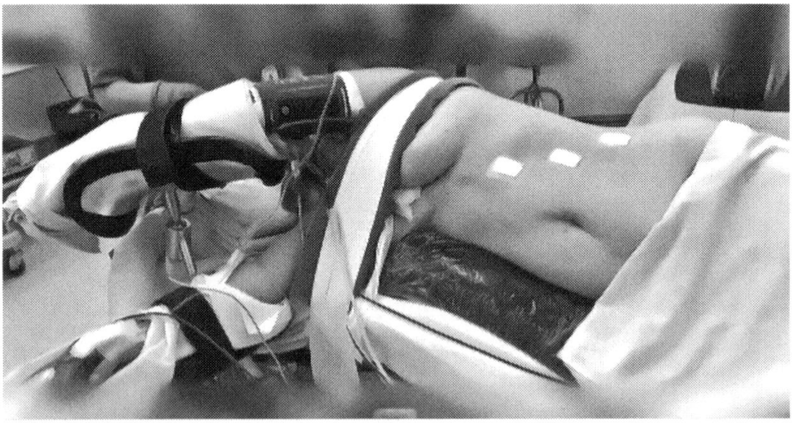

**FIGURA 7** Paciente em posição lateral direita.
Fonte: arquivo pessoal do autor.

A posição supina é comumente usada nos procedimentos abdominais para dar início ao procedimento com realização de pneumoperitônio. Após a introdução do sistema de ótica e câmera, posiciona-se o paciente de acordo com a cirurgia a ser executada, ora em posição de proclive, ora em posição de Trendelenburg, de acordo com o objetivo do procedimento.

Na posição supina, o paciente corre o risco de sofrer úlceras de pressão e danos nos nervos. Essa posição causa pressão extra na pele e proeminências ósseas sobre occipício, escápulas, cotovelos, sacro, cóccix e calcanhares, que devem ser devidamente protegidos antes de iniciar a cirurgia. Nos procedimentos em que se opta pela técnica americana nas cirurgias gástricas, procedimentos bariátricos e sobre o hiato esofágico, o paciente permanece em posição supina e a equipe se posiciona com o cirurgião e o segundo assistente à direita do paciente, e o assistente com a câmera e o instrumentador posicionados à esquerda (Figura 8).[2]

Na cirurgia colorretal, a posição da equipe varia de acordo com o alvo a ser abordado durante o procedimento. Na colectomia direita (Figura 9), o paciente é posicionado em posição supina e as pernas em posição de litotomia baixa, ficando o cirurgião e o primeiro assistente que opera a câmera ambos de pé do lado esquerdo do paciente durante a porção laparoscópica do caso. Durante o procedimento, há ocasiões em que o cirurgião precisa se mover para o lado direito do paciente.[5]

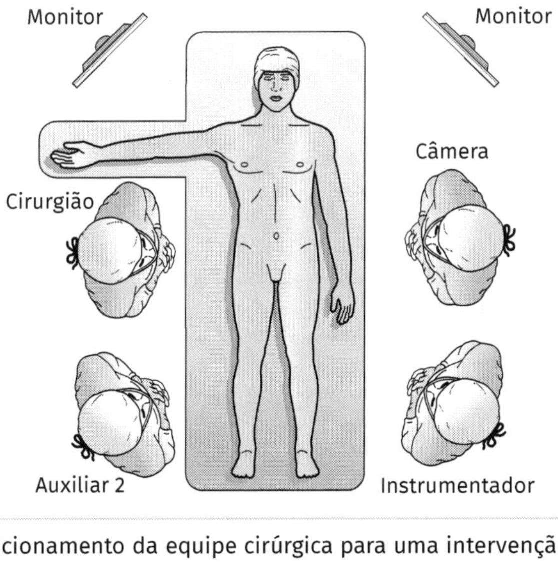


**FIGURA 8** Posicionamento da equipe cirúrgica para uma intervenção de cardioplastia ou cirurgia bariátrica.

O segundo assistente fica entre as pernas do paciente e o instrumentador fica posicionado à esquerda do paciente. A mesa de cirurgia é colocada na posição de Trendelenburg reversa ou proclive com o lado direito inclinado para a esquerda, para melhor exposição da flexura hepática.

Com poucas exceções, a posição de litotomia baixa é usada para ressecção do sigmoide e ressecções anteriores baixas (Figura 10). A ressecção do sigmoide e a ressecção anterior baixa requerem pelo menos dois monitores e várias alterações no posicionamento da equipe cirúrgica durante o procedimento. As punções habitualmente podem variar de acordo com o procedimento, sendo o portal de 12 mm utilizado para introdução da sutura mecânica por meio de endogrampeadores que também podem ser posicionados no quadrante inferior direito. Quando está ocorrendo a mobilização abdominal inferior e pélvica do cólon e reto, o instrumentador pode ficar de pé entre as pernas do paciente. O cirurgião e o primeiro assistente que opera a câmera se posicionam à direita do paciente. O segundo assistente permanece no lado esquerdo do paciente. Durante a liberação da flexura esplênica, há uma mobilização de toda a equipe para permitir o melhor acesso ao cirurgião e permitir melhor dissecção.[5]

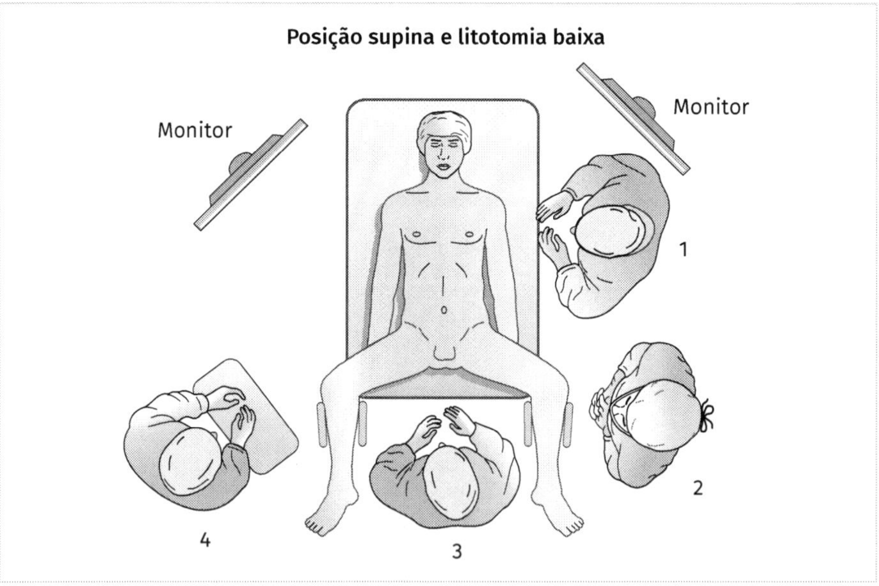


**FIGURA 9** Posição do paciente e da equipe para um procedimento de colectomia direita. 1: cirurgião. 2: primeiro assistente/câmera. 3: segundo assistente. 4: instrumentador.

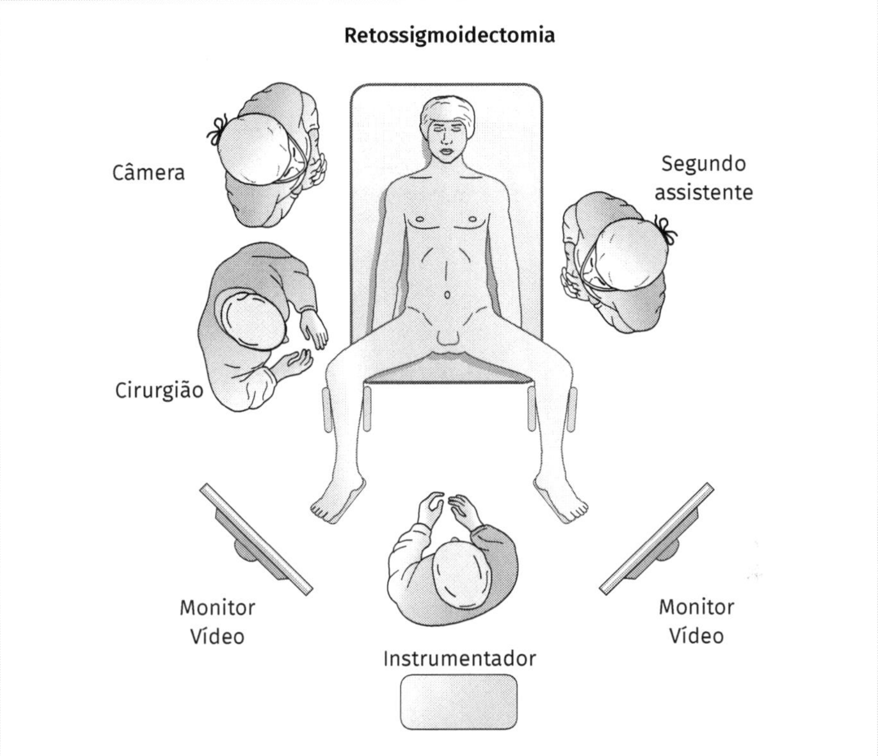


**FIGURA 10** Posição do paciente e da equipe para uma intervenção de retossigmoidectomia.

## CONSIDERAÇÕES FINAIS

A colecistectomia laparoscópica, assim como os demais procedimentos abdominais laparoscópicos, utiliza equipamentos tecnologicamente avançados, o que exige profissionais bem treinados para o exercício dessa atividade. Ambas as técnicas, americana e francesa, com seus respectivos posicionamentos dos elementos que compõem a equipe cirúrgica, exigem, antes de tudo, a presença de pelo menos dois monitores em sala, em virtude de o cirurgião modificar seu próprio posicionamento e o dos auxiliares durante o procedimento laparoscópico, especialmente nas cirurgias colorretais.

O posicionamento nem sempre consegue ser fixado de forma contínua durante toda a cirurgia, o que demonstra a versatilidade das cirurgias laparoscópicas e o cuidado que o cirurgião deve observar no desenvolvimento das suas tarefas, para evitar contratempos para si e para a equipe no sentido da ergonomia e das dificuldades decorrentes da multifuncionalidade no posicionamento da mesa de cirurgia.

Nos procedimentos laparoscópicos, é muito importante observar os espaços e a disposição dos equipamentos na sala cirúrgica. Deve existir espaço suficiente para acomodar todos os equipamentos fixos e móveis, como torres, monitores e outros equipamentos.

Nas próximas décadas, aguarda-se o desenvolvimento da tecnologia médica com uma dose acentuada de esperança, porque a medicina e o atendimento ao paciente se beneficiarão do rápido progresso tecnológico global, e com uma dose de apreensão, pois não temos certeza se a essência original de nossa existência, ou seja, exercer nossas habilidades manuais em seres humanos, será mantida em um futuro próximo.

## REFERÊNCIAS

1. Dubois F, Icard P, Berthelot G. Celioscopic cholecystectomy. Ann Surg. 1990;211:60-2.
2. Everhart JE, Ruhl CE. Burden of digestive diseases in the United States Part III: liver, biliary tract, and pancreas. Gastroenterology. 2009;136:1134-44.
3. Majumder A, Altieri MS, Brunt LM. How do I do it: laparoscopic cholecystectomy. Ann Laparosc Endosc Surg. 2020;5:15.
4. Pucher PH, Brunt LM, Davies N, Linsk A, Munshi A, Rodriguez HA, et al. Outcome trends and safety measures after 30 years of laparoscopic cholecystectomy: a systematic review and pooled data analysis. Surg Endosc. 2018;32:2175-83.
5. Young-Fadok TM, Nelson H. Laparoscopic right colectomy: a five-step procedure. Dis Colon Rectum. 2000;43:267-73.

# 13

# Fundamentos da cirurgia robótica

*João Pádua Manzano*
*João Henrique Sendrete de Pinho*

## BREVE HISTÓRIA DA CIRURGIA ROBÓTICA

De acordo com a Robotic Industries Association, um robô é um manipulador multifuncional reprogramável, projetado para movimentar materiais ou ferramentas por meio de diversos movimentos programados, para o desempenho de uma variedade de tarefas. Desse modo, no sentido estrito da palavra, a maioria dos sistemas robóticos atualmente usados em cirurgia não são realmente robôs, mas sim telemanipuladores que funcionam em um conceito de mestre-escravo, ou seja, não executam tarefas automaticamente, mas replicam os movimentos do cirurgião.[1-3]

O conceito inicial da utilização de plataformas robóticas para auxiliar procedimentos cirúrgicos foi idealizado para uso no campo militar, visando melhorar o atendimento de soldados feridos em combate, que frequentemente morriam durante longas transferências para hospitais locais. Embora essas ideias tenham mais de 60 anos, os primeiros robôs cirúrgicos e procedimentos assistidos por robô foram realizados em meados de 1980. A seguir, são apresentadas as principais plataformas robóticas desenvolvidas ao longo da história e seus marcos para o desenvolvimento da cirurgia robótica atual.[4,5]

### Arthrobot

Desenvolvido em 1983 pelos médicos James McEwen e Brian Day, além do engenheiro Geof Auchinleck e uma equipe de estudantes de engenharia no Canadá, o Arthrobot foi o primeiro robô cirúrgico documentado, sendo utilizado em artroplastia total do quadril no preparo do fêmur para implante após ressecção da cabeça femoral.[2,6]

## PUMA 560

O primeiro relato de procedimento assistido por robô foi em 1985, quando o braço cirúrgico robótico com seis graus de liberdade, o PUMA 560, foi utilizado para posicionar uma agulha de biópsia cerebral sob orientação de uma tomografia computadorizada.[3,5]

## PROBOT

Em 1988, o sistema robótico PROBOT foi desenvolvido no Imperial College de Londres para auxiliar na ressecção transuretral da próstata. Dotado de quatro eixos de movimento, uma lâmina rotativa de 40.000 rpm e tamanho compacto, usava um modelo 3D da próstata gerado por computador, possibilitando ao cirurgião o delineamento de uma área específica para ressecção.[1,5]

## ROBODOC

O ROBODOC (Integrated Surgical Systems, Sacramento, CA, EUA) foi o primeiro instrumento cirúrgico computadorizado desenvolvido para reduzir o erro humano na artroplastia total do quadril. Usado pela primeira vez em 1992, permitia a perfuração precisa do eixo do fêmur, sendo estatisticamente superior no posicionamento da prótese de quadril em uma grande série de casos.[2,5]

## AESOP

No final da década de 1990, associada à laparoscopia, a cirurgia robótica começou a se tornar o que conhecemos hoje. Desenvolvido pela Computer Motion Inc. (Santa Barbara, CA, EUA) e financiado pela NASA, o AESOP (sistema endoscópico automatizado para posicionamento operatório) consistia em um braço robótico de suporte para óptica na cirurgia laparoscópica. O AESOP (Figura 1) fornecia um campo de visão estável, dirigido por controles manuais ou pedais, sendo posteriormente incluído o controle por voz. Esse sistema foi inicialmente usado em colecistectomias laparoscópicas, e posteriormente em procedimentos mais complexos.[3,5,7]

## Zeus

Introduzido em 1998, o Zeus (Computer Motion Inc., Santa Barbara, CA, EUA) era composto por três braços robóticos com cinco graus de liberdade fixados à mesa cirúrgica, sendo um deles equipado com um AESOP ativado por

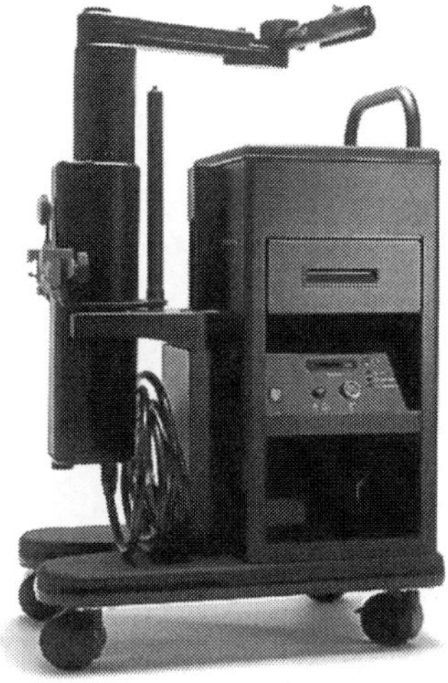

**FIGURA 1** AESOP (Computer Motion Inc.).
Fonte: imagem cedida por CMR Surgical.

voz e os demais controlados pelo cirurgião por meio de um console com um monitor tradicional, dependendo de óculos especiais para criar a visualização tridimensional. O Zeus (Figura 2) foi utilizado com sucesso em cirurgias de revascularização do miocárdio com e sem circulação extracorpórea, colecistectomias e outras cirurgias do sistema digestório, urológicas e ginecológicas.[1,5,7]

A primeira telecirurgia transatlântica foi realizada com o Zeus em 2001, na qual o Dr. Jacques Marescaux realizou com sucesso uma colecistectomia em

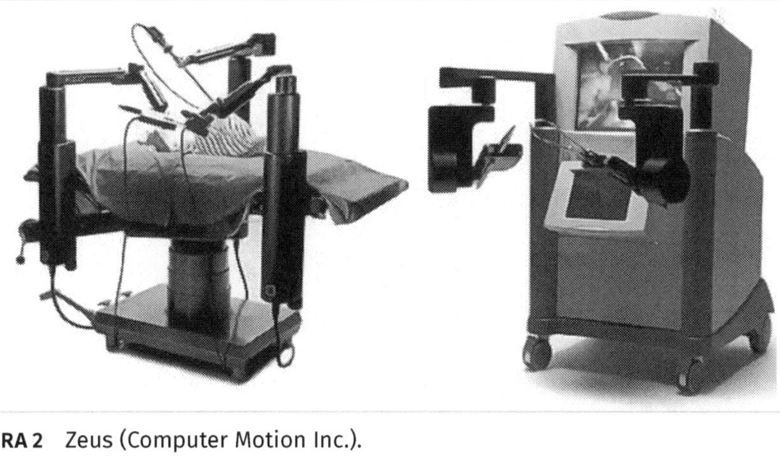

**FIGURA 2** Zeus (Computer Motion Inc.).
Fonte: imagem cedida por CMR Surgical.

um paciente em Estrasburgo, na França, operando de Nova York, nos EUA. Em 2003, após uma longa batalha judicial, a Computer Motion Inc. fundiu-se à Intuitive Surgical Inc., descontinuando o desenvolvimento do Zeus.[3,4,8]

## Da Vinci

Em 2000, a Intuitive Surgical Inc. (Sunnyvale, Califórnia) lançou o Da Vinci (Figura 3) ao público após sua aprovação pela Food and Drug Administration (FDA). Com basicamente três componentes, sendo um console de controle, uma torre de vídeo e um carro do paciente com os braços robóticos, o sistema da empresa Intuitive solucionou diversas limitações não só da laparoscopia, mas também de sistemas robóticos anteriores.[2,5]

A existência de um quarto braço robótico permitiu a utilização de instrumentos auxiliares, e o fato de todos os braços se originarem de um único exoesqueleto móvel dispensou a necessidade de montar cada braço na mesa de operação, resolvendo problemas com o posicionamento do paciente.[3,5]

Dotado de sete graus de liberdade e dois graus de rotação axial, os instrumentos cirúrgicos imitam os movimentos do punho humano com filtragem de

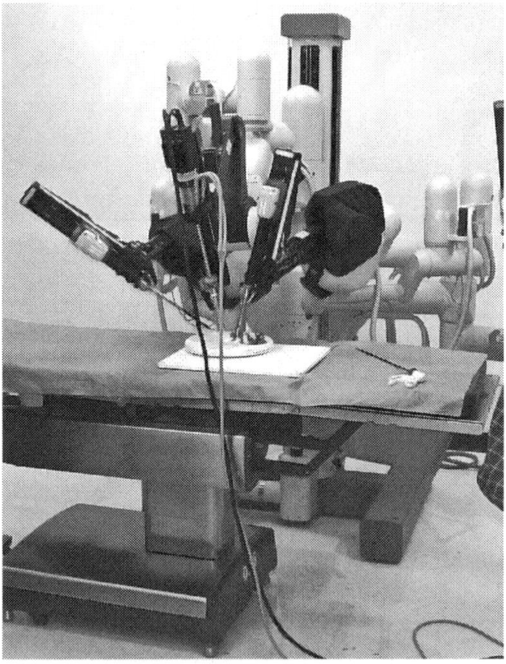

**FIGURA 3** Da Vinci Standard (Intuitive Surgical Inc.).
Fonte: imagem cedida por CMR Surgical.

tremor e escala de movimento. O sistema ainda apresenta visão 3D de alta definição e ampliada, imagem estável do campo operatório, preservação do alinhamento natural olho-mão-instrumento e estação de trabalho ergonômica.[2,5,9]

A primeira colecistectomia robótica foi realizada por Jacques Himpens e Guy Cardiere, na Bélgica, em 1997, usando um dos protótipos do sistema robótico Da Vinci. Desde então, várias versões desse sistema robótico foram lançadas e aplicadas nas mais diversas especialidades cirúrgicas. Atualmente, o Da Vinci é a tecnologia mais utilizada em cirurgia robótica em todo o mundo, contando com mais de 6.900 sistemas robóticos instalados e pouco mais de 10 milhões de procedimentos realizados até o início do ano de 2022.[4,5]

No Brasil, os primeiros robôs Da Vinci chegaram em 2008, e, por seu alto custo e pouca disponibilidade de plataformas instaladas, demoraram para serem difundidos. A partir de 2015, com a instalação de equipamentos em redes hospitalares mais amplas, observou-se um aumento exponencial das cirurgias robóticas realizadas em nosso país. Até o ano de 2022, em torno de 90 sistemas robóticos Da Vinci estavam em operação no Brasil, tanto os modelos mais antigos, como o robô Da Vinci Si (Figura 4), até os mais modernos, como os robôs Da Vinci X e Xi (Figuras 5 e 6).[4,10]

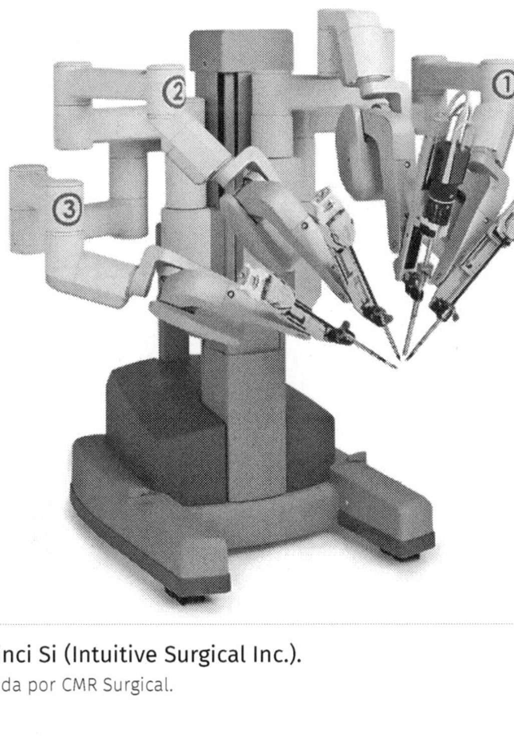


**FIGURA 4** Da Vinci Si (Intuitive Surgical Inc.).
Fonte: imagem cedida por CMR Surgical.

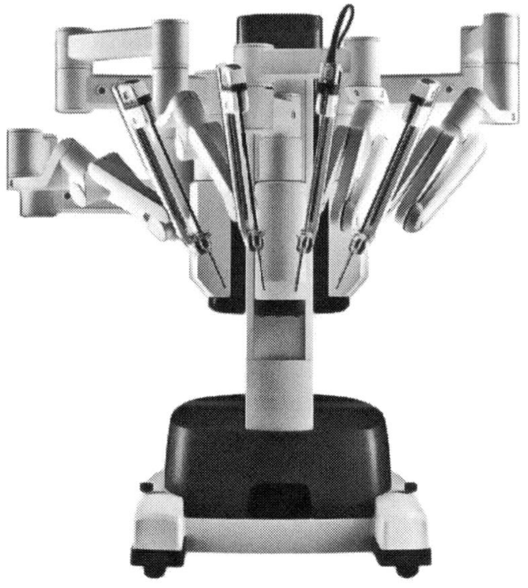

**FIGURA 5** Da Vinci X (Intuitive Surgical Inc.).
Fonte: imagem cedida por CMR Surgical.

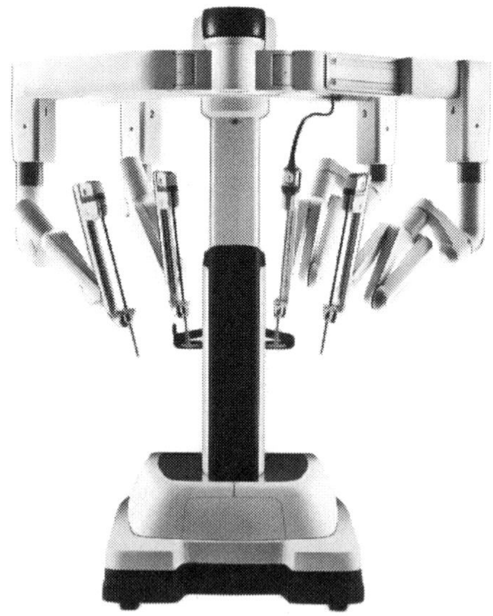

**FIGURA 6** Da Vinci Xi (Intuitive Surgical Inc.).
Fonte: imagem cedida por CMR Surgical.

## NOVAS PLATAFORMAS ROBÓTICAS

Nos últimos 20 anos, o Da Vinci foi a plataforma robótica mais utilizada na cirurgia assistida por robô. A partir de 2019, com a quebra de patentes do Da Vinci, esperava-se que os custos operacionais da cirurgia robótica diminuíssem com a entrada de novos fabricantes no mercado. No entanto, as novas plataformas ainda não competem significativamente com o Da Vinci. Recentemente, a Intuitive Surgical lançou uma nova versão do Da Vinci para cirurgia robótica *single port*. O robô Da Vinci SP (Figura 7) contém três instrumentos cirúrgicos e uma óptica flexíveis, que acessam a cavidade abdominal do paciente por meio de um único trocarte de 25 mm. A cirurgia robótica de portal único também é alvo da plataforma robótica SPORT, desenvolvida pela Titan Medical.[2]

Em 2021, chegou ao Brasil a segunda fabricante de sistemas cirúrgicos robóticos, a Cambridge Medical Robotics (CMR), empresa do Reino Unido que em 2014 lançou a plataforma robótica Versius (Figura 8), já aprovada para uso em toda a Europa, no Brasil, Chile e Índia. O Versius é uma plataforma robótica para cirurgia multiporta que promete um conceito mais simples, flexível e com possível redução de custos operacionais. Seus diferenciais são os braços robóticos, distribuídos em quatro estações individuais, os instrumentos cirúrgicos de 5 mm de diâmetro e sete graus de liberdade, e o console do cirurgião com *design* aberto, que utiliza óculos polarizados para visão tridimensional. Após receber aprovação regulatória da Agência Nacional de Vigilância Sanitária, no final de 2021, o Versius tem tido seu uso ampliado no Brasil, principalmente em cirurgias bariátricas assistidas por robô. Existem também outros sistemas

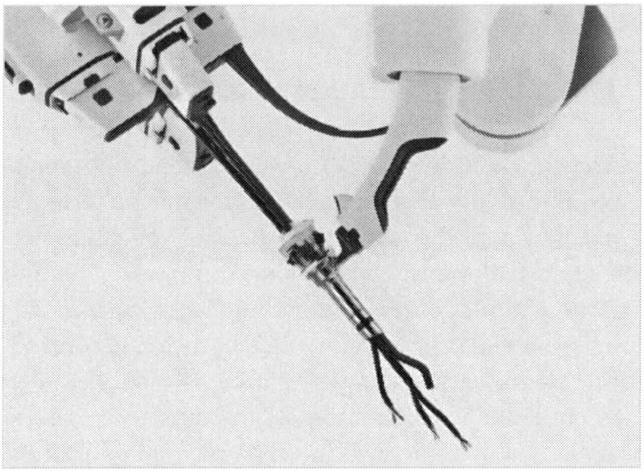

**FIGURA 7** Da Vinci SP (Intuitive Surgical Inc.).
Fonte: imagem cedida por CMR Surgical.

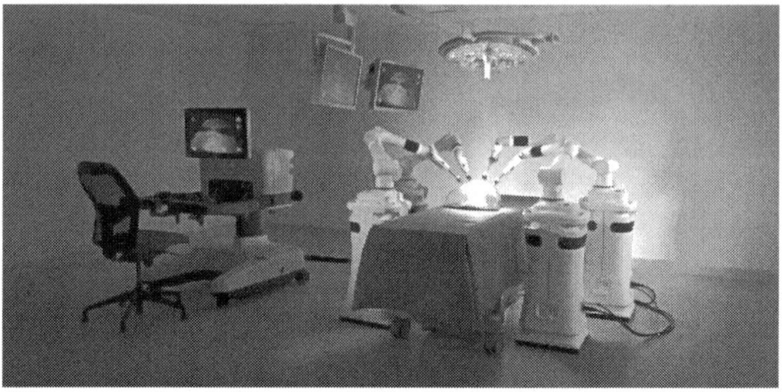

**FIGURA 8** Plataforma robótica Versius (Cambridge Medical Robotics).
Fonte: imagem cedida por CMR Surgical.

robóticos para cirurgia multiporta em fase inicial de implantação em outros países, como o REVO-I, da sul coreana Meere Company, o HUGO RAS, da americana Medtronic, o Toumai, da chinesa MicroPort, o Avatera, da empresa alemã Avateramedical GmbH, e o Hinotori, da japonesa Medicaroid Corporation, mas nenhum deles está disponível no Brasil.[4]

A evolução da cirurgia robótica não está restrita ao surgimento de novas plataformas e à redução de custos operacionais. Há um grande interesse na incorporação da inteligência artificial à cirurgia, e diversos bancos de dados estão sendo criados a partir de cirurgias gravadas e submetidos à análise por inteligência artificial em um processo chamado de *machine learning*. Espera-se que, em um futuro próximo, esses dados sejam utilizados como um auxílio na tomada de decisão intraoperatória, seja alertando, seja impedindo um possível erro.[11]

## CONFIGURAÇÃO BÁSICA DA CIRURGIA ROBÓTICA

A cirurgia assistida pelo robô Da Vinci, comumente designada como cirurgia robótica, é composta por três elementos: o console do cirurgião, o carro do paciente e a torre de vídeo. O console do cirurgião contém um visor binocular que fornece imagens tridimensionais de alta definição com ampliação ajustável, um microfone e alto-falantes para comunicação com a equipe em campo, duas manoplas baseadas no movimento de pinça que controlam os braços robóticos e um sistema de pedais que permite ao cirurgião alternar entre o controle da câmera e dos instrumentos, assim como usar energia monopolar e bipolar. Por meio de um botão disponível na manopla do console, é possível acionar o sistema Firefly de fluorescência, após administração intravenosa do contraste verde de indocianina (Figura 9). O console também apresenta uma

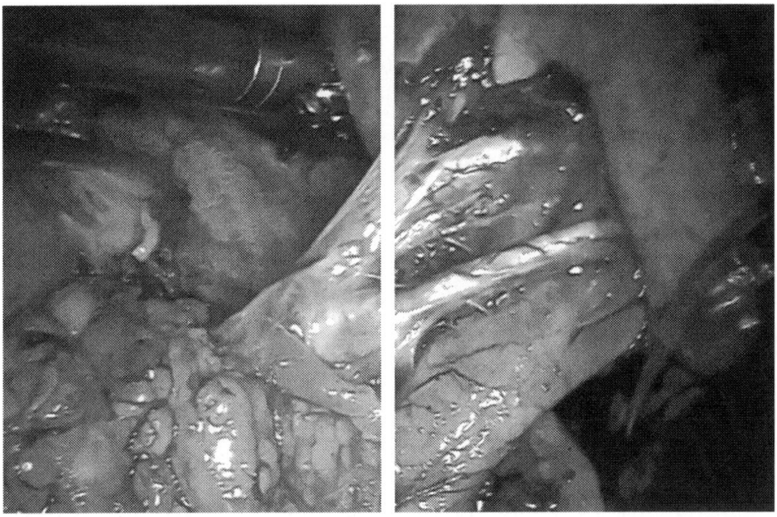

**FIGURA 9** Sistema Firefly de fluorescência por verde de indocianina (Intuitive Surgical Inc.).
Fonte: imagem cedida por CMR Surgical.

tela sensível ao toque como painel de controle, capaz de ajustar a altura do console, inverter a óptica e ajustar configurações da ativação da energia monopolar e bipolar, criando na memória do console um perfil de configurações para cada cirurgião. Todo o sistema só é ativado quando a cabeça do cirurgião está no console e, se a cabeça for retirada, ocorre a desativação imediata, travando os braços robóticos.[7,9,12]

O carro do paciente contém quatro braços robóticos multiarticulados, sendo um braço para a óptica e três braços para instrumentos cirúrgicos, mas, no Da Vinci X e no Xi, a óptica é intercambiável entre os quatro braços. No Da Vinci Xi, o acoplamento dos braços robóticos ao paciente é realizado com orientação a laser, que indica o posicionamento correto para otimizar os espaços interno e externo durante a cirurgia, evitando colisões dos braços do robô durante o procedimento. Em cada braço há um botão que libera o movimento passivo nas articulações, que é utilizado pelo auxiliar para reajustar o posicionamento dos braços, se necessário, durante o procedimento. Os instrumentos EndoWrist são instalados nos braços robóticos após o sistema ser encaixado nos trocartes de 8 mm que foram inseridos no paciente. A maioria dos instrumentos oferece sete graus de liberdade, desde instrumentos de preensão até instrumentos avançados de energia, como tesouras de cauterização monopolares e pinças bipolares e seladoras de vasos. Esses instrumentos apresentam uma vida útil entre 10 e 20 procedimentos, após os quais o sistema não permitirá seu uso operacional.[7,12,13]

A torre de visão contém o processamento central do sistema, o equipamento de vídeo, a fonte de luz, a fonte de energia monopolar e bipolar, o insuflador de gás para o pneumoperitônio e o monitor de vídeo para os demais membros da equipe visualizarem o procedimento.[9]

Enquanto o cirurgião opera no console, o instrumentador e o primeiro auxiliar estão em campo, atuando não só no posicionamento do paciente e do robô (*docking*), mas também trocando os instrumentos cirúrgicos dos braços robóticos durante o procedimento e auxiliando por meio da laparoscopia com aspiradores, grampeadores e endoclipes.[12]

Apesar de extremamente raro na cirurgia robótica, caso o procedimento precise ser convertido por intercorrência ou falha do sistema robótico, o cirurgião auxiliar pode iniciar a conversão para cirurgia laparoscópica ou aberta, enquanto o cirurgião principal está se paramentando.[12]

Uma das maiores limitações da cirurgia assistida por robô é a falta de percepção tátil, sendo puramente visual o *feedback* que o cirurgião experimenta no console. Portanto, é necessário que o cirurgião mantenha constantemente a visualização do alvo cirúrgico e dos tecidos circundantes, guardando todos os instrumentos constantemente em seu campo de visão, a fim de evitar lesões inadvertidas. Além disso, o cirurgião deve se programar para executar o mínimo de trocas de instrumentos durante o procedimento para diminuir o risco de lesão e o tempo cirúrgico.[12,14]

## SELEÇÃO DO PACIENTE

A cirurgia assistida por robô é semelhante à cirurgia laparoscópica do ponto de vista fisiológico, uma vez que o campo operatório depende da confecção e manutenção de um pneumoperitônio. Dessa forma, as contraindicações para a cirurgia robótica são iguais às das cirurgias por videolaparoscopia, sendo a instabilidade hemodinâmica a única contraindicação absoluta. Os pacientes que mais se beneficiam da natureza minimamente invasiva da cirurgia assistida por robô são especialmente os considerados de maior risco para cirurgia convencional.[12,15] Apesar de raras, as possíveis complicações do pneumoperitônio devem ser relatadas aos pacientes, sendo elas o enfisema subcutâneo, o pneumotórax e a embolia gasosa.[15]

## VANTAGENS DA CIRURGIA ROBÓTICA

O desenvolvimento da cirurgia assistida por robô permitiu a realização de procedimentos cirúrgicos complexos e avançados com maior precisão em uma abordagem minimamente invasiva. As vantagens da cirurgia robótica em relação à laparoscopia convencional são diversas. Entre elas, podem-se citar a visão estereoscópica tridimensional estável e ampliada do campo operatório, os instrumentos cirúrgicos com sete graus de liberdade de movimento, os filtros de tremor e escalonamento com refinamento dos movimentos do cirurgião e o sistema integrado de fluorescência por indocianina, que permite ao cirurgião, por exemplo, visualizar a perfusão de um tecido em tempo real.[12,14]

Em razão da maior precisão, incisões menores e ausência de fadiga do cirurgião em cirurgias prolongadas, em geral os pacientes submetidos à cirurgia robótica apresentam menor perda sanguínea intraoperatória, menos dor pós-operatória, menor tempo de cicatrização e retorno mais rápido às atividades.[12]

Nos últimos anos, a cirurgia assistida por robô tem mostrado esses e outros benefícios em diversas especialidades cirúrgicas. Na urologia, a prostatectomia radical e a cistectomia assistidas por robô estão associadas à menor necessidade de analgesia pós-operatória, menor perda sanguínea estimada e menor tempo de internação hospitalar, enquanto a nefrectomia radical e parcial robótica está associada a menores complicações perioperatórias.[16]

Na cirurgia geral, o potencial do robô parece promissor se considerarmos que essa tecnologia já demonstrou resultados perioperatórios comparáveis aos da laparoscopia convencional. Com base nas últimas evidências, a colectomia para câncer, a hepatectomia extensa, a duodenopancreatectomia, a herniorrafia ventral complexa e a cirurgia bariátrica se beneficiam da cirurgia assistida por robô. Nesses estudos, frequentemente se colocam como limitação à cirurgia robótica o aumento do tempo operatório e os altos custos operacionais. No entanto, essas características estão diretamente relacionadas à curva de aprendizado dessa tecnologia. Portanto, espera-se que melhores resultados se tornem cada vez mais evidentes passada essa fase de implementação e que os custos operacionais diminuam à medida que novas plataformas robóticas cheguem ao mercado.[17-22]

## CERTIFICAÇÃO EM CIRURGIA ROBÓTICA NO BRASIL

Em 2020, o Colégio Brasileiro de Cirurgiões, com o apoio da Associação Médica Brasileira, publicou uma diretriz normativa sobre a certificação em cirurgia robótica no Brasil. A partir dessa normativa, o treinamento passou a ser composto por três etapas sequenciais: sistema robótico, pré-clínica e clínica, sendo o título de especialista em área cirúrgica um pré-requisito para a certificação em cirurgia robótica.

A etapa do sistema robótico é composta por um treinamento teórico, *online*, específico para cada plataforma robótica disponível e fornecido pela empresa fabricante do equipamento, e o treinamento *in service*, que consiste em um treinamento teórico e prático para conhecimento do funcionamento da plataforma robótica dentro de uma sala cirúrgica ou centro de simulação.

A etapa pré-clínica visa ao desenvolvimento de habilidades psicomotoras, baseada em simulação cirúrgica, principalmente com o uso de simuladores de realidade virtual.

A etapa clínica é composta pela observação de cirurgias assistidas por robô, pelo auxílio em casos cirúrgicos robóticos e pela realização de, no mínimo, 10 cirurgias assistidas por robô sob tutoria. Após completar as três etapas de credenciamento, o cirurgião poderá solicitar sua certificação em cirurgia robótica.

## REFERÊNCIAS


1. Abdul-Muhsin H, Patel V. History of robotic surgery. In: Kim KC, organizador. Robotics in general surgery. New York, NY: Springer; 2014. p.3-8.
2. Ryan H, Tsuda S. History of and current systems in robotic surgery. In: Kroh M, Chalikonda S, organizadores. Essentials of robotic surgery. Cham: Springer; 2015. p.1-12.
3. Leal Ghezzi T, Campos Corleta O. 30 years of robotic surgery. World J Surg. 2016;40(10):2550-7.
4. Morrell ALG, Morrell-Junior AC, Morrell AG, Mendes JMF, Tustumi F, De-Oliveira-E-Silva LG, et al. Evolução e história da cirurgia robótica: da ilusão à realidade. Rev Col Bras Cir. 2021;48.
5. Gharagozloo F, Tempesta B, Meyer M, Nguyen D, Gruessner S, Redan J. History of robotic surgery. In: Gharagozloo F, Patel VR, Giulianotti PC, Poston R, Gruessner R, Meyer M, organizadores. Robotic surgery. Cham: Springer; 2021. p.21-9.
6. Marino MV, Shabat G, Gulotta G, Komorowski AL. From illusion to reality: a brief history of robotic surgery. Surg Innov. 2018;25(3):291-6.
7. Narula VK, Melvin WS. Robotic surgical systems. In: Patel VR, organizador. Robotic urologic surgery. London: Springer; 2007. p.5-14.
8. Ranev D, Teixeira J. History of computer-assisted surgery. Surg Clin North Am. 2020;100(2):209-18.
9. Hagen ME, Stein H, Curet MJ. Introduction to the robotic system. In: Kim KC, organizador. Robotics in general surgery. New York: Springer; 2014. p.9-15.
10. Abdalla RZ, Averbach M, Ribeiro-Junior U, Machado MAC, Luca-Filho CRP. Cirurgia abdominal por robótica: experiência brasileira inicial. Arq Bras Cir Dig. 2013;26:190-4.
11. Oberlin J, Buharin VE, Dehghani H, Kim PCW. Intelligence and autonomy in future robotic surgery. In: Gharagozloo F, Patel VR, Giulianotti PC, Poston R, Gruessner R, Meyer M, organizadores. Robotic surgery. Cham: Springer; 2021. p.183-95.
12. Park CW, Portenier DD. Basic setup, principles, and troubleshooting in robotic surgery. In: Kroh M, Chalikonda S, organizadores. Essentials of robotic surgery [Internet]. Cham: Springer; 2015. p.27-43.
13. Wang G, Zeng Y, Sheng X. Instructions for use of Da Vinci surgical robots. In: Wang G, Zeng Y, Sheng X, organizadores. Robotic surgery and nursing. Singapore: Springer; 2021. p.7-89.
14. Wilson EB, Bagshahi H, Woodruff VD. Overview of general advantages, limitations, and strategies. In: Kim KC, organizador. Robotics in general surgery. New York: Springer; 2014. p.17-22.
15. Lee JR. Anesthetic considerations for robotic surgery. Korean J Anesthesiol. 2014;66(1):3-11.
16. Zahid A, Ayyan M, Farooq M, Cheema HA, Shahid A, Naeem F, et al. Robotic surgery in comparison to the open and laparoscopic approaches in the field of urology: a systematic review. J Robotic Surg. 2022.
17. Vanetta C, Dreifuss NH, Schlottmann F, Mangano A, Cubisino A, Valle V, et al. Current status of robot-assisted revisional bariatric surgery. J Clin Med. 2022;11(7):1820.

18. Cuk P, Kjær MD, Mogensen CB, Nielsen MF, Pedersen AK, Ellebæk MB. Short-term outcomes in robot-assisted compared to laparoscopic colon cancer resections: a systematic review and meta-analysis. Surg Endosc. 2022;36(1):32-46.
19. Coletta D, Levi Sandri GB, Giuliani G, Guerra F. Robot-assisted versus conventional laparoscopic major hepatectomies: systematic review with meta-analysis. Int J Med Robot. 2021;17(3):e2218.
20. 20. Ayabe RI, Azimuddin A, Tran Cao HS. Robot-assisted liver resection: the real benefit so far. Langenbecks Arch Surg. 2022.
21. Zhang W, Huang Z, Zhang J, Che X. Safety and efficacy of robot-assisted versus open pancreaticoduodenectomy: a meta-analysis of multiple worldwide centers. Updates Surg. 2021;73(3):893-907.
22. Earle D. Robotic-assisted laparoscopic ventral hernia repair. Surg Clin North Am. 2020;100(2):379-408

# 14

# Instrumental de cirurgia robótica

*João Pádua Manzano*
*João Henrique Sendrete de Pinho*

## INTRODUÇÃO

A partir do ano 2000, com a aprovação da plataforma cirúrgica robótica Da Vinci (Figura 1), da Intuitive Surgical (Sunnyvale, Califórnia, EUA) pela Food and Drug Administration (FDA) dos Estados Unidos (EUA), entramos em uma nova era da cirurgia. A habilidade do cirurgião foi ampliada por uma visão tridimensional, magnificada e estável, proporcionando mais detalhes do campo operatório. O robô contém instrumentos capazes de se movimentar mais habilmente que a mão humana, com sete graus de liberdade, escalonamento de movimentos e filtro de tremores. Esses avanços tornaram a cirurgia minimamente invasiva muito mais precisa na realização do ato operatório.[1,2]

Recentemente foi superada a marca de 1 milhão de cirurgias robóticas/ano em todo o mundo. Com o surgimento de novas marcas e a provável diminuição dos custos, é possível prever que até a metade deste século a cirurgia robótica estará amplamente difundida, superando a cirurgia tradicional na maioria dos procedimentos eletivos.

Sob o aspecto técnico, na cirurgia assistida por robô, o sistema geralmente é composto por quatro braços robóticos, um no qual é acoplada uma câmera com visão tridimensional e outros três com os instrumentos. O cirurgião trabalha sentado, distante do campo operatório, em uma central de controle (console do cirurgião). Os movimentos das mãos do cirurgião são captados em um sistema de controle manual e transmitidos para os braços robóticos que estão acoplados a trocartes presos ao paciente. A seguir, detalham-se os principais componentes do sistema robótico Da Vinci (Intuitive Surgical Inc.), o mais antigo e mais utilizado até os dias atuais.

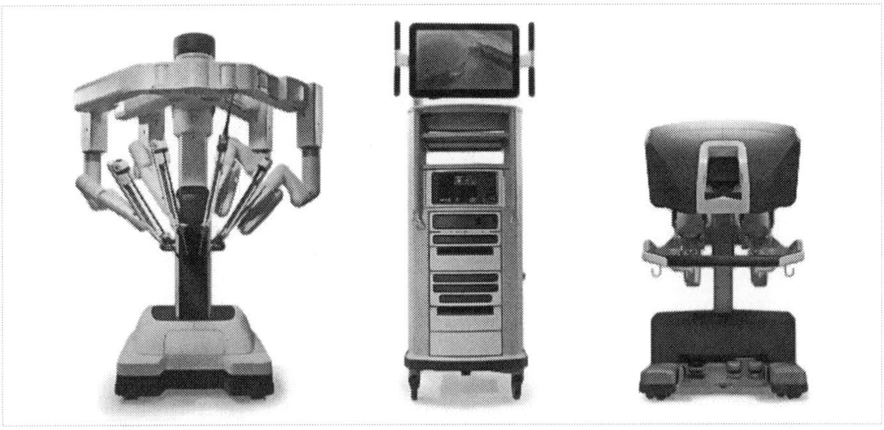

**FIGURA 1** Sistema robótico Da Vinci Xi (Intuitive Surgical Inc.). Carro do paciente, torre de vídeo e console do cirurgião.
Fonte: imagem cedida por CMR Surgical.

## CONSOLE DO CIRURGIÃO

O console do cirurgião (Figura 2) é o centro de controle da plataforma robótica Da Vinci, no qual, por meio de uma visão binocular tridimensional de alta resolução, manoplas baseadas no movimento de pinça e um conjunto de pedais, o cirurgião é capaz de controlar os quatro braços robóticos equipados com o instrumental cirúrgico e o endoscópio 3D.

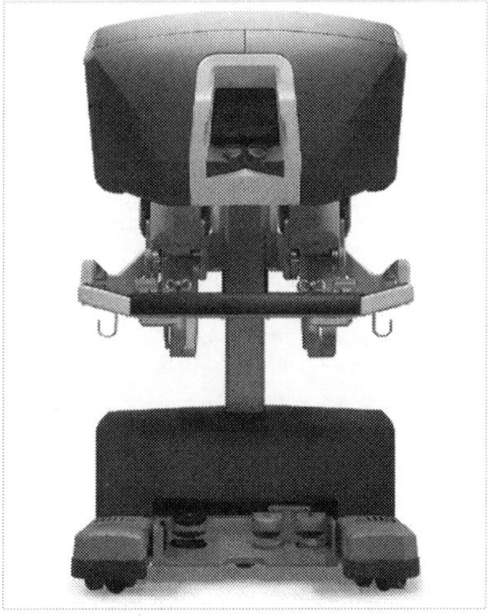

**FIGURA 2** Console do cirurgião, Da Vinci Xi (Intuitive Surgical Inc.).
Fonte: imagem cedida por CMR Surgical.

No centro do apoio de braço do console, há uma tela de ajustes sensível ao toque (*touchpad* – Figura 3), que permite a seleção de várias funções do sistema. O cirurgião pode configurar o console e diversos parâmetros de ativação dos instrumentos, salvando essa configuração no seu perfil pessoal para utilizar em outros procedimentos.

O *touchpad* fornece três botões de configuração rápida que indicam as configurações para o ângulo do endoscópio, nível de *zoom* e escala de movimento. À esquerda do *touchpad*, há um painel que fornece os controles para o ajuste ergonômico de diversas partes do console (Figura 4), enquanto à direita há um painel com o botão de iniciar e um botão de parada emergencial (Figura 5).[3-5]

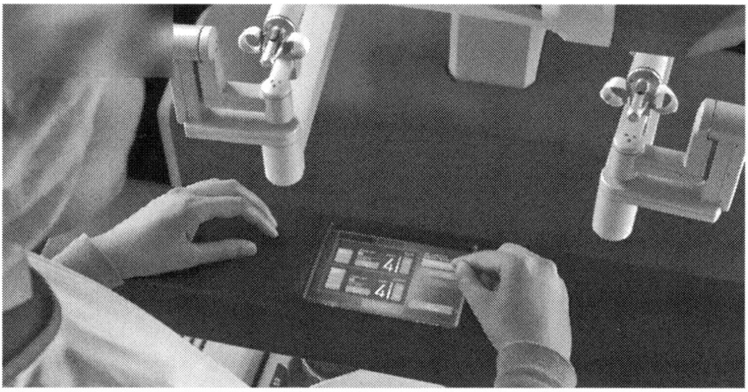

**FIGURA 3** *Touchpad* do console do cirurgião, Da Vinci Xi (Intuitive Surgical Inc.).
Fonte: imagem cedida por CMR Surgical.

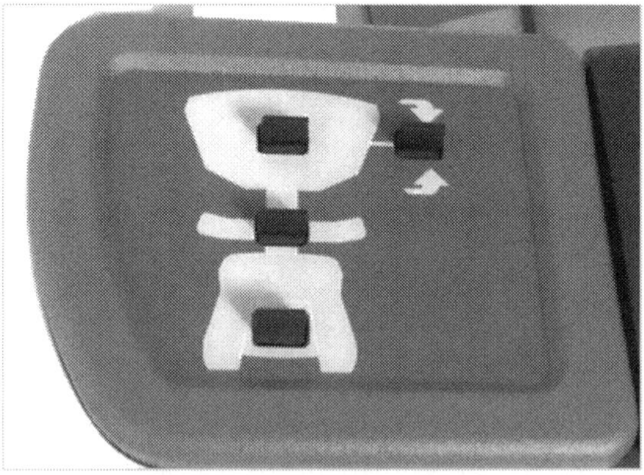

**FIGURA 4** Painel de controle esquerdo do console do cirurgião, Da Vinci Xi (Intuitive Surgical Inc.).
Fonte: imagem cedida por CMR Surgical.

As manoplas, também chamadas de controladores mestres (Figura 6), são construídas como um braço humano, com as articulações do punho, do cotovelo e do ombro. A articulação do punho orienta a ponta do instrumento, e as demais articulações movem o instrumental no campo cirúrgico. Os controladores mestres possuem botões de embreagem, que desacoplam a comunicação entre o console e o instrumento para permitir o reposicionamento dos controladores mestres durante a cirurgia, otimizando o espaço de trabalho e a ergonomia.[3,4]

O visor binocular (Figura 7) fornece a visão tridimensional e ampliada do campo operatório, podendo associar até duas imagens auxiliares ao visor no

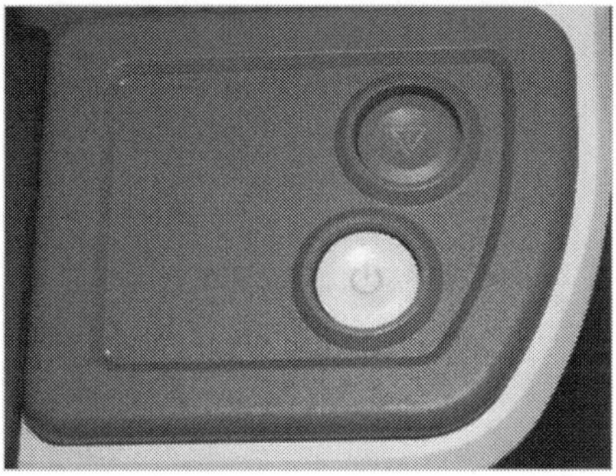

**FIGURA 5** Painel de controle direito do console do cirurgião, Da Vinci Xi (Intuitive Surgical Inc.).
Fonte: imagem cedida por CMR Surgical.

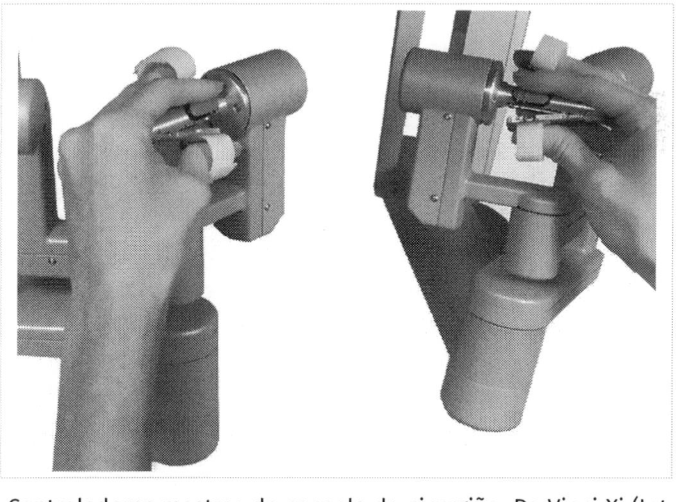

**FIGURA 6** Controladores mestres do console do cirurgião, Da Vinci Xi (Intuitive Surgical Inc.).
Fonte: imagem cedida por CMR Surgical.

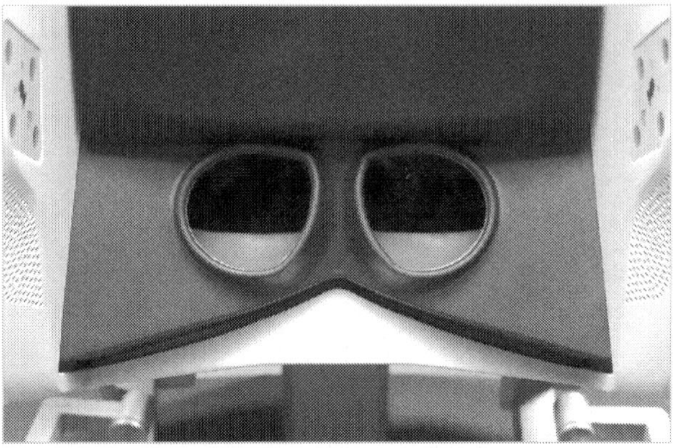

FIGURA 7 Visão binocular tridimensional do console do cirurgião, Da Vinci Xi (Intuitive Surgical Inc.).
Fonte: imagem cedida por CMR Surgical.

modo TilePro. Ícones e mensagens de texto são sobrepostos à imagem do campo operatório para fornecer informações estendidas do sistema ao cirurgião. O console contém um sistema de comunicação por áudio com o operador do carro do paciente (cirurgião auxiliar), por meio de um microfone localizado sob o visor e um par de alto-falantes localizados no encosto de cabeça.[4,5]

## CARRO DO PACIENTE

O carro do paciente (Figura 8) é composto basicamente por articulações de configuração, braços robóticos, instrumentos EndoWrist e o endoscópio 3D. As articulações de configuração permitem a movimentação dos braços robóticos no posicionamento e encaixe do robô ao paciente, um processo chamado *docking* (ver capítulo "Disposição da equipe e do paciente na cirurgia robótica"). Essas articulações têm botões que liberam sua movimentação para ajustes de posição durante o procedimento (Figura 9) e, para segurança do paciente, qualquer manipulação do braço robótico pelo cirurgião assistente impede o controle do cirurgião no console.[4]

## TORRE DE VÍDEO

A torre de vídeo (Figura 10) é composta pelo processador central do sistema Da Vinci, o equipamento de vídeo, a fonte de luz, a fonte de energia para o cautério, o insuflador de gás para o pneumoperitônio e uma tela sensível ao toque para controlar as configurações do sistema e visualizar as imagens cirúrgicas.[4,5]

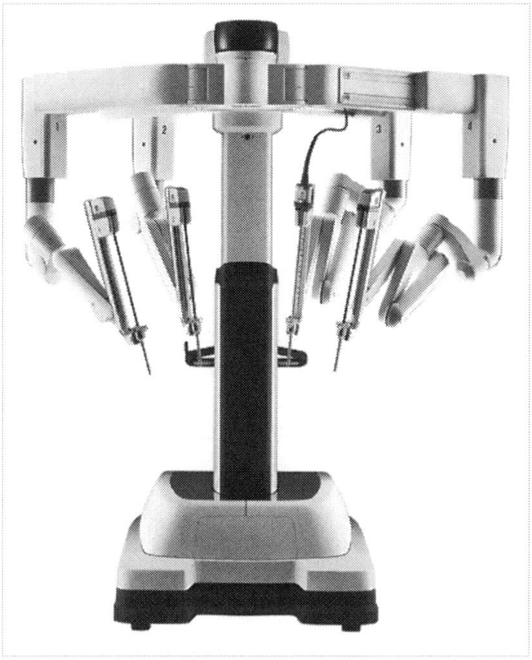

**FIGURA 8** Carro do paciente, Da Vinci Xi (Intuitive Surgical Inc.).
Fonte: imagem cedida por CMR Surgical.

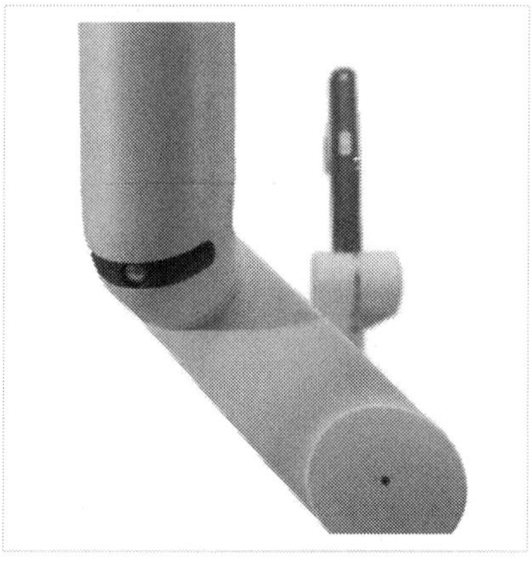

**FIGURA 9** Botão para liberar a movimentação passiva do braço robótico (*clutch* ou embreagem), Da Vinci Xi (Intuitive Surgical Inc.).
Fonte: imagem cedida por CMR Surgical.

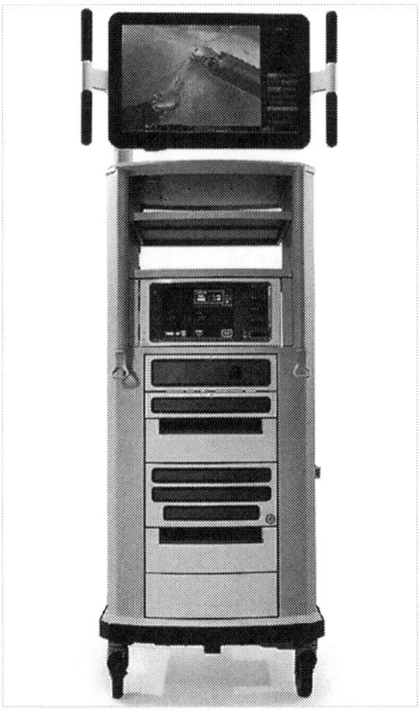

**FIGURA 10** Torre de vídeo, Da Vinci Xi (Intuitive Surgical Inc.).
Fonte: imagem cedida por CMR Surgical.

## ENDOSCÓPIO 3D

O sistema robótico Da Vinci utiliza um endoscópio 3D (Figura 11) de 12 ou 8,5 mm, dependendo do modelo do robô, com uma ponta reta (0°) ou angulada (30°). Para gerar a visão tridimensional verdadeira, o endoscópio conta com duas ópticas separadas, que têm suas imagens projetadas em monitores independentes, um no olho esquerdo e outro no olho direito do visor binocular. O endoscópio do Da Vinci também conta com visão infravermelha, que é aplicada no sistema Firefly de fluorescência por verde de indocianina, possibilitando a visualização em tempo real da perfusão de diversos tecidos.[4]

## INSTRUMENTOS *ENDOWRIST*

Os instrumentos *EndoWrist* (Figura 12) são instalados nos braços robóticos após o robô ser acoplado nos trocartes que estão inseridos no paciente. A maioria dos instrumentos tem 8 mm de diâmetro, oferece sete graus de liberdade e uma amplitude superior ao movimento natural da mão, permitindo maior destreza e precisão em cirurgias minimamente invasivas.[3,5]

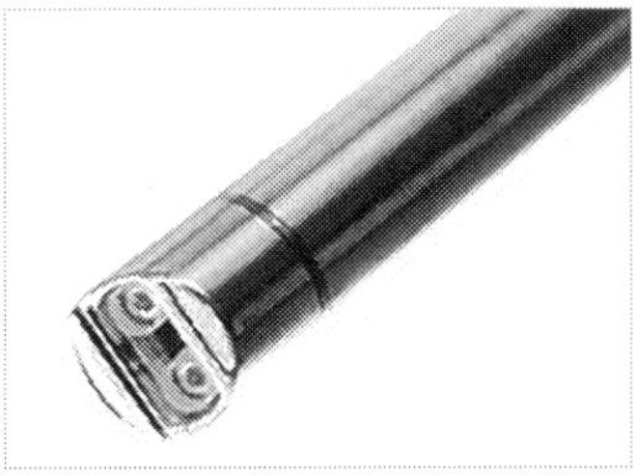

**FIGURA 11** Endoscópio 3D, Da Vinci Xi (Intuitive Surgical Inc.).
Fonte: imagem cedida por CMR Surgical.

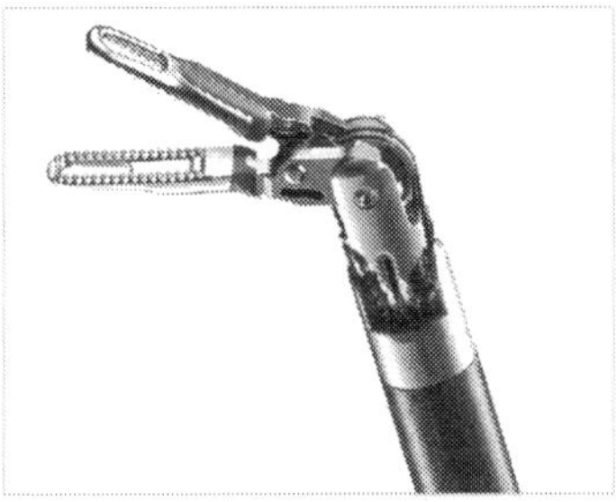

**FIGURA 12** Instrumento *EndoWrist*, Da Vinci Xi (Intuitive Surgical Inc.).
Fonte: imagem cedida por CMR Surgical.

Os instrumentos *EndoWrist* são basicamente compostos por uma ponta articulada apropriada para cada tarefa cirúrgica, um punho articulado que imita o punho humano, um eixo giratório que representa o braço humano (Figura 13) e alavancas de liberação para a remoção do instrumento do braço robótico.[4]

O arsenal de instrumentos do Da Vinci (Figura 14) inclui instrumentos de energia avançada, como tesouras de cauterização monopolares, ganchos, espátulas,

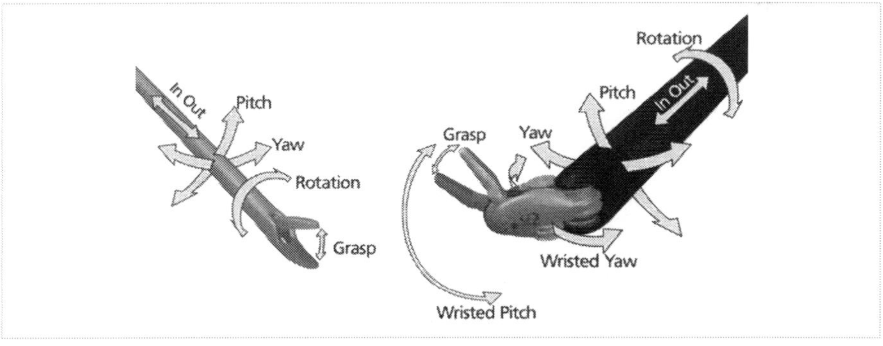


**FIGURA 13** Comparação entre os graus de liberdade de movimento de uma pinça de laparoscopia e um instrumento *EndoWrist* (Intuitive Surgical Inc.).
Fonte: imagem cedida por CMR Surgical.

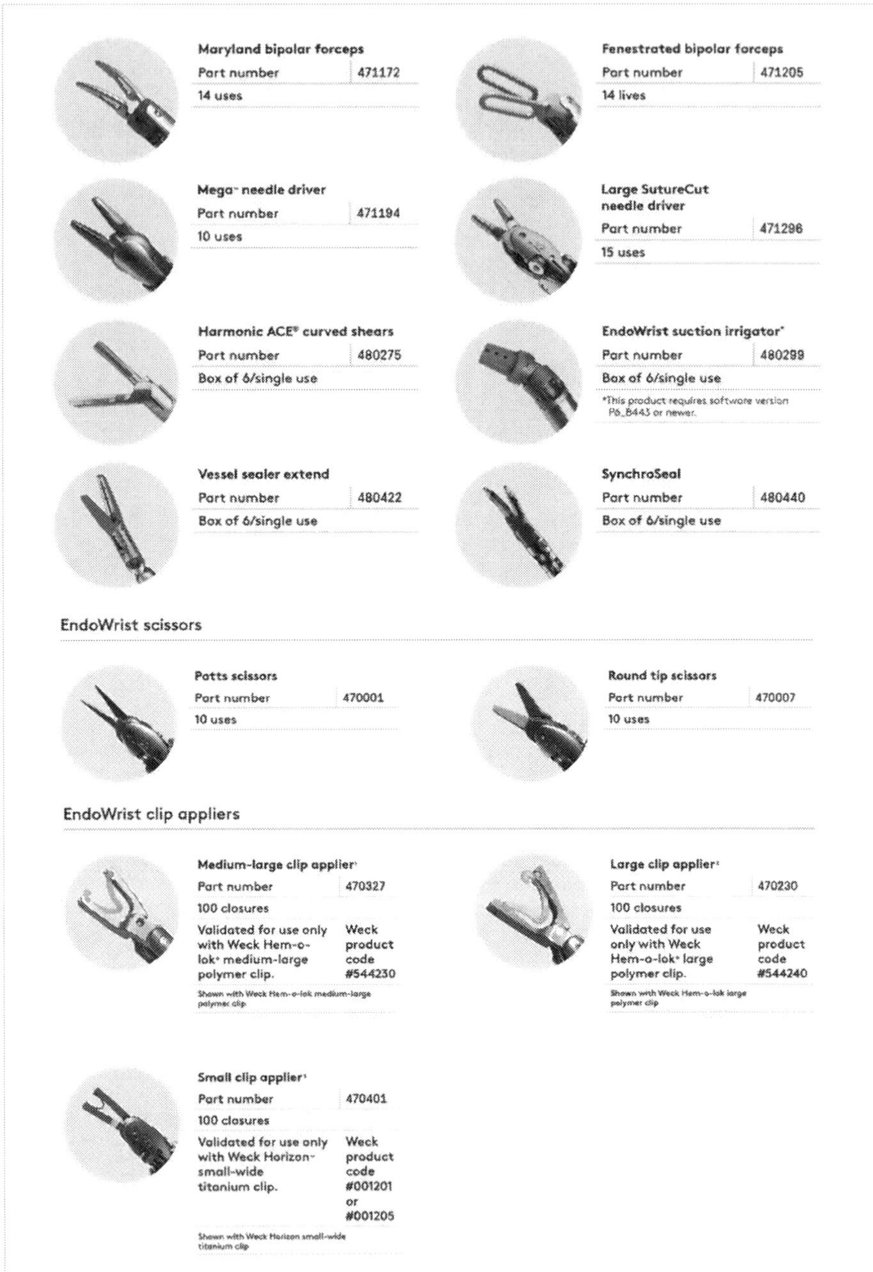


**FIGURA 14** Exemplos de instrumentos *EndoWrist* retirados do catálogo de instrumentos do Da Vinci Xi (Intuitive Surgical Inc.).
Fonte: imagem cedida por CMR Surgical.

tesouras bipolares, pinças bipolares e de dissecção ultrassônica, diferentes tipos de pinças de preensão, porta-agulhas, clipadores, grampeadores e outros instrumentos especiais. Esses instrumentos apresentam uma vida útil média de 10 a 20 procedimentos, após os quais o sistema não permite sua utilização.[4]

## REFERÊNCIAS

1. Gharagozloo F, Tempesta B, Meyer M, Nguyen D, Gruessner S, Redan J. History of robotic surgery. In: Gharagozloo F, Patel VR, Giulianotti PC, Poston R, Gruessner R, Meyer M, organizadores. Robotic surgery. Cham: Springer; 2021. p.21-9.
2. Morrell ALG, Morrell-Junior AC, Morrell AG, Mendes JMF, Tustumi F, De-Oliveira-E-Silva LG, et al. Evolução e história da cirurgia robótica: da ilusão à realidade. Rev Col Bras Cir. 2021;48.
3. Wang G, Zeng Y, Sheng X. Instructions for use of Da Vinci surgical robots. In: Wang G, Zeng Y, Sheng X, organizadores. Robotic surgery and nursing. Singapore: Springer; 2021. p.7-89.
4. Hagen ME, Stein H, Curet MJ. Introduction to the robotic system. In: Kim KC, organizador. Robotics in general surgery. New York, NY: Springer; 2014. p.9-15.
5. Park CW, Portenier DD. Basic setup, principles, and troubleshooting in robotic surgery. In: Kroh M, Chalikonda S, organizadores. Essentials of robotic surgery. Cham: Springer; 2015. p.27-43

# 15

# Disposição da equipe e do paciente na cirurgia robótica

*João Pádua Manzano*
*Thainã de Oliveira Azambuja*

## DISPOSIÇÃO DA EQUIPE

A equipe cirúrgica em campo, composta pelos médicos auxiliares e pelo instrumentador, deve se dispor ao redor do paciente da forma que suas funções sejam executadas de maneira funcional, levando-se em conta o posicionamento do paciente, a plataforma robótica a ser utilizada, o lado pelo qual o robô será acoplado, a lateralidade do procedimento e o órgão-alvo da cirurgia. Não são posições estáticas, podendo haver alterações durante o procedimento para uma melhor ergonomia dos auxiliares e do instrumentador. Neste capítulo, serão abordados a disposição da equipe e posicionamentos com a plataforma robótica Da Vinci XI, por ser a mais amplamente difundida e utilizada no mundo atualmente.

Alguns posicionamentos da equipe são mais frequentes, como em prostatectomias, com o cirurgião auxiliar ao lado esquerdo do paciente e o instrumentador ao lado direito (Figura 1), e em nefrectomias, com cirurgião e instrumentador posicionados no mesmo lado contralateral ao rim que está sendo abordado (Figura 2). Tais configurações podem sofrer alterações, dependendo por onde o robô será acoplado, seja por *docking* lateral, seja por entre as pernas do paciente (Figura 3). O importante é possuir uma equipe treinada e habituada a realizar procedimentos cirúrgicos robóticos, o que ajuda a garantir uma cirurgia tranquila e eficiente, com melhor disposição dos integrantes no campo operatório.

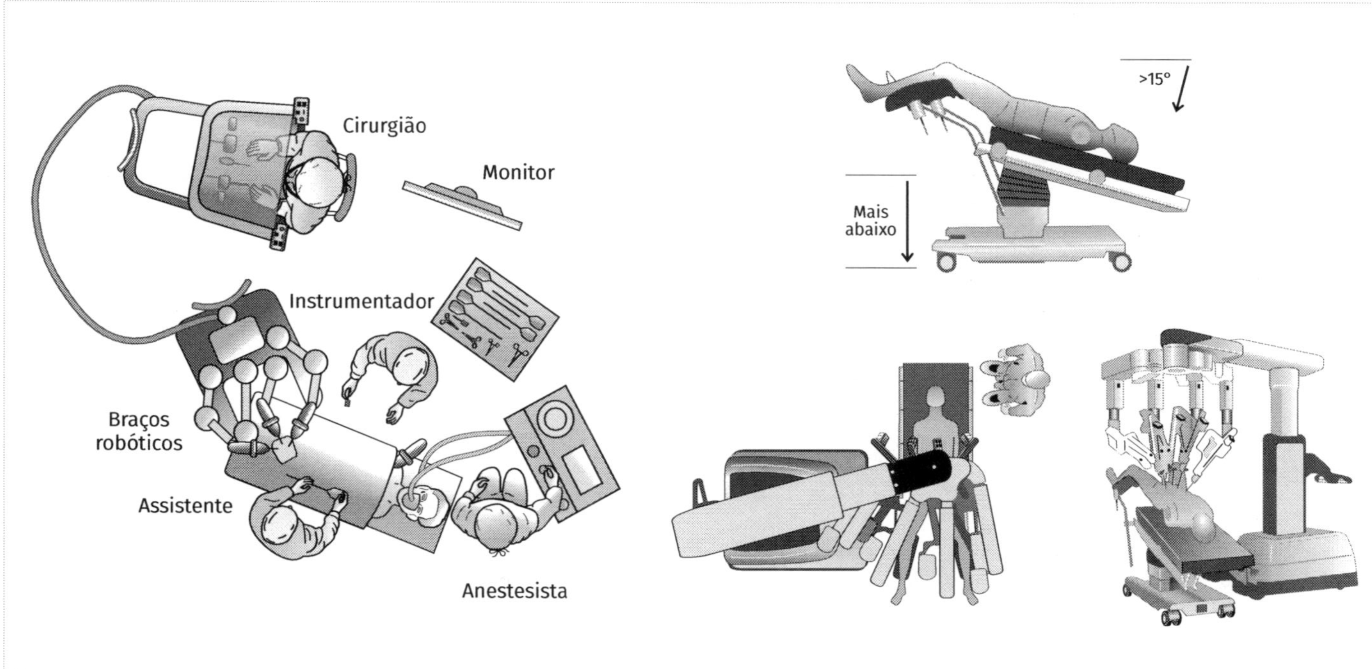


**FIGURA 1** Posicionamento habitual da equipe em prostatectomias robóticas com *docking* lateral.

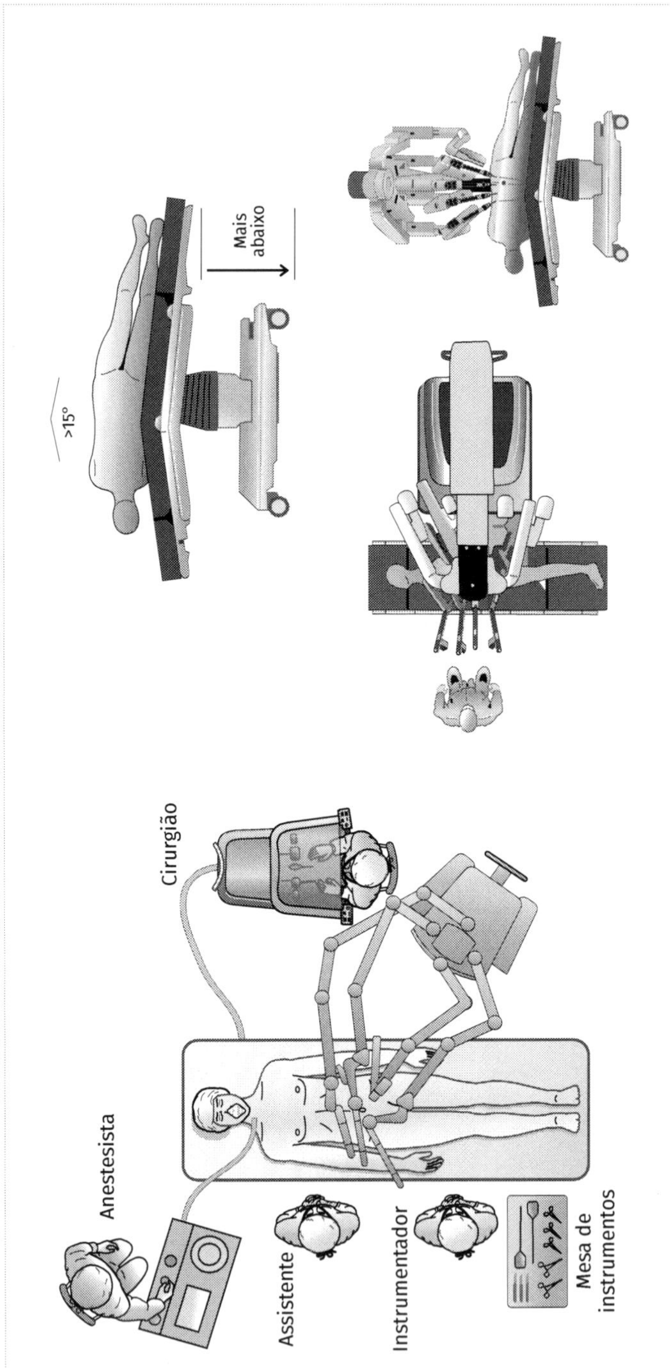


**FIGURA 2** Posicionamento habitual da equipe em nefrectomias robóticas.

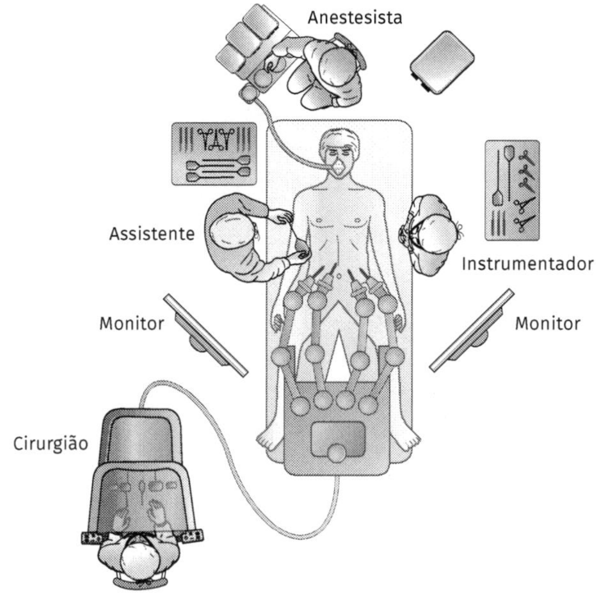


**FIGURA 3** Posicionamento da equipe com a acoplagem do robô por entre as pernas do paciente.

## POSICIONAMENTO DO PACIENTE E INCISÕES CIRÚRGICAS

O adequado posicionamento do paciente é imprescindível para garantir a segurança e o sucesso da cirurgia. A maca deve ser aquecida, ou deve-se utilizar uma manta térmica, prevenindo a hipotermia do paciente; todas as partes com proeminências ósseas que ficarem em contato com a maca rígida, como crista ilíaca e o ombro no decúbito lateral, devem estar protegidas com adesivos de redistribuição de peso; posicionar o paciente utilizando-se polímeros viscoelásticos e espuma piramidal, protegendo-o de ferimentos por pressão. Fixar o paciente à maca é importante para evitar deslizamentos craniais ou laterais, podendo ser utilizadas espumas piramidais apertadas com cintas fixadoras ou com esparadrapo, protegendo sempre a pele do paciente para evitar lesões (Figura 4).

Em pacientes que serão submetidos a adrenalectomia ou nefrectomia, opta-se pelo decúbito lateral. Sustenta-se a cabeça com polímero viscoelástico cefálico em forma de halo ou circular, protegendo a coluna cervical e o pavilhão auricular do paciente. O membro superior contralateral fica abduzido ("aberto"), apoiado na braçadeira, e o outro membro superior fica apoiado em

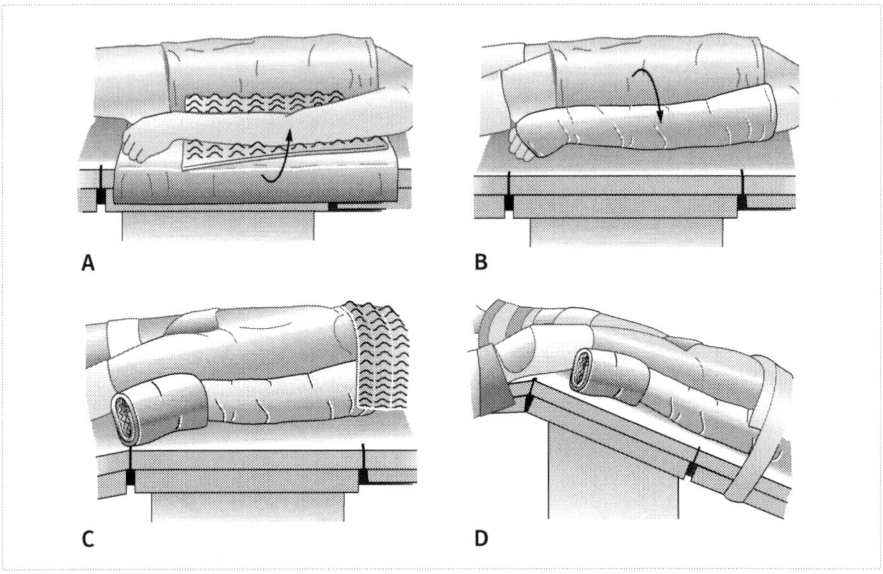


**FIGURA 4** Exemplo de proteção e fixação do paciente durante posição de Trendelenburg.

uma perneira ou braçadeira elevada cruzando o corpo. A instabilidade do paciente é corrigida flexionando o membro inferior apoiado na mesa cirúrgica e mantendo o superior esticado em uma espuma piramidal, reduzindo a pressão ocasionada pelo peso do membro superior no inferior. Para aumentar o espaço a ser abordado, habitualmente realiza-se flexão da mesa em aproximadamente 15° (Figuras 5 e 6), procedendo à fixação final do paciente, evitando que ele se desloque ou caia da mesa operatória durante o procedimento.

Nas cirurgias pélvicas, o paciente fica em decúbito dorsal, com os braços ao longo do corpo, as pernas levemente afastadas ou em perneiras (dependendo como será a acoplagem do robô ou do órgão-alvo do procedimento cirúrgico), na posição de Trendelenburg e fixado pelo tórax e pernas para prevenir deslizamento cranial (Figura 4).

## *DOCKING* ROBÓTICO

Após o posicionamento do paciente, realizadas assepsia, antissepsia e colocação de campos estéreis, procede-se à incisão do primeiro portal e confecção do pneumoperitônio, semelhante a um procedimento videolaparoscópico. Após a confecção do pneumoperitônio, realiza-se o inventário da cavidade abdominal e, em seguida, inicia-se a colocação dos demais trocartes sob visualização direta. Com a plataforma Da Vinci Xi, existe uma maior liberdade

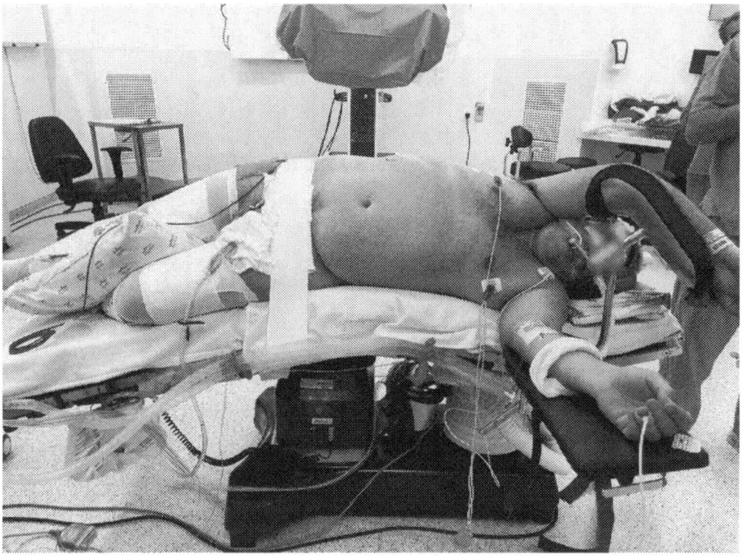

**FIGURA 5** Posicionamento do paciente e flexão da mesa (visão anterior).
Fonte: arquivo pessoal dos autores.

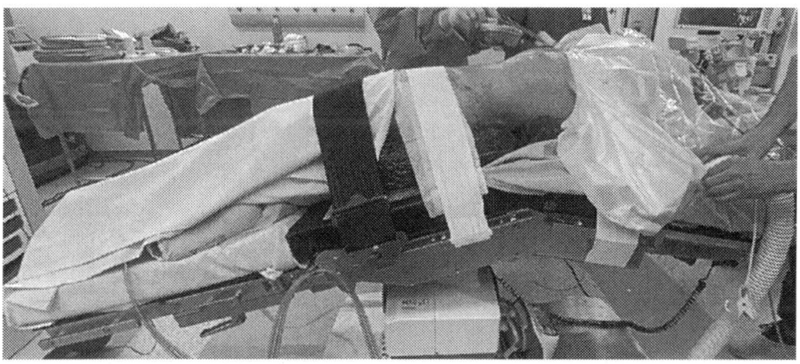

**FIGURA 6** Posicionamento do paciente e flexão da mesa (visão posterior).
Fonte: arquivo pessoal dos autores.

para posicionamento dos portais, uma vez que a câmera pode ser acoplada em qualquer braço robótico, sendo algumas posições dos trocartes mais comumente usadas, de acordo com a região a ser abordada. De maneira geral, são posicionados quatro trocartes de 8 mm, alinhados transversalmente no abdome e um ou dois portais auxiliares para as cirurgias pélvicas (Figuras 7 e 8) ou do abdome superior (Figura 9). Para os procedimentos retroperitoneais, os trocartes são alinhados longitudinalmente no abdome do paciente em decúbito lateral (Figuras 10 e 11); nas cirurgias torácicas, o 8° espaço intercostal

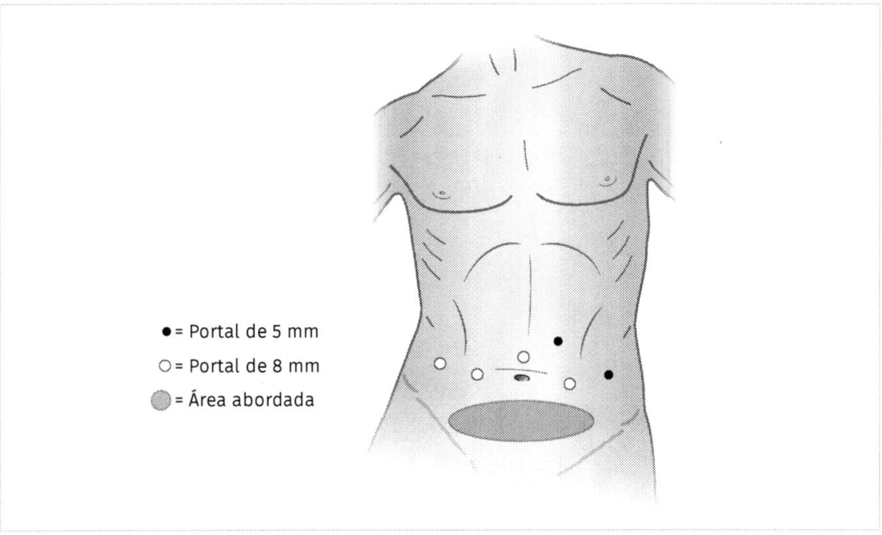


**FIGURA 7** Posição habitual dos portais para abordagem dos órgãos pélvicos, utilizando portais permanentes de 8 e 5 mm.

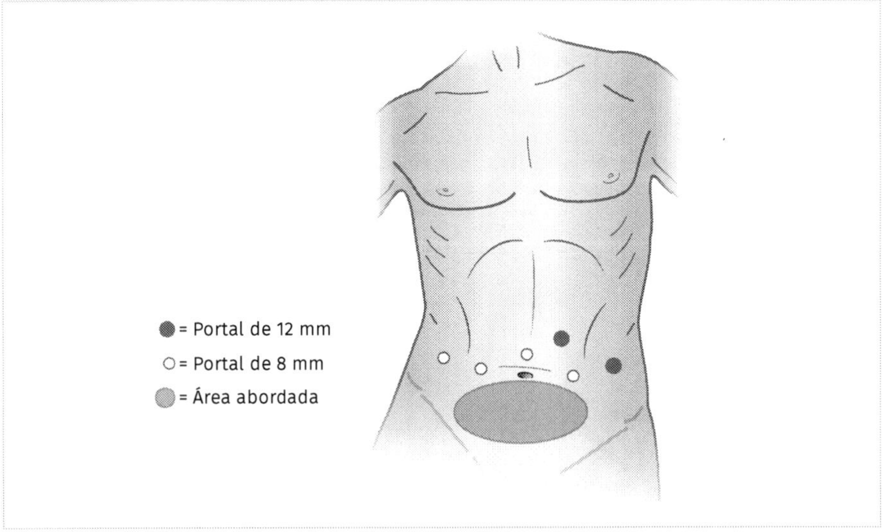


**FIGURA 8** Posição habitual dos portais para abordagem dos órgãos pélvicos, utilizando portais permanentes de 8 mm e dois portais descartáveis de 12 mm.

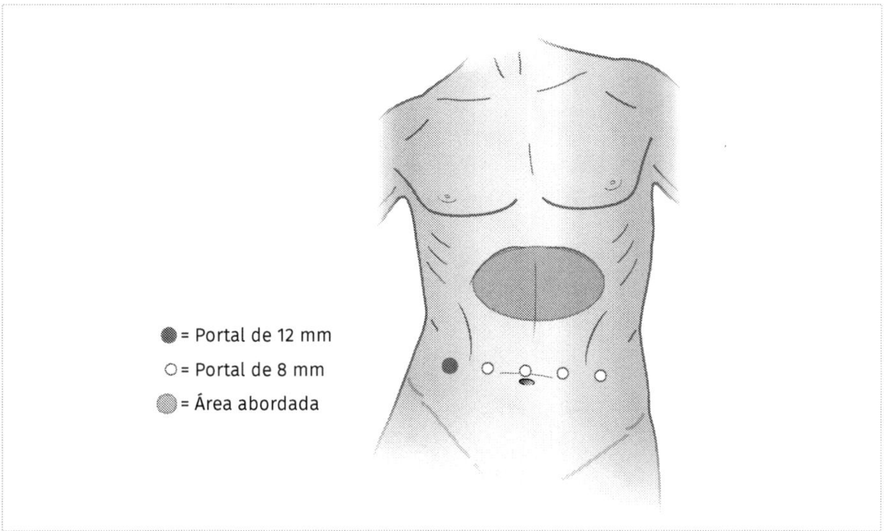


**FIGURA 9** Posição habitual dos portais para abordagem dos órgãos no abdome superior, utilizando portais permanentes de 8 mm e um portal descartável de 12 mm.

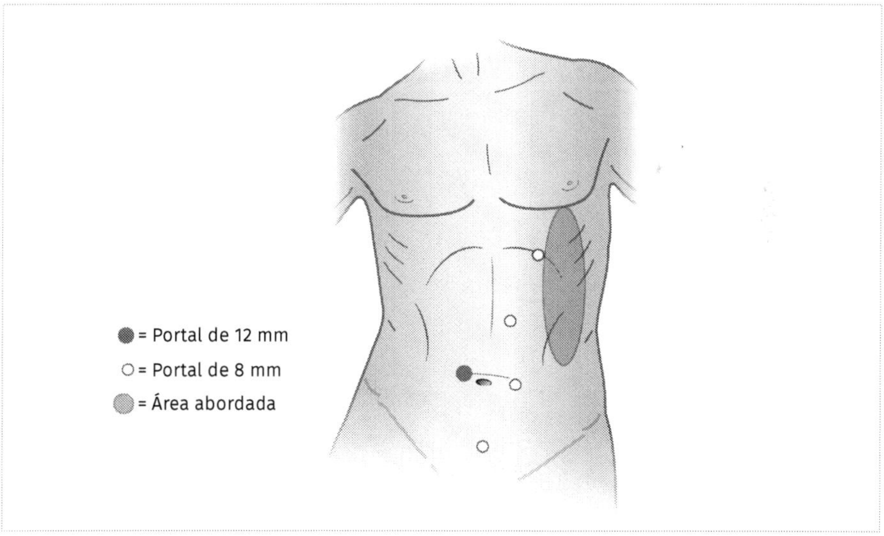


**FIGURA 10** Posição habitual dos portais para abordagem retroperitoneal esquerda, utilizando portais permanentes de 8 mm e um portal descartável de 12 mm.

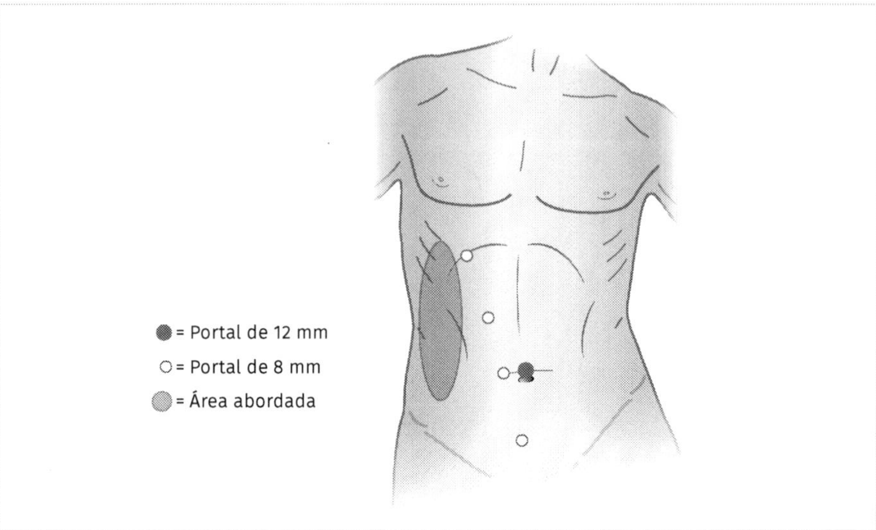


**FIGURA 11** Posição habitual dos portais para abordagem retroperitoneal direita, utilizando portais permanentes de 8 mm e um portal descartável de 12 mm.

é habitualmente utilizado para a inserção dos trocartes, seja à direita, seja à esquerda (Figura 12); as cirurgias cardíacas dependem de uma formatação diferente dos portais, uma vez que há uma diferença entre as posições das câmaras direitas e das câmaras esquerdas (Figuras 13 e 14).

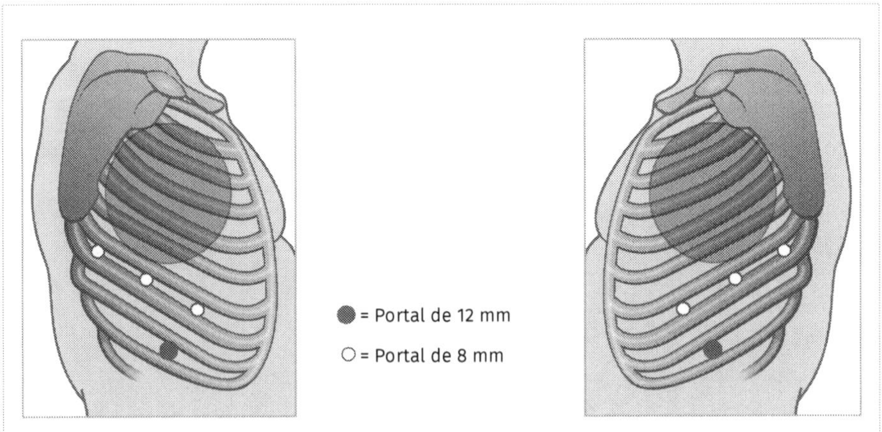


**FIGURA 12** Posição habitual dos portais para abordagem torácica direita ou esquerda, utilizando portais permanentes de 8 mm e um portal descartável de 12 mm.

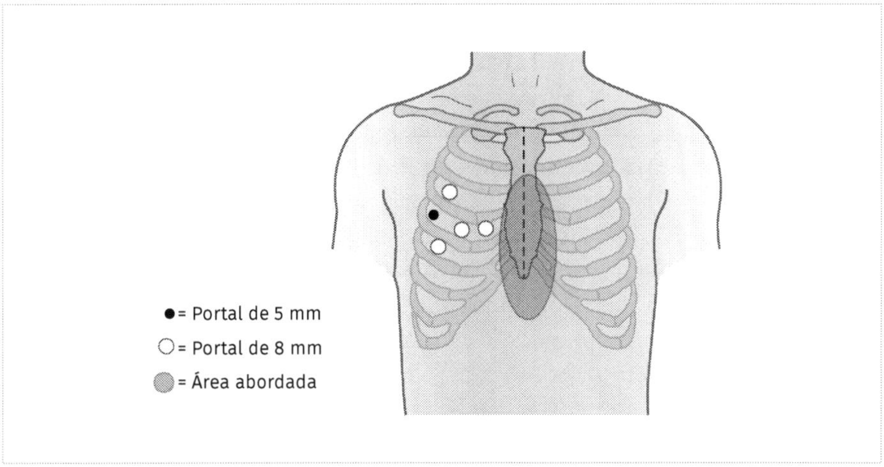


**FIGURA 13** Posição habitual dos portais para abordagem das câmaras direitas do coração, utilizando portais permanentes de 8 mm e um portal permanente de 5 mm.

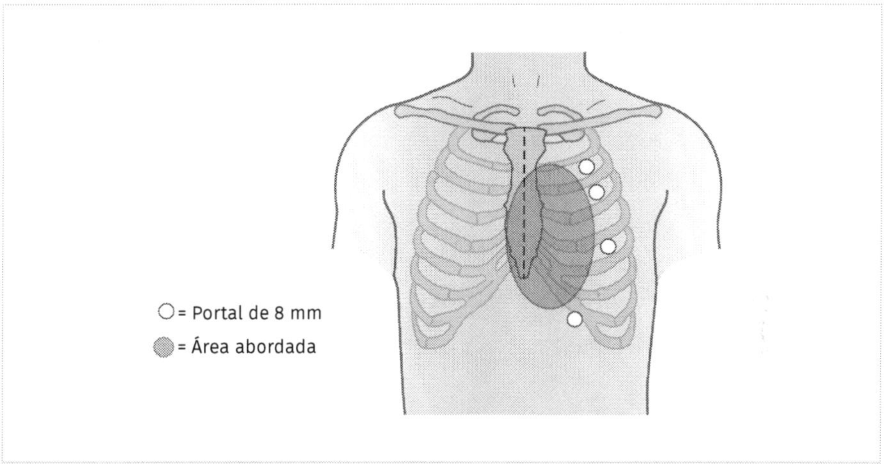


**FIGURA 14** Posição habitual dos portais para abordagem das câmaras esquerdas do coração, utilizando portais permanentes de 8 m.

Uma vez que todos os trocartes tenham sido colocados, a mesa de operação é ajustada na posição ideal para o procedimento e o posicionamento do robô pode ser iniciado, sendo esse processo comumente chamado de *docking*. Primeiro, o carro do paciente é levado ao lado da mesa de operação pelo cirurgião ou por um assistente, na posição ideal para o procedimento a ser realizado. Posteriormente, os braços robóticos são acoplados aos seus respectivos trocartes, e o processo de *docking* do robô está concluído. Apesar de essa etapa poder ser realizada pelo cirurgião auxiliar ou por assistentes, recomenda-se que o cirurgião principal supervisione diretamente o *docking*, assim como a disposição de todos os instrumentos necessários para a procedimento (Figura 15).

Assim como na videolaparoscopia, deve-se buscar a triangulação entre a óptica e os instrumentos diante do alvo cirúrgico. Especificamente na cirurgia assistida por robô com o modelo Da Vinci Xi, a visualização do campo operatório é maximizada quando a coluna central do carro do paciente é posicionada em linha reta atrás do alvo cirúrgico, estando a óptica alinhada em frente a esse tecido. Assim, os braços robóticos serão estendidos sobre o corpo do paciente e finalmente encaixados nos devidos trocartes. O modelo Da Vinci Xi proporciona maior liberdade de posicionamento do carro do paciente, assim como dos trocartes, e possui um sistema automático que ajusta a melhor posição dos braços, de acordo com o alvo a ser operado. Se mal posicionados, os braços do robô podem colidir e atrapalhar tanto o cirurgião como o auxiliar durante o procedimento. Uma distância mínima de 8 cm entre os trocartes é preconizada, sendo 20 cm a distância ideal entre o trocarte da óptica e o órgão-alvo (Figura 16).

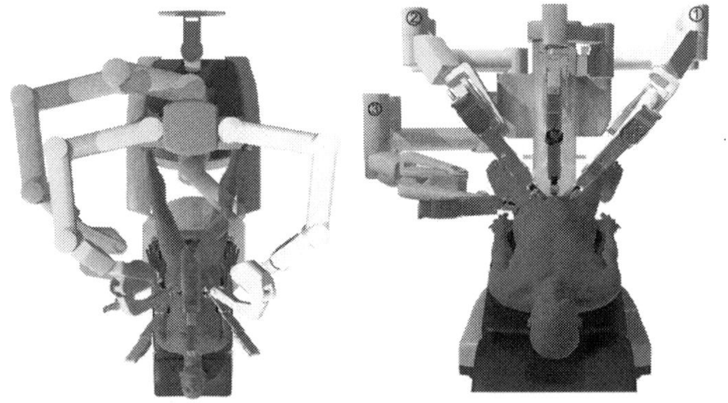

**FIGURA 15** Posicionamento do robô Da Vinci Si ou *docking* robótico (Intuitive Surgical Inc.).
Fonte: imagem cedida por CMR Surgical.

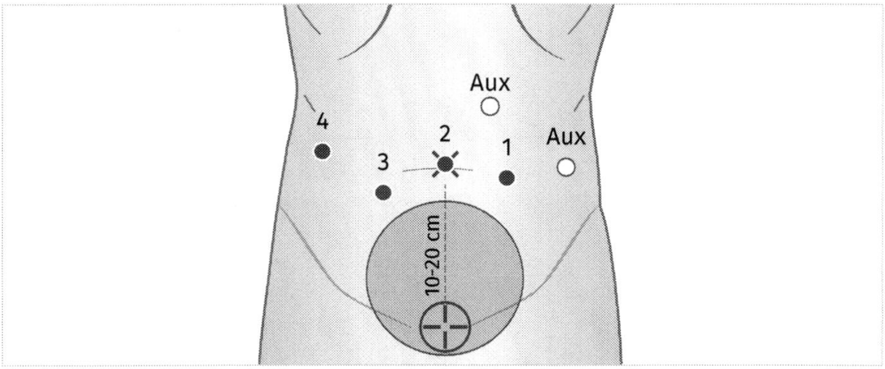


**FIGURA 16** Posicionamento da câmera mostrando o alvo, idealmente com 10 a 20 cm de distância do portal (Intuitive Surgical Inc.).

## REFERÊNCIAS

Abdominal Key [Internet]. Transperitoneal Robot-Assisted Radical Prostatectomy: Posterior Approach [citado em 12 jun. 2023]. Disponível em: https://abdominalkey.com/transperitoneal-robot-assisted-radical-prostatectomy-posterior-approach/

https://www.davincisurgerycommunity.com/documents/17438874/73874001/1020759-USrD_Setup_Card_Xi_Clinical_Specialty_Guide_R1_Interactive_434367.pdf/8a1fbe40-811d-4b97-bb98-34e01b93eb7e?version=1.0&t=1570903401802

# 16

# Fundamentos da diérese

*Djalma José Fagundes*
*Murched Omar Taha*
*André Ibrahim David*

## INTRODUÇÃO

A prática da cirurgia implica adquirir e desenvolver habilidades específicas para agir com destreza e organização de trabalho, aplicando conhecimentos de técnicas e táticas operatórias. Toda habilidade e acervo de conhecimento favorecem atitudes e tomadas de decisões no intuito de obter os melhores resultados com eficiência e eficácia.

A cirurgia é fundamentalmente uma prática voltada para a terapêutica e está associada a ações cruentas para a retirada do órgão ou região anatômica atingida pela doença. Os radicais gregos *chir* (mão) e *ergon* (trabalho), que posteriormente deram origem à palavra *chirurgia* no latim medieval, definiam a arte de quem praticava os atos operatórios. A esta arte foram incorporados princípios de relação causal, o que a transformou em ciência. Portanto, a cirurgia é uma arte e uma ciência. Arte porque seus resultados dependem da habilidade de quem a pratica e ciência porque envolve conhecimentos racionais e lógicos de etiologia, fisiopatologia e diagnóstico de doenças, táticas e técnicas de tratamento, além de seguimento dos atos operatórios.

O exercício da cirurgia exige o conhecimento básico dos três fundamentos da técnica operatória: diérese, hemostasia e síntese.

## CONCEITO DE DIÉRESE

O termo diérese significa divisão, separação (do grego διαίρεσις, διαιρεῖν, *diairein*, dividir). Em cirurgia, significa a separação de planos anatômicos com a intenção de abrir caminho para acessar o órgão doente. Está de acordo com a ideia de abrir uma via de acesso. Por extensão, o termo é aplicado para toda manobra cirúrgica que separe tecidos, órgãos ou regiões anatômicas e que resulte em -tomia, -ectomia, exérese ou biópsia.

As vísceras acometidas pela doença podem estar no interior das cavidades naturais (torácica, abdominal, cranial, raquidiana) e, assim, o acesso cirúrgico recebe nomes como toracotomia, laparotomia (celiotomia) e craniotomia. Também se podem acessar vísceras que se encontram em regiões anatômicas específicas, como as regiões cervical (cervicotomia) ou perineal (episiotomia). Pode atingir ossos e articulações (osteotomia, artrotomia).

Uma vez atingida a área doente, é necessário retirar o órgão afetado pela doença. O sufixo -ectomia, elemento de formação pospositivo, de origem grega e caráter nominal, exprime, particularmente na terminologia médico-cirúrgica, a ideia de ablação, corte e extração. Assim, temos alguns exemplos: esofagectomia, gastrectomia, colectomia, hepatectomia, pancreatectomia, histerectomia, nefrectomia, pneumectomia. A retirada pode ser segmentar (gastrectomia parcial) ou completa (gastrectomia total). Nas doenças neoplásicas, faz-se necessário o esvaziamento ganglionar correspondente ao território da drenagem linfática regional (linfadenectomia).

Lesões de tegumento (pele e anexos), músculos superficiais e algumas lesões ósseas superficiais podem ser retiradas com margem de segurança (bordas da ferida operatória livres da doença). Realiza-se a chamada exérese (do grego *eksaíresis*, retirada) da lesão. Menos frequentemente são empregados os termos excisão ou ablação como sinônimo de exérese. O termo ablação está associado a uma situação estigmatizante de remoção do clitóris feminino em algumas culturas do continente africano.

Outras lesões, pelo seu comprometimento de estruturas vitais, pelo volume muito grande ou pela dúvida diagnóstica, podem ser retiradas parcialmente para avaliação histopatológica. São conhecidas como procedimentos de biópsias.

Para realizar a via de acesso (-tomia), para a retirada do órgão doente (-ectomia), para a exérese (excisão/ablação) da lesão ou a biópsia, é empregado o tempo operatório fundamental: diérese.

## TIPOS DE DIÉRESE

A separação dos tecidos não é realizada de forma aleatória. É necessário um bom conhecimento anatômico para escolher o melhor caminho até a área doente. O caminho mais curto pode não ser o ideal, pois pode ser até mais lesivo a outras estruturas que precisam ser obrigatoriamente preservadas. Determinadas artérias e veias não podem ser lesadas impunemente. Por isso, devem ser reconhecidas em seu trajeto habitual e cuidadosamente dissecadas e afastadas do campo operatório. O mesmo é válido para os nervos periféricos tronculares sensitivos ou motores, com o agravante de que a lesão acidental do nervo, embora permita uma reconstrução anatômica, sempre provocará perda maior ou menor da função.

O ato de separar, dividir, abrir caminho, fazer retirada ou ablação pode ser realizado de diversos modos e com diferentes instrumentos:

- Incisão.
- Secção.
- Divulsão.
- Serração.
- Punção.
- Dilatação.
- Curetagem.

- **Incisão:** manobra básica de corte ou secção realizada com bisturi em qualquer de suas modalidades (bisturi de lâmina fria, bisturi elétrico ou eletrônico, ultrassônico ou vibratório). Está reservada para o corte do chamado tecido mole, ou seja, de pele, tela subcutânea, aponeuroses, músculos das paredes abdominal e torácica, órgãos parenquimatosos (baço, fígado, pâncreas, adrenal, rim, pulmão), órgãos tubulares (trato digestório, vias urinárias, trato circulatório).
- **Secção:** termo amplo que significa seccionar, separar em partes, cortar. Pode ser realizada por bisturi (em suas múltiplas modalidades), tesoura ou serra. Exemplos: secção do istmo da glândula tireoide na realização de uma traqueostomia; secção de uma aderência/brida na cavidade abdominal; secção do ducto espermático ou da tuba uterina nas cirurgias de esterilização; secção de pólipo pediculado no trato digestório.
- **Divulsão:** palavra derivada do latim *divulsione*, *divellere*, que significa separar à força, esgarçar, romper, rasgar. Em cirurgia, está reservada para a separação romba (usando instrumental de bordas arredondadas) de tecidos, ou seja, sem secção ou corte. De modo geral, aproveitam-se as separações naturais dos estratos anatômicos que compõem as diferentes partes de um órgão ou região anatômica, comumente avascular ou pouco vascularizada. Pode ser feita com a ponta de pinça hemostática fechada ou a ponta da tesoura curva fechada. Grosseiramente, em algumas situações de difícil acesso aos instrumentais de diérese, taticamente a divulsão pode ser realizada com os dedos do cirurgião (com o indicador e o polegar em pinça). Classicamente, temos como exemplo o afastamento, divulsão com pinças ou tesouras de ponta romba, das fibras dos músculos da parede abdominal na incisão para o tratamento da apendicite aguda por via convencional.

- **Serração:** a secção de tecido ósseo, na grande maioria das vezes, só é possível com o uso de serras ou fios denteados, em razão da natureza mineral do osso. A perfuração do osso com brocas para a fixação de parafusos ou fios metálicos não deixa de ser também uma manobra de diérese.
- **Punção:** acesso cirúrgico pontual/puntiforme com o uso de instrumental de ponta aguda perfurante e com lúmen interno para drenagens de coleções líquidas em cavidades naturais ou adquiridas (patológicas); coleta ou injeção de drogas (medicamentos ou contraste) em vasos, órgãos tubulares e cavidades naturais; coleta de fragmentos de tecidos para biópsia. Os cateteres endovasculares (Jelco, Abocath, Intracath, Butterfly) são exemplos de instrumentos que permitem a punção não só de vasos, mas também de outras cavidades.
- **Dilatação:** uso de instrumentos metálicos, plásticos ou balões infláveis em orifícios ou trajetos naturais estenosados ou trajetos fistulosos com a finalidade de aumentar o calibre do orifício/trajeto e facilitar a drenagem ou injeção de líquidos. A dilatação normalmente tem a intenção de romper tecido fibrótico cicatricial que levou à estenose do orifício ou trajeto. São exemplos a sonda de Benique para dilatação de estenose de uretra, as velas de Hegar para dilatação do istmo do colo uterino, dilatação pneumática da acalasia do esfíncter do cárdia na doença chagásica ou na estenose do esôfago distal associada à doença de refluxo gástrico esofágico.
- **Curetagem:** uso de instrumental com aspecto similar a uma colher com as bordas afiadas e cortantes e que, por movimentos de raspagem, coletam material para exame ou retirada terapêutica da lesão. São exemplos a curetagem uterina para diagnóstico de doenças endometriais, remoção de aborto retido, remoção de restos placentários, curetagem de tecido ósseo nas neoplasias osteoblásticas.

## INSTRUMENTAIS DE DIÉRESE

O elemento básico da diérese é a lâmina cortante (bisturi), na verdade uma faca, que sofreu adaptações ao longo dos anos e que hoje se resume a uma lâmina de aço, descartável, acoplada a um cabo metálico esterilizável ou de material plástico descartável. O formato de cada lâmina e suas caraterísticas estão mais bem delineadas no capítulo 9, "Instrumental e material cirúrgico".

Outro instrumento clássico da diérese é a tesoura. São duas alavancas interfixas com lâminas cortantes paralelas mantidas aproximadas por um ponto (chamado ponto de apoio). O comprimento dos dois braços frente ao ponto de apoio permite uma distribuição de força variável. Braços longos onde se exerce a força dão delicadeza ao corte, na clássica tesoura de Metzenbaum. Braços curtos transmitem mais força e menos delicadeza aos movimentos de corte, na clássica tesoura de Mayo. A tesoura pode ter a ponta afilada ou arredondada (ponta romba). A lâmina pode ser reta ou curva.

A diérese requer afastamento, divulsão e secção de tecidos em seus diversos planos anatômicos. A manipulação desses tecidos deve ser realizada com o uso de pinças. São alavancas interpotentes em que o ponto de apoio está em uma extremidade e a resistência está na outra extremidade, sendo a força exercida entre os dois pontos. Vale aqui também a relação entre os dois braços da alavanca. Braços longos produzem movimentos mais leves e delicados, braços curtos produzem movimentos com maior força e menor delicadeza de movimentos. Também é preciso levar em consideração a profundidade em que se está agindo dentro das cavidades. Intervenções em tecidos mais superficiais e delicados como pele e tecido subcutâneo requerem instrumental mais delicado, como a pinça de Adson, com ou sem dente.

Essas pinças de manipulação de tecidos podem ser pinças dente de rato que têm, na extremidade de resistência da alavanca, um encaixe que lembra um dente de rato. As pinças sem dente de rato possuem ranhuras transversais, também chamadas de pinças anatômicas. As pinças dente de rato dão maior apoio e firmeza à pegada, mas são mais traumáticas, enquanto as sem dente de rato, mais delicadas, dão menor firmeza à pegada.

O cirurgião deve providenciar, em uma intervenção de porte médio, para que na mesa de instrumentos tenham-se dois cabos de bisturi com diferentes lâminas, três tesouras de Metzenbaum, duas tesouras de Mayo, duas ou três pinças dente de rato e anatômicas de tamanhos diversos. Em caso de necessidade, novos instrumentos devem ser solicitados em tempo hábil para que a circulante de sala possa providenciar e o instrumentador possa dispor a pinça na mesa auxiliar de instrumentação.

Outros instrumentos podem ser considerados como de diérese. Na ortopedia, por exemplo, a serra elétrica, cabo para serra de Gigli, rugina de Farabeuf reta ou curva, goiva de Jansen, formão de Huck, cureta de Volkmann, osteótomo de Lambotte, costótomo e cisalha.

As curetas usadas em ginecologia e obstetrícia são oferecidas em conjuntos de diversos tamanhos, para serem adaptados ao uso conforme a situação cirúrgica se apresente. São conhecidas por epônimos: curetas de Volkmann, Bruns, Recamier, Schroeder, Wallich. Basicamente, a mudança se faz no tamanho e no formato da extremidade em forma de colher.

Há instrumentos que são usados tanto na diérese como na síntese. São os afastadores dinâmicos de Farabeuf, Langenbeck, Volkmann e Roux. São denominados afastadores dinâmicos, pois podem mudar de posição durante o ato operatório e são geralmente manipulados pelo primeiro auxiliar. O afastador de Farabeuf é o de uso mais frequente. Possui ambas as extremidades dobradas em ângulo reto e, variando o comprimento dessa ponta dobrada, mantém afastados os planos anatômicos tanto na diérese quanto na síntese. O afastador de Langenbeck tem somente uma extremidade em ângulo reto mais longa e um cabo para manipulação. O afastador de Volkmann tem a extremidade também em ângulo reto, mas em forma de garras denteadas. As extremidades do afastador de Roux são mais alargadas e se prestam bem para afastar os ângulos das incisões abdominais.

## CUIDADOS TÉCNICOS COM A DIÉRESE

A escolha do instrumental adequado e em bom estado de uso propiciará a realização de secções de tecidos com bordas regulares e simétricas, o que facilitará o processo da síntese. Incisões oblíquas ou compostas (em duas direções ou mais) levam à desvitalização dos tecidos, prejudicando a cicatrização e favorecendo a infecção.

O afastamento dos tecidos dissecados deverá ser firme, porém delicado, de modo a não prejudicar a irrigação e a inervação. Deve-se respeitar a anatomia regional e separar os planos um a um. Afastadores estáticos colocados com excessiva tensão provocam isquemia e mesmo necrose dos tecidos afastados. Afastadores móveis manipulados pelos auxiliares, se mal aplicados, mudados de posição frequentemente ou usados com força excessiva, também são motivos de lesões adicionais. Atos operatórios longos ou com maior traumatismo da via de acesso estão associados com taxas maiores de infecção do sítio operatório.

A exposição do campo operatório deverá ser suficiente para as manobras programadas. Campos operatórios restritos, além de provocarem lesões pelos afastadores, levam ao uso inadequado ou vicioso dos demais instrumentos, aumentando o risco de acidentes e o desgaste e cansaço da equipe. Exposições exageradamente amplas facilitam o ato operatório principal, mas evidentemente acarretam maior agressão aos tecidos da via de acesso. O ponto de equilíbrio correto será adquirido pela observação dos mais experientes e pelo treino constante (curva de aprendizado), de preferência em animais de experimentação e, modernamente, em simuladores.

O bisturi pode ser empunhado como se fosse um arco de violino ou como se fosse um lápis. A empunhadura em arco de violino é mais elegante, mas requer maior habilidade. Empunhar como se fosse um lápis permite que a mão se apoie na superfície a ser incisada.

A incisão na pele e nos outros planos anatômicos deve ser feita em movimento único, retilíneo, constante e deixando as bordas da ferida operatória de modo regular, sem "dentes". A incisão nos planos subsequentes deve ter a mesma extensão da ferida na pele e tecido subcutâneo, evitando a formação de um túnel em funil.

Os planos anatômicos devem ser preferencialmente afastados e divulsionados. A secção deve ser parcimoniosa e cortar o estritamente necessário para o acesso cirúrgico adequado. Vasos de maior calibre devem ser identificados de antemão, ocluídos com pinças hemostáticas e, em seguida, seccionados e ligados ou cauterizados.

Todas as manobras devem ser realizadas com instrumentos apropriados e somente em casos excepcionais podem-se usar os dedos para dissecção ou afastamento de estruturas. O uso das mãos sem instrumentos pode ser um recurso tático, mas somente em situações que fogem ao cotidiano.

Nervos periféricos devem ser cuidadosamente dissecados, afastados e preservados. Quando a secção de nervos for inevitável, deve-se tentar, se viável, a união dos cotos após o ato operatório principal.

Músculos individuais ou grupos musculares devem, sempre que possível, ser divulsionados no sentido de suas fibras, evitando ruptura ou esgarçamento. A secção de aponeuroses musculares deve ser retilínea e com bordas regulares, o que facilitará a síntese e posterior cicatrização dos tecidos.

Tecidos fibróticos resultantes de processos inflamatórios, traumas ou cirurgias anteriores devem ser cuidadosamente avaliados antes de iniciar o procedimento de secção. Aderências a estruturas vitais podem comprometer a ressecabilidade da doença e serem decisivas no resultado.

Uma incisão adequada facilitará o acesso ao órgão doente, facilitará o tempo de síntese com correta aproximação dos planos anatômicos, possibilitará uma cicatrização mais breve, diminuirá a sensação dolorosa, prevenirá a infecção de sítio cirúrgico e proporcionará a adequada preservação da anatomia e fisiologia.

## A DIÉRESE E A TECNOLOGIA CONTEMPORÂNEA

Com o advento da cirurgia videoassistida, nas últimas décadas do século passado, alguns avanços tecnológicos foram introduzidos nos tempos operatórios fundamentais de diérese, hemostasia e síntese.

O aparelho de bisturi elétrico convencional, que secciona os tecidos pela liberação de energia calórica no ponto de descarga de corrente elétrica, ganhou componentes eletrônicos que aumentaram a eficiência e segurança dos aparelhos. Mudou de nome e hoje é chamado bisturi eletrônico, mas o princípio de ação é o mesmo. Na modalidade de corte, ocorre o aquecimento dos fluidos celulares de 37 a 100 °C de forma tão rápida que a pressão do vapor resultante leva à explosão das membranas celulares, criando assim um espaço sem resistência física, "cortando" o tecido. A chamada cirurgia diatérmica é objeto de outro capítulo deste livro.

O bisturi harmônico, idealizado para uso em cirurgia videoassistida, atua pela desnaturação das proteínas das camadas musculares e do endotélio dos vasos a partir de vibrações ultrassônicas. Tem aplicação em incisões de partes moles e, ao mesmo tempo que faz a diérese, também promove a hemostasia. Tem como vantagens: corte e coagulação simultâneos a baixa temperatura; mínima geração de calor; sem corrente elétrica para ou através do paciente; sem fumaça; sem acúmulo de resíduos no instrumento; sem estímulo neuromuscular. A desvantagem é que não se aplica a todos tipos de tecidos, agindo melhor em tecidos com grande porcentagem de água.

O bisturi a laser, que gerou grandes expectativas quando surgiu, em meados do século passado, se mostrou limitado para a secção de tecidos orgânicos com grande porcentagem de água. Seu uso hoje é limitado e tem maior aplicação em cirurgias oftalmológicas.

## CONSIDERAÇÕES FINAIS

A diérese consiste no ponto de partida de um ato operatório. É o início do trauma cirúrgico por meio de ações cruentas. As etapas seguintes, de hemostasia e síntese, sofrem a influência direta dessa primeira abordagem.

A escolha da via de acesso adequada no tamanho e local apropriado evita manobras adicionais para acessar a área doente. A incisão bem colocada contribui para minimizar a hemorragia e evitar lesões excessivas de vasos e as consequentes coagulação térmica e ligaduras hemostáticas com fios cirúrgicos.

A incisão feita de acordo com a técnica apurada facilitará a síntese pela aposição das bordas da ferida em plano por plano, sem deixar espaços vazios entre os tecidos (espaço morto), onde poderá ocorrer acúmulo de sangue ou líquidos que comprometerão o tempo de cicatrização e favorecerão a infecção.

Também há que se cuidar para o resultado cosmético da cicatriz, em especial a cicatriz cutânea, que dependerá da escolha da incisão que respeite ao máximo as linhas de força da pele.

## REFERÊNCIAS

Carreiro MC. Manual prático de técnica operatória e cirurgia experimental. 1. ed. Paraná: Editora Appris; 2019.

Cheuen Neto JA, organizador. Fundamentos e práticas da técnica cirúrgica. Curitiba: CRV; 2016.

Goldenberg S, Bevilacqua RG. Bases da cirurgia. 2. ed. São Paulo: EPU; 1984.

Hawn MT - Head editor. Operative Techniques in Surgery. Two volumes. Wolters Kluwer Editor - Netherlands. 2022.

# 17

# Fundamentos da hemostasia

*Djalma José Fagundes*
*André Ibrahim David*

## INTRODUÇÃO

O termo hemostasia é substantivo feminino, do grego *haimóstasis* e do latim *haemostasis*, resultado da fusão de *hemós* (sangue) e *stásis* (estática parada). É o termo médico usado para conceituar as manobras ou processos envolvidos na coibição de sangramento normalmente provocado pela diérese ou trauma.

A perda de sangue deve ter sido percebida pelo homem primitivo como crucial para a sobrevivência do indivíduo. A quantidade do sangramento que se seguia a um ferimento traumático podia representar a diferença entre a vida e a morte.

Desde quando o homem passou a registrar sua história, há relatos das culturas suméria, egípcia e greco-romana de manobras para conter a hemorragia em ferimentos de guerra. O procedimento usado durante séculos foi o garroteamento e a termocoagulação dos tecidos com ferro em brasa ou líquidos ferventes. É possível prever as tragédias consequentes a esse ato, com necroses extensas e infecções fatais.

Os procedimentos operatórios nos primórdios da cirurgia enfrentavam desafios mais agudos, como o controle da dor e da infecção que se sobrepunha às intervenções. Pode-se inferir que as manobras de cauterização para fins hemostáticos tenham contribuído enormemente para essa situação de risco.

Há cerca de duzentos anos, após o entendimento da circulação sanguínea e posteriormente do conhecimento bioquímico da cascata de coagulação, puderam-se ampliar as fronteiras da cirurgia pelo controle da hemorragia intra e pós-operatória.

A diérese é acompanhada da inevitável secção de vasos e consequente extravasamento de sangue. Coibir essa perda é, em primeiro lugar, fundamental para manter a vida e a recuperação do paciente. Em segundo lugar, deve propiciar uma visão clara do campo operatório. Operar em um campo com sangramento é um verdadeiro voo cego.

O controle da hemostasia começa no pré-operatório, pela avaliação da capacidade do indivíduo de coibir a hemorragia naturalmente. A determinação do tempo de sangramento e tempo de coagulação são exames de rotina em qualquer tratamento cirúrgico. Devem ser identificadas idiossincrasias hematológicas congênitas (p. ex., hemofilia) ou adquiridas pelo uso de diversos tipos de medicação para tratamento de comorbidades e, a partir disso, traçadas estratégias de suspensão prévia e temporária delas. Atos operatórios de risco devem ser precedidos de tipagem e reserva de sangue para eventual transfusão pré, intra ou pós-operatória.

A hemostasia operatória pode ser temporária, em que as manobras de impedimento da corrente sanguínea duram um tempo determinado, o qual, dependendo da natureza dos tecidos, será breve ou longo. Por sua vez, a hemostasia definitiva implica interromper a corrente sanguínea de modo permanente.

## MEDIDAS PARA HEMOSTASIA TEMPORÁRIA

### Garroteamento

A circulação sanguínea pode ser prévia e temporariamente interrompida para um segmento corporal (membro superior e inferior ou partes dele) pela compressão do feixe vascular na raiz do membro com a aplicação de garrote ou faixas elásticas (Esmarch). Uma boa opção é colocar o manguito do esfigmomanômetro na raiz do membro e inflá-lo até certo ponto acima da pressão sistólica. São manobras de uso rotineiro em cirurgias ortopédicas e vasculares. Proporcionam um campo operatório exangue e no qual a circulação pode ser liberada por breves momentos durante o ato operatório para diminuir o risco de isquemia.

### Oclusão endovascular

Manobra utilizada em cirurgia vascular pela aplicação de cateter provido de um balão inflável que fará a oclusão da luz vascular acima do local da intervenção. Está reservada principalmente para intervenções sobre artérias em que o pinçamento externo está contraindicado ou o acesso é difícil ou impossível. Em cirurgia vascular e em outras situações de risco, o vaso pode ser pinçado externamente com a aplicação de pinças ditas atraumáticas ou pinças vasculares que comprimem o vaso com mínimo dano às suas camadas, em especial o endotélio da camada íntima.

### Hipotensão arterial controlada

O uso de drogas anestésicas que promovam uma hipotensão arterial controlada pode ser considerado uma manobra de hemostasia, já que seu objetivo é diminuir a perda sanguínea.

### Hipotermia

De aplicação restrita, além de proteger os tecidos da hipóxia, diminui a perda sanguínea decorrente da vasoconstrição.

### Drogas vasoativas

Promovem a vasoconstrição ou aumentam os componentes da cascata da coagulação, tornando-a mais eficiente. Podem ser consideradas manobras de hemostasia temporária.

## MEDIDAS PARA HEMOSTASIA DEFINITIVA

A hemostasia definitiva implica a obstrução definitiva da luz do vaso. Isso significa que o território irrigado por ele deve ter circulação colateral que supra sua ausência definitiva. Mais uma vez, o conhecimento anatômico determinará qual ou quais vasos podem ou não ser ligados definitivamente.

### Ligadura

O vaso pode ser identificado previamente em seu trajeto, dissecado, isolado e pinçado a montante e a jusante com duas pinças hemostáticas, seccionado no intervalo entre elas, e posteriormente amarram-se os cotos com fio cirúrgico apropriado. Quando não houver a possibilidade de identificação prévia, os vasos devem ser pinçados imediatamente após a identificação do local do sangramento e ligados definitivamente.

### Grampeamento

A prática da cirurgia videoassistida introduziu o uso de grampos (clipes metálicos) de titânio ou aço cirúrgico para a ligadura definitiva em vez da amarradura com fios. O procedimento é mais rápido, embora mais custoso, e aplicável em vasos que possam ser identificados e grampeados antes da secção.

## Eletrocoagulação

O bisturi elétrico, uni ou bipolar, permite que a passagem de uma corrente elétrica na ponta do eletrodo libere energia térmica que coagula as proteínas teciduais e, com isso, faça a obstrução da luz do vaso. Aparelhos mais avançados podem usar micro-ondas ou ultrassom para promover a liberação de energia térmica e promover a coagulação, mas têm aplicação limitada somente a certos tipos de tecidos moles.

## Fotocoagulação

A liberação de energia térmica provocada pela aplicação de raio laser depende de uma relação complexa entre a área a ser coagulada, a frequência dos pulsos, o comprimento de onda da luz gerada pela fonte, a natureza da fonte geradora e, é claro, a quantidade de joules liberada no final do processo. Tem aplicação restrita em cirurgia como fonte exclusiva de hemostasia.

## Obturação

Manobra de uso corrente em procedimentos ortopédicos. A secção do osso leva à retração dos vasos para o interior da matriz óssea mineralizada e impede a identificação, o pinçamento e a ligadura do vaso. A hemostasia é conseguida pela aplicação de cera de abelha ou de resinas que polimerizam em curto espaço de tempo, tamponando os vasos de encontro aos orifícios do tecido ósseo esponjoso.

## Compressão

Manobras de tática operatória para uso em casos excepcionais em que se aplica o pinçamento do vaso entre o indicador e o polegar para coibir a hemorragia abundante no território a jusante. Uma manobra típica é a de Pringle (pinçamento do pedículo vascular hepático), para diminuir o sangramento resultante de um trauma sobre o parênquima hepático. A manobra temporária permite identificar e ligar os vasos maiores e identificar a extensão da lesão.

## Tamponamento

Hemorragias capilares ou venosas de superfície cruenta podem ser de difícil controle. A compressão dessa superfície com gaze ou compressa durante alguns minutos (tempo de coagulação) é um recurso que pode resolver a situação ou permitir uma posterior abordagem com o leito sangrante mais seco.

## Hemostáticos locais e adesivos

Um aprimoramento que vem sendo buscado pelos cirurgiões é a aplicação de substâncias com qualidade adesiva ou selante consistente que coíba o sangramento, principalmente em casos de grande descolamento tecidual e com hemorragia difusa, nas cavidades serosas (pleura, pericárdio, meninges) ou mucosas (cavidade nasal, cavidade bucal).

Há numerosos relatos na literatura sobre substâncias de uso local com ou sem poder adesivo. No entanto, não há consenso sobre a eficácia e muito menos confiança para escolher um modelo padrão-ouro.

Os chamados agentes hemostáticos tópicos podem se apresentar em forma líquida, pasta, pó ou esponja. Os agentes ativos podem ser: colágeno, gelatina, celulose, trombina ou etilenoglicol.

Os conhecidos como adesivos ou selantes (vedantes) são: gelatina-resorcina-formaldeído, albumina-glutaraldeído, gelatina-trombina, fibrina e cianoacrilato.

O uso dessas substâncias tem indicações restritas e específicas conforme a especialidade médica e não há, no momento, nenhum composto que possa ter uso amplo e confiável.

## Hemostasia diatérmica

O conhecimento dos princípios básicos do uso de energia diatérmica e sua aplicação é relevante para o cirurgião pelos evidentes benefícios do procedimento e pelo potencial risco de lesões inadvertidas pelo mau uso ou defeitos no equipamento. Detalhes da cirurgia diatérmica constam em outro capítulo deste livro.

## REFERÊNCIAS

Carvalho MVH, Marchi E, Pantoro M, Rossini M, Silva DMS, Teodoro LFF, Pantaroto A. Agentes hemostáticos locais e adesivos teciduais. Rev Col Bras Cir. 2013;40(1).

Fagundes DJ. Fundamentos do uso de adesivos cirúrgicos. In: Colégio Brasileiro de Cirurgiões; Bravo Neto GP, Victer FC, organizadores. Porto Alegre: Artmed Panamericana; 2017.

Medeiros AC, Dantas Filho AM. Intervenções fundamentais em cirurgia: diérese, hemostasia e síntese. J Surg Cl Res. 2018;9(2):54-74.

# 18

# Hemostasia elétrica e ultrassônica

*Albino Augusto Sorbello*
*Jessé Augusto Castro Nascimento*
*Mauricio Paulin Sorbello*

## INTRODUÇÃO

O termo eletrocirurgia (EC) refere-se à passagem de corrente elétrica alternada de alta frequência através do tecido, a fim de obter um efeito cirúrgico específico.[1] Com os avanços tecnológicos, dispomos de fontes alternativas de energia, sem passagem de corrente elétrica pelo paciente, conhecida como ultrassônicas.[2]

Todos aqueles que se propõem à realização de procedimentos invasivos, nos quais serão utilizadas essas técnicas de diatermia, devem ter conhecimento sobre a prevenção de potenciais complicações consequentes do uso de dispositivos eletrocirúrgicos (DEC) e ultrassônicos.

## CONCEITO DE DIATERMIA

Para melhor segurança do paciente, da eficiência e do fluxo de trabalho da equipe, é fundamental conhecer bem o funcionamento dos DEC. O desconhecimento dos princípios técnicos de seu uso pelos cirurgiões tornou-se o principal responsável por acidentes.[3]

A corrente elétrica é o movimento ordenado de elétrons através ou além de um ponto no circuito em um dado período. Para que esse movimento aconteça, é necessário um diferencial de potencial elétrico (tensão elétrica), criado entre dois pontos do circuito, que determina com que "pressão" os elétrons são "empurrados" dentro desse circuito. A resistência (impedância) é o reflexo da dificuldade que uma dada substância (p. ex., tecido ou a composição dos fios elétricos) apresenta à passagem de elétrons.[4]

As três propriedades de interação da eletricidade que produzem o aumento da temperatura no condutor (produção de calor) são a corrente (i), medida em ampères (A), a tensão, medida em volts (V), e a impedância ou resistência (R), medida em ohms (Ω). Georg Ohm, em 1827, demonstrou a relação matemática dessas propriedades em um determinado circuito por meio da fórmula: V = R.i, conhecida como a Primeira Lei de Ohm (Figura 1).[5]

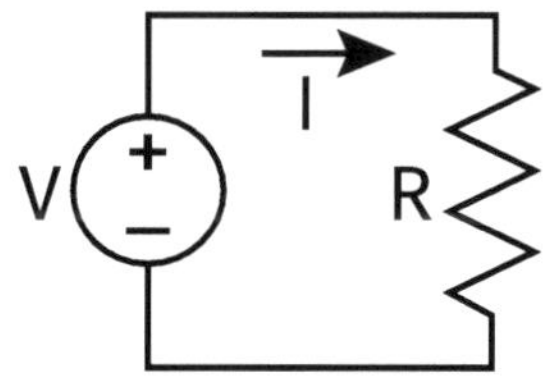


**FIGURA 1** Lei de Ohm (V = R.i).

A corrente elétrica que chega às tomadas das salas de cirurgia é uma corrente alternada gerada nas usinas. O tempo necessário para a corrente alternar de positiva completa a negativa completa é chamado de ciclo. A frequência é o número de ciclos em um segundo e sua medida é em hertz (Hz).[3]

A frequência elétrica padrão das tomadas é de 60 Hz. Os DEC geram frequências muito mais altas, de 300 kHz (quilohertz) a 5 mHz (megahertz).[6] Nestas frequências não se obtém a estimulação neuromuscular – efeito farádico –, permitindo a realização de intervenções operatórias com segurança.

O termo eletrocirurgia de radiofrequência (ECRF) é empregado pelo fato de as frequências elétricas usadas para cirurgias serem em torno de 500 kHz.[4]

Na ECRF, tem-se um fluxo de elétrons (i) forçado a passar (V) através do tecido biológico (R), gerando calor (j). Este evento físico tem como consequência uma série de efeitos termodestrutivos.

É sabido que, quando a temperatura local for entre 60 e 95 °C (abaixo de 100 °C), ocorrem dois processos simultâneos: a desnaturação da proteína, que idealmente leva à formação de um coágulo homogêneo ("coagulação"), e a desidratação ou dissecação. Se a temperatura intracelular subir para 100 °C, a subsequente expansão intracelular maciça resulta em vaporização explosiva da célula com uma nuvem de vapor, íons e matéria orgânica, que contribuem para o efeito de corte através do tecido. Quando a temperatura local atinge níveis mais altos, como 200 °C ou mais, as moléculas orgânicas são quebradas em um processo chamado de carbonização (Figura 2).[4]

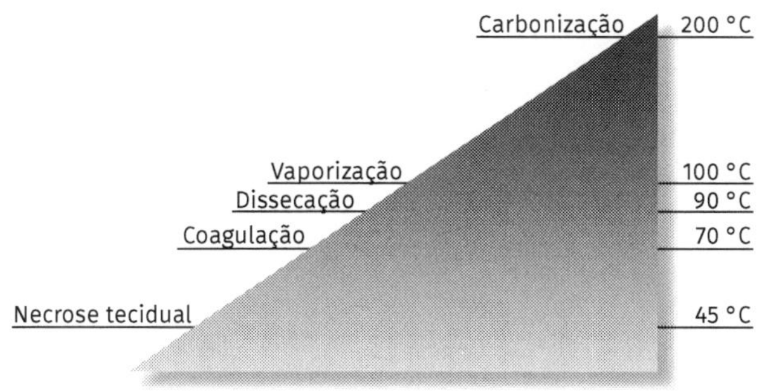


**FIGURA 2** Relação entre a temperatura produzida no tecido e o tipo de lesão.

Os possíveis efeitos desejáveis decorrentes da aplicação (passagem) de corrente elétrica de alta frequência (300 kHz a 5 mHz) no tecido biológico são a fulguração, a dissecação, a coagulação e o corte.

É importante compreender o conceito da intensidade de corrente, pois o controle dessa variável é que governa o impacto da energia de RF no tecido.

A potência é a energia produzida pelo fluxo de elétrons, e sua unidade de medida é o watt (W). A potência (W) é o resultado do produto da tensão (V) e da corrente elétrica (i): W = V.i. Na ECRF, a corrente elétrica (i) percorre o circuito em uma fração de tempo e, ao encontrar uma resistência (R) – tecido –, transforma a energia elétrica (W) em energia térmica (calor), que destrói o tecido através do efeito Joule ($j = R.i^2.t$).

Se a Lei de Ohm é usada para definir a tensão (V = R.i), ao substituir a tensão (V) na fórmula da potência (W), ela pode ser expressa da seguinte maneira: [W = (R.i) . i] ou ($W = R.i^2$). Isso demonstra que a elevação de temperatura no tecido é proporcional ao quadrado da intensidade de corrente elétrica que o atravessa.

Como vimos, a impedância (resistência – R) eletrocirúrgica é afetada por vários fatores ao longo do circuito, sendo as características do tecido que definem sua impedância (R), tornando-o mais condutor ou resistor (isolante). O corpo humano, por ter alta concentração de soluções iônicas, se comporta como um condutor de corrente elétrica. Os tecidos hidratados, bem vascularizados, que contêm maior concentração de íons (p. ex., músculo, mucosa, vasos e ductos) têm a impedância (R) mais baixa, sendo, portanto, bons condutores. Já os tecidos gordurosos, os desidratados ou qualquer tecido com menor conteúdo iônico (p. ex., tecido cicatrizado) terão maior impedância (R) e proporcionarão maior resistência ao fluxo da corrente (i=V/R) (Quadro 1).[3,4,7]

**QUADRO 1** Propriedades físicas da eletricidade (conceitos, medidas, fórmulas).

| |
|---|
| ▪ Corrente = Intensidade (I) – Velocidade do fluxo de elétrons por segundo<br>Ampère (A) i = v/R |
| ▪ Voltagem – Força que "empurra" os elétrons<br>volt (v)  V = R.i |
| ▪ Resistência (R) – Resistência ao fluxo de elétrons por segundo<br>Ohm(w)  R = v/i |
| ▪ Força = Tensão – "Trabalho" Produzido pelo fluxo de elétrons<br>watt (W)  W = v.i  W = R.$i^2$ |
| ▪ Energia = Calor – Produção de "Trabalho" pelo tempo (t)<br>joule (j)  j = $i^2$.t  j = $(v/R)^2$.t |

A maioria do sistema circulatório (sanguíneo e linfático) e os principais ductos (hepatocolédoco, ducto cístico e ureteres) são envolvidos por tecido adiposo. Durante a dissecação da gordura com ECRF, pode ocorrer lesão térmica involuntária nas estruturas adjacentes, pela alta temperatura atingida na gordura e dissipação de calor por contiguidade (j = R.$i^2$.t). As consequências são: sangramento, perfuração ductal, surgimento de fístulas ou estenoses cicatriciais tardias.

O corte e a coagulação são os dois tipos de lesão tecidual de maior interesse na prática operatória.

No modo de corte, o DEC gera ondas (ciclos) de baixa voltagem, contínuas ou não moduladas, e de alta frequência (maiores que 4 mHz), concentrando a energia em uma pequena área do tecido (alta densidade de corrente) (Figura 3A). O tecido é aquecido rapidamente, fazendo com que elas explodam e provoquem volatilização dos carboidratos e separação do tecido lesado. Isso é chamado de vaporização e é o mecanismo pelo qual o tecido é cortado.[8]

No modo de coagulação, o DEC gera ondas (ciclos) de alta voltagem interrompidas (ou moduladas) e baixa frequência (1,5 mHz), dispersando a energia por uma grande área de tecido (baixa densidade de corrente) (Figura 3B). A corrente modulada permite que o aquecimento do tecido seja mais lento, ocasionando desidratação (perda de líquido celular) e desnaturação de proteínas, resultando na coagulação.

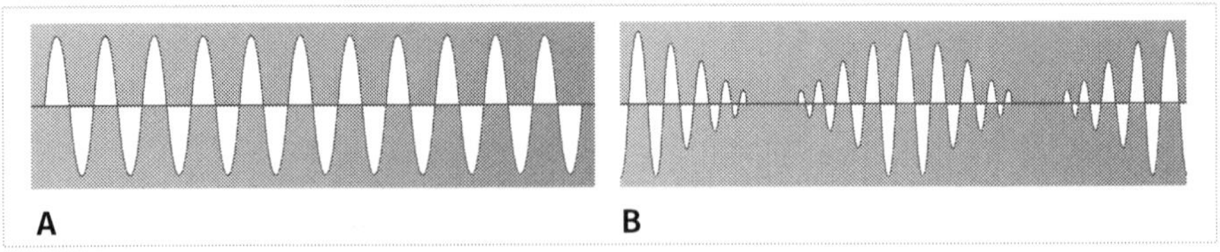


**FIGURA 3** A: esquema de ondas de corte (contínuas e alta frequência). B: esquema de ondas de coagulação (descarga e frequência menor).

A coagulação é caracterizada pela morte celular sem destruição tecidual imediata e sem formação de solução de continuidade, mas com encolhimento da estrutura e selagem tubular.[8]

Em decorrência da morte celular, a solução de continuidade pode se instalar em média após 1 a 7 dias da coagulação, provocando, quando aplicada em ductos ou vísceras ocas, o eventual aparecimento de fístulas, caracterizando as chamadas "lesões térmicas em dois tempos".[3]

A fulguração é um terceiro tipo de lesão térmica. O eletrodo não encosta no tecido, sendo mantido um pouco mais afastado. É um método de ECRF sem contato, com finalidade similar à da coagulação, porém com envolvimento tissular mais superficial (formação de crosta hemostática superficial). Nessa situação, a corrente elétrica (faíscas) salta entre a ponta do eletrodo e o tecido adjacente, o que faz com que ele desidrate e se retraia (coagula). Caracteriza-se pela ocorrência de necrose ou desnaturação proteica em forma de crosta. A fulguração é usada para controlar o sangramento difuso de superfícies cruentas de órgãos sólidos como o leito hepático com lesões microvasculares.[3]

## CIRURGIA POR DIATERMIA

Na ECRF, também chamada diatermia, a corrente elétrica é produzida por um gerador, chega ao corpo do paciente por um eletrodo ativo (concentração de elétrons), agindo nos tecidos-alvo, e sai através do eletrodo neutro (dispersão dos elétrons). Essa corrente elétrica, ao encontrar a resistência do tecido humano, é transformada em calor. O calor produzido determina os efeitos terapêuticos desejados, seja de corte, seja de coagulação ou fulguração.[9] Os geradores de RF ou diatermia diferem quanto à maneira de produção de calor no tecido-alvo (Figura 4).

Quando o eletrodo ativo está distante do eletrodo neutro, sendo este sob a forma de uma placa de dispersão, temos o sistema monopolar. No sistema bi-

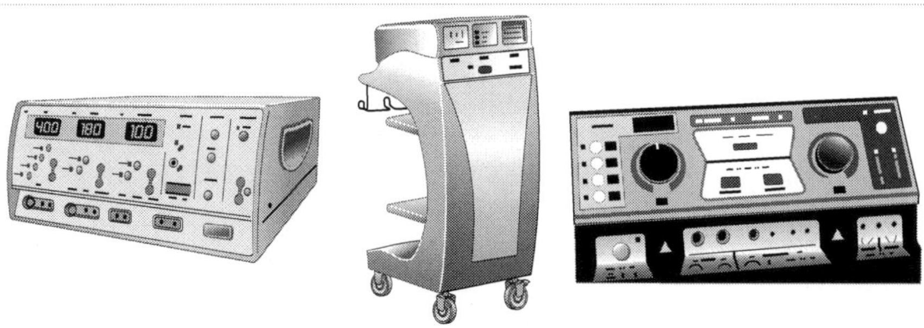

**FIGURA 4** Geradores de diatermia mono e bipolar.

polar, o eletrodo ativo e o eletrodo neutro (dispersão) estão separados por uma pequena distância (extremidades de uma pinça), limitando o fluxo da corrente elétrica a uma restrita porção do corpo do paciente. A principal diferença entre essas modalidades é o caminho da corrente entre estes dois polos (ativo e dispersão) (Figura 5).[6,10]

A eletricidade possui duas propriedades básicas: a corrente elétrica deve sempre completar um circuito e percorrer o trajeto que oferece menor resistência ao seu fluxo. O efeito tecidual ocorre quase exclusivamente perto do eletrodo ativo, uma vez que a densidade de elétrons diminui rapidamente à medida que a distância do eletrodo ativo aumenta.

Na diatermia monopolar, para completar o ciclo, a corrente elétrica emitida pelo polo ativo (caneta do bisturi) precisa sair do paciente e invariavelmente escolherá o caminho de menor resistência para retornar a um reservatório de elétrons no gerador de RF. Ao ser transmitida pelo eletrodo ativo, a corrente elétrica percorre o corpo do paciente, que se comporta como um condutor, antes de encontrar o eletrodo neutro dispersivo (placa de bisturi) (Figura 6A e B).[6,10]

Na diatermia bipolar, a corrente elétrica gerada no DEC é confinada ao tecido entre os dois eletrodos do instrumento cirúrgico (extremidades das pinças). A passagem de corrente e a produção de calor ocorrem entre esses dois polos (Figura 7A e B).[3,6,9,10]

## DIATERMIA MONOPOLAR

Nos DEC monopolares, todo o paciente está envolvido no sistema porque ele está interposto entre o eletrodo ativo e o eletrodo dispersivo. Entretanto, quanto mais próximo o polo ativo estiver do neutro (dispersivo), menor será o trajeto no corpo a ser percorrido pela corrente elétrica (Figura 6) e menor a

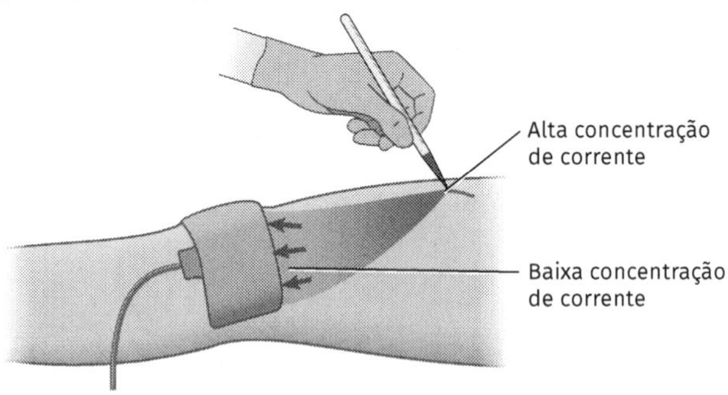


**FIGURA 5** Caneta do bisturi (ativo) com alta concentração de corrente e fluxo de elétrons em direção a placa (dispersivo ou neutro) com baixa concentração de corrente.

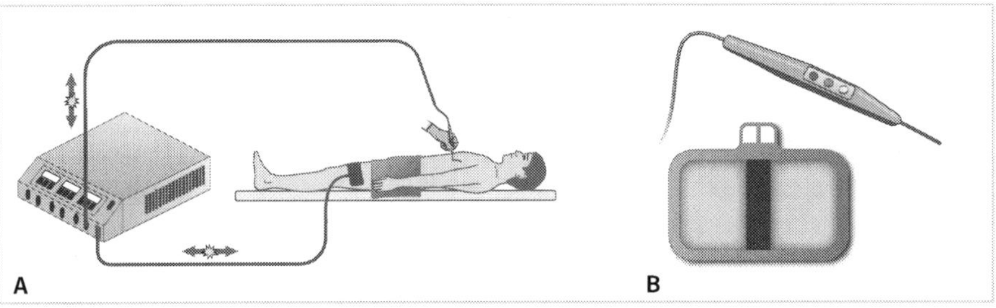


**FIGURA 6** A: esquema de circuito monopolar. B: caneta (ativo) e placa (dispersivo ou neutro).

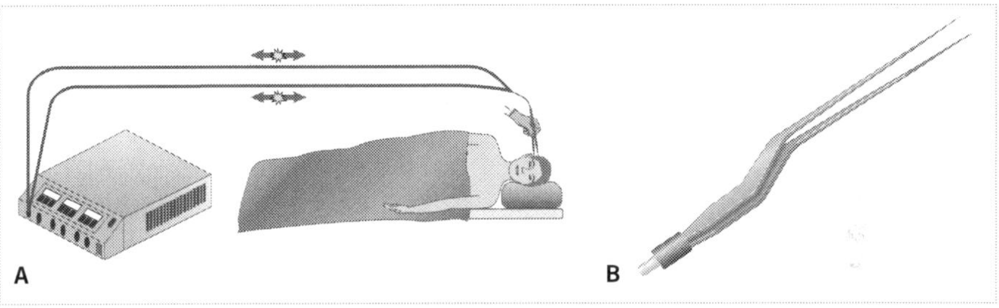


**FIGURA 7** A: esquema de circuito bipolar. B: caneta bipolar (ativo e neutro).

possibilidade de fuga de corrente (corrente divergente) através de outros pontos de contato (p. ex., eletrodos do osciloscópio – eletrocardiograma).[9,10]

Os eletrodos ativos podem ter muitos desenhos; aqueles com ponta, gancho ou borda laminada são geralmente usados para concentrar corrente e potência com a finalidade de vaporização e corte do tecido. Quando o eletrodo ativo tem uma área de superfície ligeiramente maior, com a forma de uma bola ou de uma pinça, a mesma saída usada para o corte resultará apenas na coagulação e dessecação local e, consequentemente, pode ser usada para fins de hemostasia. O efeito de fulguração independe do tipo de ponta, mas da distância milimétrica mantida entre a ponta e o tecido, gerando faiscância (formação de faíscas semelhantes a pequenos raios – Figura 8).

Os eletrodos dispersivos (placas de dispersão) são quase sempre projetados com um adesivo para facilitar o contato contínuo com o paciente e a prevenção de um efeito térmico local clinicamente significativo. No entanto, em caso de posicionamento incorreto ou descolamento parcial, o eletrodo dispersivo pode se tornar "ativo" e capaz de criar ferimento térmico (queimadura – Figura 9).[8,12,11-14] Para prevenção, é recomendada a utilização de solução iônica em forma de gel na placa dispersiva quando metálica, a fim de obter dispersão mais homogênea dos elétrons durante o contato com a pele.[11]

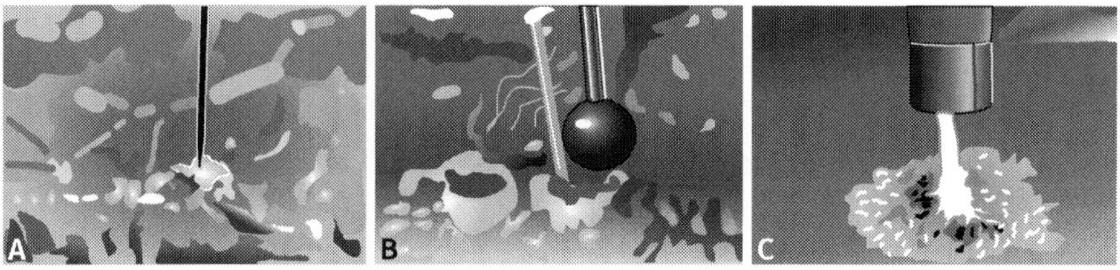


**FIGURA 8** Esquema do tipo de lesão e característica do eletrodo ativo. A: lesão tecidual tipo corte. B: lesão tecidual tipo coagulação. C: lesão tecidual tipo fulguração.

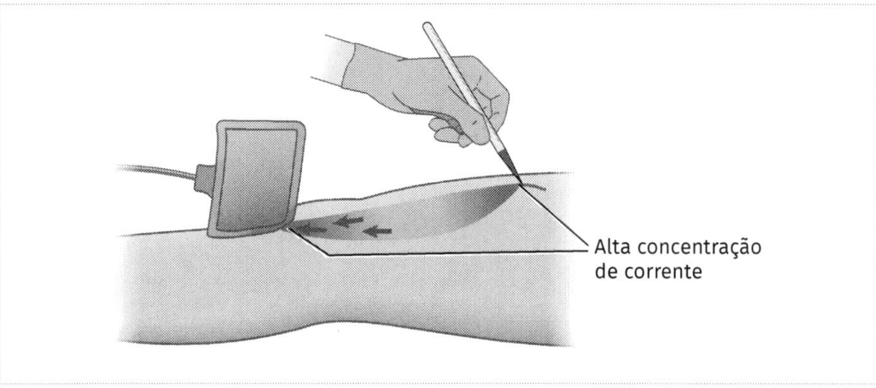


**FIGURA 9** Caneta do bisturi (ativo) com alta concentração de corrente e fluxo de elétrons em direção à placa (dispersivo ou neutro) mal posicionada, com "efeito ponta" e alta concentração de corrente, provocando lesão térmica.

O cirurgião é o responsável pela certificação do posicionamento correto da placa neutra em relação ao contato com o corpo do paciente antes do início da cirurgia, e recai sobre ele a implicação jurídica em caso de acidente.

Por questões de segurança, no pedal ou na caneta de acionamento foram padronizadas universalmente as cores amarela para o corte e azul para a coagulação (Figura 10).

Os geradores modernos possuem o recurso *blend* (mistura), combinando várias proporções das duas principais modalidades (corte e coagulação). Esse efeito é utilizado quando durante o acionamento do corte quando se deseja coagulação concomitante.[4]

Com o aperfeiçoamento tecnológico desses aparelhos de radiofrequência (diatermia), foram adicionados dispositivos de segurança visando minimizar a ocorrência de acidentes decorrentes de seu uso.[3]

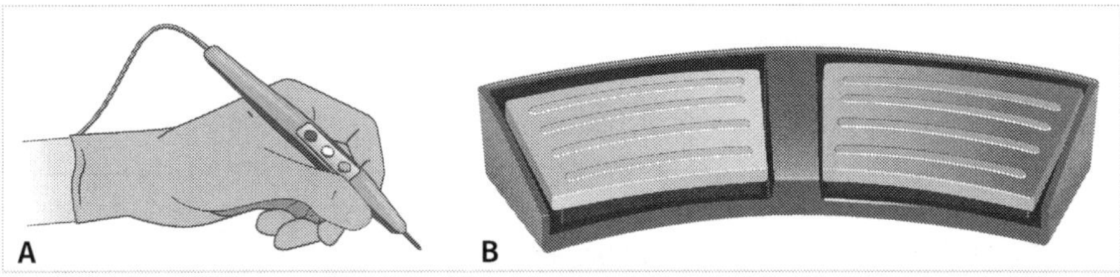


**FIGURA 10** A caneta do bisturi (A) tem um botão amarelo (corte) e outro azul (coagulação). O pedal direito (B) é usado para coagulação (azul) e o esquedro (amarelo) para corte. Na caneta do bisturi um terceiro botão (branco) faz as vezes do tipo *blend*.

## DISPOSITIVOS DE SEGURANÇA E RECOMENDAÇÕES

Eletrodos dispersivos flexíveis (placas neutras) com gel aderente permitem maior contato e aderência, mesmo em superfícies curvas, como membros superiores e inferiores (Figuras 11 e 12).

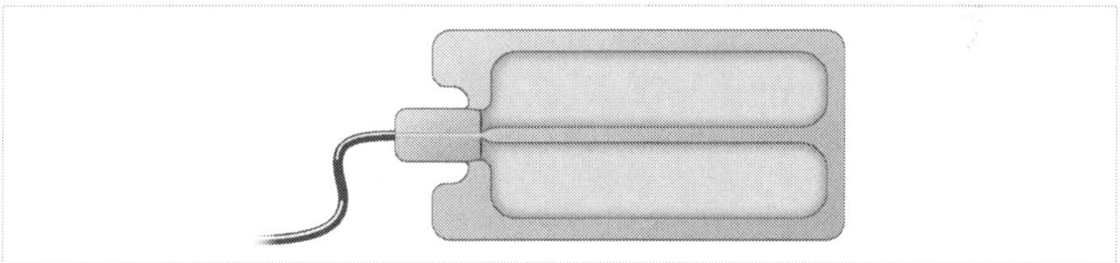

**FIGURA 11** Foto da placa de dispersão (neutro ou dispersivo) de diatermia monopolar – flexível, com duplo contato e controle de segurança (REM).

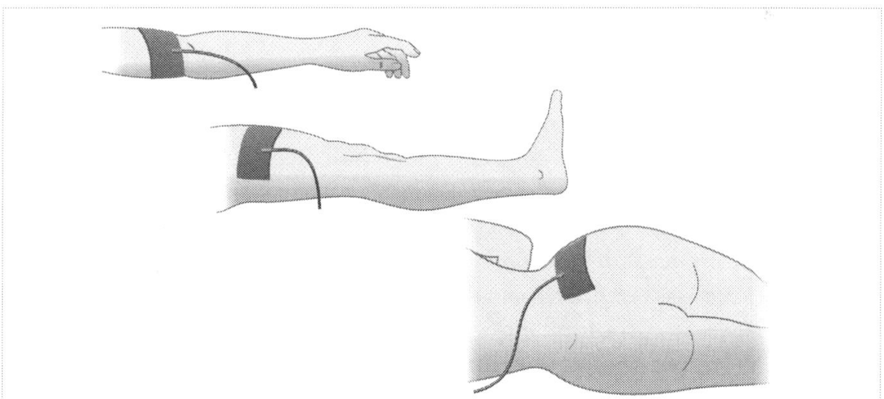

**FIGURA 12** Posicionamentos corretos de aplicação da placa neutra (dispersivo).

Os locais preferenciais para a colocação de placas neutras são os membros com grandes grupos musculares, por serem estruturas bem vascularizadas (ricas em solução iônica) e bons condutores. A placa deverá ser posicionada na face do membro oposta àquela que se encontra em contato com a mesa cirúrgica. Isto porque, mesmo de forma temporária, o fluxo sanguíneo é prejudicado pela compressão do corpo do paciente à mesa (Figura 12).[9]

O dispositivo REM (*return electrode monitoring*), de alerta sonoro, encontrado em geradores modernos, avalia a quantidade de corrente (i) que está retornando através do polo de dispersão. Caso sejam detectadas correntes divergentes com fugas, o gerador fará uma nova emissão com menor potência (W), corrigindo a corrente (i) perdida, com possibilidade de interrupção na emissão de energia (W) quando não houver retorno.

Em caso de lesão térmica em andamento no ponto de fuga – corrente divergente (p. ex., eletrodos do cardioscópio, partes do corpo do paciente em contato com estruturas metálicas da mesa cirúrgica etc.) –, aumentar a potência do gerador quando o efeito desejado não é atingido implicará o agravamento da lesão, que até então estava sendo automaticamente minimizada pela correção de emissão de energia pelo aparelho.

O cirurgião deve verificar todo o equipamento, incluindo a remoção excessiva de carvão no eletrodo, antes de alterar a configuração de energia (W) no aparelho de RF para níveis mais altos.[6]

Um alarme é acionado automaticamente uma vez que o cabo elétrico da placa esteja desconectado ou mal acoplado no aparelho de RF, ou caso a superfície de contato da placa não esteja homogeneamente distribuída, evitando a formação de correntes divergentes e prevenindo o efeito ponta.

Deve-se evitar que os dois polos do gerador de diatermia monopolar sejam posicionados de maneira que o coração fique interposto entre eles, prevenindo, desta forma, a ocorrência de arritmias, ou mesmo parada cardíaca (Figura 13). Nas cirurgias realizadas distais ao diafragma toracoabdominal, estando o paciente em decúbito dorsal horizontal (DDH), a placa neutra deverá ser preferencialmente posicionada na face anterior de um grande grupo muscular do membro inferior. Já em casos em que o procedimento será realizado nos membros superiores, na cabeça ou no pescoço, com o paciente em DDH, é prudente posicioná-la no braço ou na região peitoral ipsilateral.

Na fase de preparo pré-operatório, os pacientes portadores de marca-passo cardíaco devem ser atendidos pelo cardiologista para reprogramação do aparelho na véspera do procedimento. O emprego de diatermia monopolar pode acarretar interferência no funcionamento do marca-passo. Nesses casos, é recomendada a utilização de energia bipolar ou outra forma de energia que não promova a passagem de corrente elétrica pelo corpo.

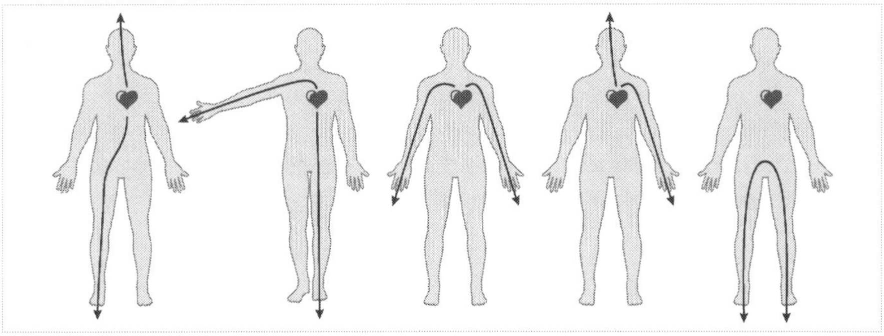

**FIGURA 13** Esquema de trajeto de corrente elétrica no corpo e o eixo cardíaco.

Lesões de necrose de coagulação podem ocorrer a distância caso a energia emitida pelo polo ativo seja conduzida pelas soluções iônicas contidas nos ductos e vasos (particularmente nas artérias, por terem alto fluxo). Para minimizar a ocorrência desse evento, a selagem do vaso ou ducto deve ser promovida com a oclusão total da estrutura e interrupção do fluxo com a pinça antes do acionamento da fonte de energia.[15]

Na presença de gases inflamáveis ou durante o uso de agentes voláteis inflamáveis (álcool, éter, metano etc.), o gerador de RF deve estar desligado, em razão de a capacidade da diatermia monopolar promover faiscância e poder provocar queimaduras ou mesmo explosão.

O tempo de aplicação da energia, quando prolongado, leva à maior produção de calor ($J = R.i^2.t$) na ponta do eletrodo ativo, gerando o risco de lesão das estruturas nobres que estejam próximas.[10]

A potência do gerador recomendada para uso com segurança durante procedimentos cirúrgicos é de 20 W a 30 W. Na maior parte das vezes, esse intervalo de valores é suficiente para desencadear adequada produção de calor ($J = W.t$).[7]

Os instrumentais cirúrgicos devem ser inspecionados visualmente quanto à falha de isolamento antes da cirurgia. Durante a videocirurgia, a observação de contratura da musculatura da parede abdominal, quando o gerador de diatermia monopolar é acionado, é causado por uma corrente divergente, a qual ocorre por perda do isolamento do instrumental.

Antes de acionar o gerador através de pedal ou caneta, preconiza-se primeiro estabelecer contato da ponta metálica de trabalho do instrumento com o tecido-alvo, minimizando a chance de ocorrência de contato involuntário do eletrodo ativo com outras estruturas e diminuindo a chance de ocorrência de efeito capacitância.[16]

A coagulação com gás argônio consiste em um método de diatermia monopolar no qual a energia de radiofrequência é aplicada ao tecido por meio do gás argônio ionizado (plasma iônico) emitido pela ponta da caneta em forma de jato que conduz a energia elétrica (W) até o tecido-alvo, produzindo calor (j) e gerando corrente (i) em direção à placa neutra (dispersiva) (Figura 14).

Por não ter contato direto com o tecido, promove a coagulação superficial (fulguração), formando uma crosta na área atingida pelo gás. Apresenta boa atuação na microcirculação de superfícies cruentas.

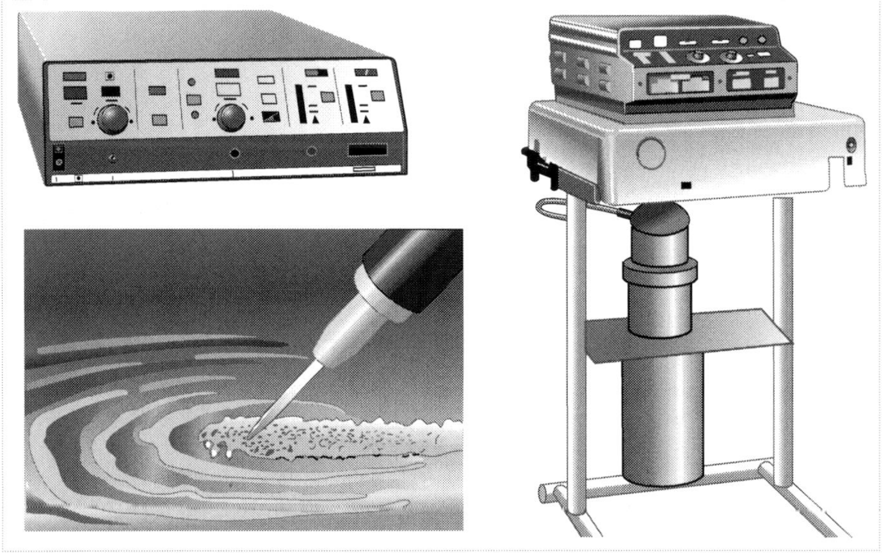

**FIGURA 14** Gerador de diatermia com plasma de argônio.

## DIATERMIA BIPOLAR

Os dois polos (ativo e neutro) estão nas extremidades de uma mesma pinça. Para que o circuito elétrico se feche e ocorra a formação de corrente e produção de calor, é necessária a interposição de um tecido biológico entre as extremidades da pinça.

O efeito diatérmico predominante é a coagulação. As tentativas de cortar o tecido podem resultar em desidratação excessiva, em vez de vaporização, fazendo com que o tecido seja carbonizado e aderido ao instrumento cirúrgico.[11]

Existem pinças com diatermia bipolar com uma lâmina de corte central acoplada, que desliza entre as mandíbulas da pinça separando o tecido selado de forma mecânica e não térmica (Figura 15).

O sistema bipolar dispensa o distante eletrodo dispersivo, eliminando, portanto, as potenciais complicações relacionadas a seu uso, e permite que essa

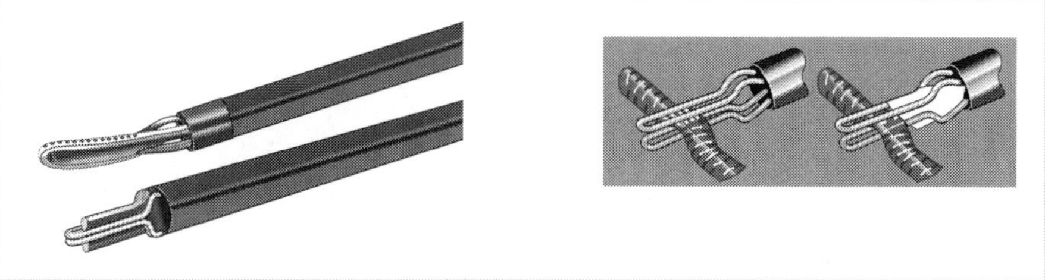

**FIGURA 15** Pinça com função bipolar (coagulação) e corte – LiNA®.

tecnologia seja usada em pacientes portadores de marca-passo cardíaco. Evita a produção de correntes divergentes, diminui a possibilidade de capacitância e de lesão por contiguidade, ou seja, fora do tecido-alvo.[17]

A hemostasia com a diatermia bipolar pode ser alcançada coagulando e selando termicamente estruturas tubulares (ductos, vasos sanguíneos, tubas uterinas, apêndice vermiforme etc.), promovendo a fusão tecidual.

Estão disponíveis dispositivos eletrocirúrgicos de radiofrequência (DE-CRF) bipolares avançados, que automaticamente interrompem a emissão de energia (W) pelo gerador uma vez atingida a temperatura ideal de selagem ou coagulação (p. ex., Enseal®) ou quando ocorre a desidratação do tecido, alterando sua impedância (p. ex., LigaSure®). Estes aumentaram significativamente a segurança e diminuíram os incidentes decorrentes do emprego da diatermia em procedimentos cirúrgicos, particularmente nos realizadas por vídeo.[18]

O dispositivo também tem um mecanismo de corte (uma lâmina separadora de tecidos acoplada ao sistema) para permitir a selagem e a transecção de vasos e tecidos moles em uma única etapa (Figura 16).[18]

O cirurgião deve efetuar o travamento da pinça, antes de seu acionamento, proporcionando oclusão total e interrupção por completo do fluxo de estruturas ductais (p. ex., vasos sanguíneos). O dispositivo de corte funciona independente da coagulação e só deve ser acionado pelo cirurgião após identificado o alarme de confirmação do término da selagem (Figura 17).

## CIRURGIA POR ENERGIA ULTRASSÔNICA

O bisturi ultrassônico converte a energia sonora (ondas ultrassônicas) em energia mecânica na extremidade funcional do instrumento.

Essa conversão é feita por uma cerâmica (ou cristal) piezoelétrica no dispositivo que fica na mão do cirurgião, gerando uma vibração na ponta da lâmina ativa de 55.500 vezes por segundo durante uma excursão (extensão) variável de 50 a 100 micrômetros.[19] Ao estabelecer contato com o tecido biológico, isso re-

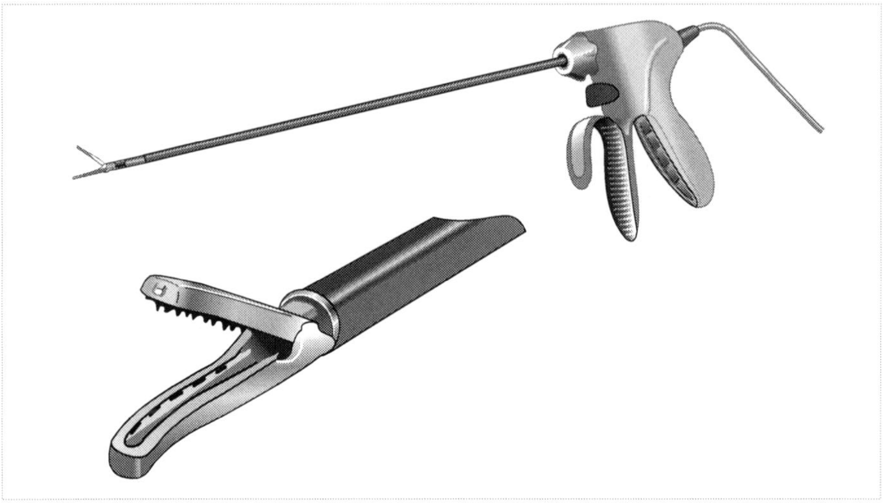

**FIGURA 16** Pinça com função bipolar (coagulação) com controle da temperatura na ponta e corte – Enseal®.

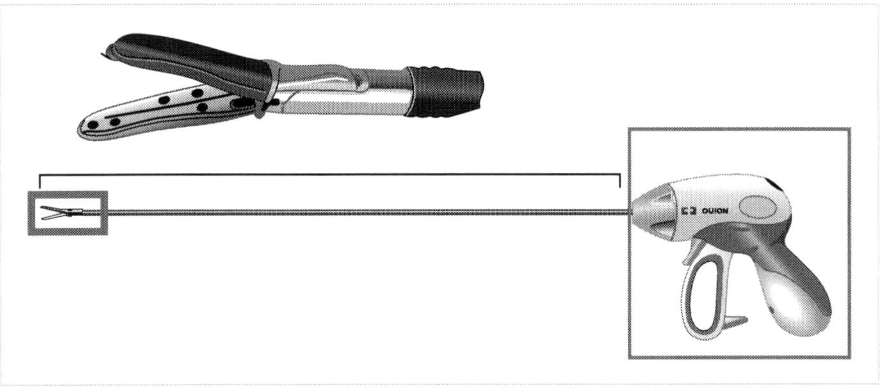

**FIGURA 17** Pinça com função bipolar (coagulação) e corte – LigaSure Vessel Sealing System®.

sulta em ruptura de ligações de hidrogênio, com liberação do elétron da última camada dos átomos do tecido e produção de calor, o que leva à desnaturação das proteínas e, por fim, à separação do tecido (Figura 18).[12,20]

Esses efeitos são alcançados a temperaturas de 60 a 80 °C, resultando na formação de coágulos sem dissecação e carbonização causadas por temperaturas superiores, mais comuns aos métodos eletrocirúrgicos tradicionais (diatermia monopolar – já apresentada).

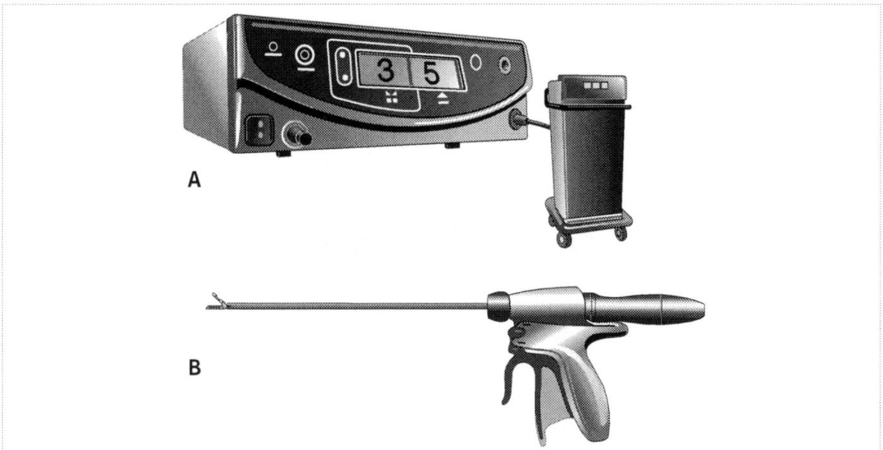


**FIGURA 18** A: gerador. B: pinça do bisturi ultrassônico (Ultracision®).

As vantagens dessa tecnologia incluem ausência de risco de lesão elétrica (fuga de corrente, formação de correntes divergentes, efeito Joule), por não haver passagem de corrente elétrica no paciente. Isto também libera seu emprego em doentes portadores de marca-passo cardíaco ou próteses metálicas. Promove mínima dispersão térmica, diminuição da carbonização dos tecidos e formação de fumaça quando comparada aos instrumentos de diatermia.[13,18]

É um dispositivo versátil, permitindo ao cirurgião dissecar, coagular e cortar usando um único instrumento, agilizando o procedimento operatório e evitando a troca de instrumentos com essas diferentes finalidades.[12,20]

Os geradores do bisturi harmônico têm cinco níveis, sendo predefinidos o nível 5 para cortar e os níveis 2 ou 3 para coagulação, ajustáveis à vontade do cirurgião.

Estudos para avaliação da capacidade de selagem referem seu emprego em vasos de até 0,5 cm. Deve-se ter cuidado com o excesso de tensão na estrutura-alvo, para evitar a separação prematura do tecido e sangramento.

A temperatura alcançada na ponta vibratória da pinça é usualmente de cerca de 100° C, podendo atingir temperaturas mais elevadas quando o tempo de acionamento do instrumento for superior a cinco segundos. Apesar de infrequente, existe potencial de propagação térmica nestes casos,[20] levando à ocorrência de lesões (agudas ou tardias) por difusão de calor em estruturas tubulares de pequeno calibre ou em vísceras ocas. Portanto, durante seu acionamento a mandíbula vibratória não deve ter contato com outras estruturas, se não aquela em que se deseja intervir. E, imediatamente após seu uso, antes que seja colocada em contato com as vísceras ocas, deve-se aguardar seu resfriamento, que ocorre em poucos segundos.[14]

## REFERÊNCIAS


1. Taheri A, Mansoori P, Sandoval LF, Feldman SR, Pearce D, Williford PM. Electrosurgery: part I. Basics and principles. J Am Acad Dermatol. 2014;70(4):591.e1-591.e14.
2. Lyons SD, Law KS. Laparoscopic vessel sealing technologies. J Minim Invasive Gynecol. 2013;20(3):301.
3. Silva ITC. Emprego laparoscópico da diatermia mono e bipolar, da endotermia e do laser. In: Creuz O. Cirurgia vídeo-endoscópica. Rio de Janeiro: Revinter; 1993. p.29-43.
4. Feldman L, Fuchshuber P, Jones DB. The SAGES Manual on the Fundamental Use of Surgical Energy (FUSE). Berlin: Springer; 2012. p.15-60.
5. Ohm G. Die galvanische Kette, mathematisch bearbeitet. Berlin: Riemann; 1827.
6. Massarweh NN, Cosgriff N, Slakey DP. Electrosurgery: history, principles, and current and future uses. J Am Coll Surg. 2006;202(3):520-30.
7. Jourdan M. Diathermy and cautery equipment. Br J Hosp Med. 1981;26(1):89-92.
8. Wu MP, Ou CS, Chen SL, Yen EY, Rowbotham R. Complications and recommended practices for electrosurgery in laparoscopy. Am J Surg. 2000;179(1):67.
9. Trindade MRM, Grazziotin RU, Grazziotin RU. Eletrocirurgia: sistemas mono e bipolar em cirurgia videolaparoscópica. Acta Cir. Bras. 1998;13(3).
10. Melo MAC. Fontes de energia usadas na cirurgia. In: Melo MAC, Nóbrega I, Silva MR. A reconfiguração da cirurgia: uma nova percepção através da janela bidimensional. Recife: Prazer de Ler; 2010. p.222-40.
11. Dell'Antonia Filho J ML, Goldenberg S. Principios basicos do funcionamento do eletrocauterio. Medicina e Cultura. 1982;37(1/3):19-22.
12. Bernardi R. Desenvolvimento de um equipamento para estudo de eletrocirurgia com controle de potência ativa. Curitiba: Unidade Tecnológica Federal do Paraná; 2008.
13. Amaral JF, Chrostek C. Depth of thermal injury: ultrasonically activated scalpel vs electrosurgery. Surg Endosc. 1995;9:226.
14. Emam TA, Cuschieri A. How safe is high-power ultrasonic dissection? Ann Surg. 2003;237(2):186.
15. Ramsay JW, Shepherd NA, Butler M, Gosling PT, Miller RA, Wallace DM, et al. A comparison of bipolar and monopolar diathermy probes in experimental animals. Urol Res. 1985;13(2):99-102.
16. Voyles CR, Tucker RD. Education and engineering solutions for potential problems with laparoscopic monopolar electrosurgery. Am J Surg. 1992;164(1):57-62.
17. Morris DL, Ward PJ, Hay N, Quint R, Wherry DC. Studies on the ignition properties of unipolar and bipolar diathermy probes. Gastrointest Endosc. 1989;35(1):68-9.
18. Campagnacci R, de Sanctis A, Baldarelli M, Rimini M, Lezoche G, Guerrieri M. Electrothermal bipolar vessel sealing device vs. ultrasonic coagulating shears in laparoscopic colectomies: a comparative study. Surg Endosc. 2007;21(9):1526-31.
19. Lyons SD, Law KS. Laparoscopic vessel sealing technologies. J Minim Invasive Gynecol. 2013;20(3):301.
20. Newcomb WL, Hope WW, Schmelzer TM, Heath JJ, Norton HJ, Lincourt AE, et al. Comparison of blood vessel sealing among new electrosurgical and ultrasonic devices. Surg Endosc. 2009;23(1):90-6.

# 19

# Fundamentos da síntese: suturas

*Djalma José Fagundes*
*José Homero Soares*
*Murched Omar Taha*

## CONCEITO DE SÍNTESE CIRÚRGICA

- **Síntese:** substantivo feminino derivado dos vocábulos grego *synthesis* e latino *synthese*. Estruturalmente, tem o significado de uma operação mental que parte do simples para o complexo, englobando os conceitos de reunião, fusão e composição. Entende-se por síntese cirúrgica o conjunto de métodos usados para a coaptação (aproximação) das bordas de uma ferida traumática ou cirúrgica, com o objetivo de reconstituir a continuidade do tecido lesado, facilitando a cicatrização e a posterior restituição da função.
- **Sutura:** constitui-se em um tipo especial de síntese cirúrgica aplicada a tecidos moles e que tem como característica fundamental a utilização de fios cirúrgicos que perfuram o tecido e nele se apoiam para manter aproximadas as bordas de uma ferida.
- **Rafia:** tem significado similar à sutura e engloba o sentido de união de reparação. É frequentemente usada para indicar o fechamento de uma cavidade, como laparorrafia, toracorrafia, cervicorrafia e colporrafia.

## PRINCÍPIOS BÁSICOS DA SÍNTESE CIRÚRGICA

A sutura é um tempo operatório básico que está incluído no processo geral da cirurgia, e seu resultado satisfatório depende das condições adequadas dos tempos operatórios anteriores (antissepsia, assepsia, diérese e hemostasia) e posteriores (curativos, repouso, mobilização adequada do paciente e em tempo hábil).

Bordas de feridas regulares, dissecação por planos, manobras delicadas, afastamentos sem tensão excessiva, ligadura de vasos sem englobar grande massa tecidual ao redor, são princípios que facilitarão a síntese dos tecidos.

Os tecidos atingidos pelas manobras de diérese e hemostasia precisam ser reconstituídos morfologicamente o mais próximo possível de sua anatomia original e, consequentemente, propiciar a funcionalidade deles.

As bordas da ferida devem ser aproximadas e mantidas sem tensão na linha de sutura. Deixando a aproximação muito frouxa, o processo cicatricial será mais longo para poder preencher o espaço entre as bordas, sem contar com a possibilidade de extravasamento de líquidos ou gases em se tratando de órgãos tubulares, resultando em fístulas e/ou abscessos. Por outro lado, uma aproximação com tensão excessiva acarretará isquemia tecidual com retardo de cicatrização e, eventualmente, necrose e deiscência da sutura.

A interposição de coleções líquidas, hematomas, corpos estranhos ou áreas desvitalizadas na linha de sutura ou entre os planos anatômicos deve ser cuidadosamente evitada, pois, além de interferir na cicatrização, tornará o terreno favorável para a instalação de infecção da ferida operatória.

A reconstituição da ferida deverá respeitar os planos anatômicos. A sutura deverá ser: músculo com músculo, fáscia com fáscia, tela subcutânea com tela subcutânea, submucosa com submucosa, seromuscular com seromuscular e assim por diante. A aproximação entre tecidos diferentes implica linhas de tensão na linha de sutura e dificuldades de integração entre tecidos diferentes, influenciando diretamente o resultado do ato operatório como um todo. É necessário evitar que na aproximação dos diferentes planos sejam deixados "espaços mortos" (cavidades reais ou virtuais) entre eles, uma vez que poderá ocorrer acúmulo de secreções ou abscessos.

O tecido ósseo, por sua natureza mineral e dureza, requer procedimentos específicos, com o uso de placas ou hastes metálicas fixadas com fios metálicos ou parafusos metálicos ou de material biodegradável. Procedimentos com esse intuito restringem-se às especialidades de ortopedia, traumatologia e cirurgia bucomaxilofacial.

A síntese de tecidos moles é realizada pela aproximação das bordas da ferida operatória, e sua manutenção é obtida pela aplicação de fios de sutura ou grampos (metálicos ou de material sintético biodegradável). Esses procedimentos de síntese para os tecidos moles são denominados, de modo amplo, suturas.

## TIPOS E CLASSIFICAÇÃO DAS SUTURAS

As suturas podem ser classificadas segundo alguns critérios:

- **Quanto ao tempo de permanência:** temporária e definitiva.
- **Quanto à função:** coaptação, sustentação.

- **Quanto à técnica operatória:** pontos separados e pontos contínuos.
- **Quanto aos planos anatômicos:** plano por plano, subtotal e total.

A classificação tem mais um caráter didático, ao facilitar a descrição do ato operatório e dar informações sobre a técnica utilizada, o que pode ser valioso no acompanhamento pós-operatório. Uma sutura pode receber, portanto, mais de uma denominação, segundo os diferentes critérios classificatórios.

A sutura compreende uma sequência de atos operatórios simples, que no conjunto aproximam as bordas de ferida e as mantêm justapostas até completar o tempo de cicatrização ou regeneração do tecido. Para manter essa aproximação, o material mais frequentemente usado é o fio cirúrgico. Pode também usar grampos metálicos ou de material biodegradável. Em alguns tecidos, podem-se aplicar os adesivos cirúrgicos (fibrina ou cianoacrilato).

## Tempo de permanência

Seria ideal que o fio, ou qualquer outro material de sutura, fosse retirado após completado o tempo de cicatrização e que o tecido cicatricial já tivesse força tênsil suficiente para recompor a morfologia e a fisiologia do tecido.

O tempo de cicatrização depende do tipo de tecido e das forças de tração, que tendem a afastar as bordas da ferida. O processo cicatricial leva em média três semanas para maturação e aquisição de força tênsil suficiente. Vale lembrar que alterações locais ou sistêmicas podem alterar e ampliar o tempo de cicatrização.

Portanto, após esse período variável de cicatrização, o material de sutura poderia ser retirado. Assim, uma sutura pode ser temporária caso os pontos aplicados possam ser mecanicamente retirados, se estão acessíveis, como na pele e mucosas. A sutura também pode ser temporária se o material usado for degradado pelo próprio organismo, no caso dos chamados fios absorvíveis.

Por outro lado, a sutura definitiva ocorre quando o material de sutura não está acessível para ser retirado por estar no interior de cavidades ou abaixo do tegumento (pele ou mucosas). Também pode ser classificada como sutura definitiva ou permanente se o material é inabsorvível e, desse modo, permanecerá no tecido mesmo após a completa cicatrização.

## Pontos de coaptação e sustentação

Os pontos de coaptação são aplicados de modo a manter os tecidos aproximados, mas que a força tênsil, que tende afastar as bordas, seja mínima. Isso ocorre nas suturas de pele e mucosas.

Os pontos de sustentação são aqueles aplicados em tecido e que vão manter as bordas aproximadas em que pesem as forças que tendam ao afastamento, como nos casos das aponeuroses e outros tecidos de sustentação.

## Sutura contínua ou separada

A aproximação das bordas da ferida se faz basicamente com pontos separados (sutura descontínua) ou com pontos consecutivos em linha (sutura contínua). O modo de realizar essa aproximação varia muito e as suturas recebem o nome de seus idealizadores ou divulgadores. Assim, muitas vezes há discrepância na denominação e mesmo na grafia dos diferentes modos de "dar pontos".

As suturas de uso mais difundido são aquelas realizadas com pontos separados, pontos simples, aplicados um a um e nós atados separadamente. A vantagem dos pontos separados é que se pode manter a tensão equilibrada em toda a extensão da linha de sutura, o que permite conseguir o equilíbrio entre um ponto que seja hemostático, que permita coaptação e que não seja isquêmico. Caso ocorra a perda tênsil inadvertida de um ponto (nó afrouxado ou desatado), não há grande comprometimento do restante da linha de sutura. No entanto, pontos separados aumentam o tempo operatório e consomem mais material (fios cirúrgicos).

A sutura contínua tem a grande vantagem de consumir menos tempo operatório e menor custo por aproveitar mais o comprimento do fio cirúrgico. Contudo, fica mais difícil manter a tensão diferenciada em cada ponto da linha de sutura, que, se mal aplicada, aumenta o risco de isquemia tecidual e consequente deiscência da sutura. Se ocorrer o escape do nó que ancora a linha de sutura no início e final dos pontos, há o comprometimento de toda a linha de sutura.

Os pontos cirúrgicos devem ter cerca de 0,3 a 0,4 milímetro de distância entre eles e cerca de 0,3 a 0,4 milímetro de cada lado da borda da ferida. O ponto mais utilizado e que todo médico precisa dominar é o chamado ponto simples (Figura 1). O mesmo tipo de incisão pode ser suturado com pontos contínuos ou chuleio simples. O cirurgião ancora o primeiro ponto em uma das extremidades da incisão e em seguida aplica os pontos em sequência até a outra extremidade da incisão onde ele é fixado (Figura 2).

Outras variantes de suturas simples ou contínuas são apresentadas nas Figuras 3 a 7.

# INSTRUMENTAL DE SUTURA

Além desses preceitos básicos, a técnica operatória exige um instrumental adequado e uma escolha criteriosa do material de sutura (fios, grampos ou mesmo adesivos).

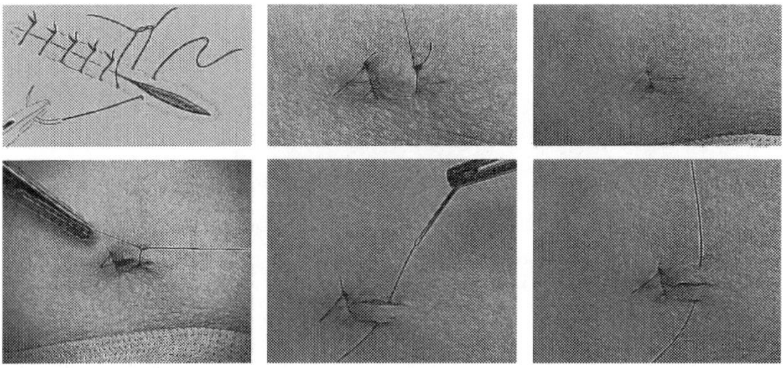

**FIGURA 1** Sutura simples ou sutura por pontos separados. É de aplicação mais comum por ser versátil, prática e segura. Consiste, basicamente, na passagem do fio-agulha uma vez em cada borda da ferida, pegando-se porções iguais do tecido e na mesma profundidade. Por serem pontos separados, sua ação é independente dos demais pontos na linha de sutura. Caso um ponto se rompa, os outros não ficarão comprometidos.

Fonte: arquivo pessoal dos autores.

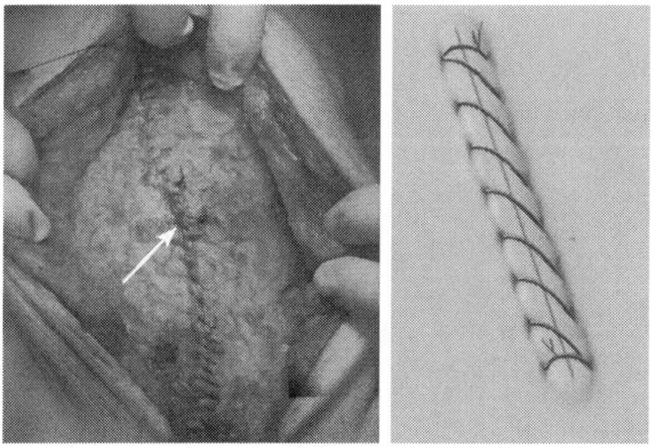

**FIGURA 2** Sutura contínua ou chuleio simples. O fio é passado do início ao fim sem interrupções. Como toda sutura contínua, é iniciada como um ponto simples na extremidade da incisão, mas o primeiro ponto é atado para que não se perca a tensão do fio com o decorrer da sutura. Após o primeiro ponto, são realizados pontos em U simples, sem que o fio seja seccionado. Um único fio é suficiente para todo o procedimento. É uma sutura de execução mais rápida que o ponto simples. É mais hemostática, tendo a mesma tensão em todo o percurso da sutura. Como desvantagens, está associada à ocorrência de estenose e isquemia na linha de sutura. O rompimento de um ponto pode comprometer toda a linha de sutura.

Fonte: arquivo pessoal dos autores.

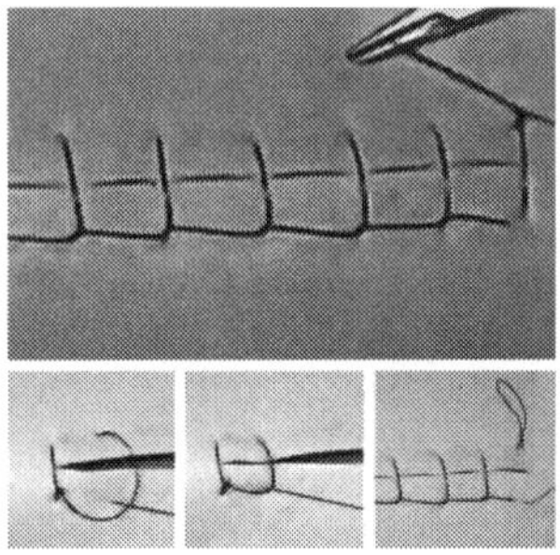

**FIGURA 3** Chuleio ancorado. É semelhante ao chuleio simples, mas cada passada do ponto em U é feita por dentro da alça do fio. O resultado é que a tensão colocada no fio pela tração de sua extremidade é subdividida a cada ponto, ou seja, o fio ancora e se mantém apertado ponto a ponto. Da mesma forma que o chuleio simples, o fio é amarrado no início e no final. Esta sutura é mais isquemiante que o chuleio simples. Por esta razão, é a escolhida quando se deseja uma hemostasia rigorosa.
Fonte: arquivo pessoal dos autores.

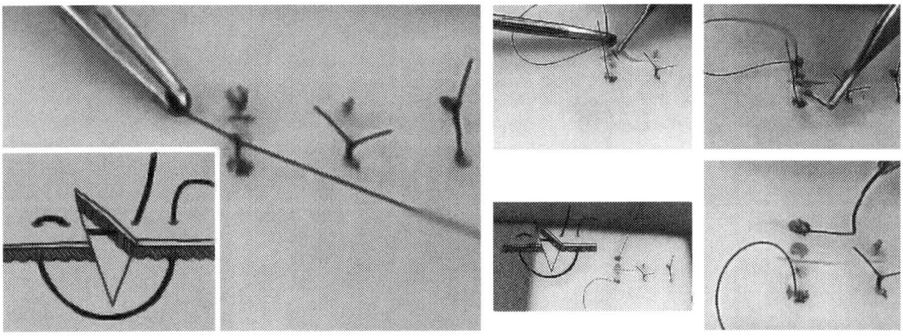

**FIGURA 4** Ponto de Donatti ou U vertical. Inicia-se como o ponto simples mais distante da borda da ferida. O ponto Donati é colocado em uma ordem de entrada da agulha "longe-longe" e "perto-perto". Os laços "longe-longe" entram e saem da superfície da pele em um ângulo de 90°, cerca de 8 mm da margem da ferida. Passam relativamente profundos na derme. Os laços "perto-perto" entram e saem da superfície da pele 2 mm a partir da margem da ferida, atravessando a ferida a baixa profundidade. É útil para feridas profundas, em que se podem substituir duas camadas de suturas profundas e superficiais.
Fonte: arquivo pessoal dos autores.

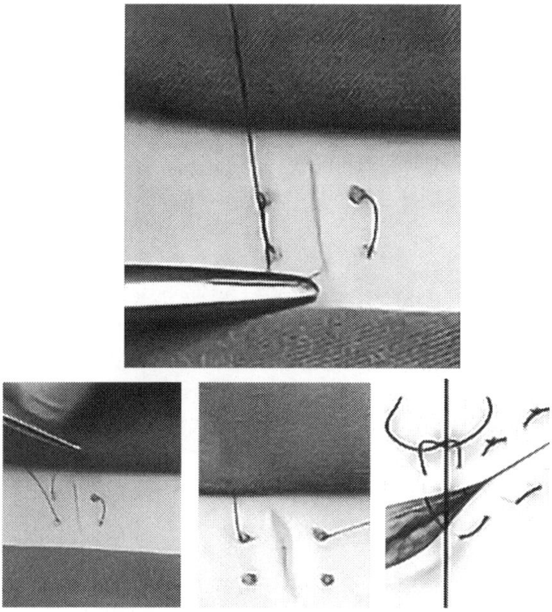

**FIGURA 5** Ponto em U horizontal (colchoeiro) separado e contínuo. Inicia-se como ponto simples, troca-se a posição da agulha e retorna como um novo ponto simples, mantendo equidistância entre os pontos. Pode ser utilizado em situações que necessitam de uma hemostasia mais efetiva e em suturas com alguma tensão (como cirurgias de hérnia, suturas de aponeurose), que podem dificultar a adequada aproximação das bordas da ferida.

Fonte: arquivo pessoal dos autores.

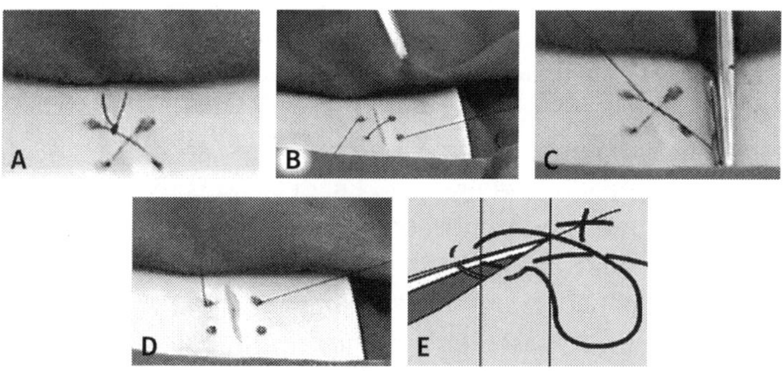


**FIGURA 6** Ponto em X. Inicia-se como ponto simples (A) e depois deve ser executado para que fiquem duas alças cruzadas (B, C). Esse ponto aumenta a superfície de apoio de uma sutura para hemostasia ou aproximação (D, E). É usado no fechamento de paredes e suturas de aponeurose, músculos, e, em algumas situações, em suturas do couro cabeludo.

Fonte: arquivo pessoal dos autores.

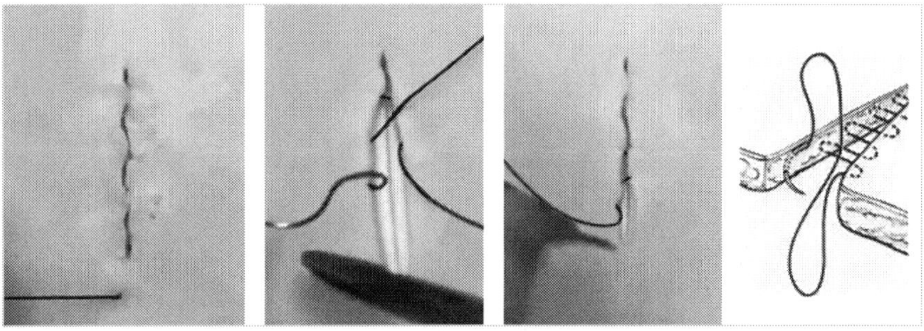

FIGURA 7 Sutura intradérmica. A agulha passa horizontalmente através da derme superficial, paralelamente à superfície da pele, aproximando as bordas. É um tipo de sutura que tem um ótimo resultado estético. Por isso não deixa impressões de sutura no tecido externo. Deve ser usada em feridas com pouca tensão, sem contaminação, com bordas lineares.
Fonte: arquivo pessoal dos autores.

Usar instrumentos é característica fundamental dos seres humanos. Os instrumentos funcionam como a extensão de seus sentidos e aprimoram o rendimento de sua capacidade normal. A cirurgia como ato manual depende de bons instrumentos. Na realização de uma sutura, são utilizados os seguintes instrumentos cirúrgicos: agulhas (retas e curvas), porta-agulhas (Hegar, Mayo, Mathieu) e pinças de preensão (anatômicas e dente de rato) (Figura 8).

As agulhas são veículos que transportam o fio cirúrgico transfixando os tecidos e deixando-o implantado no seu trajeto. São instrumentos pontiagudos para facilitar a penetração nos tecidos com o mínimo de traumatismo. De acordo com a resistência do tecido, podem ser usadas agulhas cilíndricas (secção transversal circular) ou agulhas cortantes (secção transversal triangular).

As agulhas podem apresentar o fio já encastoado ("montado"). São as agulhas ditas agulhas atraumáticas, de modo que a secção transversal da agulha tem o calibre aproximado ao do próprio fio, deixando em sua passagem pelos tecidos um túnel que é completamente preenchido pelo calibre do fio. As agulhas que apresentam apenas o orifício na extremidade e onde é montado o fio avulso acabam proporcionando um orifício da passagem pelo tecido que é o dobro de seu calibre, pois passa dobrado sobre si mesmo. As agulhas atraumáticas são recomendadas para suturas de vísceras ocas, tendões, nervos e pele.

As agulhas curvas possuem raio de curvatura variável, e o tamanho da agulha a ser utilizado é determinado pelo espaço proporcionado pelo campo operatório e pela espessura do tecido a ser transfixado. As agulhas retas são usadas com a mão, sem o uso de porta-agulhas, mas sofrem a limitação de espaço. As agulhas retas precisam de espaço mínimo de 3 a 5 vezes o seu

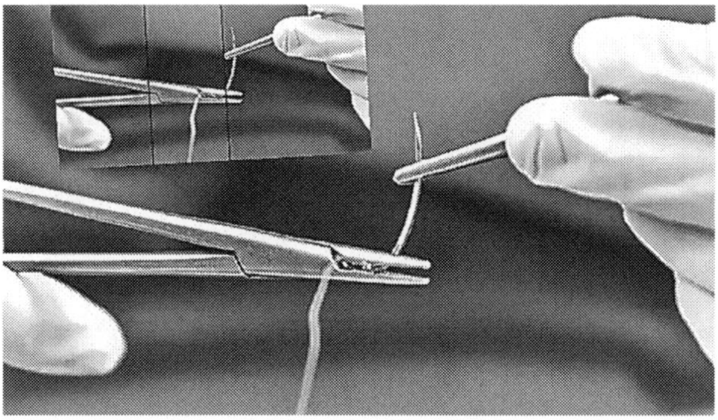

**FIGURA 8** Porta-agulha e pinça de preensão com agulha sendo posicionada para sutura.
Fonte: arquivo pessoal dos autores.

comprimento para serem manipuladas, e o fazem em linha reta, o que limita seu uso em cavidades.

As agulhas curvas de diversos tamanhos necessitam de, no mínimo, duas vezes seu raio de curvatura para serem aplicadas e o fazem de maneira circular. É preciso a utilização de um porta-agulhas para sua condução firme e apropriada, fazendo um movimento circular ao redor da linha de sutura, englobando os tecidos. O cirurgião destro realiza com seu antebraço um movimento de pronação à supinação, acompanhando o sentido da curvatura da agulha.

As manobras de apresentação das bordas da ferida operatória são realizadas com o uso de pinças anatômicas ou dente de rato, segundo a natureza do tecido. As pinças anatômicas permitem uma preensão menos traumatizante, porém sem muita firmeza, ao passo que a pinça dente de rato permite uma apreensão firme, embora traumatizante.

Mais detalhes são encontrados nos capítulos "Instrumental e material cirúrgico", "Instrumental cirúrgico de videocirurgia" e "Instrumental de cirurgia robótica".

## MATERIAL DE SUTURA

Em que pese o progresso para a elucidação dos fatores locais e gerais que influenciam os fenômenos biológicos e químicos da cicatrização, o estado atual do nosso conhecimento ainda não permite dispensar o uso de fios de sutura que mantenham aproximadas as bordas de uma ferida (traumática ou cirúrgica), enquanto se processa a cicatrização.

Sendo um corpo estranho, esse material de sutura causa reação inflamatória nos tecidos, que pode variar de um processo exsudativo, uma reação de granuloma do tipo corpo estranho até uma resposta imunológica de hipersensibilidade. As consequências serão a alteração do processo cicatricial, a predisposição à infecção e a deiscência da linha de sutura. Conhecer suas propriedades físico-químicas e suas interações com os tecidos é fundamental para o cirurgião.

A escolha de um fio de sutura inócuo traz dificuldades que podem ser traduzidas, historicamente, pela grande quantidade de materiais usados na sutura dos diferentes tecidos. A maioria desses materiais foi abandonada pelos maus resultados obtidos, quer em operações no ser humano, quer em cirurgias em animais de experimentação. Outros ganharam a confiança dos cirurgiões pelos resultados satisfatórios apresentados.

A escolha de um fio cirúrgico para determinado tecido deve se basear nas propriedades inerentes a esse fio e seu modo de interação com o tecido a ser suturado. Atualmente, é frequente a comercialização de novos materiais de sutura, com características de melhor maleabilidade e menor rejeição pelo organismo, obrigando o cirurgião a manter-se sempre atualizado para poder oferecer ao seu paciente a melhor opção. O fio cirúrgico totalmente inerte é uma utopia e novos materiais continuam a ser pesquisados.

Alguns critérios devem ser considerados na escolha de um material de sutura, tendo em conta as variáveis relativas ao tecido a ser suturado, as interações do binômio fio-tecido e as características físico-químicas do fio.

Cada tecido a ser suturado tem exigências próprias quanto à força tênsil que pode suportar e à fragilidade na manipulação e tração. Esses parâmetros influem no tipo de fio a ser utilizado e no seu calibre. Certas interações entre o fio e o hospedeiro são diferentemente aceitas pelos vários tipos de tecidos, criando condições para o uso específico de um fio para determinado tecido.

O processo normal de cicatrização pode ser alterado por um material de sutura por três fatores: trauma de inserção, reação do tecido ao material de sutura e propriedades físico-químicas do material de sutura. Cada um desses fatores é objeto de extensa discussão, que está centrada na adequação do fio ao tecido, e parece ser interminável, considerando a multiplicidade de variáveis envolvidas.

Mais detalhes são encontrados no Capítulo 20 – Fios cirúrgicos.

## PARTICULARIDADES EM SÍNTESE DE TECIDOS

Cada órgão ou tecido tem características de friabilidade, resistência tênsil, capacidade de resistência à isquemia, suscetibilidade à contaminação por microrganismos, entre outros tantos fatores que devem ser levados em conta em cada especialidade cirúrgica.

## Pele

Teoricamente, não deveria ser suturada, pois os fios entram em contato com folículos pilosos, glândulas sebáceas e sudoríparas, levando a um certo grau de contaminação e eventual supuração da ferida. O material mais adequado a ser usado são os fios absorvíveis e impermeáveis a secreções e microrganismos: seda 4-0, 5-0, 6-0; Mononylon® 5-0, 6-0; Mersilene® 5-0, 6-0; Prolene® 5-0, 6-0; algodão 4-0, 5-0. Os melhores resultados em suturas estéticas da pele são obtidos com a colocação intradérmica de pontos, que não transfixa a pele. São realizadas com categute ou náilon monofilamentar de fino calibre (5-0 ou 6-0).

A pele deve ser suturada normalmente com pontos separados, próximos um do outro e das bordas da ferida, perpendiculares à incisão e com ligeira inversão das bordas. Como complemento, a tensão das bordas pode ser aliviada pela aplicação de fitas adesivas porosas esterilizadas (Micropore®) sobre a linha de sutura. As fitas adesivas podem inclusive substituir as suturas em ferimentos superficiais ou feridas cirúrgicas nas quais a extensão, profundidade e tração na linha de sutura sejam suportáveis pela resistência da fita adesiva. A permanência dos pontos na pele vai depender da espessura da região suturada, pois, quanto mais fina a pele, mais fácil a cicatrização e, consequentemente, os pontos devem ser retirados mais precocemente. Como orientação básica, devem-se observar os seguintes prazos: pálpebras (fios 6-0) – 3º ou 4º dia; nariz (fios 5-0, 6-0) – 4º ao 6º dia; região cervical (fios 4-0, 5-0) – 3º ao 6º dia; tórax, abdome e membros (fios 4-0, 5-0) – 5º ao 12º dia.

## Tela subcutânea

O tecido celular subcutâneo ou tela subcutânea deve ser aproximado para evitar o espaço morto e tirar a tensão a que a pele é submetida quando esse tecido não é suturado. Com esse procedimento, as bordas da incisão na pele ficam praticamente unidas, podendo, em algumas situações, dispensar o uso de fios e fazer aproximação com fitas adesivas (Micropore®). Fios de categute cromado 3-0 ou 4-0 ou náilon monofilamentar 4-0 podem ser utilizados na tela subcutânea.

## Aponeurose

Geralmente é um tecido espesso e tem a finalidade principal de contenção de grupos musculares ou estruturas articulares, sendo, portanto, um tecido submetido a linhas de força importantes. O material de sutura utilizado na síntese de tecidos aponeuróticos deve respeitar essas características, usando-se fios inabsorvíveis resistentes, calibre adequado e pontos separados (algodão 2-0 ou Mersilene® 2-0). Está contraindicado o uso de fios absorvíveis e/ou sutura com pontos contínuos (Figura 9).

## Músculos

Devem ser divulsionados e não cortados no tempo fundamental da diérese. Na síntese, devem ser simplesmente aproximados, ficando a contenção para os folhetos aponeuróticos que os envolvem. No entanto, em situações em que houver necessidade de seccioná-los, na síntese eles devem ser aproximados sem tensão, para evitar o esgarçamento das fibras, utilizando pontos separados de categute 2-0 ou 3-0.

## Membranas das cavidades ventrais

Peritônio parietal, pericárdio e pleura parietal têm função de manter a integridade e continuidade de suas respectivas cavidades, sem ser fundamentalmente um tecido de sustentação e com a característica de rápida cicatrização. Entre 24 e 48 horas após a aproximação de suas bordas, praticamente estão reintegradas na função básica de manter a cavidade íntegra. A síntese dessas membranas tem a finalidade apenas de orientação de cicatrização, em plano por plano, o que pode ser realizado com uma sutura contínua, usando um fio de categute simples ou cromado (0 ou 1).

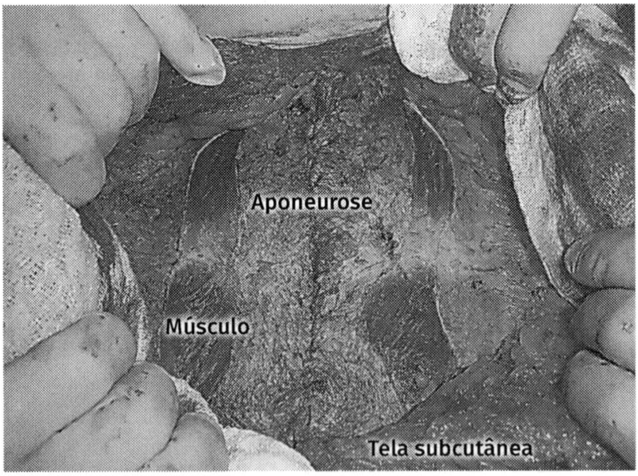


**FIGURA 9** Foto de uma intervenção na parede abdominal onde se observam tela subcutânea, aponeurose e músculo.
Fonte: arquivo pessoal dos autores.

## ANASTOMOSES DE VÍSCERAS OCAS

O termo anastomose está relacionado à sutura de vísceras tubulares com a intenção de reparar a continuidade morfológica entre duas estruturas. Etimologicamente, deriva do grego *ana* (através de, por meio de) e *stoma* (boca). Assim, são duas estruturas tubulares que são aproximadas e suturadas de forma circular.

Embora os nervos periféricos e tendões musculares não sejam estruturas tubulares, tradicionalmente podem ser referidos como anastomose nervosa ou anastomose tendínea.

### Anastomoses do trato digestório

O trato digestório é sede frequente de realização de anastomoses (Figura 10). A nomenclatura das anastomoses permite identificar algumas de suas características em relação aos segmentos envolvidos ou tipo de sutura dos segmentos entre si:

- Anastomose esofagogástrica (entre esôfago e estômago).
- Anastomose gastroduodenal (entre estômago e duodeno).
- Anastomose gastrojejunal (entre estômago e jejuno).
- Anastomose enteroenteral (entre duas alças intestinais).
- Anastomose jejunojejunal (entre dois segmentos de jejuno) (Figura 11).
- Anastomose ileocólica (entre o íleo e cólon).
- Anastomose colocólica (entre dois segmentos do cólon).
- Anastomose laterlateral (sutura lado a lado).
- Anastomose terminoterminal (sutura boca a boca) (Figura 10).
- Anastomose isoperistáltica (no mesmo sentido do trânsito intestinal),
- Anastomose anisoperistáltica (no sentido inverso do trânsito intestinal).
- Anastomose em um plano único seromuscular (extramucoso).

A técnica de realização das anastomoses digestórias preconiza que ela seja estanque (evite vazamento do líquido enteral), tenha perviedade (não promova estenose), seja hemostática e permita o acomodamento na cavidade abdominal sem acotovelamento de alças. A anastomose pode ser realizada manualmente, com pontos separados ou sutura mecânica (grampeador linear ou circular).

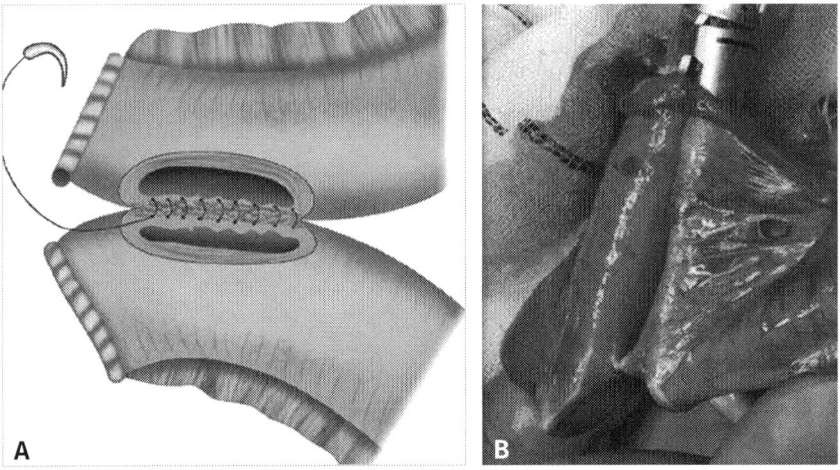

**FIGURA 10** Desenho esquemático de uma anastomose intestinal manual laterolateral (A) e fechamento das duas bocas anastomóticas terminais com grampeador linear (B).
Fonte: arquivo pessoal dos autores.

## Anastomoses pulmonares

A anastomose de brônquios ocorre em doenças que levam a estenose localizada em traqueia, traqueia e brônquio principal, entre brônquios e bronquíolos e, mais modernamente, nas cirurgias de transplante pulmonar.

## Anastomoses vasculares

As anastomoses vasculares são consideradas as mais frequentes entre todas. As suturas podem ser realizadas com pontos separados ou sutura contínua (chuleio simples ou ancorado). Podem ser arterioarteriais, venovenosas, venoarteriais (fístula para hemodiálise ou ponte de safena). Podem ser terminoterminais, terminolaterais e laterolaterais. A sutura pode ocorrer entre o vaso e uma prótese (enxerto aortofemoral).

## Anastomoses no trato geniturinário

A anastomose pode ser indicada para reverter uma vasectomia ou ligadura de tuba uterina. Pode estar indicada no trato urinário para realizar uma anastomose uretero-uretero terminoterminal ou laterolateral no ureter contralateral, anastomose uretrovesical, anastomose vesicouretral ou uretrouretral.

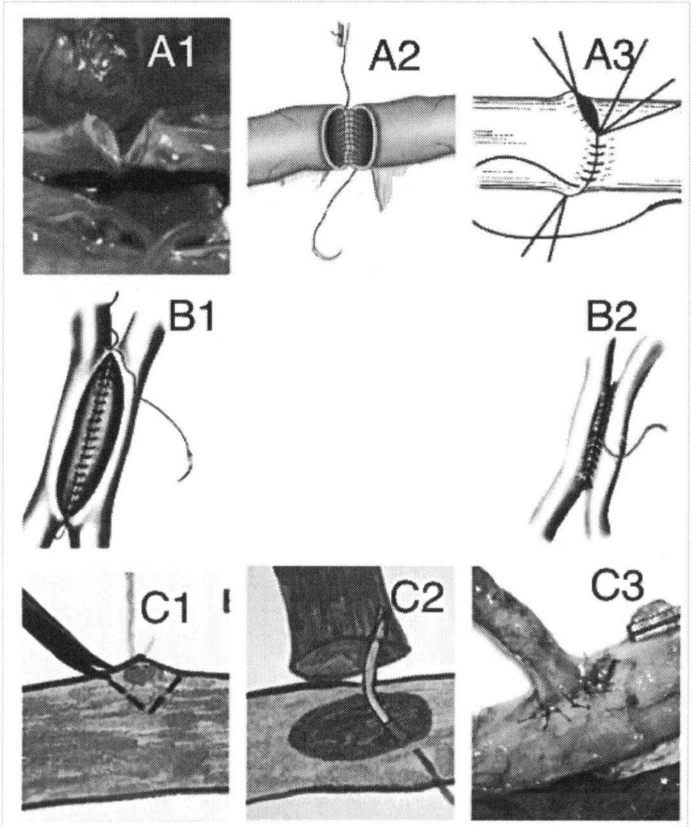


**FIGURA 11** Etapas de uma sutura de órgão tubular com duas linhas de sutura (posterior e anterior) com pontos contínuos (chuleio simples) (A2, A3), com fio duplo agulhado. Podem ser terminoterminais (A1, A2, A3), laterolaterais (B1, B2) e terminolaterais (C1, C2, C3).
Fonte: arquivo pessoal dos autores.

## SÍNTESE DE VÍSCERAS PARENQUIMATOSAS

Vísceras parenquimatosas como fígado, baço, pâncreas e rins são sedes do procedimento de síntese no tocante às lesões traumáticas (Figura 12) nas quais se tenta a preservação da maior parte do órgão, fazendo rigorosa hemostasia e ligadura dos canais de drenagem de secreções (bile, suco pancreático, urina). O mesmo é válido para as ressecções parciais dessas vísceras em caso de doenças neoplásicas. Os transplantes hepático e renal já são rotineiros, e os procedimentos de reparo são padronizados.

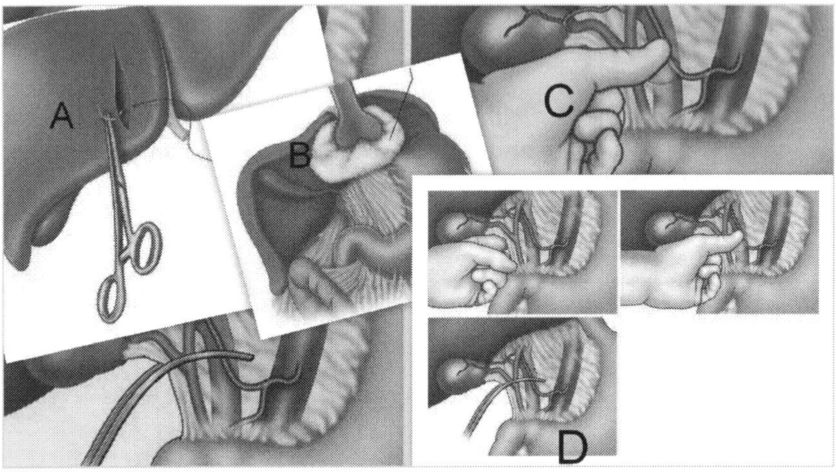


**FIGURA 12** Exemplo didático de sutura de lesão traumática de fígado (A). Às vezes é necessária, além da sutura, compressão do local do sangramento (B) e, em situações com grave hemorragia, manobra de compressão digital do pedículo hepático (Pringle) (C), um dos procedimentos mais utilizados para o controle do influxo vascular hepático, por sua eficiência na redução e no controle do sangramento, ou algumas vezes o próprio clampeamento do pedículo (D).
Fonte: arquivo pessoal dos autores.

## REFERÊNCIAS

Ball CG, Feliciano DV. A simple and rapid vascular anastomosis for emergency surgery: a technical case report. World J Emerg Surg. 2009;4(30) [citado em 07 jun. 2023]. Disponível em: https://wjes.biomedcentral.com/articles/10.1186/1749-7922-4-30

Infopédia [Internet]. Anastomose [citado em 07 jun. 2023]. Disponível em: https://www.infopedia.pt/dicionarios/termos-medicos/anastomose

Sanar [Internet]. Suturas: entenda os tipos, indicações, técnicas e mais. 10 mar. 2023 [citado em 07 jun. 2023]. Disponível em: https://www.sanarmed.com/suturas-principios-basicos

# 20

# Fios cirúrgicos

*Marcos Matias Motta*
*Davi Reis Calderoni*
*Vânia Kharmandayan*
*Paulo Kharmandayan*

## INTRODUÇÃO

A síntese cirúrgica tem como finalidade aproximar e manter aproximadas as bordas de uma ferida (operatória ou traumática) até que o tecido de reparação ou tecido de cicatrização recomponha a integridade tecidual.

Historicamente, fios de diferentes qualidades e origens têm sido usados para a sutura tecidual. Um conjunto de diversas propriedades determina o conceito de fio ideal. Essas características podem ser analisadas do ponto de vista de suas constituições físicas, químicas e quanto à evolução após implantado o fio no organismo.

A tecnologia vem oferecendo opções cada vez mais favoráveis para que os fios tenham ampla utilização com respostas teciduais adequadas.

## CARACTERÍSTICAS DO FIO IDEAL

Apesar do desenvolvimento e sofisticação nos processos de fabricação dos materiais de sutura, não existe um único fio ideal, dependendo não apenas das características do material, mas também de uma adequada escolha pelo cirurgião.

Entre as diferentes características desejadas, podem ser citadas:

- Ser estéril.
- Ser adequado para uma grande gama de indicações.
- Determinar o menor dano ou a menor reação tecidual possível.
- Apresentar segurança com o menor número de nós.

- Ser resistente aos processos infecciosos.
- Apresentar a maior resistência necessária para aquele determinado tecido.
- Ter a menor espessura, suficiente para sustentação dos tecidos.
- Ter um perfil de degradação favorável.
- Ser fácil de manipular.
- Ter baixo preço.

Tecnicamente, tais qualidades podem assim ser nomeadas:

- Capilaridade baixa (não favorecer a migração de líquido).
- Elasticidade (capacidade de alongamento e retração).
- Pliabilidade (facilidade de ser manuseado, favorecendo a segurança do nó).
- Memória ou resiliência (voltar ao estado original sem deformação).
- Plasticidade (mudança de forma irreversível).
- Força tênsil uniforme (habilidade de resistir à deformação e à quebra).
- Antigenicidade baixa ou ausente (ausência de impurezas ou irritantes).
- Absorção de fluidos (capacidade de absorver líquidos após imersão).
- Facilidade de deslizamento (diretamente ligada às características da superfície do fio: monofilamentar, multifilamentar, com ou sem recobrimento).
- Esterilidade (capacidade de se apresentar estéril ao longo do tempo).
- Desempenho previsível (relativo à força tênsil e ao tempo de sua degradação).
- Uniformidade (relativo às características anteriormente listadas).

Portanto, de posse das informações dos diferentes tipos de fios, o cirurgião escolherá os mais adequados para a cirurgia, dependendo do local/tecido a ser reparado (pele, músculo, osso), da espessura do fio (calibre mais fino ou espesso) e de seu tempo de degradação.

## TIPOS DE FIOS CIRÚRGICOS

Atualmente existe no mercado uma ampla gama de fios cirúrgicos. Cada um deles tem características próprias e indicações de utilização. Essas características são: estrutura do filamento, comprimento do fio, propriedades de degradação, força tênsil, textura da superfície e flexibilidade. Inicialmente serão apresentadas as diversas maneiras de classificar os fios e posteriormente serão discutidas suas características individuais. Por fim, serão apresentadas as inovações e perspectivas futuras.

Os fios cirúrgicos podem ser classificados de diversas maneiras. Classificam-se quanto a sua degradação, origem do material de fabricação, seu filamento e quanto ao seu diâmetro. Dessa forma, um mesmo fio receberá várias classificações. Exemplo: o Vicryl® é um fio absorvível, sintético, multifilamentar e com várias opções de diâmetro.

## Classificação quanto à degradação

Os fios cirúrgicos dividem-se em fios cirúrgicos absorvíveis e fios cirúrgicos inabsorvíveis. Estes últimos nunca são degradados e, quando necessário, devem ser removidos. Já os fios absorvíveis são degradados pelo organismo via hidrólise ou proteólise e são subclassificados em absorvíveis de curta ou longa duração. O uso de um ou de outro está condicionado ao local de utilização no organismo e do tempo necessário à cicatrização adequada.

Exemplos de fios inabsorvíveis são: algodão, linho, seda, poliamida (náilon), polipropileno (Prolene®), aço.

Já entre os fios absorvíveis, são exemplos: categute, poliglactina (Vicryl®), ácido poliglicólico (Dexon®), polidioxanona (PDS II®), poliglecaprone (Monocryl®).

## Classificação quanto à origem do material

Podem ser classificados em orgânicos (p. ex., algodão, categute), minerais (p. ex., aço) e sintéticos (p. ex., Vicryl®, Monocryl®).

## Classificação quanto ao filamento

São divididos em monofilamentares e multifilamentares. Os primeiros são constituídos por um único filamento em sua configuração física. Já os fios multifilamentares são constituídos por múltiplas fibras trançadas ou torcidas. Em geral, estes fios têm maior risco de desenvolvimento de infecções locais pela possibilidade de colonização bacteriana entre seus filamentos.

## Classificação quanto ao diâmetro

Os fios cirúrgicos são classificados quanto ao seu diâmetro utilizando-se o sistema USP (*United States Pharmacopeia*). Variam de 11-0 (mais fino) até 5 (mais grosso).

Na Figura 1, é possível observar as inter-relações entre as várias classificações.

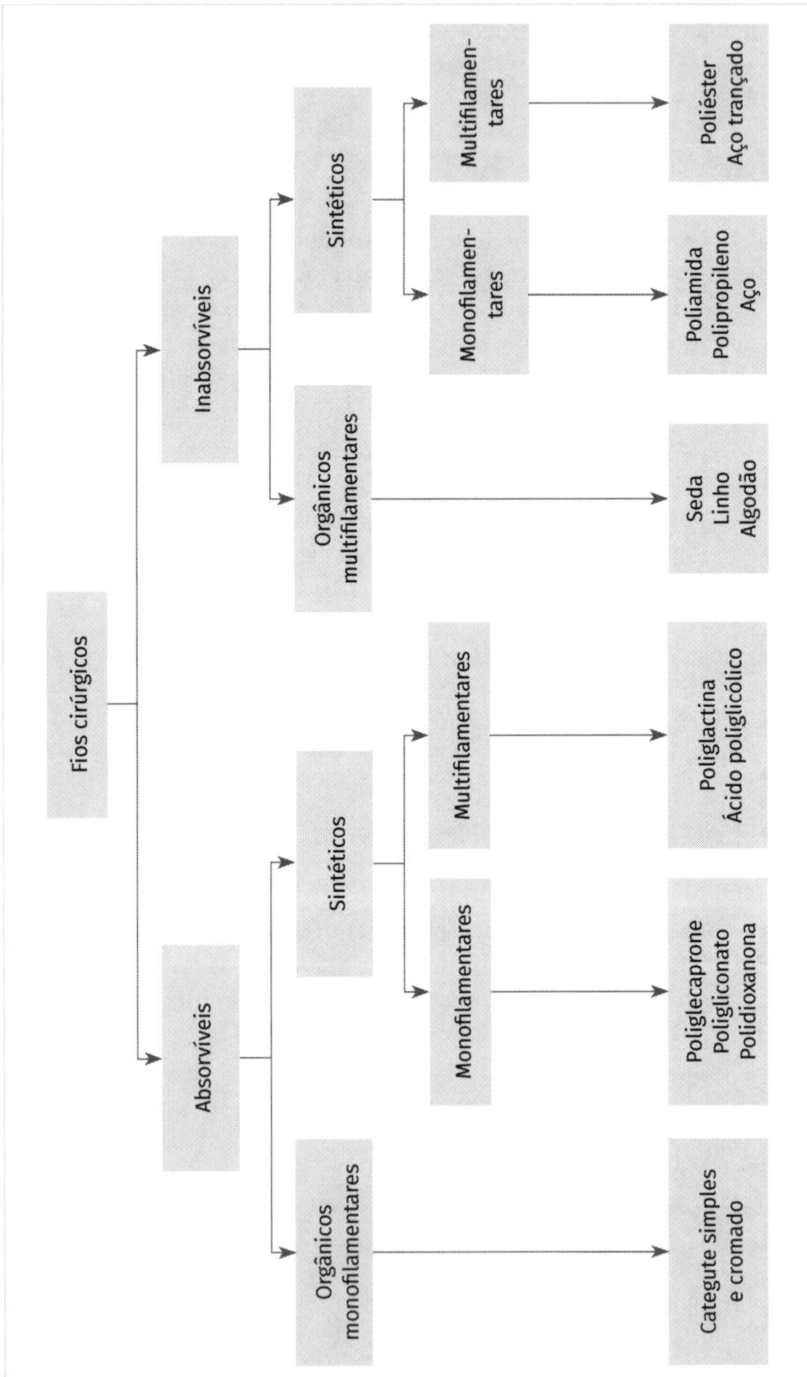


**FIGURA 1** Relações entre as diversas classificações de fios cirúrgicos.

## CARACTERÍSTICAS INDIVIDUAIS DOS FIOS CIRÚRGICOS

Uma vez conhecidas as maneiras de classificar os fios cirúrgicos, agora serão discutidas as características individuais dos principais produtos disponíveis no mercado.

### Categute

Fio absorvível orgânico monofilamentar extraído da camada serosa intestinal de bovinos. Está disponível nas formas simples e cromada. Esta última difere apenas por receber um tratamento com sais de cromo, que aumenta sua resistência tênsil e prolonga sua absorção. Na forma simples, perde metade de sua resistência em uma semana e 100% da resistência em quatro semanas. Na variedade cromada, esses tempos são de três e cinco semanas. Já a absorção ocorre de forma imprevisível e se dá por digestão enzimática. Isso causa grande reação tecidual, não sendo indicado para sutura de estruturas que apresentam cicatrização mais lenta.

### Polidioxanona

Trata-se de um fio absorvível sintético monofilamentar. Conhecido como PDS®, é produzido a partir da polimerização da paradioxanona e absorvido por hidrólise. Seu tempo de absorção é prolongado, sendo totalmente absorvido em 180 dias. Apresenta pouca reação tecidual, sendo indicado em suturas que necessitem de resistência prolongada e absorção completa, como na cirurgia cardiovascular.

### Poliglecaprone 25

Fio absorvível sintético monofilamentar cuja apresentação mais conhecida é o Monocryl®. É um copolímero da épsilon-caprolactona e glicolida cuja absorção se dá por hidrólise em um período de até 120 dias, mantendo sua força tênsil por até quatro semanas. Por apresentar pouco traumatismo tecidual, pouca memória, grande maleabilidade e resistência, tem diversas aplicações.

### Poligliconato

Trata-se de um fio absorvível sintético monofilamentar. Conhecido comercialmente como Maxon®, apresenta elevada resistência, baixa reação tecidual, e sua completa absorção pode levar até 210 dias. Essas características tornam este fio particularmente útil em suturas vasculares.

## Poliglactina 910

Fio absorvível sintético multifilamentar, formado por polímeros de ácido lático (10%) e de ácido glicólico (90%) envoltos por poliglactina 370 e estearato de cálcio. Sua apresentação comercial mais conhecida é o Vicryl® e a absorção se completa por hidrólise ao redor de 70 dias. A força tênsil se mantém por cerca de 30 dias. É um dos fios cirúrgicos absorvíveis mais utilizados.

## Ácido poliglicólico

Fio absorvível sintético multifilamentar obtido pela polimerização do ácido glicólico, conhecido comercialmente como Dexon®. Apresenta força tênsil semelhante à do Vicryl®, mas seu tempo de hidrólise completa pode chegar a 120 dias. É descrito maior índice de infecção no fechamento de parede abdominal quando comparado ao Vicryl®.

# FIOS INABSORVÍVEIS ORGÂNICOS MULTIFILAMENTARES

Os principais fios desta categoria são a seda, o algodão e o linho. Todos eles apresentam características de boa resistência, grande maleabilidade e baixo custo. Entretanto, o fato de serem multifilamentares aumenta os riscos de infecção do sítio operatório. Além disso, todos apresentam intensa reação tecidual, o que pode prejudicar a cicatrização adequada dos tecidos.

## Poliamida

Mais conhecida como náilon, trata-se de um fio inabsorvível sintético monofilamentar ou multifilamentar. Sua apresentação mais comum é a monofilamentar, que apresenta baixo custo, pouca reação tecidual, elasticidade adequada e elevada força tênsil. Entretanto, apresenta elevada memória, o que implica a necessidade de vários nós para manter a sutura. Apesar de figurar no grupo dos fios inabsorvíveis, a poliamida sofre uma lenta hidrólise, que a faz perder até 20% de sua força tênsil a cada ano.

## Polipropileno

Fio inabsorvível sintético monofilamentar cuja apresentação mais conhecida é o Prolene®. É um fio com grande resistência e apresenta elasticidade maior que a do náilon. Apresenta pouca reação tecidual e sua força tênsil se mantém ao longo do tempo.

### Aço

Trata-se de fio inabsorvível sintético, podendo ser mono ou multifilamentar. Apresenta pouca maleabilidade, o que por vezes gera irritação mecânica nos tecidos onde é utilizado. Tal irritação tecidual pode facilitar o surgimento de infecções. Em geral é utilizado em locais que demandam elevada resistência da sutura, como no fechamento de esternotomias e reconstruções de tendão.

### Poliéster

Fio inabsorvível sintético multifilamentar cujas apresentações mais comuns são o Dacron® e o Mersilene®. Apresenta alta resistência, porém induz maior reação tecidual que o polipropileno. Existem variantes cuja superfície do fio foi recoberta por politetrafluoroetileno (Vitalon®), silicone (Ticron®) e polibutilato (Ethibond®). A adição desses materiais não reduziu a reação tecidual nem a incidência de infecção do sítio cirúrgico.

Além dos fios descritos, outros estão disponíveis: politetrafluoroetileno (PTFE), polibutester, gliconato, entre outros, todos de uso bem mais restrito, empregado em algumas especialidades cirúrgicas.

Diversas pesquisas vêm sendo realizadas no campo dos fios cirúrgicos. Basicamente a busca é por fios que possuam características adicionais além das já conhecidas. Entre essas novas características estão a capacidade de transportar substâncias ativas ao sítio cirúrgico e/ou transportar células que sejam capazes de modular o processo cicatricial. Além desses, fios farpados também vêm sendo desenvolvidos.

## FIOS FARPADOS

São fios sintéticos que apresentam em sua superfície projeções ou farpas que ajudam a ancorar os fios aos tecidos. Podem ser absorvíveis ou inabsorvíveis e estão disponíveis em diversos diâmetros e angulações de farpas. Apresentam resistência semelhante a suas variedades lisas e não necessitam da utilização de nós.

Entre as tendências atuais no desenvolvimento de novas propriedades dos fios cirúrgicos, identificam-se quatro campos: fios com antimicrobianos, fios com drogas eluídas, fios semeados com células-tronco e fios "inteligentes".

## FIOS RECOBERTOS COM ANTIMICROBIANOS

Surgiram em 2002 com o Vicryl Plus®, recoberto com triclosan com o objetivo de reduzir o risco de infecção do sítio cirúrgico. Posteriormente o mesmo agente (triclosan) foi utilizado para recobrir fios de poliglecaprone 25 (Monocryl Plus®). Em ambos os fios, estudos demonstraram redução de complicações infecciosas quando utilizados. Além do triclosan, outros agentes antimicrobianos para recobrir fios cirúrgicos vêm sendo estudados, como poli[(aminoetil metacrilato)-co-(butil metacrilato)] (PAMBM), clorexidina e octenidina.

Outra substância antimicrobiana promissora para a cobertura de fios cirúrgicos é a nanopartícula de prata. O fato de essa substância já ser utilizada em curativos para queimaduras e de a resistência bacteriana ser muito rara faz das nanopartículas de prata uma das grandes promessas nesse campo.

## FIOS COM DROGAS ELUÍDAS

Diversas drogas vêm sendo testadas para serem eluídas nos fios cirúrgicos com os mais diversos objetivos. Entre eles estão a redução do risco de infecção do sítio cirúrgico (antimicrobianos), alívio da dor pós-operatória (anestésicos e anti-inflamatórios), inibição da resposta inflamatória e formação de tecido de granulação (imunossupressores). Os grandes desafios nesse campo são manter as características nativas do fio e obter concentrações adequadas da droga utilizada na eluição durante o período necessário.

## FIOS SEMEADOS COM CÉLULAS-TRONCO

O objetivo deste tipo de fio é basicamente promover a aceleração da regeneração e reparo do tecido onde é utilizado. Entretanto, também vem sendo pesquisado como uma forma mais eficiente de levar as células-tronco até o sítio receptor do que a tradicional injeção direta delas. Estudos nesse campo vêm sendo feitos para utilização deste tipo de fio em cirurgias cardíacas, reparos de tendão e anastomoses de traqueia, entre outros.

## FIOS "INTELIGENTES"

Dividem-se basicamente em fios com memória de forma, fios elásticos e fios eletrônicos.

Fios com memória de forma são fabricados com polímeros capazes de retornar de um estado deformado (temporário) para o estado original (permanente), quando sofrem estimulação externa de agentes como calor, luz e campo elétrico ou magnético. Essa característica física abre possibilidade para, por exemplo, um nó "autoapertável".

Fios com propriedades elásticas são particularmente úteis em situações de grande tensão na linha de sutura. Sua capacidade elástica pode impedir a necrose do tecido no pós-operatório imediato, bem como o afrouxamento da sutura após a regressão do edema. Entre esses fios promissores está o fio de poliuretano termoplástico.

Os fios eletrônicos seriam capazes de monitorar localizadamente o *status* do tecido. Há estudos visando a possibilidade de monitoramento de temperatura, pH, bactérias e oxigênio, entre outras variáveis. Dessa forma, auxiliariam na identificação precoce de alterações teciduais, possibilitando uma intervenção mais eficaz.

## REFERÊNCIAS

Barros M, Gorgal R, Machado AP, Correia A, Montenegro N. Princípios básicos em cirurgia: fios de sutura. Acta Med Port. 2011;24(S4):1051-6.

Dennis C, Sethu S, Nayak S, Mohan L, Morsi YY, Manivasagam G. Suture materials – current and emerging trends. J Biomed Mater Res A. 2016;104(6):1544-59.

Ethicon. Wound closure manual. Somerville: Ethicon Inc.; 2007.

Fagundes DJ, Taha MO, Plapler H. A escolha do fio cirúrgico. In: Ferreira LM, Odo LM, organizadoras. Cirurgia: urgências e emergências. Barueri: Manole; 2011.

Fan S, Chen K, Yuan W, Zhang D, Yang S, Lan P, et al. Biomaterial-based scaffolds as antibacterial suture materials. ACS Biomater Sci Eng. 2020;6(5):3154-61.

Kalidasan V, Yang X, Xiong Z, Li RR, Yao H, Godaba H, et al. Wirelessly operated bioelectronic sutures for the monitoring of deep surgical wounds. Nat Biomed Eng. 2021;5(10):1217-27.

Mackenzie D. The history of sutures. Med Hist. 1973;17(2):158-68.

Medeiros AC, Filho IA, Carvalho MDF. Surgical sutures. J Surg Cl Res. 2016;7(2):74-86.

Ratner D. Suturing techniques [Internet]. Medscape [citado em 07 jun. 2023] Disponível em: https://emedicine.medscape.com/article/1824895-overview.

Silva LS, Viveiros GC, Oliveira JF, Alves HDD, Rocha AM, Rocha JMN. Descrição comparativa e adaptação histológica dos fios cirúrgicos: revisão de literatura. Rev Pat Tocantins. 2017;4(1):65-80.

Slilbeck CJ. Sutures, ligatures and knots. Surgery. 2010;29(2):63-6.

Stocchero IN, Lizier NF, Stelini RF, Oliveira OCG, Oliveira PRG, Ayoub CA, et al. A reliable stem cell carrier: an experimental study in Wistar rats. Aesthetic Plast Surg. 2019;43(5):1353-61.

# 21

# Fundamentos da síntese: o nó cirúrgico

*José Homero Soares*
*Djalma José Fagundes*
*Murched Omar Taha*

## CONCEITO

Nos procedimentos operatórios básicos da hemostasia e da síntese, é imprescindível o uso do fio cirúrgico para ligar os vasos sangrantes ou manter aproximadas as bordas da ferida operatória. Esse fio, uma vez aplicado ao redor do vaso sanguíneo ou das bordas de uma ferida, precisa ser amarrado (atado) para atingir seu objetivo.

Tecnicamente, um nó é o enlaçamento de fios, de linhas, de cordas e de cordões, fazendo com que suas extremidades passem uma pela outra, amarrando-as. O nó é um procedimento de apertar ou segurar um material linear (fio cirúrgico) por meio de amarração e entrelaçamento de modo que o fio se prenda a si mesmo ou a alguma outra estrutura (carga) (Figura 1). Portanto, para laquear o vaso sanguíneo, o fio precisa envolver a estrutura firmemente e manter o vaso laqueado, mesmo após a retirada da pinça hemostática. De modo semelhante, deverá manter as duas bordas da ferida aproximadas pela amarração do fio.

## ESTRUTURA DO NÓ CIRÚRGICO

O nó completo é uma sobreposição de três ou mais laçadas. Cada laçada pode ser denominada seminó. Cada laçada tem uma função primordial:

- A primeira laçada ou primeiro seminó tem a função de contenção.
- A segunda laçada ou segundo seminó tem a função de fixação.
- A terceira laçada ou terceiro seminó tem a função de segurança.

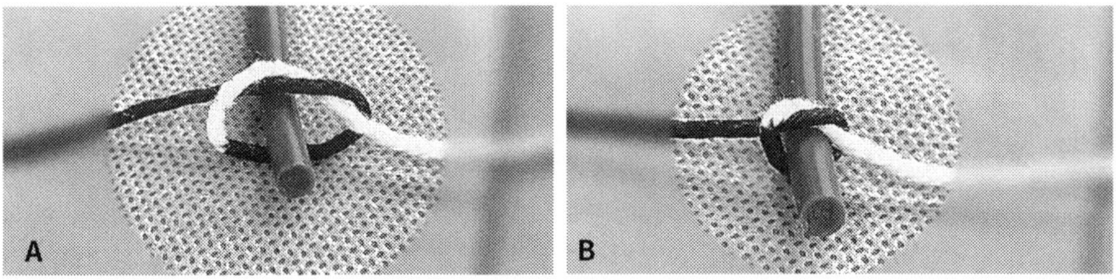


**FIGURA 1** Foto esquemática do nó. A: perfil de um nó em torno do vaso. B: o mesmo tipo de nó fixando-se no vaso sanguíneo a ser obliterado.
Fonte: arquivo pessoal dos autores.

A aplicação dos nós é uma tarefa essencialmente prática e exige habilidades específicas. Os nós podem ser aplicados manualmente usando os dedos e parte das mãos ou podem ser aplicados manualmente (Figura 2), mas com o auxílio de alguns instrumentos (porta-agulhas, pinça dente de rato e tesoura) (Figura 3).

Os fios sintéticos (náilon, polipropileno e outros), que têm alto coeficiente de memória, tendem a afrouxar os três seminós, exigindo pelo menos mais duas laçadas de segurança.

Existe cerca de uma dezena de modos de aplicar os nós. O importante é que a escolha leve em consideração a rapidez de confecção e segurança na manutenção da aproximação das laçadas, evitando que elas escorreguem e percam sua função.

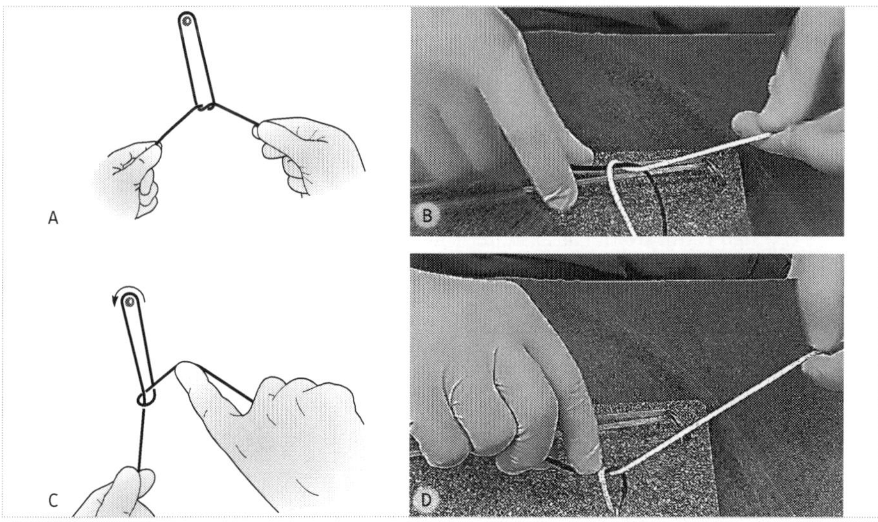


**FIGURA 2** A e B: laçada envolvendo a estrutura (vaso). C e D: em seguida, usando o dedo indicador, dirige-se a laçada para junto do vaso, completando o primeiro seminó.
Fonte: arquivo pessoal dos autores.

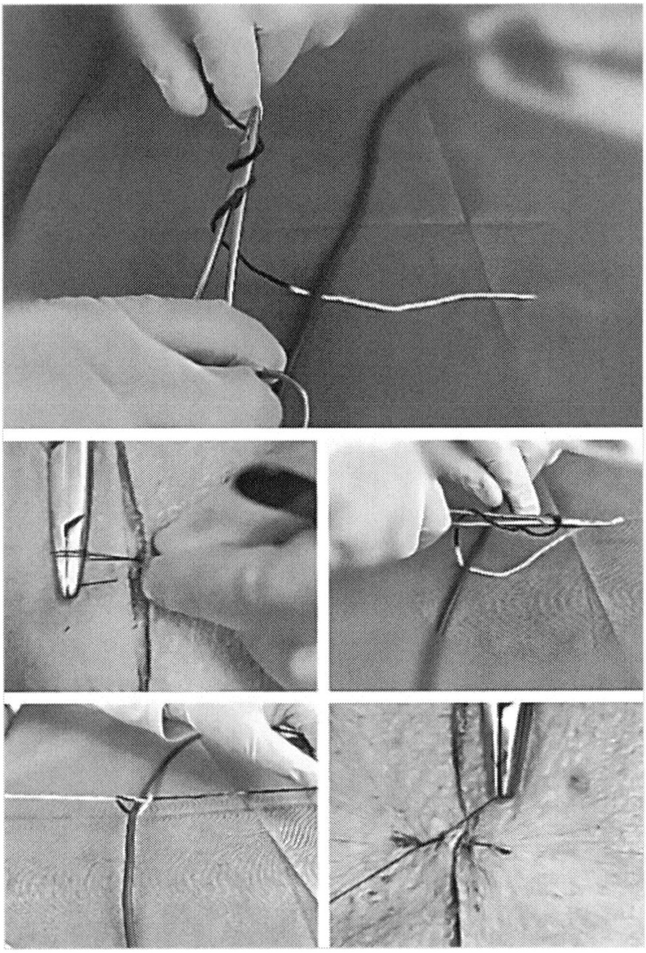

**FIGURA 3** Ponto amarrado com o uso do porta-agulhas. A primeira laçada é realizada girando o fio ao redor do porta-agulhas, que busca e pinça a extremidade final do fio para completar a contenção.
Fonte: arquivo pessoal dos autores.

O médico generalista deve dominar pelo menos três técnicas diferentes de aplicar as laçadas: nó do sapateiro, nó do cirurgião e nó com porta-agulhas.

## NÓ DO SAPATEIRO (FIGURA 4)

- Comece o nó cruzando as extremidades dos fios.
- Mão direita pega a extremidade esquerda do fio e a mão esquerda pega a extremidade direita do fio.

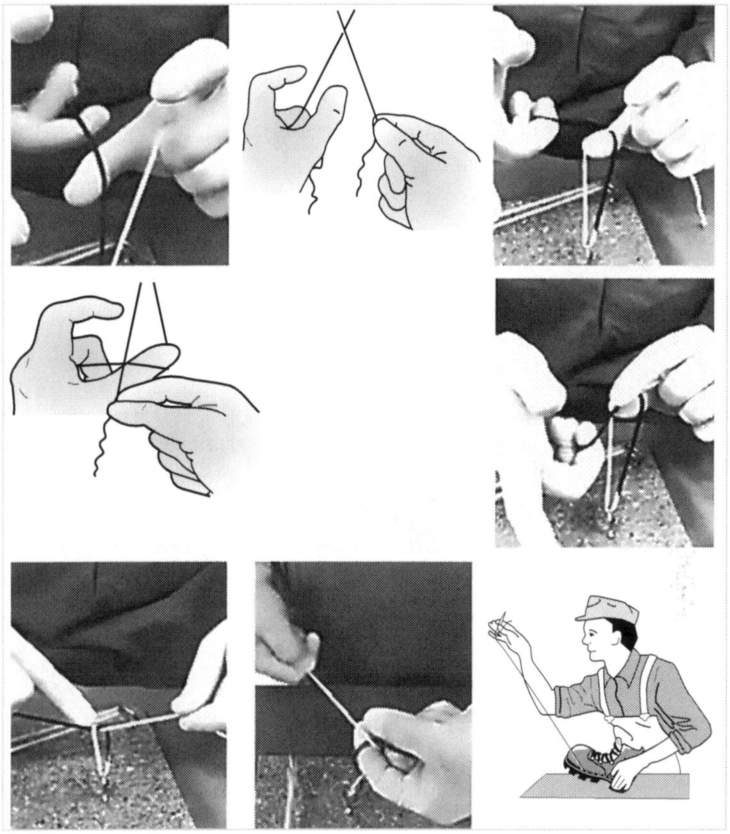

**FIGURA 4** Realização manual do nó pela técnica do sapateiro.
Fonte: arquivo pessoal dos autores.

- Segure a ponta esquerda do fio com o indicador e o polegar da mão direita e a ponta direita do fio segure com a mão esquerda.
- Sobrepondo o fio sobre os dedos médio, anelar e mínimo da mão esquerda, coloque o polegar por trás do fio da mão direita, cruzando com o fio da mão esquerda.
- Aproxime os dedos indicador e polegar esquerdos e gire (pronação) a mão esquerda até que o polegar tenha passado abaixo do fio da mão esquerda.
- Segure o fio da mão direita entre o dedo indicador esquerdo e o polegar esquerdo.
- Empurre o fio da mão direita com o dedo indicador esquerdo e passe-o cruzando sob o fio da mão esquerda, completando o nó.
- Empurre o nó para baixo com segurança, aplicando o máximo de tensão horizontal possível.

O nó de sapateiro é bastante intuitivo, uma vez que aplicamos o nó em tarefas cotidianas como amarrar os cordões do sapato ou embalar pacotes. Ele permite uma tensão constante nas duas porções do fio propiciando uma laqueadura vascular segura e confiável ou uma manutenção das bordas aproximadas de feridas.

## NÓ DO CIRURGIÃO (FIGURA 5)

- Inicie cruzando as extremidades dos fios.
- Segure a ponta esquerda do fio com a mão direita e a ponta direita do fio com a mão esquerda.
- Com o indicador e o polegar de cada mão, vire a palma da mão direita sobrepondo o fio sobre a face palmar dos dedos médio, anelar e mínimo.
- Prenda o fio da mão esquerda entre os dedos médio e anelar e puxe o fio para dentro do laço para proceder ao nó.
- Leve o fio com o indicador da mão direita, empurrando o nó para baixo com segurança, aplicando o máximo de tensão horizontal possível.

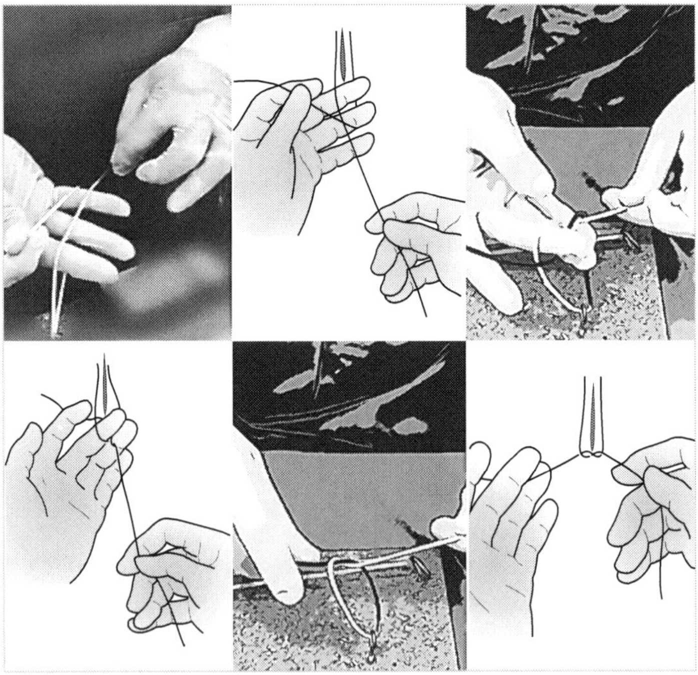

**FIGURA 5** Realização manual do nó do cirurgião.
Fonte: arquivo pessoal dos autores.

O nó do cirurgião exige habilidade específica que torna o tempo de realização menor, por ser mais rápido para manipular as pontas do fio. Tenha cuidado em manter as duas porções do fio sob tensão para não "afrouxar" o nó.

## NÓ DUPLO (FIGURA 6)

- Comece o nó segurando uma das pontas do fio entre o polegar e o dedo indicador da mão direita e a outra ponta entre o polegar e o dedo médio da mão esquerda.

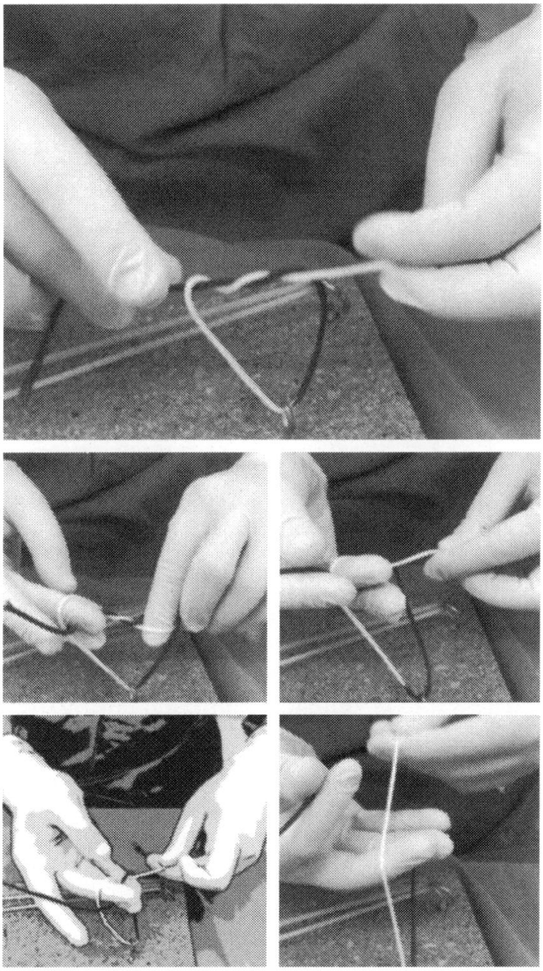

**FIGURA 6** Realização manual da técnica do nó duplo.
Fonte: arquivo pessoal dos autores.

- Passe o fio sobre os três dedos da mão direita; ao mesmo tempo, passe o dedo indicador da mão esquerda por esse laço.
- Segure o fio entre os dedos médio e anelar direito e entre os dedos indicador e médio esquerdo, liberando os fios de suas garras originais envolvendo os polegares.
- Puxe os fios em direções opostas em um movimento suave para formar o primeiro conjunto de voltas duplas do nó do cirurgião.
- Os fios podem ser presos novamente com os polegares e, ao fazer isso, fornece alavancagem extra.
- Empurre o nó para baixo com segurança, aplicando o máximo de tensão horizontal possível.

O nó duplo é uma maneira segura de amarrar suturas ou ligar vasos críticos. Uma vantagem desse nó é usar o primeiro lance duplo para evitar que ele escorregue ao aproximar tecidos sob tensão. É extremamente útil na amarração de estruturas cujas superfícies são escorregadias e podem levar ao deslizamento e, assim, ao afrouxamento dos nós tradicionais.

## NÓ COM PORTA-AGULHAS (FIGURA 7)

- Ao passar o fio pelo tecido a ser suturado traciona-se a extremidade proximal até restar um terço (1/3) do comprimento do fio na porção distal.
- Com a extremidade curta (1/3) do fio mais afastada, posicione o porta-agulhas sobre a porção longa (2/3) do fio.
- Envolva a ponta longa (2/3) do fio sobre o porta-agulhas.
- Mediante duas voltas (movimentos helicoidais) da ponta do porta-agulhas sobre a porção longa confeccione duas alças no fio longo.
- A seguir, com a ponta do porta-agulhas, pegue a ponta da porção curta (1/3) e puxe com força adequada para fazer o primeiro nó (Figura 7A-C).
- Em continuação posicione o instrumento novamente e envolva nele a extremidade longa do fio, repetindo a manobra do primeiro nó.
- Pegue a ponta curta. Puxe com força adequada para completar o nó em forma de quadrado (Figura 7D-F).

O nó com porta-agulhas é uma ótima opção para suturar tecidos em partes superficiais como pele e tela subcutânea. É um procedimento rápido e seguro. Pela simplicidade das manobras tem uma curva de aprendizado mais rápida que os demais tipos de nós.

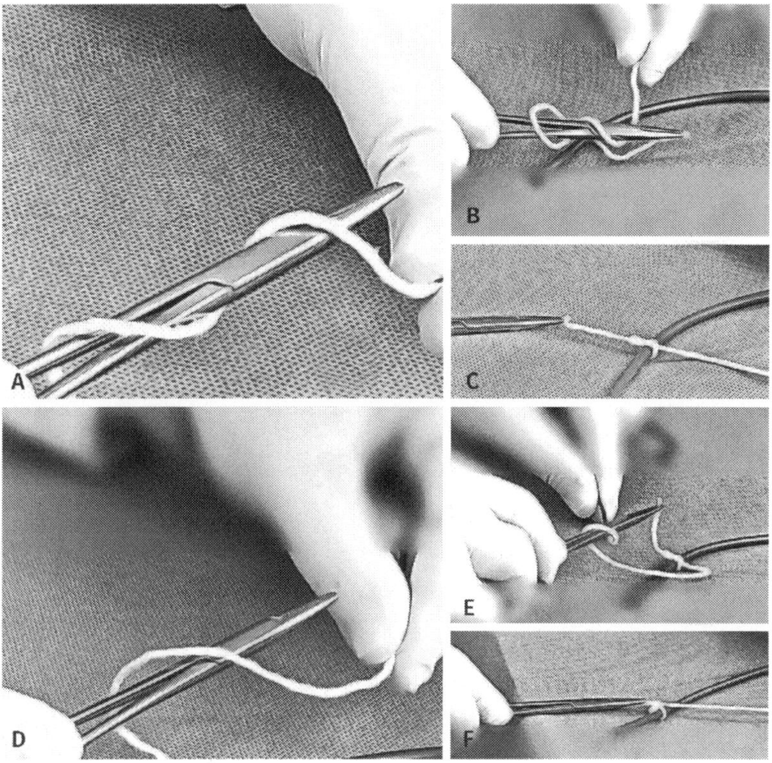


**FIGURA 7** Realização do nó pela técnica com o auxílio do porta-agulhas.
Fonte: arquivo pessoal dos autores

## OUTROS TIPOS DE NÓS CIRÚRGICOS

Há outras designações (nomenclatura) para um mesmo tipo de nó e, assim, às vezes um mesmo tipo recebe nome (epônimo) diverso. Por se tratar de habilidade, dependendo do cirurgião, pode haver divergência na sequência de aplicar o nó, contudo, sem que haja perda da tensão na confecção das três laçadas clássicas que devem compor um nó Figura 8.

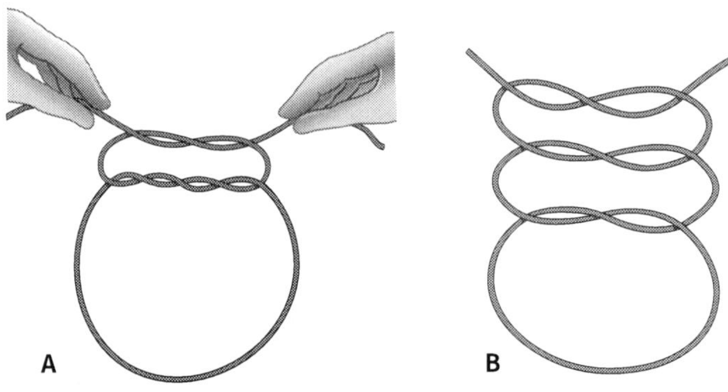


**FIGURA 8** Qualquer tipo de nó cirúrgico deverá ser realizado com três laçadas no mínimo, para dar confiabilidade e segurança na síntese dos tecidos. A: três laçadas, sendo a primeira dupla seguida de uma terceira simples. B: três laçadas simples em sequência.

## REFERÊNCIAS

Dicio – Dicionário Online de Português [Internet]. Nó [citado em 08 jun. 2023]. Disponível em: https://www.dicio.com.br/no-2/

SlideShare [Internet]. Nós cirúrgicos [citado em 08 jun. 2023]. Disponível em: https://pt.slideshare.net/GustavoSantos373/nos-cirurgicos

Wikipedia [Internet]. Nó [citado em 08 jun. 2023]. Disponível em: https://pt.wikipedia.org/wiki/N%-C3%B3

# 22

# Fundamentos da síntese: sutura mecânica (grampeadores)

*Davi Reis Calderoni*
*Marcos Matias Motta*
*Paulo Kharmandayan*
*José Homero Soares*

## INTRODUÇÃO

Ao realizar a diérese, o cirurgião automaticamente desencadeia o processo de sangramento, que precisa ser coibido com as diversas manobras de hemostasia. Por outro lado, após a realização do ato operatório principal, as bordas da ferida precisam ser aproximadas usando fios ou adesivos cirúrgicos. Essas manobras, por serem manuais, têm um padrão variável para um mesmo cirurgião ou para cirurgiões diferentes realizando manobras similares entre si. O procedimento consome um tempo importante na duração total da cirurgia.

A ideia de um aparelho que produzisse uma sutura uniforme e que fosse aplicada em tempo muito menor norteou as pesquisas e desembocou na utilização dos grampeadores, primeiro como agente hemostático e elemento de aproximação das bordas da ferida. A evolução tecnológica permite que, nos dias de hoje, os aparelhos também façam simultaneamente a diérese de tecidos.

O uso de grampeadores cirúrgicos remonta ao início do século XX, quando o húngaro Hümér Hültl (1868-1940) desenvolveu um dispositivo destinado a fechar o coto gástrico em gastrectomias. Ainda na década de 1940, ocorreu o desenvolvimento de grampeadores por cirurgiões russos, os quais iniciaram pesquisas que levaram ao desenvolvimento de grampeadores mais eficientes, mas ainda de estrutura pesada e de difícil manuseio.

Os aparelhos eram individuais e desenvolvidos especialmente para uso em cada tipo específico de cirurgia. Durante a segunda metade do século XX, esses dispositivos passaram por aprimoramentos técnicos com base nos estudos de Ravitch e Steichen, que em 1965, em associação com empresas americanas, introduziram no meio cirúrgico grampeadores baseados nos modelos russos, mais leves e de concepção mais moderna, que ofereciam maior segurança na sutura. Logo em seguida desenvolveram sistemas de cartuchos descartáveis com várias aplicações. Assim, os aparelhos em si podiam ser usados mais de uma vez, mudando-se apenas a unidade de recarga, que poderia conter grampos de tamanhos diferentes.

## TIPOS DE GRAMPEADORES

Os grampeadores descartáveis; grampeadores convencionais, grampeadores lineares; grampeadores circulares, grampeadores endoscópicos lineares e cirulares podem ser divididos em:

- **Convencionais:** funcionam como os antigos agrafes, ou seja, grampos metálicos aplicados separadamente pelo cirurgião, de modo similar aos grampeadores de papel de escritório (Figura 1).
- **Lineares:** dispositivos que permitem o disparo simultâneo de 2 a 3 linhas de grampos. Modernamente, também podem ser dotados de uma lâmina afiada que secciona os tecidos. Deste modo, a linha de grampos funciona como elemento de diérese (corte), hemostasia e síntese. Têm aplicação em cirurgias torácicas e abdominais (Figura 2).

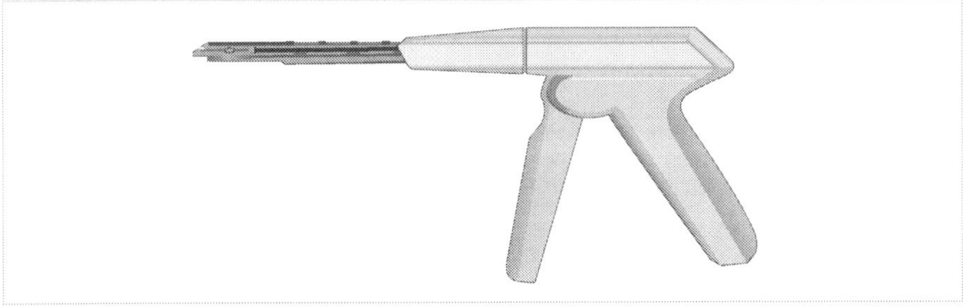

**FIGURA 1** Grampeador convencional.

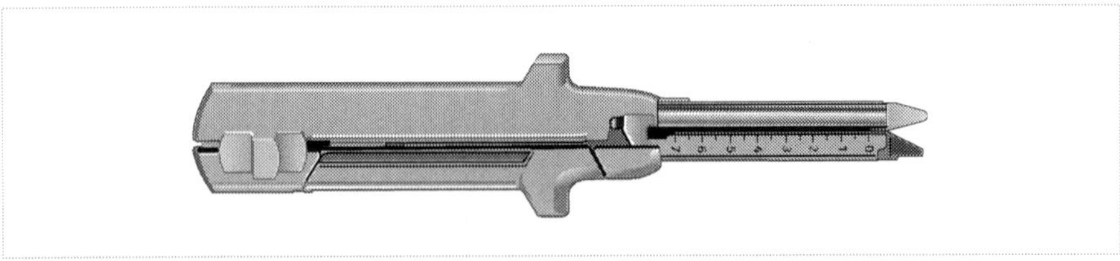

**FIGURA 2** Grampeador linear.

- **Circulares:** como os lineares, realizam a síntese com 2 a 3 linhas de grampos, porém em formato circular. Utilizados para a realização de anastomoses (Figura 3).
- **Endoscópicos lineares:** além de dispararem as linhas de grampos de modo simultâneo a partir de um único disparo, podem ser ao mesmo tempo cortantes. A ponta do dispositivo pode ser articulada para facilitar as manobras em cirurgias minimamente invasivas. São de uso frequente nas cirurgias do trato gastrintestinal e ressecções pulmonares (Figura 4).
- **Endoscópicos circulares:** têm as mesmas características dos lineares cortantes, contudo, são circulares, o que permite a anastomose de estruturas tubulares do trato digestório, pulmonar e vasculares (Figura 5).

De acordo com o tipo de tratamento cirúrgico, é possível escolher diâmetro e comprimento dos grampeadores, comprimento da sutura, espessura dos grampos, ângulo de articulação da carga e número de grampos em cada cartucho.

## TIPOS DE GRAMPOS

O princípio básico inerente ao uso de grampeadores é a utilização de grampos de materiais metálicos (e, mais recentemente, não metálicos) para aproximação

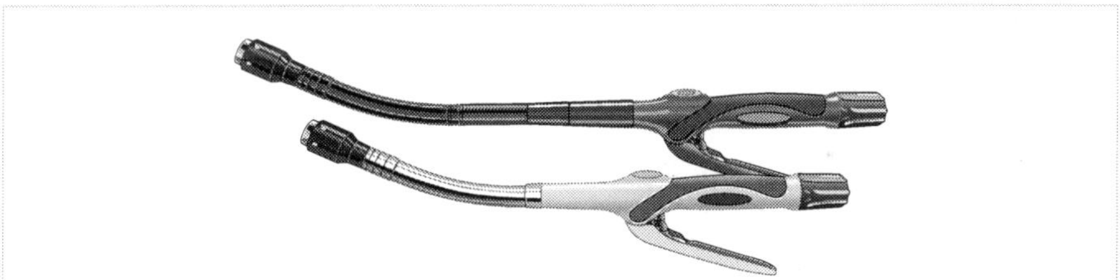

**FIGURA 3** Grampeadores circulares.

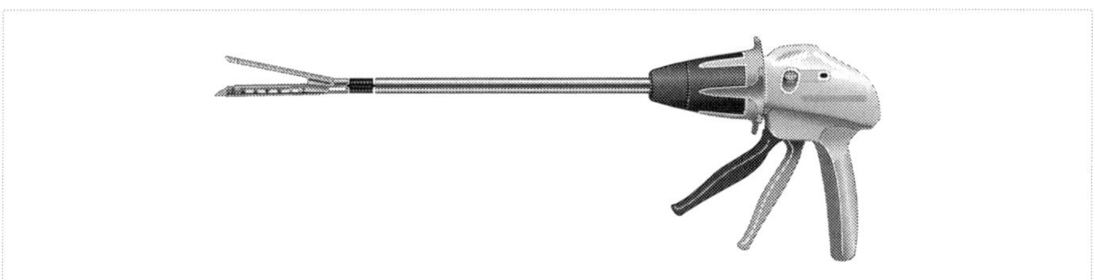

**FIGURA 4** Grampeador endoscópico linear.

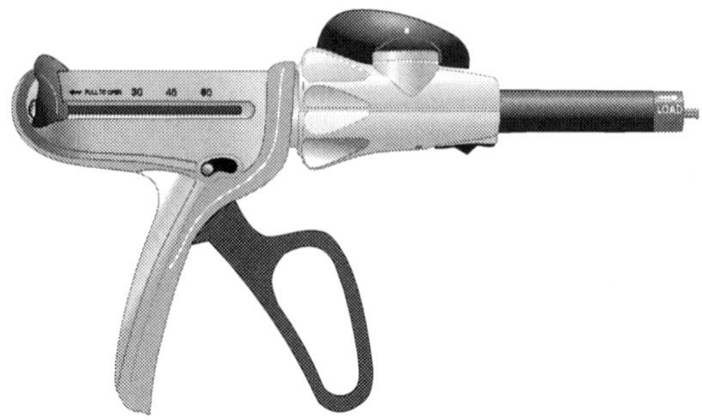

**FIGURA 5** Grampeador endoscópico circular.

tecidual. De forma associada, são frequentemente apresentados em dispositivos que têm embutido um mecanismo de corte, separando as linhas de grampeamento. Assim, prestam-se à realização de diferentes manobras cirúrgicas, sendo as principais: fechamento (com ou sem diérese na linha de grampeamento) de órgãos ocos, criação de anastomoses, síntese tecidual. Outro emprego é a fixação de materiais aloplásticos, como telas, à superfície desejada. A principal vantagem de sua utilização é a redução do tempo de execução quando comparados à sutura manual.

A maioria dos grampos modernamente utilizados é desenhada para assumir uma grampos forma em B após a aplicação, garantindo aposição e compressão dos tecidos. Um formato inadequado do grampo após sua aplicação pode interferir no funcionamento correto, com potencial ocorrência de complicações (Figura 6). Os grampos são apresentados em diferentes espessuras e comprimentos, para se adequar à espessura e consistência dos tecidos em que se deseja empregá-los (Tabela 1). Além disso, são dispostos em fileiras com

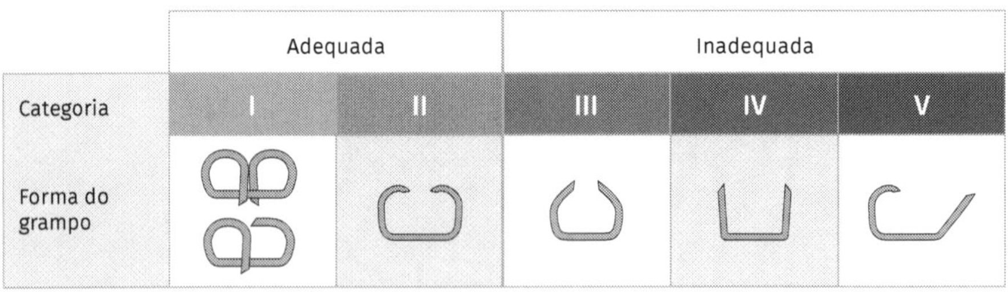


**FIGURA 6** Formatos adequados e inadequados dos grampos após aplicação.

**TABELA 1** Dimensões de grampos comercialmente disponíveis

| Cor do cartucho | Espessura do tecido | Altura do grampo fechado | Diâmetro do grampo | Altura do grampo aberto |
|---|---|---|---|---|
| Branca | Vascular/fina | 1,0 mm | 0,20 mm | 2,6 mm |
| Azul | Regular | 1,5 mm | 0,20 mm | 3,8 mm |
| Amarela | Regular/espessa | 1,8 mm | 0,20 mm | 4,2 mm |
| Verde | Espessa | 2,0 mm | 0,23 mm | 4,5 mm |

posicionamento intercalado, a fim de garantir adequado selamento da linha de grampeamento, mas permitindo melhor perfusão sanguínea da área grampeada.

## USO DOS GRAMPEADORES CUTÂNEOS

O dispositivo permite que os grampos metálicos sejam aplicados individualmente e em posição e distância controladas pelo cirurgião. Os grampos metálicos são produzidos em aço inoxidável, com pontas biseladas, para permitir a penetração na pele, adquirindo formato retangular após a inserção (Figura 7). A aplicação é feita aproximando-se as bordas da pele utilizando-se

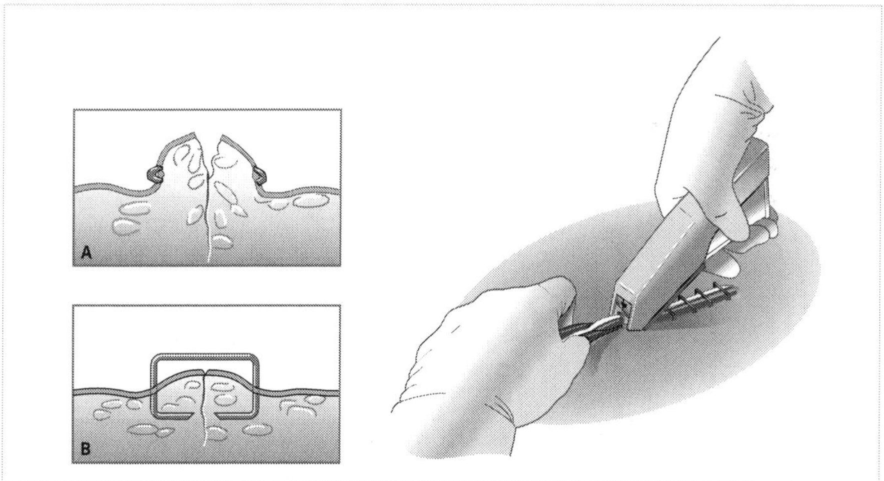


**FIGURA 7** Utilização do grampeador para sutura cutânea, demostrando o posicionamento ideal na pele. A: grampo inadequadamente inserido. B: grampo na posição correta, vertical.

pinças, seguida do contato da extremidade do grampeador na posição desejada e acionamento manual, devendo-se atentar para o posicionamento ideal do grampo, que deve ser vertical. Um posicionamento demasiadamente oblíquo pode levar à coaptação inadequada das bordas da incisão.

A principal vantagem da utilização do grampeador em suturas cutâneas é a redução do tempo gasto no procedimento quando comparado à realização de sutura com pontos, o que seria particularmente útil em situações de emergência, instabilidade do paciente ou grandes incisões em que a redução do tempo cirúrgico adquire maior importância no sucesso do tratamento. Outro potencial benefício seria a redução de ocorrência de acidentes pela ausência do manuseio de objetos perfurocortantes.

Inicialmente acreditava-se que a sutura realizada com grampeadores evoluiria com menores taxas de infecção de ferida operatória. Entretanto, não há consenso na literatura, com resultados conflitantes na comparação com as suturas realizadas com pontos convencionais. Outro aspecto frequentemente observado é a tendência à evolução com pior resultado estético, com frequente formação de cicatrizes cruzadas sobre a linha principal de cicatriz. Dessa forma, seu uso deve ser cuidadoso em áreas de maior importância estética, como a face.

Mais recentemente, introduziu-se o uso de grampos absorvíveis para uso dérmico. O único produto disponível com essas características é constituído do polímero PLGA (poli L-ácido láctico-co-ácido glicólico), um biopolímero absorvível que mantém aproximadamente 50% da força tênsil inicial após 14 dias, com perda quase total dela aos 21 dias. A absorção completa do material ocorre após cerca de 4 a 6 meses.

A aplicação totalmente intradérmica desse tipo de grampo tem por objetivo promover a coaptação das bordas da incisão cirúrgica, mas com melhor aspecto estético final da cicatriz, dado que ao final não há qualquer material sobre a linha de sutura.

Os estudos que compararam suturas mecânicas com grampos absorvíveis verificaram que há melhora do desfecho estético da cicatriz em relação aos grampos metálicos, sendo de modo geral comparável ao das suturas com fios. Em que pese seu custo elevado, houve sistemática redução do tempo envolvido no fechamento cutâneo quando comparados à realização de suturas com pontos.

## USO DE GRAMPEADORES LINEARES

Os grampeadores lineares, como o próprio nome indica, são destinados à aplicação em situações em que se tem uma linha reta, quer seja o linear simples, quer seja o dotado de lâmina cortante (Figura 8). O *design* desses dispositivos, seja ou não articulado, destina-se às cirurgias abertas ou convencionais

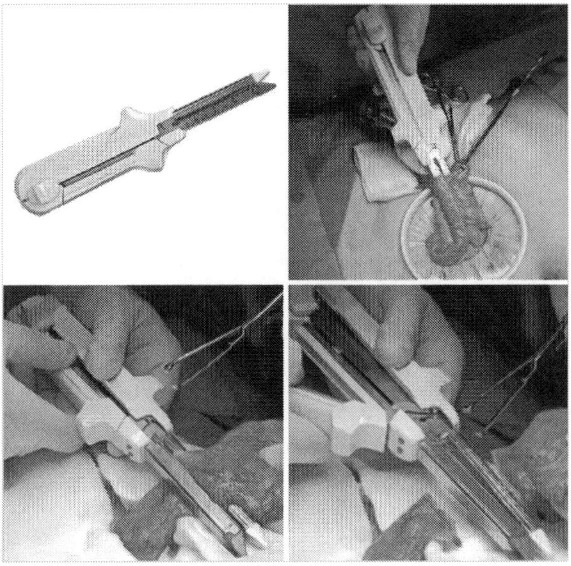

**FIGURA 8** Grampeador linear em anastomose laterolateral.
Fonte: arquivo pessoal dos autores.

em que há necessidade de suturas contínuas (chuleio), e podem ser utilizados na videolaparoscopia, no tempo extraperitoneal (Figura 9).

Sua aplicação é ampla na cirurgia do tubo digestório, sendo indicada em intervenções como fechamento do reto nas ressecções anteriores ou no procedimento de Hartmann (ressecção cirúrgica do cólon retossigmoide com fechamento do coto retal distal e realização de uma colostomia no coto proximal), anastomoses na cirurgia bariátrica aberta, apendicectomia, anastomoses laterolaterais no trato gastrintestinal, gastrectomias, gastroenteroanastomoses e enteroenteroanastomoses. Também podem ser usados em procedimentos no tórax, como em biópsias apicais, ressecções em cunha e fechamento de brônquios. Em situações especiais, podem ser aplicados para ligadura de pedículos do baço e rim.

## USO DE GRAMPEADORES CIRCULARES

Esses dispositivos têm duas partes: uma menor removível (ogiva), que é fixada em um dos segmentos a serem anastomosados, e outra parte maior e circular, que, introduzida pelo outro segmento a ser anastomosado, encaixa-se à ogiva. Simultaneamente, uma lâmina circular interna corta o tecido a ser anastomosado e sutura as bordas das duas "bocas" (Figura 10). São utilizados

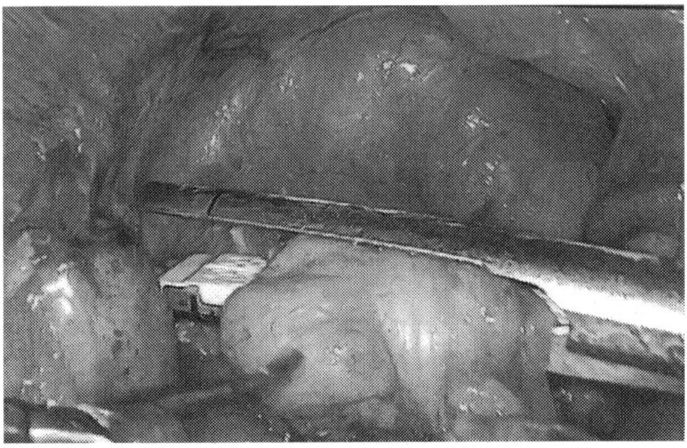

**FIGURA 9** Grampeador linear endoscópico em ressecção do reto.
Fonte: arquivo pessoal dos autores.

para anastomoses entre vísceras ocas. Suas principais aplicações são nas anastomoses colorretais e esofagojejunais.

São equipamentos com diâmetros variados. O calibre mais utilizado para as anastomoses esofagojejunais é o de 25 mm. Já para as anastomoses colônicas o mais utilizado é o de calibre 29. Existem grampeadores com calibres que variam entre 23 e 33 mm, e que devem ser escolhidos levando-se em conta o diâmetro do segmento a ser anastomosado (Figura 10). Um cuidado que se deve ter após o grampeamento é a verificação da integridade dos anéis seccionados, que não devem ter rupturas, o que significa que nenhum ponto da sutura ficou sem grampos. Algumas vezes, quando as condições de sutura não são totalmente favoráveis, impõe-se uma sutura manual de segurança.

## VANTAGENS E DESVANTAGENS

Vantagens:

- Aplicação rápida e facilidade de uso: os grampeadores cirúrgicos fecham grandes feridas ou incisões mais rapidamente.
- São muito úteis em cirurgias minimamente invasivas, pois só precisam de uma pequena abertura e podem cortar e unir rapidamente tecidos e vasos.
- Permitem anastomoses seguras em localizações anatômicas desfavoráveis para a sutura manual, como nos casos de anastomoses retais baixas ou esofagianas.
- Baixo risco de infecção e menor reação dos tecidos.
- Proporcionam uma cicatrização mais rápida.

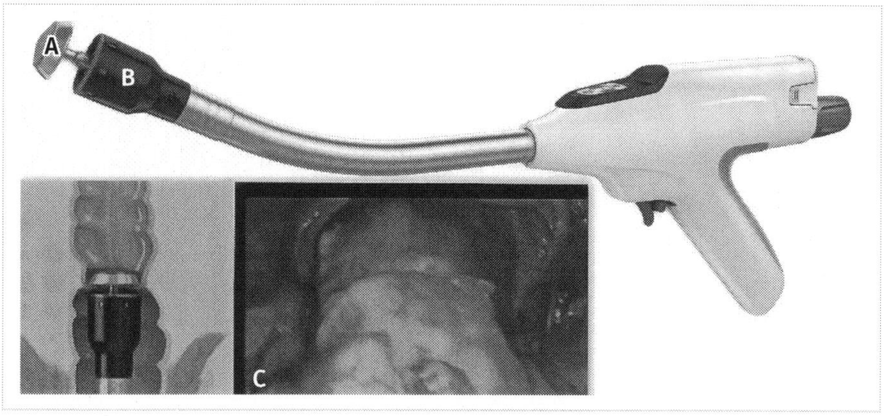


**FIGURA 10** Anastomose colorretal com grampeador circular. A: ogiva. B: corpo do aparelho com cartucho de grampos. C: anastomose colorretal.
Fonte: arquivo pessoal dos autores.

Desvantagens:

- Menor precisão no grampeador de pele: a precisão de alinhamento das bordas da ferida é menor em comparação à sutura manual. Nos grampeadores lineares e circulares, no entanto, essa precisão é maior que na sutura manual.
- Custo mais elevado: um grampeador cirúrgico e os cartuchos de grampos descartáveis têm obviamente um custo mais elevado do que os fios cirúrgicos.

## REFERÊNCIAS

Akopov A, Artioukh DY, Molnar TF. Surgical staplers: the history of conception and adoption. Ann Thorac Surg. 2021;112(5):1716-21.

Duarte AM, Santos EG. Suturas mecânicas. Rev Col Bras Cir. 2002;29(5).

Gaidry AD, Tremblay L, Nakayama D, Ignacio RC Jr. The history of surgical staplers: a combination of Hungarian, Russian, and American innovation. Am Surg. 2019;85(6):563-6.

Medical Expo [Internet]. Como escolher um grampeador cirúrgico [citado em 13 jun. 2023]. Disponível em: https://guide.medicalexpo.com/pt/como-escolher-um-grampeador-cirurgico/

# 23

# Síntese e os adesivos cirúrgicos

*Rafael de Campos Ferreira Basso*
*Fernando Fabrício Franco*
*Jullyana Heinen Peixoto*
*Paulo Kharmandayan*

## ADESIVOS EM CIRURGIA – NOMENCLATURA

Substâncias no estado líquido ou gelatinoso (gel), com propriedades de aderência em tecidos orgânicos, têm recebido denominações diversas na literatura. São referidas como adesivo cirúrgico (*surgical adhesive*), adesivo (*adhesive*), adesivo tecidual (*tissue adhesive*), cola (*glue*) e vedante (*sealant*). Mais recentemente, têm sido referidas como bioadesivos (*bioadhesives*).

O cianoacrilato (*cyanoacrylate*) e seus derivados são citados comumente como sinônimo de cola ou adesivo sintético.

Também são citações frequentes: cola de fibrina (*fibrin glue*), vedante de fibrina (*fibrin sealant*), cola biológica (*biological glue*) e adesivo de fibrinogênio (*fibrinogen adhesive*).

O composto de gelatina-resorcina-formaldeído é referido como adesivo à base de resorcina (*resorcin* ou *resorcinol*), gelatina-resorcina (*gelatin-resorcin*), gelatina-resorcina-formaldeído (*gelatin-resorcin-formaldehyde*), gelatina-resorcina-formaldeído-glutaraldeído (*gelatin-resorcin-formaldehyde-glutaraldehyde*) e cola GRF (*GRF glue*).

O composto de colágeno é chamado adesivo de colágeno (*collagen adhesive*).

## BREVE HISTÓRICO DOS ADESIVOS EM CIRURGIA

A aproximação e coaptação das bordas de uma ferida é uma etapa importante para o tratamento da maioria das lesões, acelerando a cicatrização ou regeneração dos tecidos, diminuindo o processo inflamatório e o gasto energético do organismo.

Os já consolidados métodos de fixação e sutura com fios são descritos desde os mais remotos tempos da humanidade.

Já os adesivos cutâneos, embora haja relatos antigos do uso de cera de abelha e borracha com essa função, tiveram seu desenvolvimento no início do século XX, com Harvey Williams Cushing (1869-1939), que usou fragmentos de coágulos solidificados para promover adesão e hemostasia sanguínea, e Gray, que usou fibrina extraída do sangue de ovelhas para controle de sangramento de lacerações cutâneas e cerebrais em cães e gatos.

John Zachary Young (1907-1997) e Peter Brian Medawar (1915-1987), em 1940, e Isadore Max Tarlov (1905-1977), em 1942, foram os pioneiros no uso das colas de fibrina, utilizando plasma enriquecido com fibrinogênio, heterólogo e homólogo, respectivamente, para a confecção de colas biológicas. Porém, o risco de transmissão de doenças carreadas pelos compostos envolvidos nos adesivos de fibrina (embora não haja nenhum caso de transmissão de doenças por essa via descrito na literatura) fez com que seu uso se tornasse restrito e limitado.

Os adesivos químicos, por sua vez, foram sintetizados pela primeira vez em 1947 por Alan E. Ardis (patenteados pela B.F. Goodrich Company em 1949), mas somente uma década depois (1958), com Harry Wesley Coover Jr. (1917-2011) e colaboradores, é que os ésteres aquílicos do ácido cianoacrilato tiveram suas propriedades adesivas relatadas e sua primeira denominação comercial estabelecida (*Eastman 910 monomer*), sendo usados em seres humanos. Um dos primeiros a usar os adesivos de cianoacrilato, demonstrando sua eficácia, no final da década de 1950 e início da década de 1960, abrindo as portas para a divulgação, pesquisas e uso desses adesivos em praticamente todos os tecidos do corpo.

Surindar Bhaskar (1923-2016) e colaboradores mostraram que o adesivo químico cianoacrilato ($C_5H_5NO_2$) aderia ao tecido úmido, apresentava propriedades hemostáticas e era fagocitado por histiócitos.

David G. Kline (1934) e George Joseph Hayes (1918-2002), ainda na década de 1960, observaram em suas experiências que o cianoacrilato de metila, de cadeia curta, apresentava alto grau de histotoxicidade, causando edema e necrose aos tecidos, contraindicando-o para uso clínico.

Nas décadas seguintes, diversas pesquisas avaliaram a eficácia, biocompatibilidade, resistência, toxicidade, tamanho das cadeias poliméricas e outras características do cianoacrilato e seus derivados, desde metilo, etilo, n-propilo, n-amilo, n-hexilo até octilo. Com isso, verificou-se que a toxicidade desses adesivos está relacionada à sua velocidade de degradação e ao tamanho da cadeia do polímero formado, ou seja, quanto maior for a cadeia lateral, menor a velocidade de degradação e menor a histotoxicidade.

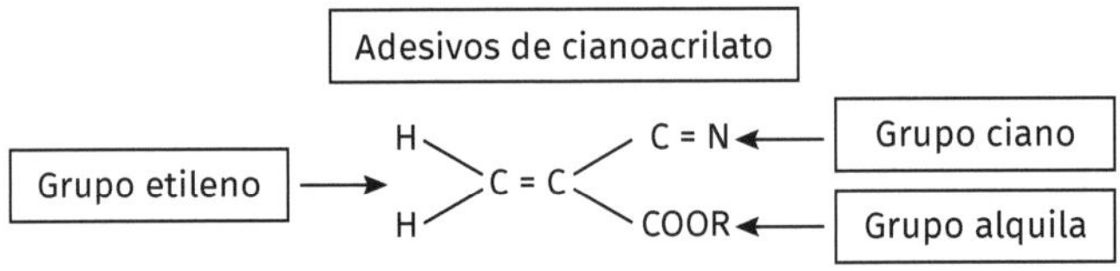


| Família cianoacrilato | R (cadeira alquila) |
|---|---|
| Metil-2-cianoacrilato | $CH_3$ |
| Etil-2-cianoacrilato | $C_2H_5$ |
| N-butil-cianoacrilato | $C_4H_9$ |
| Isobutil-cianoacrilato | $CH_3CH(CH_3)_2$ |
| Octil-cianoacrilato | $C_8H_{17}$ |

**FIGURA 1** Composição química da família do cianoacrilato.
Fonte: adaptada de Ayyıldız e Ayyıldız, 2017.

Outros relatos reforçaram a biocompatibilidade, a maior eficácia e a menor toxicidade dos cianoacrilatos de cadeias maiores, que também apresentavam efeitos bacteriostáticos e hemostáticos superiores à sutura com fios, e passaram a ser usados com maior frequência na prática clínica, como os adesivos de etil-2-cianoacrilato (Epiglu®), n-butil-2-cianoacrilato (Histoacril®), 2-octil cianoacrilato (Dermabond®) e isobutil-cianoacrilato (Indermil®) (Figura 1).

No final da década de 1990, estudos paralelos aos de adesivos químicos começaram a surgir com o desenvolvimento de adesivos biológicos à base de albumina, glutaraldeído e gelatinas, com uma vantagem importante em relação às colas de fibrina: ausência de derivados de sangue humano, o que eliminaria o risco de transmissão de doenças associadas ao sangue.

Em 2001, Geoffrey Gaddis Hallock (1946) estabeleceu que o adesivo ideal deveria ter a capacidade de produzir união tissular estável, ser impermeável e reagir com o tecido vivo, solidificando-se rapidamente. Além disso, precisaria ter consistência elástica, não alterando as características do tecido onde é utilizado. Sua conservação, esterilização e manuseio deveriam ser fáceis, além de ser desprovido de efeito tóxico, carcinogênico ou alergênico.

Sendo assim, os cianoacrilatos de cadeias maiores atendem, em sua maioria, a esses conceitos, pois produzem união tissular estável e forte, são impermeáveis e polimerizam frequentemente entre 20 e 120 segundos, quando em contato com água ou superfícies como endotélio, mucosa, pele, sangue e osso. Nesse processo, ocorre uma reação exotérmica formando um polímero de cadeias longas, fortes e estáveis, sem resíduos tóxicos. Por serem líquidos, possuem a habilidade de penetrar em superfícies irregulares dos tecidos, promovendo uma forte adesão.

As pesquisas que seguem através dos anos estão voltadas para um adesivo que substitua os tradicionais tipos de suturas com fios cirúrgicos e, mais recentemente, o uso de grampeadores. No estágio atual de conhecimento, os adesivos não oferecem uma força tênsil capaz de manter as bordas da ferida aproximadas com segurança e durante o tempo necessário para cicatrização consistente, mas outros empregos em diferentes especialidades têm mostrado uma efetividade para numerosas situações, de modo que essas substâncias são mais adequadamente referidas na literatura como bioadesivos e não mais como adesivos cirúrgicos.

## CARACTERÍSTICAS DO BIOADESIVO IDEAL

Um bioadesivo deve atender a cinco pressupostos:

- **Biodegradabilidade:** ser totalmente absorvível sem deixar resíduos tipo corpo estranho ou necessidade de segunda intervenção para remoção de material não degradável.
- **Flexibilidade:** ser flexível na sua conformação tridimensional e acomodar-se ao tecido.
- **Viscosidade:** ter uma viscosidade que permita a aplicação à area restrita da intervenção sem extravasar para áreas vizinhas.
- **Acessibilidade:** armazenagem e custo razoáveis.
- **Adesibilidade:** capacidade de adesividade adequada para o tecido e tempo de ação exigido para completar a cicatrização.

## CLASSIFICAÇÃO DOS ADESIVOS

Os bioadesivos podem ser divididos em três categorias:

- **Adesivos naturais:** fibrina, polissacárides, gelatina ou a mistura deles.
- **Adesivos sintéticos:** cianoacrilato, polietilenoglicol (PEG), poliuretano (PUS).
- **Adesivos combinados:** gelatina-resorcinol-formaldeído (GRF), gelatina-ácido poliglutâmico.

Há perspectivas futuras para a combinação de nanopartículas e tecnologia biomimética – mimetização de bioadesivos naturais como os do mexilhão e da lagartixa.

## ASPECTOS DA COLA DE FIBRINA

A cola de fibrina (ou fibrinogênio) é um concentrado liofilizado de proteínas plasmáticas humanas, que apresenta altos teores de fibrinogênio, fibronectina e fator XIII da coagulação. Os componentes são ativados pela trombina concentrada, diluída em cloreto de cálcio; a ação dos componentes é potencializada pelo acréscimo da aprotinina, um agente antifibrinolítico que dá estabilidade ao coágulo formado.

Os princípios ativos, na forma líquida, vêm em frascos separados e são preparados no momento da aplicação, devendo permanecer aquecidos em equipamento próprio. Ao se unirem, através de uma seringa com dois orifícios, os diluentes são adicionados ao tecido, levam de 10 a 20 segundos para o início da coagulação e, na dependência da concentração de trombina, de 5 a 20 minutos para efeito adesivo máximo. Uma vez preparado para uso, o tempo máximo de aproveitamento é de 4 horas.

A trombina, por meio de uma reação cruzada com o fator XIII da coagulação, tendo o cálcio como catalisador, converte o fibrinogênio em uma rede firme de fibrina, que é mecanicamente estável e com acentuadas propriedades adesivas. Como um produto biológico, o adesivo: não provoca reação inflamatória; não provoca reação tecidual no local da aplicação; tem toxicidade e efeito carcinogênico desprezíveis; é biodegradável; tem mecanismo de liberação lenta nos tecidos; não gera produtos de degradação tóxicos; cerca de 20% de sua massa original é desintegrada por fibrinólise nas 72 horas seguintes à aplicação.

Tem indicação de uso para hemostasia local, especialmente nos pacientes com defeitos na cascata de coagulação e em pacientes em uso de anticoagulantes, podendo ser aplicada nas linhas de sutura e nos orifícios dos pontos para garantir uma boa hemostasia. Está indicada: na vedação das linhas de suturas vasculares; no reforço das linhas de suturas por grampeadores no esôfago e retossigmoide onde não há serosa; nas suturas gastrintestinais de alto risco; em suturas de úlceras duodenais perfuradas aplicadas por laparoscopia; nas suturas mecânicas do pulmão; na fixação de enxertos cutâneos de espessura parcial; na redução da hemorragia transoperatória pela nebulização (*spray*) do vedante de fibrina sobre o mediastino anterior durante cirurgia cardíaca; na eliminação de vazamentos de ar quando aplicado nas fístulas broncopleurais; nas superfícies pulmonares cruentas topicamente, após decorticação ou ressecção do pulmão; na eliminação dos vazamentos de liquor na dura-máter; na redução de sangramento no desbridamento de escaras e queimaduras; na manutenção de continuidade de nervos periféricos lesados por traumatismos; nas cirurgias do tímpano; nas anastomoses microvasculares; nas feridas de tensão mínima.

## ASPECTOS DO ADESIVO DE COLÁGENO

Produto sintetizado a partir de colágeno derivado de porcos, ácido poliglutâmico e dicarbamida hidrossolúvel, que, misturados em concentrações ideais, formam um gel adesivo. É um adesivo absorvível e sua absorção pode ser controlada de acordo com a concentração do colágeno. Relatos na literatura mostraram resultados melhores que os do adesivo de fibrina, além de não ser um derivado de sangue humano e ter baixo custo.

## ASPECTOS DO ADESIVO DE CIANOACRILATO

Os derivados do cianoacrilato têm algumas propriedades exigidas para um bom material adesivo: estabilidade no armazenamento, polimerização em camadas finas, tempo pouco prolongado de polimerização, produção mínima de calor, aderência firme e flexível, mínima toxicidade tecidual, biodegradabilidade, aplicação fácil, ausência de efeitos antigênicos e ausência de efeitos carcinogênicos (Figura 2).

| Adesivos | Características bioquímicas e fisiológicas |
|---|---|
| Metil-2-cianoacrilato | ▪ Tóxico, libera formaldeído<br>▪ Possui atividade bacteriostática |
| Etil-2-cianoacrilato | ▪ Pouco tóxico, libera pequena quantidade de formaldeído<br>▪ Possui atividade bacteriostática<br>▪ Possui efeito hemostático (diminui o TTPA) |
| N-butil-cianoacrilato | ▪ Mínimo efeito tóxico<br>▪ Degradação lenta<br>▪ Adesão forte e rígida<br>▪ Possui atividade bacteriostática<br>▪ Possui efeito hemostático (diminui o TTPA) |
| Isobutil-cianoacrilato | ▪ Mínimo efeito tóxico<br>▪ Degradação lenta<br>▪ Adesão forte e rígida<br>▪ Possui atividade bacteriostática |
| Octil-cianoacrilato | ▪ Mínimo efeito tóxico<br>▪ Degradação lenta<br>▪ Adesão mais fraca<br>▪ Possui atividade bacteriostática |

**FIGURA 2** Características dos bioadesivos de cianoacrilato.
Fonte: adaptada de Ayyıldız e Ayyıldız, 2017.

A substância adesiva apresenta-se na forma líquida, com uma coloração azulada que facilita sua visualização no campo operatório. A ferida deve ter as bordas secas e bem coaptadas, e os tecidos a serem aproximados devem estar sob discreta força de tensão e ter tempo de cicatrização rápido. A aplicação deve ser feita em camadas finas, pois o uso em camadas grossas não aumenta sua capacidade adesiva.

Juntamente com a cola de fibrina, são os bioadesivos de uso mais frequente.

## INDICAÇÕES DOS BIOADESIVOS

Os adesivos cirúrgicos podem ser aplicados em uma gama extensa de situações na prática médica:

- **Cirurgia geral:** reparo de ferida cirúrgica, controle de hemorragias.
- **Medicina de emergência e prática geral:** ferimentos corto-contusos, lacerações, controle de hemorragias.
- **Endoscopia:** controle de hemorragias digestivas e obliteração das varizes esofagogástricas.
- **Oftalmologia:** principalmente em doenças de tratamento do segmento anterior – por exemplo, afinamento de córnea, ulceração e reparo temporário de perfurações. Também podem ser usados como adesivos teciduais em incisões de catarata na córnea.
- **Cirurgia torácica:** fechamento de lesões pulmonares, topicamente nas superfícies pulmonares cruentas, após decorticação ou ressecção do pulmão, eliminação de vazamentos de ar quando aplicado nas fístulas broncopleurais.
- **Neurocirurgia:** reparo de nervos periféricos, controle de hemorragias, obliteração de vasos, eliminação dos vazamentos de liquor na dura-máter.
- **Cirurgia otológica:** reconstrução da cadeia ossicular, reparo do tímpano.
- **Radiologia intervencionista e cardiologia:** emboloterapia de várias anormalidades vasculares, incluindo aneurismas.
- **Pediatria:** fechamento de feridas em crianças.
- **Cirurgia endoscópica pediátrica:** aproximação do tecido e hemostasia.
- **Farmacoterapêutica:** carreadores de drogas.
- **Cirurgia vascular:** obliteração de aneurismas.
- **Cirurgia plástica e reconstrutiva:** adesão cutânea, controle de sangramentos.
- **Urologia:** adesão cutanea, fístulas urinárias, varicocele.
- **Odontologia:** adesão de mucosas, capeamento de material de preenchimento em cirurgias endodônticas.

O amplo campo de aplicações para os adesivos biológicos e sintéticos na medicina vem confirmando o destaque desses materiais como protagonistas de múltiplos tratamentos, aumentando a eficácia e segurança dos procedimentos, diminuindo tempo e custos cirúrgicos.

## PERSPECTIVAS DO USO DE ADESIVOS CIRÚRGICOS

No estado atual do nosso conhecimento, os adesivos ainda não são adequados para substituir os fios de sutura em termos de força tênsil, mas têm um papel coadjuvante importante para alguns tipos de sutura e são recomendáveis como preferenciais em tipos especiais de tecidos, prescindindo, assim, do fio cirúrgico.

O grande desafio é conseguir uma substância com capacidade de adesividade em superfícies úmidas. Pesquisas recentes com fitas de hidrogel, um material em rede de polímeros reticulados dispersos em água, têm mostrado progressos na compatibilidade do adesivo e sua aplicação prática.

Também se mostram promissoras as pesquisas envolvendo proteínas adesivas produzidas por mexilhões e outras espécies marinhas, caracteristicamente conhecidas pela capacidade de aderir a superfícies subaquáticas.

Chama a atenção pelo ineditismo o mecanismo de adesão das patas de lagartixas. Não se trata de substância adesiva, mas sim da conformidade geométrica de minúsculas almofadas que grudam em qualquer superfície pela força eletrostática (força de Van der Waals). Os estudos se concentram em produzir cerdas sintéticas que funcionem como cola instantânea.

Nanopartículas, representadas por nanotubos de carbono e nanocristais de celulose, são dispostas em fitas de hidrogel, onde são adsorvidas, e, quando ocorre a conexão entre as fitas, geram um campo de polímeros interligados e responsável pela capacidade adesiva.

Também é de se esperar aprimoramento dos adesivos já existentes e assim, no conjunto, poderemos chegar a um adesivo eficaz, confiável e seguro.

## REFERÊNCIAS

Ayyıldız SN, Ayyıldız A. Cyanoacrylic tissue glues: biochemical properties and their usage in urology. Turk J Urol. 2017;43(1):14.

Bhaskar SN, Jacoway JR, Margetis PM, Leonard F, Pani KC. Oral tissue response to chemical adhesives (cyanoacrylates). Oral Surg Oral Med Oral Pathol. 1966;22(3):394-404.

Borley NR, Mortensen NJ. Topical adhesive as a wound dressing for elective abdominal surgery. Ann Royal Coll Surg Engl. 2001;83(4):285.

Corrêa BS, Bicas HEA. A study of the applicability of biological adhesives to the reinsertion of an external ocular muscle in rabbits--I experiment I--measurements of duration of procedures, and clinical and histopathologic studies. Arq Bras Oftalmol. 2005;68:599-607.

Fagundes DJ. Fundamentos do uso de adesivos cirúrgicos. In: Bravo Neto GP, Victer FC, organizadores. PROACI. Programa de atualização em cirurgia. Porto Alegre: Artmed; 2017.

Fagundes DJ. Fundamentos e avanços em adesivos em cirurgia. In: Saad Junior R, Vianna Salles RAR, Carvalho WO, Maia AM, organizadores. Tratado de cirurgia do CBC. São Paulo: Atheneu; 2009.

Greco Júnior JB, Carmo VM, Lopes Filho AL. Uso do 2-octil-cianoacrilato em síntese tecidual: estudo experimental em camundongos. Rev Bras Cir Plast. 2001;15(2):47-54.

Inou T, Mori S, Mizuno K, Ota K. A new adhesive for vascular surgery. J Int Coll Surg. 1965;44:241-52.

Inovação Tecnológica [Internet]. Lagartixas são a chave para melhores adesivos. 10 set. 2002 [citado em 08 jun. 2023]. Disponível em: https://www.inovacaotecnologica.com.br/noticias/noticia.php?artigo=010160020910&id=010160020910

Lin H, Zhuang Z, Ma T, Sun X, Huang X, Li Y. A meta-analysis of randomized control trials assessing mesh fixation with glue versus suture in Lichtenstein inguinal hernia repair. Medicine. 2018;97(14).

Lins RD, Gomes RC, Santos KS, Silva PV, Silva RT, Ramos IA, et al. Use of cyanoacrylate in the coaptation of edges of surgical wounds. An Bras Dermatol. 2012;87:871-6.

Mehdizadeh M, Yang J. Design strategies and applications of tissue bioadhesives. Macromol Biosci. 2013;13(3):271-88.

Missner [Internet]. Hidrogel híbrido adesivo: a fixação cirúrgica do futuro. 25 jan. 2022 [citado em 08 jun. 2023]. Disponível em: https://missner.com.br/noticias/post/hidrogel-hibrido-adesivo-a-fixacao-cirurgica-do-futuro

Petrie EM. Cyanoacrylate adhesives in surgical applications. ver Adhes Adhes. 2014;2(3):253-310.

Research at Purdue [Internet]. Inspired by mussels, a non-toxic underwater adhesive could bring new surgical glue. 19 jul. 2019 [citado em 08 jun. 2023]. Disponível em: https://www.purdue.edu/research/researchatpurdue/inspired-by-mussels-a-non-toxic-underwater-adhesive-could-bring-new-surgical-glue/

Rivoire HC, Fagundes DJ, Taha MO. Adesivos cirúrgicos: revisão e atualização. JBM. 2002;82(3):101-3.

Rose S, Prevoteau A, Elzière P, Hourdet D, Marcellan A, Leibler L. Nanoparticle solutions as adhesives for gels and biological tissues. Nature. 2014;505:382-5.

Sanders L, Nagatomi J. Clinical applications of surgical adhesives and sealants. Crit Rev Biomed Eng. 2014;42(3-4).

Sohn JJ, Gruber TM, Zahorsky-Reeves JL, Lawson GW. Comparison of 2-ethyl-cyanoacrylate and 2-butyl-cyanoacrylate for use on the calvaria of CD1 mice. J Am Assoc Lab Anim Sci. 2016;55(2):199-203.

Tarlov IM, Benjamin B. Autologous plasma clot suture of nerves. Science. 1942;95(2462):258.

Toriumi DM, O'Grady K, Desai D, Bagal A. Use of octyl-2-cyanoacrylate for skin closure in facial plastic surgery. Plast Reconstr Surg. 1998;102(6):2209-19.

Wachter D, Brückel A, Stein M, Oertel MF, Christophis P, Böker DK. 2-octyl-cyanoacrylate for wound closure in cervical and lumbar spinal surgery. Neurosurg Rev. 2010;33(4):483-9.

Young JZ, Medawar PB. Fibrin suture of peripheral nerves: measurement of the rate of regeneration. Lancet. 1940;236(6101):126-8.

Zheng K, Qinhao Gu, Zhou D, Zhou M, Zhang L. Recent progress in surgical adhesives for biomedical applications. Smart Mat Med. 2022;3:41-65.

# 24

# Materiais especiais de síntese óssea

*Endrigo Rossim*
*Jullyana Heinen Peixoto*
*Paulo Kharmandayan*

## EVOLUÇÃO HISTÓRICA DA SÍNTESE ÓSSEA

A fixação e imobilização dos fragmentos ósseos é essencial para o sucesso em qualquer procedimento que envolva manipulação óssea. Hipócrates, nascido em 460 a.C., já chamava a atenção para a importância da redução das fraturas, empregando, naquela época, fios de seda, algodão, linho e fios de ouro. Em 3000 a.C., os incas do Peru usavam ouro e prata para reparar defeitos da trepanação. Petrônio deu uma descrição preliminar do uso de materiais aloplásticos em 1565, ao descrever o fechamento de um defeito craniano com uma placa de ouro. No entanto, o uso de materiais de implante foi esporádico e frequentemente complicado por infecções nos 300 anos subsequentes.

Em 1846, Gurdon Buck Jr. (1807-1877) relatou a primeira realização de osteossíntese com fio metálico em uma fratura de mandíbula. Diferentes capacetes foram criados nas décadas de 1930 e 1940, visando à tração para redução da intrusão dos ossos. Contudo, eram frequentes as infecções e eliminações de sequestros ósseos, que diminuíram com o advento do acesso direto aos focos de fratura e fixação dos segmentos fraturados.

Os métodos de fixação incruenta, como capacetes, trações externas e bloqueios maxilomandibulares, foram dando lugar à fixação interna diretamente nos focos da fratura, em virtude da melhora da qualidade dos materiais de fixação, ausência de artefatos desconfortáveis ao paciente (que aumentavam a morbidade), melhora dos recursos radiológicos e de imagem (permitindo diagnóstico preciso das lesões e avaliação rigorosa dos resultados terapêuticos) e abreviação do tempo de retorno às atividades diárias.

O uso de materiais sintéticos como bioimplantes só se tornou generalizado depois da década de 1940, quando avanços nas ciências biomecânicas ocasionaram o desenvolvimento de numerosos materiais adequados para a utilização, como implantes. Desde sua introdução na cirurgia e traumatologia craniomaxilofaciais, observam-se expressivas discussões e pesquisas sobre as propriedades físico-químicas e mecânicas e o comportamento desses materiais no interior dos tecidos faciais. O rigor na qualidade durante a fabricação de placas e parafusos tem sido cuidadosamente debatido, visto que defeitos na superfície dos materiais podem favorecer a ocorrência de fraturas durante a fase de instalação. Boa exposição, tática operatória e redução da fratura não resistirão a uma fixação débil e imprópria.

A primeira fixação de fratura mandibular com placas e parafusos foi realizada por Carl Hansmann (1852-1917), em 1886. No entanto, os resultados foram inconsistentes, e a aceitação do método foi lenta. A melhoria dos resultados ocorreu com o início da utilização de materiais biocompatíveis e mais adaptáveis. Bernd Spiessl (1921-2002) e K. Schroll descreveram, em 1972, a utilização de placas rígidas compressivas de 2,7 mm de espessura e parafusos bicorticais. François-Xavier Michelet (1931-2005), em 1973, descreveu o uso de miniplacas de 2 mm e parafusos monocorticais e, posteriormente, Maxime O. Champy (1926), em 1975, aprimorou a técnica e a utilizou para tratamento de fratura mandibular. Estudos comparativos demonstraram que as miniplacas não compressivas apresentam melhores resultados, pois não exercem pressão excessiva sobre o foco de fratura, melhorando a vascularização local e, consequentemente, a consolidação óssea.

A seleção do implante depende da função a ser realizada e da maneira como o implante será utilizado. Os materiais utilizados para fixação interna devem atender a vários requisitos mecânicos fundamentais. As características de um implante ideal incluem biocompatibilidade, força, resistência à corrosão e transparência na aquisição de imagens radiológicas. O material também deve ter custo viável, não ser tóxico, carcinogênico ou antigênico, inerte no organismo, não necessitar de remoção, ser maleável e, ao mesmo tempo, resistente.

Dos potenciais biomateriais disponíveis, somente os metais podem fornecer a rigidez e a resistência necessárias, bem como a ductilidade e, principalmente, a biopassividade para a maioria das utilizações em cirurgia craniomaxilofacial (CMF). A ductilidade de um material determina o grau em que um dispositivo pode ser deformado ou contorcido. Polímeros reabsorvíveis e não reabsorvíveis também são usados em situações específicas na cirurgia CMF, quando os implantes são submetidos a um estresse relativamente baixo.

Os metais são usados em sistemas de placas e parafusos para fixação interna CMF e em cirurgias da mão, com fios de Kirshner (fios K), placas cranianas, hemogrampos, bastões e articulações artificiais. Aço inoxidável (SS), cobalto-

-cromo (Vitallium) e titânio (Ti) são os principais metais disponíveis para implantes biológicos.

O aço inoxidável possui baixa resistência à corrosão e tem o potencial de causar artefatos na aquisição de imagens por tomografia computadorizada (TC) ou ressonância magnética (RM). O desenvolvimento das ligas de Vitallium ajudou a superar o problema da corrosão decorrente da formação de uma película protetora de óxido na sua superfície, porém as ligas são difíceis de dobrar ou moldar. Em comparação ao aço inoxidável, o Vitallium não tem propriedades magnéticas e causa menos artefatos nos exames de imagem.

O titânio é a liga mais recentemente desenvolvida, compondo a maior parte dos sistemas de placas e parafusos utilizados atualmente. Pode estar disponível como titânio puro ou como uma liga mais forte de titânio, em combinação com alumínio ou vanádio. Na forma pura, é mais maleável que o aço inoxidável ou o Vitallium, apresentando força tênsil semelhante a este último. A camada protetora de óxido que se forma na superfície do titânio faz dele o metal menos corrosivo para implantes. Ele também induz uma dispersão significativamente menor em TC e RM, possibilitando assim a aquisição de imagens pós-operatórias com mínima distorção óssea.

Em termos de fixação e eventual cicatrização óssea, a rigidez do material é essencial, uma vez que evita a deformação no local da lesão, além de reduzir o movimento do local da fratura para que o reparo do tecido ocorra corretamente. Como o titânio tem uma baixa ductilidade em comparação ao aço inoxidável, o Ti pode apresentar problemas no manuseio, resultando em quebra. A força de um dispositivo (nível de carga que pode ser tolerado pelo implante antes da falha) também deve ser levada em consideração, pois é necessária para manter a redução e a estabilidade do local da fratura. Ainda mais significativa é a resistência do material à fadiga provocada pela carga repetitiva. Embora o SS tenha melhor resistência à carga estática em comparação ao Ti, o Ti e suas ligas são superiores quando submetidos a repetidos ciclos de carga de fadiga.

A tendência nos últimos 20 anos tem sido uma substituição do SS por Ti pela resistência superior à corrosão, menor rigidez e maior compatibilidade com os métodos de diagnóstico por imagem, além de não ser sugerida sua remoção no pós-operatório.

## TIPOS DE IMPLANTES

### Parafusos

A finalidade dos parafusos é estabilizar o osso, prender um osso a uma placa ou a placa em direção ao osso, comprimir o osso ou fixar um distrator. A estabilização pode ser realizada apenas por parafusos (técnica posicional ou de compressão) ou pela fixação do osso a uma placa. A nomenclatura dos parafusos (e de todo o sistema de fixação) nos sistemas convencionais segue a medição do diâmetro externo da rosca e do tipo de parafuso. O diâmetro externo da rosca é medido em milímetros. Assim, 2,4 refere-se a um diâmetro externo de rosca de 2,4 mm.

Dois tipos básicos de parafusos de metal estão em uso clínico: parafusos convencionais com uma única rosca e parafusos de cabeça de bloqueio. Os parafusos da face intermediária têm um diâmetro idêntico de 1,5 mm e os parafusos de emergência, 1,8 mm.

O parafuso pode ser autoperfurante, o que elimina a necessidade de uma broca, economizando tempo e eliminando etapas, mas é usado apenas em circunstâncias limitadas com base na qualidade do osso. Parafusos do sistema *locking head* têm duas roscas, uma para ancorar o parafuso no osso e uma segunda rosca para colocar o parafuso na placa (Figura 1).

## Placas

Desde sua utilização inicial para fixação rígida à mandíbula, numerosos desenhos de placas, diferindo em tamanho, forma, dimensão e finalidade, foram desenvolvidos e introduzidos para uso na fixação CMF. Os avanços da última década incluem o *design* de placas específicas para determinadas regiões anatômicas, tecnologia de travamento e criação de malhas, para citar apenas algumas.

As funções básicas de uma placa são estabilizar o osso e/ou preencher um vazio ou lacuna, temporária ou permanentemente (Figura 2). A estabilização

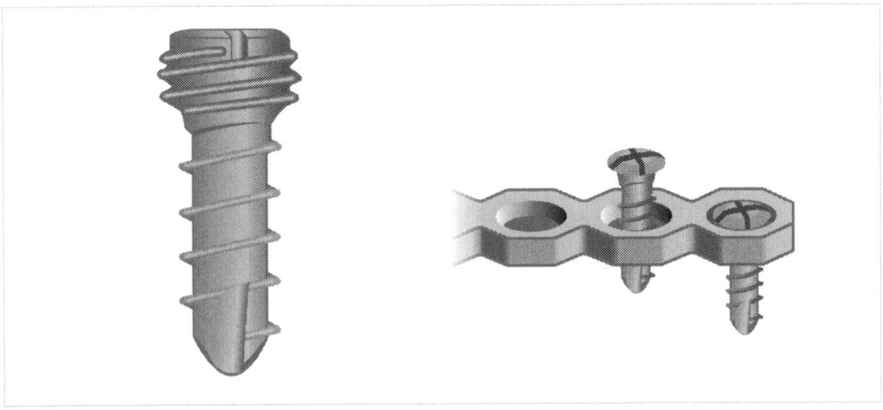

**FIGURA 1** Parafuso tipo *locking head.*

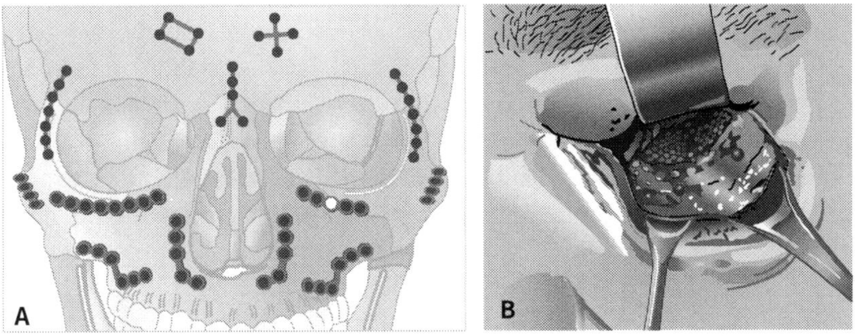


**FIGURA 2** A: placas craniofaciais. B: placa (malha) orbital pré-formada de titânio.
Fonte: arquivo pessoal dos autores.

do osso pode ser realizada pelas mais diversas formas e tipos de placas e usando diferentes técnicas.

Os sistemas metálicos, apesar de seu uso seguro, prático e eficiente, possuem algumas desvantagens, como risco de sensibilidade ao calor e ao frio, placas palpáveis sob a pele, dor, exposição, possibilidade de efeitos mutagênicos, interferência em métodos de diagnóstico por imagem, e, principalmente, interferência na função e/ou crescimento ósseo. Consequentemente, um segundo procedimento para remoção dos implantes pode ser necessário em 5 a 40% dos pacientes.

No intuito de solucionar essas questões, o sistema de placas e parafusos biodegradáveis foi inicialmente descrito na década de 1960. Quatro componentes foram principalmente utilizados como material para a confecção desses sistemas: o ácido poliglicólico (Dexon®), o copolímero formado pelo ácido poliglicólico/poliláctico (Vicryl®), a polidioxanona (PDS) e o ácido poliláctico (PLLA).

Diferentemente dos metais, os materiais de fixação absorvíveis sofrerão alterações após terem sido implantados. O processo de degradação dos materiais absorvíveis envolve duas etapas. A primeira delas é a fase de hidrólise, a qual tem início logo após a implantação do material e leva à dissociação das cadeias poliméricas. A segunda etapa é conhecida como fase do metabolismo, na qual as cadeias dissociadas na fase anterior serão ingeridas e metabolizadas por macrófagos.

No início de sua utilização, muitas complicações foram relatadas com o uso dos sistemas absorvíveis. Essas complicações incluíam encapsulamento fibroso, formação de cavidade estéril e uma resposta inflamatória intensa. Reações menores foram observadas com o uso de copolímeros, porém estes ainda não são amplamente utilizados em razão do longo período até a reabsorção, a quantidade de inflamação causada e as questões relacionadas à sua estabilidade mecânica.

Todos os sistemas biodegradáveis de osteossíntese disponíveis atualmente são baseados em copolímeros de PLLA. Apesar das potenciais vantagens de seu uso, esses sistemas não substituíram os sistemas de titânio e ainda são utilizados em situações limitadas. As propriedades mecânicas intrínsecas dos sistemas biodegradáveis ainda são menos favoráveis que as propriedades do titânio, tendo aplicação recomendada apenas para estabilização de segmentos da face que não recebem sobrecarga excessiva (terço médio e crânio).

Além disso, sua utilização permanece mais aceita na cirurgia ortognática e craniofacial do que no trauma de face. Isto se deve à contaminação e às fraturas atípicas, frequentemente cominutivas, observadas no trauma, em comparação às linhas de osteotomia previsíveis e limpas na cirurgia ortognática e craniofacial. O principal inconveniente do uso generalizado dos dispositivos absorvíveis é a falta de evidência clínica de que eles são completamente absorvidos sem deixar resíduos ou causar complicações enquanto desempenham papel biomecânico similar ao dos implantes de titânio. A literatura atual comparando os dois sistemas ainda não foi capaz de comprovar a maior efetividade de um sistema em relação ao outro.

## Materiais para síntese em falhas ósseas

### Titânio

Próteses de Ti são conhecidas por substituírem defeitos ósseos, tendo as ótimas características desse metal (bioinerte e biocompatível, com boa osseointegração ao organismo quando justaposto ao osso, compatível com os métodos de diagnóstico por imagem, entre outras). Contudo, o metal não leva à regeneração óssea e, por isso, são buscados outros biomateriais.

### Matriz óssea desmineralizada

Material produzido pela extração ácida do osso do aloenxerto, restando proteínas, colágeno e fatores de crescimento, para facilitar a formação óssea pela maior superfície para células osteocondutoras e osteoindutivas. Pode ser combinada a partes de autoenxertos, aumentando a quantidade viabilizada para o reparo de falhas ósseas. Uma formulação dessas matrizes seriam os aloenxertos ósseos celulares, desenvolvidos como particulados maleáveis que contêm um andaime esponjoso poroso, fatores de crescimento e células endógenas viáveis; estudos prospectivos multicêntricos têm mostrado que são seguros e eficazes, com altas taxas de fusão e funcionalidade ósseas, comparáveis ao autoenxertos.

## Substitutos sintéticos de enxerto ósseo

Matrizes osteocondutoras sintéticas utilizando material poroso não biológico como substituto de enxerto ósseo, imitando a estrutura óssea esponjosa e permitindo a incorporação e a proliferação de células-tronco mesenquimais. Os mais conhecidos são o fosfato de cálcio e o sulfato de cálcio.

O cimento de fosfato de cálcio, criado pela dissolução do cálcio em um solvente aquoso, precipita uma reação *in vivo* em que os cristais de fosfato de cálcio se expandem enquanto o cimento endurece, podendo preencher defeitos personalizados de maneira compressiva, sendo vantajoso em relação aos blocos, grânulos e pós.

A hidroxiapatita (HA), o mais estável e conhecido dos fosfatos de cálcio, amplamente utilizada, bioativa, possui altas biocompatibilidade e integração ao tecido ósseo natural. Contudo, apresenta pouca absorção, baixa resistência a rachaduras e pouca estimulação óssea.

Outro material conhecido é o beta fosfato tricálcio (β-TCP), cujas cerâmicas porosas bioativas serviriam como excelentes suportes, proporcionando espaço para as células se fixarem e proliferarem enquanto o material se degrada com o osso; ensaios clínicos prospectivos mostraram que suas injeções são seguras e eficazes.

O polietileno de alta densidade, em formato poroso para melhor fixação ao osso, é outro polímero bastante biocompatível e com integração com tecidos moles, moldável ou customizável, mas não absorvível; seus poros aumentam vascularização e diminuem infecção; de boa estabilidade, fixável, leva a baixa absorção óssea, contudo não permite sua regeneração.

O polimetilmetacrilato (PMMA) é um polímero não reabsorvível, formador de cimento macroporoso, com potencial um pouco baixo de osteointegração e de invasão por neoformação óssea; amplamente utilizado, quando injetado se solidifica, mas podem restar monômeros que podem gerar resposta inflamatória, sendo sua principal desvantagem.

O composto de poli(ácido lático-co-glicólico) (PLGA)/ácido poli l-lático (PLLA) combina a rápida degradação do primeiro com a força mecânica do segundo, contribuindo para a formação de células tronco-embrionárias humanas.

Há também polímeros naturais: polissacarídeos, ácido hialurônico, quitosana e alginato.

O biovidro é uma forma de cerâmica bioativa composta por cálcio, fosfato e silicone, biocompatível e osteoindutivo, bioativo, que permite melhor migração, diferenciação e proliferação celular.

A policaprolactona e o poliuretano são aloplásticos utilizados em menor escala.

Compostos de sulfato de cálcio, disponíveis em forma de cimento e *pellet*, totalmente reabsorvíveis *in vivo* dentro de 30 a 60 dias, demonstraram ser eficazes no preenchimento ósseo, mas não são recomendados em situações que requerem suporte estrutural. Possuem altas taxas de drenagem serosa nas feridas, resultantes da resposta inflamatória à reabsorção do composto, devendo ser evitados quando houver preocupação com infecção.

## CONSIDERAÇÕES FINAIS

Para a síntese óssea, é necessária a imobilização do local de maneira não compressiva para não diminuir a vascularização; para esse fim, foram desenvolvidos sistemas de fixação interna de placas e parafusos.

Os sistemas metálicos apresentam boas características de resistência, todavia podem ocasionar dores e, principalmente, interferência no crescimento ósseo. Por outro lado, os materiais bioabsorvíveis não apresentam a resistência muitas vezes necessária para a estabilização de segmentos ósseos.

Dessa forma, a procura por biomateriais que apresentem as características ideais continua.

## REFERÊNCIAS

Baldwin P, Li DJ, Auston DA, Mir HS, Yoon RS, Koval KJ. Autograft, allograft, and bone graft substitutes: clinical evidence and indications for use in the setting of orthopaedic trauma surgery. J Orthop Trauma. 2019;33(4):203-13.

Dorri M, Oliver R. WITHDRAWN: Resorbable versus titanium plates for facial fractures. Cochrane Database Syst Rev. 2018;5:CD007158.

Ehrenfeld M, Manson PN, Prein J. Principles of internal fixation of the craniomaxillofacial skeleton trauma and orthognathic surgery. Davos: AO Foundation; 2012.

El-Rashidy AA, Roether JA, Harhaus L, Kneser U, Boccaccini AR. Regenerating bone with bioactive glass scaffolds: a review of in vivo studies in bone defect models. Acta Biomater. 2017;62:1-28.

Kim HD, Amirthalingam S, Kim SL, Lee SS, Rangasamy J, Hwang NS. Biomimetic materials and fabrication approaches for bone tissue engineering. Adv Healthc Mater. 2017;6(23):1-18.

Mélega JM. Cirurgia plástica: fundamentos e arte: cirurgia reparadora de cabeça e pescoço. Rio de Janeiro: Medsi; 2002.

Thorne C, Grabb WC. Grabb and Smith's plastic surgery. 6. ed. Philadelphia: Lippincott-Raven; 2007.

# 25

# Feridas operatórias e traumáticas

*Paulo Roberto Bertoletto*
*Djalma José Fagundes*

## INTRODUÇÃO

A preocupação com lesões corporais remonta a períodos imemoriais. Hipócrates prescrevia curativos no tratamento das feridas. Galeno fez tentativas empíricas de aplicação de substâncias. Lister introduziu o uso de ácido fenólico e medidas de antissepsia. Deve-se a Pasteur o conhecimento dos microrganismos e a Fleming a descoberta da penicilina, fatos que ajudaram a avançar no entendimento das infecções.

A compreensão dos fenômenos fisiopatológicos permitiu terapêuticas adequadas, destacando-se a mitigação da dor, dos processos inflamatórios e principalmente da infecção, responsável pelas complicações de maior monta.

Tanto nos ferimentos traumáticos como nos ferimentos cirúrgicos, diversos fatores estão envolvidos na evolução das lesões, podendo ter como desfecho *restitucio ad integrum* até o óbito.

Há diversas classificações e nomenclaturas na abordagem das feridas, as quais serão descritas a seguir.

## CONCEITO DE FERIDA

A ferida é caracterizada pela interrupção da continuidade de um tecido corpóreo, em maior ou em menor extensão. Essa solução de continuidade pode causada por diferentes tipos de traumas físicos à custa de energia calórica, agentes ionizantes ou causa mecânica. Substâncias químicas podem provocar feridas, assim como fatores biológicos que lesam os tecidos e alteram a integridade do tecido.

Etimologicamente, a palavra deriva do latim *ferire* (golpear, ofender, magoar, bater, imolar).

## CLASSIFICAÇÃO DAS FERIDAS

Há diferentes critérios para ordenar as características de um ferimento, seja ele resultante de um trauma fortuito, seja intencional da agressão cirúrgica (Quadro 1).

**QUADRO 1** Critérios e classificação das feridas traumáticas e cirúrgicas

| Critérios | Classificação |
|---|---|
| Grau de contaminação | Limpa<br>Potencialmente contaminada<br>Contaminada<br>Infectada |
| Evolução temporal | Aguda<br>Crônica |
| Profundidade | Superficial<br>Profunda<br>Cavitação |
| Lesão tegumentar<br>Sem interrupção de tegumento (fechadas) | Ferimento contuso<br>Escoriação<br>Equimoses<br>Hematomas |
| Com interrupção de tegumento (abertas) | Cortantes (incisas)<br>Corto-contusas<br>Perfurantes<br>Penetrantes em cavidades<br>Perfurocontusas<br>Abrasivas<br>Complexas |

### Classificação pelo grau de contaminação

A cicatrização da incisão operatória depende dos procedimentos de assepsia e antissepsia, da qualidade da incisão, da hemostasia e adequada aproximação das bordas da ferida. A introdução de novos métodos cirúrgicos, como os procedimentos minimamente invasivos (cirurgia laparoscópica e robótica), reduziram as agressões e o tamanho das feridas cirúrgicas, diminuindo a resposta inflamatória ao trauma.

Entretanto, a infecção persiste como grande problema de saúde pública, gerando altos custos, elevados índices de morbidade e mortalidade e incapacidade laboral do paciente, sendo um desafio para todos os cirurgiões.

Há vários fatores envolvidos nessa equação, desde fatores relacionados ao ambiente cirúrgico e à técnica operatória aplicada pelo cirurgião, até fatores próprios do paciente, como idade, hábitos de vida e doenças pregressas (p. ex., diabetes, cardiopatias, câncer e outras).

A melhor conduta diante do risco de infecção diz respeito às medidas preventivas que podem ser tomadas na possibilidade de contaminação da ferida.

Quanto ao grau de contaminação, as cirurgias podem ser classificadas segundo critérios adotados pelo Colégio Brasileiro de Cirurgiões e pelo Colégio Americano de Cirurgiões. Essa classificação permite ao cirurgião preparar-se para tomar precauções que possam evitar resultados adversos no pós-operatório e estabelecer condutas de acordo com o tipo de ferida (ver também o capítulo 29 - Infecção em cirurgia).

## Cirurgia limpa

Neste tipo de ferida operatória, não há abertura de vísceras ocas e não há quebra dos protocolos da técnica asséptica.

Não há necessidade de profilaxia antimicrobiana, exceto em casos de valvulopatias, implantação de próteses, imunodeprimidos, neurocirurgia e cirurgia oftálmica.

Um bom exemplo é o tratamento para correção de hérnias da parede abdominal, em especial as hérnias inguinais. Os planos anatômicos acessados, como pele, tela subcutânea, fáscias, aponeuroses e cordão espermático, assim como o saco herniário, são assépticos. A ausência de microrganismos caracteriza o procedimento dito "limpo".

## Cirurgia potencialmente contaminada

Neste critério, o ato operatório acessa vísceras ocas com extravasamento discreto de seu conteúdo, como pode ocorrer nas vísceras da cavidade abdominal (trato digestório, trato geniturinário) ou cavidade torácica (trato respiratório). Um exemplo é a cirurgia da colecistectomia para tratamento de colicistite crônica calculosa, em que podem ocorrer ruptura inadvertida da parede da vesícula e contaminação da cavidade peritoneal por bile e/ou com escape de cálculos biliares.

A quebra inadvertida dos procedimentos de assepsia também caracteriza uma ferida potencialmente contaminada. O tratamento com antimicrobianos se impõe nessas situações.

### Cirurgia contaminada

Nesta modalidade, ocorre a abertura de vísceras ocas (intencional ou inadvertida), com extravasamento de grande quantidade de conteúdo para a cavidade, ou quebra grosseira dos protocolos de assepsia. Dependo da situação, lesões traumáticas abordadas entre 4 e 6 horas de ocorrência são consideradas contaminadas. Em todas essas situações se impõe o tratamento antimicrobiano.

### Cirurgia infectada

É aquela em que a infecção já está presente no momento do diagnóstico ou é encontrada no decorrer do tratamento cirúrgico. Pode ocorrer ruptura de parede de vísceras ocas, causada pela doença de base, presença de exsudatos, necrose tecidual e/ou coleções de pus/abscessos. São exemplos o tratamento de colicistite aguda com empiema vesicular ou de uma apendicite aguda purulenta.

## Tempo de evolução

O fechamento de uma ferida cirúrgica limpa segue os tempos biológicos de cicatrização e se completa, em média, entre 3 e 4 semanas. Segundo esse raciocínio, feridas dentro desse período podem ser classificadas como feridas agudas. O cirurgião que acompanha a evolução pode perceber desvios na cicatrização advindos de fatores locais ou sistêmicos, como falha técnica, comorbidades do paciente, uso inadequado de fios, formação de coleções serosas, hemáticas ou mesmo purulentas (infecção de sítio cirúrgico), entre tantas outras.

A ação rápida e oportuna do cirurgião, instituindo tratamento medicamentoso, drenando coleções líquidas e removendo eventual tecido necrótico, vai diminuir os danos e evitar que a ferida tenha uma evolução crônica.

A ferida pode ultrapassar o período razoável de cicatrização de 3 a 4 semanas, entrando em uma fase crônica que pode se estender por tempo variável de alguns meses. A resolução do evento depende dos fatores causais, da capacidade do paciente de responder ao trauma operatório e dos cuidados da equipe de saúde com os curativos.

## Classificação quanto à profundidade

A ferida pode ser superficial ou profunda. Ela pode ser considerada superficial desde que seja restrita à pele e ao tecido celular subcutâneo (TCSC) ou possa atingir pequena extensão da camada músculo-aponeurótica adjacente.

As feridas profundas comprometem, além da pele e do TCSC, os planos aponeuróticos e musculares em grande extensão e levar à cicatrização por segunda intenção. Se houver infecção, ocorre a presença de exsudato inflamatório, edema, eritema, tecido de granulação e odor fétido. O tratamento, após debelar a infecção, pode exigir enxertos ou rotação de retalhos dermatogordurosos para cobrir a área cruenta.

## Classificação quanto à integridade tegumentar

As feridas traumáticas podem atingir o tegumento (pele ou mucosas) sem ruptura de sua integridade. São ferimentos contusos (resultantes de "pancadas") e que se apresentam com sinais inflamatórios (dor, calor, tumor, rubor), podendo ocorrer equimoses (infiltração difusa de sangue nos tecidos ao redor da lesão) ou hematomas (coleção de sangue formando uma cavidade patológica).

Dependendo da energia associada ao trauma, do tipo de agente traumático ou do tipo de tecido, pode haver solução de continuidade. As lesões são então classificadas como: cortantes (incisas), corto-contusas, perfurantes, pérfuro-contusas, penetrantes em cavidades, abrasivas ou complexas.

As lesões cortantes se caracterizam por serem causadas por objetos cortantes, como lâminas ou facas, sem perda ou destruição de tecido. Determinam ferimento de bordas regulares, ocorrendo a cicatrização sem complicações, desde que não associadas com outras lesões, como vasculares, tendões ou nervos.

Nas feridas corto-contusas, além do componente do corte, há contusão nos tecidos. A pele apresenta as bordas irregulares, e os tecidos adjacentes sofrem lesões de esmagamento ou isquemia, estando muitas vezes desvitalizados, fatores que comprometem a cicatrização. Não raro há presença de resíduos como pedaços de vidro, terra, grama, terra, areia e outros objetos, que se constituirão em corpos estranhos da ferida. É necessária a limpeza rigorosa da ferida com solução salina, remoção de corpos estranhos, regularização das bordas da ferida e desbridamento com a remoção dos tecidos inviáveis (isquêmicos ou necróticos).

As lesões perfurantes são normalmente puntiformes, causadas por objetos pontiagudos como punhais e estiletes. A grande dúvida sobre os ferimentos perfurantes é determinar a profundidade da lesão, seja em tecidos moles, seja em cavidades, e avaliar as eventuais lesões vasculares, nervosas ou de órgãos das cavidades peritoneal ou torácica.

Os ferimentos pérfuro-contusos são típicos das lesões causadas por projéteis de armas de fogo. Observa-se o orifício de entrada com lesão traumática na pele de aspecto irregular, bem como a queimadura ao redor da penetração. Ainda deve ser avaliado o orifício de saída do projétil quando ele ocorrer. Essas observações permitem imaginar o trajeto e estimar o grau das lesões.

A ferida abrasiva ("raladas") ou escoriação é o resultado do atrito da pele em superfícies irregulares, causando a perda superficial de tecido tegumentar. É a lesão típica de acidentes com bicicletas e motocicletas.

As feridas complexas são graves e ocasionadas por traumas de grandes e variadas proporções, que lesam não apenas o tegumento, mas também outras estruturas, como vasos sanguíneos, ossos, tendões e nervos. Estão geralmente associadas a perdas de revestimento cutâneo e às lesões de esmagamento de tecidos, que provocam isquemia tecidual.

## CONSIDERAÇÕES FINAIS

A ferida operatória ou traumática é um evento multifatorial e que exige do cirurgião e da equipe multiprofissional uma atenção redobrada para acompanhar a evolução da cicatrização que é ponto final dos procedimentos operatórios fundamentais (diérese, hemostasia, exérese e síntese). Classificar os diversos tipos de feridas é crucial para o planejamento da atenção médica e o controle das intercorrências e complicações.

De acordo com cada situação, a ferida pode ter desfechos diversos, mas, tendo em vista os parâmetros de cada tipo de ferida, pode-se acompanhar e intervir em tempo hábil.

## REFERÊNCIAS

American College of Surgeons. ATLS – Advanced Trauma Life Support (student course manual). 10. ed. Chicago: American College of Surgeons; 2018.

Cesaretti IUR. Processo fisiológico de cicatrização da ferida. Pelle Sana. 1998;2:10-2.

Coltro PS, Ferreira MC, Batista BPSN, Nakamoto HU, Milcheski DA, Tuma Jr. P. Role of plastic surgery on treatment complex wounds. Rev Col Bras Cir. 2011;38(6):381-6.

Ferraz EM, Bacelar TS, Aguiar L. Wound infection rates in clean surgery: a potentially misleading risk classification. Infect Control Hosp Epidemiol. 1992;13(8):457-62.

Lucchesi FR, Laguna CB, Monteiro CR, Prado CHMA, Elias Jr. J. Diagnóstico por imagem no trauma abdominal. Medicina (Ribeirão Preto). 1999;32:401-18.

Machado Ferraz E, Ferraz AAB, Bacelar TS, D'Albuquerque HST, Vasconcelos MDMM, Leão CS. Controle de infecção em cirurgia geral. Rev Col Bras Cir. 2001;28(1).

Pereira AF, Lorenzato APAC, Rosa E, Silva KV, Campolina SM, Carvalho SA. Protocolo de assistência aos portadores de feridas. Belo Horizonte; 2003.

Tazima MFGS, Vicente YAMVA, Moriya T. Biologia da ferida e cicatrização. Medicina (Ribeirão Preto). 2008;41(3):259-64.

Thiago F. Feridas: etiologia e tratamento. São Paulo; 1997.

# 26
# Cicatrização de feridas

*Ricardo dos Santos Simões*
*Manuel de Jesus Simões*
*Murched Omar Taha*
*Djalma José Fagundes*

## INTRODUÇÃO

O processo cicatricial compreende uma sequência de eventos moleculares e celulares que interagem para que ocorra a restauração do tecido lesado. Desde o extravasamento de plasma, com a coagulação e agregação plaquetária, até a reepitelização e remodelagem do tecido lesado, o organismo age tentando restaurar a funcionalidade tecidual. Por sua vez, o tratamento de feridas busca o fechamento rápido da lesão de forma a obter uma cicatriz funcional e esteticamente satisfatória. Para tanto, é indispensável uma melhor compreensão dos processos biológicos envolvidos na cicatrização de feridas e regeneração tecidual.

Só durante a fase fetal o reparo de lesões se dá sem a formação de cicatriz, ocorrendo perfeita restauração do tecido pelo processo de neoformação tecidual (regeneração). Após o nascimento, o organismo falha nesse processo, desenvolvendo a formação de uma cicatriz após o reparo.

A cicatrização de feridas é uma área muito extensa, com vários aspectos ainda mal compreendidos, apesar do enorme progresso nas últimas décadas. A cicatrização bem-sucedida de feridas requer atenção a múltiplos fatores, incorporando considerações nutricionais, microbiológicas, mecânicas/cobertura/curativos e circulatórias. Várias condições de comorbidades (p. ex., diabetes, doenças cardiovasculares, administração crônica de esteroides) e fatores ambientais (p. ex., abuso de tabaco) desempenham papéis importantes como moduladores da cicatrização. Mais recentemente, uma melhor compreensão do papel que os micronutrientes desempenham na cicatrização de feridas, juntamente com a introdução de novas terapias de tratamento de feridas (p. ex., terapia de pressão negativa, desbridamento de tecidos desvitalizados, oxigenoterapia hiperbárica, fatores de crescimento), criaram uma base para mais progressos nessa área criticamente importante de atendimento ao paciente.

## PRINCÍPIOS FISIOPATOLÓGICOS DA REPARAÇÃO TECIDUAL

Para manter sua higidez, um organismo vivo precisa controlar, de modo ativo e com gasto de energia, uma série de parâmetros morfológicos e funcionais dentro de determinados limites considerados normais para a espécie e para o indivíduo. Esses limites vão determinar o que foi definido por Claude Bernard como homeostase. O equilíbrio dinâmico desse chamado meio interno permite um intervalo de variação além ou aquém do qual o organismo passa a correr risco de colapso imediato ou tardio.

As mudanças nesse equilíbrio dinâmico podem ocorrer em decorrência de fatores intrínsecos ou extrínsecos.

Fatores intrínsecos estão correlacionados às variações que podem ocorrer na realização das tarefas metabólicas do organismo. Erros genéticos ou malformações podem comprometer as etapas do metabolismo, assim como alterações degenerativas ou envelhecimento das estruturas envolvidas na manutenção da homeostase.

Fatores extrínsecos dizem respeito às modificações de ordem física, química ou biológica do meio externo. Agentes físicos, como fontes de energia cinética ou radiante, geralmente associados ao trauma, podem alterar a integridade anatômica ou funcional de algumas estruturas e, com isso, mudar fundamentalmente o meio interno. Substâncias químicas ingeridas ou aspiradas de modo voluntário ou involuntário podem atravessar a barreira mucosa ou da pele e provocar modificações no funcionamento da máquina metabólica. A invasão do meio interno por outras formas de vida (vermes, bactérias, vírus) ou mesmo sua presença na porção mucosa ou tegumentar da periferia do organismo podem alterar significativamente a integridade morfológica e funcional do organismo.

Pode-se dizer que um organismo vivo está constantemente ameaçado por mudanças do meio externo e sofrendo riscos de alterações genotípicas ou fenotípicas de seu meio interno. Esses agentes agressores são caracterizados como os agentes etiológicos do que se convencionou denominar doença ou afecção. As alterações provocadas por esses agentes externos ou internos são, de certo modo, padronizadas, e tendem a receber uma resposta previsível do organismo agredido. Desse binômio aparecerão os sinais e sintomas da doença.

A primeira etapa da cicatrização aguda da ferida é dedicada à hemostasia e à formação de uma matriz provisória da ferida, que ocorre imediatamente após a lesão e se completa após algumas horas. Além disso, essa fase inicia o processo inflamatório. A reação inflamatória mediada por humores (histamina, serotonina, leucotaxinas, bradicininas e interleucinas) e células (leucócitos e plaquetas) é a tentativa, em um primeiro instante, de isolar o agente agressor; e de, em um segundo tempo, destruí-lo e, mais tardiamente, recuperar a(s) lesão(ões) resultante(s) do processo.

A intensidade da resposta inflamatória dependerá da natureza do agente etiológico (agressividade, virulência, tempo de ação) e da qualidade de resposta do hospedeiro (resistência natural ou adquirida ao agente, suscetibilidade momentânea à agressão, capacidade de resposta).

A inflamação, com seus sinais patognomônicos de dor, rubor, calor, tumor e prejuízo da função, se estenderá por período variável, de acordo com a combinação dos fatores do agente e hospedeiro. A fase final da reação inflamatória é representada pelo processo de reparação da lesão.

A fase inflamatória da cascata de cicatrização de feridas é ativada durante a fase de coagulação e pode ser dividida em uma fase inicial, com recrutamento de neutrófilos, e uma fase tardia, com aparecimento e transformação de monócitos. Na fase de proliferação, o foco principal do processo de cicatrização está na recuperação da superfície da ferida, na formação do tecido de granulação e na restauração da rede vascular. Portanto, ao lado da migração de fibroblastos locais ao longo da rede de fibrina e do início da reepitelização a partir das bordas da ferida, a neovascularização e a angiogênese são ativadas por brotamento capilar. Durante a maturação da ferida, os componentes da matriz extracelular sofrem certas alterações. No homem, o desfecho fisiológico do reparo de feridas apresenta a formação de uma cicatriz, que está diretamente ligada à extensão do processo inflamatório ao longo da cicatrização da ferida.

Deve ser mencionado que o reparo de uma lesão provocada pelo agente agressor pode ser de regeneração ou de cicatrização. Esse resultado poderá representar a capacidade final do organismo em se recuperar com sequelas, cronicidade ou se curar. Ocorrendo uma agressão muito intensa que supere a capacidade de resposta do organismo, pode haver o colapso das estruturas. Neste caso, os processos de homeostase não serão mantidos, apesar da entropia energética despendida pelo sistema orgânico, ocasionando a morte do organismo.

A agressão mais significativa ao organismo talvez seja aquela provocada pela energia cinética, representada pelo trauma acidental ou pelo trauma intencional de uma incisão ou ressecção cirúrgica.

O reparo à agressão cirúrgica dependerá das características do tecido ou órgão atingido. Há tecidos que respondem favoravelmente ao trauma; outros, não. Cabe ao cirurgião conhecer perfeitamente essa diferenciação. Minimizar a agressão ou usá-la de modo favorável à recuperação faz parte do conhecimento e treinamento em técnica e tática operatórias.

## CICATRIZAÇÃO E REGENERAÇÃO DAS FERIDAS OPERATÓRIAS

A capacidade de reparação é um fenômeno universal nos seres vivos. Nos organismos unicelulares, está restrita à presença de enzimas responsáveis pela recuperação de elementos estruturais (como os constituintes do citoesqueleto, membranas e paredes celulares) e de moléculas de alta complexidade (como proteínas de elevada complexidade estrutural, RNA e DNA).

Já em organismos superiores, também ocorre o reparo dos tecidos lesados, que se pode dar de duas maneiras: 1) pela regeneração com a recomposição da atividade funcional; ou 2) pela cicatrização com restabelecimento da homeostasia dos tecidos com perda parcial de sua atividade funcional com a formação de uma cicatriz.

### Regeneração

A regeneração tecidual é uma reparação perfeita do tecido lesado ou de uma região através da síntese fiel do tecido original, na ausência de formação de cicatriz, podendo ser espontânea ou induzida. Assim, a regeneração tissular representa o processo ideal para todo e qualquer tipo de lesão, uma vez que não ocorrerão danos funcionais significativos ao órgão ou estrutura acometida pela lesão, muito embora a regeneração nem sempre seja totalmente possível.

Pode-se dizer que a regeneração é a organização tecidual com a substituição das células mortas ou lesadas por novas células, idênticas às originais, promovendo a restituição total e a funcionalidade do tecido ou do órgão afetado. A regeneração é um atributo de quase todos os seres vivos, mesmo que seja simples ou até a completa perda de alguma área (membros, cauda, cabeça) ou parte delas. Esse é um processo altamente conservado ao longo da evolução. Se observarmos a escala evolutiva, percebemos que em todos os filos há organismos com capacidade de regeneração, embora ela seja variável entre os diferentes seres vivos. Essas inferências sustentam que os genes responsáveis pela regeneração seriam ancestrais, ou teriam surgido em vários momentos da escala evolutiva, o que nos parece pouco provável.

Espécies com maior quantidade de tecidos diferenciados apresentam menor capacidade regenerativa. Mamíferos têm capacidade regenerativa limitada em comparação com outros organismos. O fígado é um dos poucos órgãos do corpo humano que podem se regenerar em 70% sem a formação de cicatriz.

Sabe-se que alguns organismos, como a planária e as hidras, conservam populações de células-tronco durante sua vida e que são utilizadas para o processo de regeneração tecidual total. Essas células são diferentes das células-tronco encontradas em "tecidos humanos" e em mamíferos de maneira geral, que têm uma capacidade restrita para o desenvolvimento de diferentes tipos de células. No nível molecular, o processo de regeneração tecidual apresenta ainda muitos aspectos desconhecidos. Até agora, a maioria dos estudos moleculares de regeneração tem usado planárias, que são modelos genéticos conhecidos, e se limita a estudos de modelos homólogos que já têm identificados seus genes reguladores do processo de reparação. Pouco se sabe sobre as semelhanças e diferenças que existem entre regeneração e embriogênese, de modo que métodos para estudar esse problema ainda são incipientes.

Para ter uma ideia da complexidade do processo de regeneração, o peixe-zebra consegue regenerar grande parte do coração, e isso parece estar relacionado com uma menor resposta inflamatória, o que permite que esse processo ocorra de forma equilibrada. Em humanos isso não acontece. Mesmo quando células-tronco são injetadas, elas acabam não conseguindo formar novas células cardíacas, e parte disso pode ser consequência do processo inflamatório que cria um ambiente inadequado para a regeneração. Em muitos organismos, como mamíferos, a regeneração tecidual total não ocorre, o que leva ao processo de cicatrização e, portanto, como já mencionado, à disfunção do tecido.

## Cicatrização

Após ocorrer lesão a um tecido, imediatamente iniciam-se fenômenos dinâmicos conhecidos como cicatrização, que é uma sequência de respostas dos mais variados tipos de células (epiteliais, inflamatórias, plaquetas e fibroblastos) para reparar esse dano. Na cicatrização ocorre o restabelecimento da homeostasia dos tecidos, com perda ou não de sua atividade funcional pela formação de um tecido mais parecido ao original. Alguns autores dividem a cicatrização em três fases: 1) inflamação; 2) formação do tecido de granulação com deposição de matriz extracelular; e 3) remodelação. Segundo eles, elas não são mutuamente excludentes, mas sobrepostas no tempo. O reparo completo de tecidos resulta de alternâncias sucessivas de reações anabólicas e catabólicas que têm os leucócitos como um de seus mais importantes protagonistas. Essas células, além de suas conhecidas atividades imunes, estão intimamente envolvidas nas reações catabólicas de degradação dos tecidos lesionados pela produção de proteases, espécies reativas de oxigênio e nitrogênio, assim como nas reações anabólicas de formação de tecidos pela produção de fatores de crescimento, responsáveis pela recomposição da celularidade regional ou o restabelecimento de sua homeostasia pela formação da cicatriz. O fechamento da ferida precisa de uma rede microvascular adequada e fibroblastos com nutrientes suficientes para produzir uma matriz de granulação provisória. A falha da angiogênese pode evoluir para uma ferida crônica que não cicatriza, levando finalmente à formação de cicatriz patológica.

## FASE INFLAMATÓRIA

O processo inflamatório é de vital importância para o processo de cicatrização. Deve ser mencionado que lesões teciduais de qualquer natureza (física, química ou biológica) de imediato desencadeiam uma série de eventos que, de forma simplista, se traduzem como os fatores clássicos da inflamação: rubor, tumor, calor e dor. Durante as fases iniciais de uma ferida, inicialmente ocorre uma diminuição da circulação sanguínea na área, em virtude da vasoconstrição imediata, pela ação do tromboxano A2 e de prostaglandinas, seguida por uma vasodilatação que causa eritema da ferida (rubor).

Quando há lesão de um tecido, as plaquetas são as primeiras a chegar para fornecer hemostasia e liberar citocinas e fatores de crescimento. Esses quimioatraentes, incluindo fator de crescimento endotelial vascular (VEGF), fator de crescimento derivado de plaquetas (PDGF) e fator de crescimento de fibroblastos (FGF), bem como citocinas (fator de crescimento transformante beta tipo 1, TGF-ß), promovem a migração de células inflamatórias para a ferida.

Além disso, são liberados sinais (fatores) que resultam da ativação de células presentes nos vasos sanguíneos, das terminações nervosas adjacentes e do estroma. Isso ocorre por estímulos físicos ou por sinalização química feita pelas estruturas das células lesadas (porções da membrana celular, assim como das organelas), fragmentos dos elementos inertes dos tecidos (colágenos, elastinas, fibronectinas e outros), proteínas séricas que extravasam dos vasos rompidos e por ação de mediadores inflamatórios pré-formados (liberados principalmente dos grânulos das plaquetas, mastócitos e terminações nervosas periféricas) ou neossintetizados (eicosanoides e fator de ativação de plaquetas – potente mediador lipídico derivado de um lisofosfolipídio). Esses mediadores, ao se ligarem a receptores localizados na superfície da membrana das células vasculares íntegras, induzem profundas modificações em seu metabolismo, na expressão de seus genes e, consequentemente, em seu fenótipo, causando aumento da permeabilidade capilar, o que permite que plasma e leucócitos saiam dos vasos e penetrem na ferida (edema).

Assim, esse material inicia a cascata da coagulação, que então deposita fibrina na ferida para formar o coágulo. Esse material também permite que a fase inflamatória da cicatrização da ferida se prolongue até que os leucócitos tenham reabsorvido todos os restos das células lesadas. Em uma ferida limpa, a fase inflamatória dura aproximadamente uma semana.

Dessa forma, o coágulo rico em plaquetas (trombo branco) é rapidamente infiltrado pela fibrina, transformando-se em um trombo fibrinoso. Logo após, os eritrócitos são capturados por essa rede fibrinosa e forma-se então o trombo vermelho, principal responsável pela oclusão do vaso sanguíneo rompido. Este, além de limitar a perpetuação da perda de constituintes circulatórios para os interstícios celulares, fornece uma matriz preliminar que alicerçará a migração das células responsáveis pelo desencadeamento do processo de reparo. Além disso, como decorrência do próprio trauma ou da ativação celular, o microambiente tem sua composição físico-química alterada (baixa tensão de $O_2$, diminuição de pH, presença de espécies reativas de nitrogênio e oxigênio), esta também outra forma de sinalização que ativa as células envolvidas no reparo tissular.

## FORMAÇÃO DO TECIDO DE GRANULAÇÃO COM DEPOSIÇÃO DE MATRIZ EXTRACELULAR – PROLIFERAÇÃO CELULAR

Enquanto a fase inflamatória ocorre na profundidade da lesão, as bordas da ferida tendem a se fechar. A migração e a proliferação celular são responsáveis pelo "fechamento" da lesão propriamente dita, inicialmente com a formação de um coágulo rico em plaquetas, assim fica concluída a condição básica para a migração de células para a região lesada, ou seja:

- Existe uma matriz provisória que serve de alicerce para a migração celular (tanto a partir da circulação como das regiões adjacentes), formada pelas plaquetas agregadas e proteínas dos seus grânulos, proteínas da matriz extracelular e proteínas do sistema de coagulação.
- Embebido nessa matriz há um gradiente de moléculas com propriedades quimioatrativas com concentração crescente em direção à lesão, que orienta o sentido da migração celular.
- A força de arrasto da corrente sanguínea sobre as células circulatórias está diminuída em virtude da vasodilatação local.
- Estão expressas na superfície das células endoteliais, dos vasos não lesados, moléculas de adesão que se ligam a leucócitos, permitindo sua diapedese.

Assim, hipóxia e os fatores de crescimento da ferida estimulam o crescimento de vasos sanguíneos a partir dos capilares existentes na área hipóxica da ferida, tornando a cicatrização mais eficaz. Os neutrófilos oriundos da circulação são as primeiras células a alcançarem a região inflamada, sendo os tipos celulares predominantes entre o primeiro e o segundo dia. Sua função principal nesse processo é o da eliminação de possíveis microrganismos pela fagocitose.

À medida que o processo inflamatório prossegue, os macrófagos tornam-se mais prevalentes na ferida e continuam a retirar os restos celulares lesados, assim como o do estroma lesado na ferida, liberando também fatores de crescimento necessários para a cicatrização. Alguns estudos mostraram que os adipócitos adjacentes à lesão iniciam a liberação de lipídios necessária para a migração dos macrófagos (Figura 1).

## FIBROPLASIA

Em seguida, nota-se que, à medida que o processo inflamatório diminui, ocorre migração de células indiferenciadas das bordas da lesão, que se diferenciam em fibroblastos e começam a formar colágenos, e a força de contenção da ferida começa a aumentar. Até que o colágeno possa se assentar na ferida, a força é propiciada pela fibrina do coágulo ou da escara. Durante essa fase, os fibroblastos (que provavelmente são derivados de fibroblastos, de adipócitos ou de células indiferenciadas que migraram para a ferida) também se multiplicam e alguns adquirem filamentos de actina e miosina (miofibroblastos), que começam a se contrair, tornando a ferida menor. A contração da ferida continua por várias semanas ou até que as bordas se encontrem. A produção de colágeno na ferida continua por aproximadamente três semanas, voltando então ao nível normal.

A formação do tecido de granulação depende dos fibroblastos, células críticas na formação da matriz tecidual. Longe de serem apenas produtores de colágeno, os fibroblastos produzem outras substâncias, como elastina, fibronectina, glicosaminoglicanas e proteases, estas últimas enzimas responsáveis pelo desbridamento e remodelamento fisiológico. Estudos *in vitro* mostraram que, na pele, os fibroblastos oriundos da derme papilar sintetizam mais proteoglicanos

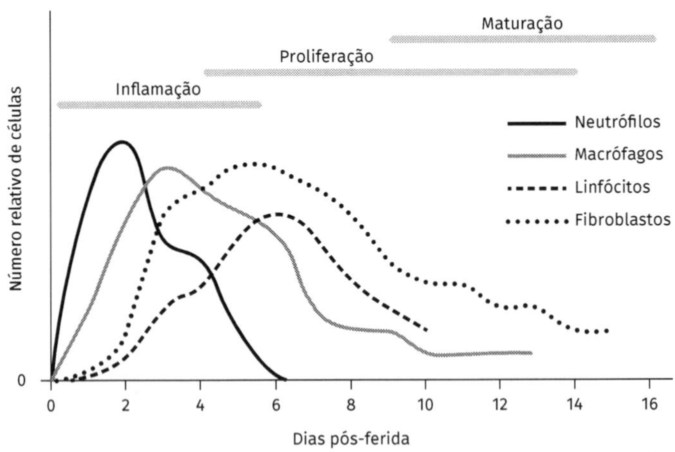


**FIGURA 1** Evolução do número relativo de células sanguíneas e fibroblastos nas fases sequenciais do processo de cicatrização.
Fonte: adaptada de Tazima et al., 2008.

e menos colágeno quando comparados aos fibroblastos oriundos da camada reticular. Anteriormente, pensava-se que os fibroblastos papilares não estavam envolvidos na síntese de matriz extracelular; no entanto, foi demonstrado que a matriz produzida por esses fibroblastos aumenta a viabilidade e a movimentação dos queratinócitos. Deve ser mencionado que a angiogênese é essencial para o suprimento de oxigênio e de nutrientes para o local de reparação.

A reepitelização, etapa que levará ao fechamento das superfícies da lesão, é iniciada pela migração de células epiteliais superficiais (queratinócitos) não danificadas das margens da ferida. Essa reepitelização da ferida é de pouca espessura, e apenas as margens são de espessura total. Fatores de crescimento são os prováveis responsáveis pelos aumentos das mitoses e hiperplasia do epitélio. Sabe-se que o plano de movimento dos queratinócitos migrantes também é determinado pelo conteúdo de água no leito da ferida. Assim, feridas superficiais abertas e ressecadas reepitelizam mais lentamente do que as ocluídas (Figura 2).

## CONTRAÇÃO DA FERIDA E REMODELAÇÃO

A contração da ferida ocorre por movimento centrípeto das bordas da ferida. Ocorre contração mesmo quando há enxertos, os quais podem diminuir em 20% o tamanho da ferida. Em cicatrizes por segunda intenção, a contração pode reduzir 62% da área de superfície do defeito cutâneo. Nessa etapa, alguns fibroblastos adquirem no seu citoplasma miofilamentos de actina e miosina, sendo chamados de miofibroblastos, que são os responsáveis pela contração da ferida. Os miofibroblastos presentes no tecido de granulação reduzem a área de sangramento e facilitam a reepitelização. Além da actina e miosina, formam junções especializadas com a matriz extracelular e outras células no local da lesão. Os miofibroblastos aproximam as margens da ferida, forçando as fibras de colágeno a se sobrepor e a se entrelaçar. Sua atividade contrátil é responsável pelo fechamento das feridas após as lesões.

## REMODELAÇÃO

Esta é a última fase de cicatrização. Ocorre na matriz, dura meses e é responsável pelo aumento da força de tensão e pela diminuição do tamanho da cicatriz e do eritema. É o período no qual os elementos reparativos da cicatrização são transformados para tecido maduro de características bem diferenciadas. Durante a remodelação, ocorre diminuição da atividade celular e do número de vasos sanguíneos, levando à maturação da cicatriz. O número de células diminui, mas aumentam a síntese e a produção do colágeno do tipo I. As fibras de colágeno, dispostas paralelamente às linhas de tensão, formam

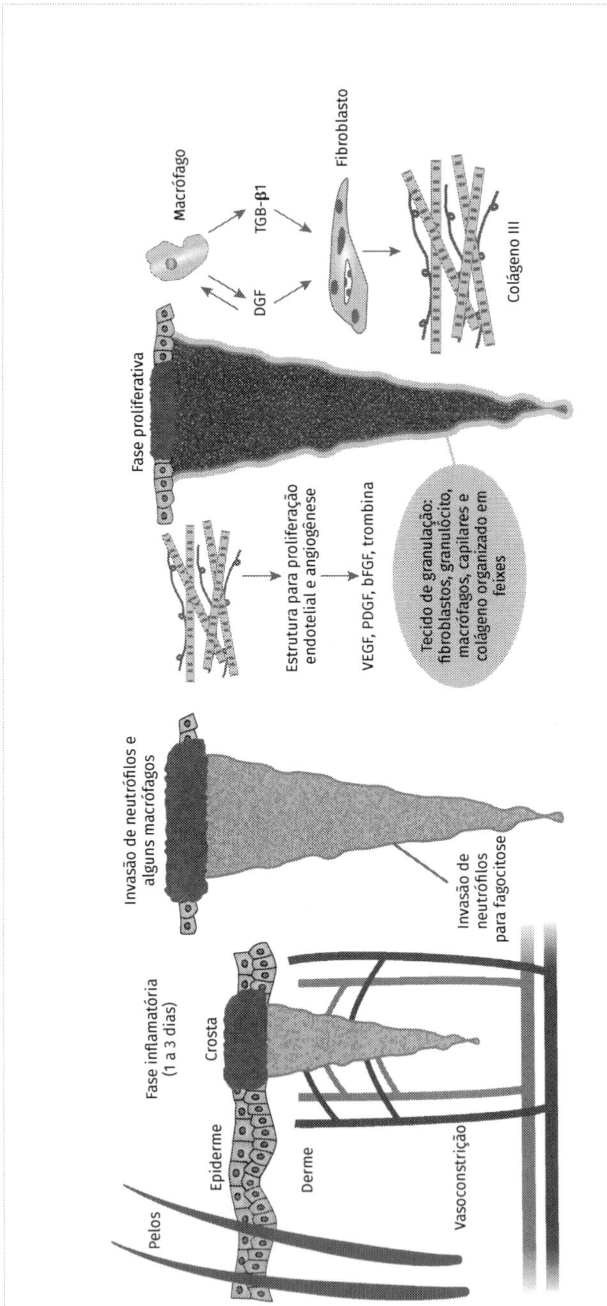


**FIGURA 2** Esquema mostrando o que ocorre nas fases inflamatória e proliferativa da cicatrização.

Fonte: adaptada de Reinke e Song, 2012.

feixes de várias unidades, preferencialmente intercruzadas, enquanto as fibras orientadas aleatoriamente são digeridas por enzimas (colagenase) produzidas pelos próprios fibroblastos. O conteúdo aquoso da matriz diminui, aumentando a agregação das fibras de colágeno. Gradativamente, os feixes de fibras colágenas tornam-se mais espessos, resultando em uma configuração mais regular, que está diretamente relacionada às forças mecânicas às quais o tecido está sujeito durante a atividade normal. Assim, a lesão torna-se mais resistente após o colágeno ter sofrido maturação. Com a evolução do processo, atenua-se a deposição de colágeno e a maioria das células entra em apoptose (fibroblastos e células endoteliais).

Uma cicatrização normal tem aproximadamente 80% da força de tensão da pele normal, não é volumosa e é plana.

## RESISTÊNCIA DA CICATRIZ

O processo de cicatrização é um fenômeno complexo, porém ordenado, que engloba regeneração de células parenquimatosas, migração e proliferação celular de fibroblastos, síntese de proteínas da matriz extracelular, remodelamento do tecido conjuntivo e do parênquima, e colagenização e aquisição de resistência da cicatriz.

O objetivo da síntese dos tecidos é reconstituir a integridade morfológica e funcional do tecido ou órgão lesado. Em um momento inicial, o cirurgião consegue esse intento pela aproximação das bordas da ferida, utilizando diferentes materiais de sutura (fios, grampos, adesivos). No entanto, o que manterá e integridade e funcionalidade é o tecido resultante do processo de reparação.

Um aspecto importante para o cirurgião é saber o tempo necessário para que a cicatriz atinja sua resistência máxima e quais substâncias e situações favorecem ou dificultam esse processo.

Uma sutura adequada de pele devolve de imediato uma resistência de 70% da original não lesada. Com a retirada dos pontos após sete dias, essa resistência cai para 10% da original, aumentando rapidamente nas semanas seguintes. Por volta do terceiro mês, a resistência alcança um estágio de estabilidade, com 70 a 80% da resistência original, o que permanece ao longo da vida do indivíduo.

A resistência tênsil da ferida não depende somente da quantidade do colágeno existente, mas também de sua qualidade (tipo I – adulto ou tipo III – embrionário) e disposição de suas fibras.

Estudos experimentais de resistência tênsil em cicatriz de incisões na parede abdominal têm mostrado que, apesar dos diferentes tipos de fios e técnicas operatórias utilizadas na síntese dos tecidos, a resistência na linha da cicatriz é sempre inferior à do tecido original ou dos tecidos circunvizinhos a ela. Estudo de cicatrização em diferentes segmentos do tubo digestório submetidos a diversas situações de risco e com diferentes materiais e técnicas operatórias demonstram que a sutura é sempre um local de menor resistência. O grande número de variáveis envolvidas nas pesquisas com animais de experimentação não permite um levantamento preciso, como pesquisa baseada em evidências. Contudo, permite identificar de modo lógico e científico que a observância da boa técnica operatória leva a resultados mais eficientes e eficazes.

## FATORES QUE INTERFEREM NA CICATRIZAÇÃO

Muitas variáveis, de ordem tanto geral como local, influenciam esse longo e complexo processo. Inicialmente, é fundamental uma completa e minuciosa anamnese, para avaliação de todos os fatores que podem interferir na cicatrização.

- **Fatores gerais:** idade; estado nutricional e imunológico do paciente; oxigenação local; existência de doenças de base, como diabetes, alterações cardiocirculatórias e de coagulação, aterosclerose, disfunção renal, quadros infecciosos sistêmicos; uso de drogas sistêmicas; quimioterapia; irradiação; tabagismo; hemorragia; tensão na ferida, entre outros.
- **Fatores locais:** temperatura ambiente, visto que as reações químicas envolvidas no processo inflamatório ocorrem em uma temperatura ótima em torno de 30 °C. Temperaturas inferiores a 20 °C retardam as reações químicas. A pressão atmosférica de oxigênio é importante na cicatrização, haja vista a evolução favorável do tratamento de feridas em câmaras de oxigenação hiperbárica.

Dentre os fatores locais que influenciam negativamente a cicatrização, a infecção constitui a causa mais importante de retardo do processo. A presença de bactérias desencadeia concomitante processo de resistência orgânica à infecção, o que retarda os passos da reparação tecidual. A reparação só começará efetivamente após o organismo debelar a infecção. Além disso, as bactérias competem com a ferida para obter nutrientes e oxigênio e produzem catabólitos tóxicos aos tecidos.

De modo semelhante, a presença de corpos estranhos na intimidade da ferida retardará o processo de cicatrização, pois haverá um dispêndio de tempo e energia do organismo em isolar, fagocitar ou englobar o corpo estranho por um granuloma. O corpo estranho pode ser consequente a sujidades provenientes de um ferimento acidental (fragmentos de tecido, vidro, metal, plástico) ou mesmo o material usado para a sutura do ferimento (fio, grampo ou adesivo).

A presença de coleções sanguíneas (hematomas) ou serosas na linha de sutura age dificultando a reparação, tanto pelo afastamento das bordas da ferida como pela necessidade de um tempo maior para a absorção da coleção líquida.

A tensão excessiva na linha de sutura originada pela aproximação das bordas da ferida em que houve perda de substância ou pela aplicação de técnica operatória inadequada pode esgarçar o tecido e afastar as bordas. Isso aumentará o espaço a ser preenchido pelo tecido cicatricial. Poderá levar à isquemia local e, evidentemente, dificultará a chegada de células e humores, além dos nutrientes e oxigênio essenciais para a reação inflamatória e reparação.

Fatores mecânicos, como o movimento precoce de feridas ou o aumento de pressão intracavitária (tosse, espirro, restrição respiratória, vômitos, esforço de micção ou evacuação) ou intraluminal (distensão de alças intestinais), podem forçar a linha de sutura, prejudicando a cicatrização com resultados desastrosos no pós-operatório imediato ou precoce (deiscência total da ferida com evisceração) ou tardio (aparecimento de hérnia incisional).

Interferem também técnica cirúrgica, formação de hematomas, infecção, reação de corpo estranho, uso de drogas tópicas e ressecamento durante a cicatrização.

## FATORES FAVORÁVEIS E DESFAVORÁVEIS DA CICATRIZAÇÃO

### Fatores que promovem a cicatrização da ferida (favoráveis)

- **Vitamina A:** em estudos com animais, a vitamina A tem demostrado ser auxiliar na cicatrização de feridas induzidas por corticosteroides, quimioterápicos, diabetes e irradiação. A vitamina A promove a inflamação e a produção de colágeno na ferida. Sua dosagem pode ser até de 500.000 unidades durante três dias e, a seguir, de 50.000 unidades durante duas semanas.
- **Vitamina C e zinco:** o ácido ascórbico é essencial para a síntese do colágeno e também é necessário para a produção de N-acetil-galactosamina, componentes da matriz do tecido de granulação, além de ser um poderoso antioxidante e eliminador de radicais livres. Deficiências de vitamina C diminuem a resistência da ferida à tensão e atrasam a cicatrização da lesão. Além disso, a vitamina C e o zinco melhoram as características de cicatrização de feridas, embora a adoção e implementação clínica dessa combinação terapêutica seja pouco usual. A vitamina C é importante para a imunidade sistêmica e, com o zinco, ajuda a fortalecer o sistema imunológico quando tomados no pós-operatório. Com a arginina e o zinco, a vitamina C é importante para a síntese do colágeno. As evidências são mais fortes para a suplementação de vitamina C e zinco durante o pós-operatório imediato.

- **Fatores moduladores:** foi demonstrado que a utilização de vários fatores específicos de crescimento (p. ex., fator de crescimento de fibroblastos básico, fator de crescimento epidérmico, fator de crescimento de queratinócitos) pode produzir efeitos benéficos em feridas crônicas, em especial no tratamento de feridas diabéticas. No entanto, mais pesquisas são necessárias para definir melhor os mecanismos de ação e os potenciais efeitos colaterais da aplicação de tais terapias.
- **Oxigenação hiperbárica:** o oxigênio hiperbárico tem sido utilizado em pacientes com feridas que não cicatrizam, como osteomielite e aquelas induzidas por irradiação. No entanto, o papel do oxigênio hiperbárico ainda não está bem definido.
- **Terapia de pressão negativa:** numerosos dispositivos de gerenciamento de feridas foram introduzidos ao longo dos anos para melhorar a cicatrização de feridas. No entanto, nenhum foi tão popular e bem-sucedido quanto a terapia de feridas por pressão negativa (NPWT, do inglês *negative pressure wound therapy*). A NPWT envolve a aplicação de pressão subatmosférica na ferida por meio de um sistema à base de esponja com uma vedação hermética diretamente sobre a ferida, conectada sob condições seladas a um dispositivo de sucção. Os benefícios da NPWT são obtidos por meio de vários mecanismos diferentes. Primeiro, a pressão subatmosférica aplicada à ferida ajuda a remover o exsudato e outros materiais que sabidamente prejudicam a cicatrização. Em segundo lugar, a presença de pressão subatmosférica promove angiogênese e perfusão tecidual, aumentando a proliferação e migração celular para a ferida. A sucção também ajuda a unir as bordas da ferida. Os dispositivos NPWT podem ser usados em uma ampla variedade de feridas, como úlceras por pressão, grandes feridas abdominais e feridas traumáticas, bem como defeitos complexos e difíceis de cobrir após operações de desbridamento (p. ex., no cenário de infecções necrosantes de tecidos moles). Vale ressaltar que a NPWT é contraindicada em certas situações, como superfícies de feridas envolvendo malignidade, osteomielite não tratada, fístulas não entéricas e inexploradas e tecido necrótico com escara (p. ex., feridas não desbridadas).

## Fatores que inibem a cicatrização da ferida (desfavoráveis)

- **Idade:** quanto mais idoso, menor a diferenciação e a atividade dos fibroblastos, assim como os tecidos são menos flexíveis, levando a uma diminuição progressiva na concentração do colágeno.
- **Infecção:** dentre os fatores locais, a infecção é a causa mais importante do retardo da cicatrização. Deve-se considerar que toda ferida está colonizada,

já que as bactérias existentes na pele podem colonizar a lesão, mas isso não significa que esteja infectada.

- **Corpos estranhos:** a presença de corpos estranhos no interior da ferida é uma fonte de infecção e irritação, mantendo a inflamação e resistindo às tentativas de controlar a infecção. Antes de instituir um tratamento, a presença de corpos estranhos em uma ferida deve ser descartada. Se a presença de um corpo estranho é confirmada no interior da ferida, desbridamento e lavagem são necessários para garantir limpeza e umidade em seu leito.
- **Má nutrição:** geralmente, aceita-se que a má nutrição grave interfere na cicatrização da ferida, mas as feridas cicatrizam mesmo nos pacientes com má nutrição grave. Em pacientes gravemente nutridos, que necessitam de operação de urgência, a rápida administração pré-operatória de elementos nutritivos aumenta a cicatrização, apesar do grau total de má nutrição. O apoio nutricional deve ser continuado no pós-operatório no paciente malnutrido. No paciente bem nutrido submetido a operação, o apoio nutricional não é necessário para a cicatrização adequada da ferida, se a nutrição for restabelecida dentro de 7 a 10 dias.
- **Macronutrientes:** em relação aos macronutrientes, as proteínas são os principais blocos de construção dos nossos tecidos, destacando a importância de uma ampla oferta de nutrição, rica em proteínas/aminoácidos, para garantir a cicatrização adequada das feridas. Entre os aminoácidos importantes, a arginina e a glutamina desempenham um papel crítico no processo geral. A arginina melhora a função imunológica, suporta a deposição de colágeno (como precursor da prolina) e desempenha um papel na neovascularização. A suplementação de arginina também tem um efeito positivo na cicatrização de feridas. A glutamina é uma fonte de energia crítica em células em proliferação (p. ex., tecido conjuntivo, incluindo células blásticas progenitoras e imunes). Acredita-se que esse aminoácido melhore a resistência geral da ferida, aumentando os níveis de colágeno maduro.
- **Micronutrientes:** vários deles merecem destaque porque desempenham um papel particularmente importante na cicatrização de feridas. Estes incluem ácido ascórbico ou vitamina C, vitamina A e vitamina E, bem como magnésio, zinco e ferro. A vitamina C atua na hidroxilação da prolina em hidroxiprolina, essencial para a formação adequada de colágeno. A vitamina A também atua na formação de colágeno, bem como na modulação imunológica e na diminuição da degradação da matriz extracelular (MEC) da metaloprotease. Como antioxidante, a vitamina E ajuda a proteger contra a destruição oxidativa do tecido, bem como pode diminuir a formação de cicatrizes em excesso. O magnésio é um cofator em enzimas envolvidas

na síntese de colágeno. O zinco, por outro lado, é um cofator para DNA e RNA polimerase, desempenhando um papel vital na divisão celular. Finalmente, a deficiência de ferro demonstrou resultar em síntese prejudicada de colágeno.

- **Estado imunológico:** a ausência de leucócitos, pelo retardo da fagocitose e da lise de restos celulares, prolonga a fase inflamatória e predispõe à infecção pela ausência de monócitos. Assim, a diferenciação e formação de fibroblastos é deficitária.
- **Diabetes:** não há dúvida de que o diabetes desempenha um papel prejudicial em várias etapas na cicatrização de feridas. A hipóxia da ferida, por uma combinação de angiogênese prejudicada, perfusão tecidual inadequada e isquemia relacionada à pressão, é um dos principais fatores de feridas diabéticas crônicas. A isquemia pode levar à inflamação prolongada, o que aumenta os níveis de radicais de oxigênio, levando a mais lesão tecidual. Níveis elevados de metaloproteases na matriz em feridas diabéticas crônicas, às vezes até 50 a 100 vezes maiores do que em feridas agudas, causam destruição tecidual e impedem que ocorram os processos normais de reparo. Além disso, o diabetes está associado à imunidade prejudicada, com defeitos críticos ocorrendo em vários pontos da cascata do sistema imunológico. Por exemplo, os neutrófilos apresentam quimiotaxia e fagocitose prejudicadas, sendo as feridas diabéticas propensas a infecções crônicas pela eliminação bacteriana inadequada. Para complicar ainda mais, essas feridas apresentam defeitos na angiogênese e na neovascularização. Normalmente, a hipóxia da ferida estimula a mobilização de células progenitoras endoteliais via fator de crescimento endotelial vascular (VEGF). Em feridas diabéticas, existem níveis aberrantes de VEGF e outros fatores angiogênicos, como angiopoietina-1 e angiopoietina-2, que levam à inibição vascular (disangiogênese). A neuropatia diabética também pode desempenhar um papel na má cicatrização de feridas. Níveis mais baixos de neuropeptídeos, bem como infiltração de leucócitos reduzida como resultado da denervação sensorial, demonstraram prejudicar a cicatrização de feridas. Quando combinados, todos esses diversos fatores desempenham um papel na formação e propagação de feridas crônicas e debilitantes em pacientes com diabetes. Se a glicose do paciente estiver bem controlada (100 a 250 mg/dL), a cicatrização da ferida será praticamente normal. Portanto, é essencial o controle da glicose sanguínea durante o período perioperatório. Esses pacientes podem necessitar de dosagens frequentes de glicose sanguínea e da administração constante de insulina.
- **Icterícia:** há muito se acredita que a icterícia tem um efeito inibitório na cicatrização das feridas, mas essa crença nunca foi confirmada. É mais

provável que a disfunção hepática que ocasionou a icterícia e outras alterações metabólicas associadas seja a causa real da diminuição das feridas. Em pacientes ictéricos, deve-se realizar uma operação se a função renal do paciente renal for boa e a operação resolver a icterícia (p. ex., cálculo obstruindo o colédoco, câncer pancreático obstrutivo). Se a icterícia for causada por disfunção hepática (p. ex., hepatite, cirrose), as operações devem ser adiadas até a melhora da disfunção.

- **Uremia:** como a icterícia, não se sabe ao certo se a ureia apresenta um efeito inibidor da cicatrização das feridas ou se a inibição é decorrente dos efeitos da insuficiência renal (p. ex., má nutrição), que inibem a cicatrização da ferida. Existem também várias outras substâncias eliminadas rotineiramente pelo rim que se acumulam durante a insuficiência renal, podendo apresentar vários graus de efeitos tóxicos. A melhor conduta em um paciente com insuficiência renal que necessita de uma cirurgia é dialisar rigorosamente, se a operação for urgente, ou colocá-lo em um programa de diálise (geralmente 3 vezes por semana), de modo a eliminar as substâncias tóxicas. Com uma diálise adequada, os efeitos inibitórios da uremia sobre a cicatrização da ferida podem ser revertidos.
- **Corticosteroides:** inibem todas as fases da cicatrização das feridas, e esses efeitos podem ser potencializados pela má nutrição. Se possível, devem-se evitar administrar corticosteroides aos pacientes cirúrgicos. A azatioprina, uma droga imunodepressiva frequentemente utilizada nos transplantes, afeta a cicatrização das feridas de uma maneira semelhante aos corticosteroides. A ciclosporina, outra substância imunodepressiva, frequentemente utilizada em transplantes, parece não apresentar efeito adverso sobre a cicatrização.
- **Quimioterapia:** todos os agentes quimioterápicos têm mostrado efeitos inibitórios sobre a cicatrização da ferida, mas esses efeitos parecem ser clinicamente insignificantes. Os agentes quimioterápicos inibem principalmente a fase inicial da cicatrização da ferida. Portanto, se houver necessidade de quimioterapia logo após uma operação, deverá ser retardada por, pelo menos, de 7 a 10 dias.
- **Oxigenação:** a anóxia leva a uma síntese de colágeno pouco estável, com formação de fibras de menor força mecânica. O fluxo de sangue deficiente diminui as fases da cicatrização, aumentando o risco de infecção, retardando a taxa de cura.
- **Tabagismo:** a nicotina é um vasoconstritor, pois estimula a liberação de catecolaminas, como a epinefrina, levando a reduções no fluxo sanguíneo tecidual e hipóxia, levando à isquemia tissular. Além disso, a nicotina reduz a fibrinólise, fazendo com que o sangue fique mais viscoso, levando à

diminuição do fluxo sanguíneo tecidual/regional. O monóxido de carbono (CO) na fumaça do cigarro se liga à hemoglobina com afinidade 200 vezes maior que o oxigênio, de modo que mesmo pequenas quantidades de monóxido de carbono podem reduzir profundamente a capacidade de transporte de oxigênio da hemoglobina. A ligação do CO à hemoglobina causará um deslocamento para a esquerda na curva de dissociação da oxiemoglobina, levando a uma menor descarga de oxigênio no nível tecidual. Além da indução de isquemia, o tabagismo leva à imunopatia da ferida, por meio da migração prejudicada de leucócitos para a ferida. A migração e a proliferação de fibroblastos também são prejudicadas, levando à diminuição da produção de matriz extracelular e, finalmente, à formação de uma cicatriz mais fraca. Não surpreendentemente, os pacientes que param de fumar apresentam melhora na cicatrização de feridas.

- **Obesidade:** a obesidade é um fator significativo na cicatrização de feridas cirúrgicas. A obesidade abdominal está correlacionada com o estresse oxidativo, fenômeno associado à deficiência de adiponectina (citocina derivada do tecido adiposo com propriedades antioxidantes e anti-inflamatórias). O estado de deficiência de adiponectina leva à perfusão prejudicada e reepitelização da ferida. Fatores adicionais envolvidos nesse processo complexo incluem o embotamento das respostas imune e inflamatória. Curiosamente, esses efeitos nocivos da obesidade são amplamente reversíveis com a perda de peso.
- **Hemorragia:** o acúmulo de sangue cria espaços mortos que interferem na cicatrização.
- **Tensão na ferida:** vômitos, tosse ou atividade física em demasia produzem tensão e interferem na boa cicatrização das feridas. Uma ferida em área com alta mobilidade é propensa à inflamação crônica pela perturbação repetitiva dos novos capilares, depósitos de colágeno e fragilidade do novo epitélio. Ao contrário, a completa imobilização da área lesada pode levar a um arranjo desorganizado do colágeno recém-sintetizado dentro da ferida, que diminui a força de tensão resultante.
- **Estresse:** foi demonstrado que o estresse é um dos principais contribuintes para uma ampla gama de condições e doenças de saúde, incluindo doenças cardiovasculares, câncer e obesidade. Os estados de estresse levam à regulação positiva dos hormônios do estresse através do eixo hipotálamo-hipofisário e à liberação de hormônios adrenocorticais. As alterações resultantes incluem níveis elevados de cortisol, glicocorticoides e catecolaminas. O cortisol funciona para atenuar a resposta imune, bloqueando a produção de citocinas importantes, como IL-1-beta, IL-6 e TNF-alfa. O comprometimento da resposta imune, em última análise, leva à cicatrização deficiente de feridas.

# CICATRIZAÇÃO POR PRIMEIRA, SEGUNDA OU TERCEIRA INTENÇÃO

O cuidado das feridas traumáticas é determinado pela forma como são tratadas. Um fator determinante é o tipo de fechamento de acordo com o tempo e riscos de complicações. A cicatrização pode ocorrer por primeira, segunda ou terceira intenção.

## Cicatrização por primeira intenção

O exemplo mais característico de reparo de feridas é a cicatrização de uma incisão cirúrgica limpa não infectada, aproximada por suturas. Este tipo de cicatrização é denominado união primária ou cicatrização por primeira intenção.

A incisão provoca a morte de um número limitado de células epiteliais e células do tecido conjuntivo, bem como ruptura da continuidade da membrana basal do epitélio. O estreito espaço da incisão é imediatamente preenchido por sangue coagulado, que contém fibrina e células sanguíneas. A desidratação do coágulo de superfície forma a bem conhecida crosta que recobre a ferida.

Dentro de 24 horas, às margens da incisão surgem neutrófilos, que se deslocam para o coágulo de fibrina. A epiderme sofre espessamento nas bordas seccionadas em decorrência da atividade mitótica das células basais e, dentro de 24 a 48 horas, projeções de células epiteliais das bordas migram e crescem ao longo das margens cortadas da derme, depositando componentes da membrana basal conforme se deslocam. Essas células fundem-se na linha média, abaixo da crosta superficial, produzindo, assim, uma camada epitelial contínua, porém fina.

Até o terceiro dia, os neutrófilos são, em sua maior parte, substituídos por macrófagos. O tecido de granulação invade progressivamente o espaço da incisão. Nesse momento, aparecem fibras de colágeno às margens da incisão; entretanto, inicialmente possuem orientação vertical e não estabelecem pontes sobre a incisão. A proliferação de células epiteliais prossegue com consequente espessamento da camada epidérmica de revestimento.

Até o quinto dia, o espaço incisional é preenchido por tecido de granulação. A neovascularização torna-se máxima. As fileiras de colágeno ficam mais abundantes e começam a formar pontes na incisão. A epiderme recupera sua espessura normal, e a diferenciação das células superficiais produz uma arquitetura epidérmica madura, com queratinização superficial.

Durante a segunda semana, ocorre acúmulo contínuo de colágeno, bem como proliferação dos fibroblastos. O infiltrado de leucócitos, o edema e o aumento da vascularidade já desapareceram em sua maior parte. Na ocasião, inicia-se o longo processo de empalidecimento, em razão do acúmulo de colágeno na cicatriz incisional, acompanhado de regressão dos canais vasculares.

Ao final do primeiro mês, a cicatriz consiste em um tecido conjuntivo celular destituído de infiltrado inflamatório, recoberto por uma epiderme intacta. Os anexos dérmicos destruídos na linha de incisão são perdidos permanentemente. Posteriormente, a força elástica da ferida aumenta, mas podem ser necessários meses para que a área ferida recupere sua força máxima. Embora ocorra cicatrização eficiente na maioria das lesões cutâneas, o produto final pode não ser funcionalmente perfeito. Os anexos epidérmicos não se regeneram, e pode permanecer uma cicatriz densa de tecido conjuntivo no lugar da rede mecanicamente eficiente de colágeno da derme não lesada.

## Segunda intenção

É o processo de cicatrização que ocorre em feridas abertas com grande extensão ou com grande profundidade, nas quais ocorre grande perda tecidual, sendo denominado cicatrização por fechamento secundário. As feridas abertas que se fecham por segunda intenção demandam mais tempo para cicatrizar, quando comparadas às de primeira intenção, uma vez que não há aproximação das bordas. Além disso, elas necessitam de grande formação de tecido de granulação no preenchimento do espaço morto até que a contração e a reepitelização aconteçam, podendo deixar uma cicatriz exuberante.

O denominador comum em todas essas situações consiste em um grande defeito tecidual que deve ser preenchido. A regeneração das células parenquimatosas é incapaz de recompor por completo a arquitetura original. Verifica-se o crescimento de uma quantidade abundante de tecido de granulação, a partir da margem, para completar o reparo. A forma de cicatrização é conhecida como união secundária ou cicatrização por segunda intenção.

A cicatrização secundária difere da primária em alguns aspectos. Inevitavelmente, os grandes defeitos teciduais apresentam, no início, uma quantidade maior de fibrina e de restos necróticos e exsudatos a serem removidos. Por conseguinte, a reação inflamatória é mais intensa. Formam-se quantidades muito maiores de tecido de granulação. Quando ocorre um grande defeito em tecidos mais profundos, como em uma víscera, cabe ao tecido de granulação, com seus numerosos leucócitos, promover seu fechamento, visto que não pode ocorrer drenagem para a superfície. Talvez o aspecto que mais claramente diferencie a cicatrização primária da secundária seja o fenômeno de contração da ferida, que ocorre em grandes feridas de superfície. Os grandes defeitos na pele de coelhos são reduzidos em 5 a 10% de seu tamanho original em cerca de seis semanas, em grande parte por contração. A contração tem sido atribuída, pelo menos em parte, à presença de miofibroblastos (fibroblastos alterados), que possuem as características ultraestruturais de células musculares lisas. Os miofibroblastos são responsabilizados pela contratura capsular que ocorrer em mais 50% dos implantes mamários de silicone, de aplicação tão difundida atualmente.

A cicatrização de uma ferida por intenção primária ou secundária é mais determinada pela natureza da ferida do que pelo próprio processo de cicatrização.

### Terceira intenção

A cicatrização profunda e mais larga acontece nas feridas profundas não suturadas, ou quando as suturas se romperam; após a ferida ser novamente suturada e as duas superfícies de granulação opostas serem reunidas. Pode ser considerada cicatrização por fechamento primário retardado, ou cicatrização por fechamento de terceira intenção. Esse processo de cicatrização assemelha-se ao de primeira e ao de segunda intenção. A ferida é deixada aberta por um determinado período, funcionando como cicatrização por segunda intenção, sendo suturada posteriormente, como ferida de primeira intenção. Esse procedimento é empregado geralmente nas feridas cirúrgicas com suspeita de infecção, e faz-se necessário determinar se o processo de cicatrização está evoluindo sem infecção ou se há necessidade de iniciar uma intervenção terapêutica específica. Um exemplo desse tipo de fechamento é o caso de remoção de um apêndice rompido associado ao processo de peritonite.

## ASPECTOS PATOLÓGICOS DO REPARO DE FERIDAS

Na cicatrização de feridas, podem surgir complicações em decorrência de anormalidades em qualquer um dos processos básicos de reparo. Essas podem ser reunidas em três categorias gerais: 1) formação deficiente da cicatriz; 2) formação excessiva dos componentes de reparo; 3) formação de contraturas.

A formação inadequada do tecido de granulação ou organização de uma cicatriz pode levar a dois tipos de complicações: deiscência da ferida ou ulceração. A deiscência ou ruptura de uma ferida é mais comum após intervenções sobre a parede anterolateral do abdome como via de acesso às vísceras da cavidade abdominal. O mecanismo básico de deiscência parcial ou total da ferida operatória é consequente ao aumento da pressão intra-abdominal. Esse estresse mecânico sobre a ferida abdominal pode ser produzido por vômitos, tosse ou íleo paralítico prolongado. Esforço para micção (obstrução uretral ou bexiga adinâmica), evacuação ou deambulação prematura também são causas de evisceração. Normalmente essas complicações estão associadas a problemas de ordem técnica operatória (suturas inadequadas relacionadas às características da doença ou do paciente com suas comorbidades). O acompanhamento pós-operatório com manutenção do equilíbrio hidroeletrolítico e medicação sintomática pode evitar ou diminuir o aumento da pressão abdominal.

A ulceração da ferida acontecerá em uma fase mais tardia da cicatrização e está relacionada à perda de substância no tecido de recobrimento ou isquemia e necrose de parte da ferida. Compressão inadequada de órteses, gesso, curativos compressivos, posição viciosa no leito, doenças metabólicas ou vasculares e uso de tabaco são algumas das causas que podem levar à formação de úlceras na linha da ferida operatória.

A cicatrização pode ocorrer de modo aberrante. Na maioria das vezes, o processo não tem uma explicação lógica e razoável. Em um mesmo paciente, em locais diferentes do corpo e em fases diferentes de cicatrização, podem surgir granulação exuberante, cicatrizes hipertróficas ou queloides.

A formação de tecido exuberante de granulação que se salienta acima do nível da pele adjacente bloqueia a fase final de reepitelização da ferida, caracterizando "a carne esponjosa". Granulação excessiva pode requerer cauterização ou excisão cirúrgica para permitir a epitelização normal.

Há ocasiões em que, provavelmente por fatores individuais e étnicos (negros são mais suscetíveis), ocorre uma proliferação excessiva de fibroblastos. Isso origina uma cicatriz sobrelevada da pele ao redor, com aspecto endurecido e brilhante, que é sensível mesmo ao leve toque da vestimenta e pode gerar dor. Com o passar do tempo, pode ocorrer um rebaixamento da cicatriz e uma melhora dos sintomas, mas sempre com um resultado estético desfavorável. A diferenciação entre cicatriz hipertrófica e queloide é subjetiva e está baseada na intensidade e gravidade dos sinais e sintomas encontrados. Após um ano de maturação da ferida, se persistirem sintomas de desconforto, dor, sensibilidade exagerada ou retração da cicatriz, estará indicada a remoção cirúrgica associada a um procedimento adjuvante (radiação ionizante – betaterapia, infiltração de corticosteroides, aplicação de substâncias anti-inflamatórias tópicas), com resultados nem sempre satisfatórios. Os mecanismos da formação de queloides permanecem desconhecidos.

A contração no tamanho de uma ferida constitui-se em uma importante etapa no processo normal de cicatrização. O exagero desse processo, denominado contratura, resulta em deformidades da ferida e dos tecidos circundantes. As contraturas são particularmente propensas a se desenvolver nas palmas das mãos, plantas dos pés e face anterior do tórax. São comumente observadas após queimaduras graves e podem comprometer o movimento das articulações.

## REFERÊNCIAS


Eming SA, Wynn TA, Martin P. Inflammation and metabolism in tissue repair and regeneration. Science. 2017;356(6342):1026-30.

Gethin G. Understanding the inflammatory process in wound healing. Br J Community Nurs. 2012;Suppl:S17-8, S20-2.

Hendrickson D, Virgin J. Factors that affect equine wound repair. Vet Clin Equine. 2005;21:33-44.

Hinz B. The role of myofibroblasts in wound healing. Curr Res Transl Med. 2016;64(4):171-7.

Knottenbelt DC. Handbook of equine wound management. Liverpool, UK: WB Saunders; 2003.

Neto JCL. Considerações sobre a cicatrização e o tratamento de feridas cutâneas em equinos em 2003 [Internet]. Disponível em: www.researchgate.net/publication/267416840_Abordagem_clinica_de_feridas_cutaneas_em_equinos_Clinical_approach_in_equine_skin_wounds

Oliveira IVPM, Dias RVC. Cicatrização de feridas: fases e fatores de influência. Acta Vet Bras. 2012;6(4):267-71.

Ramalho LNZ, Sérgio Z, Ramalho FS, Castro-e-Silva Jr O, Corrêa FMA. Efeito de agentes anti-hipertensivos sobre as células estreladas durante a regeneração hepática em ratos. Arq Gastroenterol. 2013;40(1):21-5.

Rebouças JS, Santos-Magalhães NS, Formiga FR. Cardiac regeneration using growth factors: advances and challenges. Arq Bras Cardiol. 2016;107(3):271-5.

Reinke JM, Sorg H. Wound repair and regeneration. Eur Surg Res. 2012;49(1):35-43.

Rippa AL, Kalabusheva EP, Vorotelyak EA. Regeneration of dermis: scarring and cells involved. Cells. 2019;8(6):607.

Sarandy MM. Avaliação do efeito cicatrizante do extrato de repolho (Brassica oleracea var. capitata) em ratos wistar [dissertação de mestrado]. Viçosa: Universidade Federal de Viçosa; 2007.

Tazima MFGS, Vicente YAMVA, Moriya T. Biologia da ferida e cicatrização. Medicina (Ribeirão Preto). 2008;41(3):259-64.

Thulabandu V, Chen D, Atit RP. Dermal fibroblast in cutaneous development and healing. Wiley Interdiscip Rev Dev Biol. 2018;7(2):1-10.

Wight TN, Potter-Perigo S. The extracellular matrix: an active or passive player in fibrosis? Am J Physiol Gastrointest Liver Physiol. 2011;301(6):G950-5.

Woodley DT. Distinct fibroblasts in the papillary and reticular dermis: implications for wound healing. Dermatol Clin. 2017;35(1):95-100.

Zhang J, Li Y, Bai X, Li Y, Shi J, Hu D. Recent advances in hypertrophic scar. Histol Histopathol. 2018;33(1):27-39.

# 27

# Cicatrização cutânea

*Felipe Contoli Isoldi*
*Mario Alberto Santana Machado Filho*
*Lydia Masako Ferreira*

## INTRODUÇÃO

A cicatrização é um evento vital para o organismo restaurar sua integridade cutânea. Esse processo é complexo e composto por diversos mecanismos e cascatas de sinalização, as quais, em harmonia e consonância, resultam em uma cicatriz final adequada. Didaticamente, o processo de cicatrização da pele é dividido em fases, para uma melhor exposição e compreensão da dinâmica celular.

## FASES DA CICATRIZAÇÃO

Em uma agressão na pele suficiente para ultrapassar a membrana basal (limite dermoepidérmico), seja de origem externa (p. ex., traumatismo e incisões cirúrgicas) ou interna (p. ex., acne e catapora), o primeiro evento da cicatrização é deflagrado e determinado pela hemostasia, para controle do sangramento local. Verifica-se a formação do coágulo, composto por uma rede de fibrina, hemácias e plaquetas. A rede de fibrina é o resultado da ativação do fator X da cascata de coagulação, induzindo a transformação da protrombina em trombina, a qual auxilia na transformação do fibrinogênio em fibrina (auxiliado pelo fator XII ativado). Em paralelo, os vasos sanguíneos locais sofrem vasoconstrição para reduzir o sangramento local pela ação da noradrenalina e do neuropeptídeo Y.

A presença do coágulo estimula a liberação de fatores de crescimento pelos seus componentes celulares, com destaque ao fator de crescimento derivado de plaquetas (PDGF, do inglês *platelet-derived growth factor*), fatores de crescimento transformadores (TGF, do inglês *transforming growth factors*), fator de crescimento básico de fibroblastos (bFGF, do inglês *basic fibroblast growth factor*) e fator endotelial de crescimento vascular (VEGF, do inglês *vascular endotelial growth factor*). Eles estimulam os neutrófilos e monócitos por quimiotaxia para o local da ferida.

Com a estabilização do sangramento, prossegue-se com a fase inflamatória, determinada pelo início e intensificação do processo inflamatório (propriamente dito), relativamente 24 horas após o ferimento. No entanto, o sistema nervoso cutâneo é prontamente acionado desde a injúria na pele, engatilhando mecanismos de ação para o auxílio à cicatrização, em paralelo à hemostasia, pela inflamação neurogênica.

As terminações nervosas sensoriais nociceptivas da pele (fibras C e Aδ) liberam neuropeptídeos vasoativos, predominantemente o peptídeo relacionado ao gene da calcitonina (CGRP, do inglês *calcitonin gene-related peptide*), a substância P (SP) e a neuroquinina A, os quais, entre outros efeitos, promovem a vasodilatação arteriolar com extravasamento de proteínas plasmáticas e a degranulação de mastócitos no tecido lesionado. Além disso, a elevação da concentração intersticial desses neuropeptídeos estimula as células, tanto da epiderme quanto da derme, em um *feedback* positivo pró-inflamatório, estimulando proliferação, crescimento, diferenciação e imunomodulação no local da ferida.

A fase inflamatória ainda se complementa pela inflamação celular (clássica), caracterizada pela diapedese de leucócitos para o sítio da lesão. Essa fase perdura aproximadamente duas semanas, com pico nas primeiras 48 a 72 horas. Basicamente, o organismo recruta seus primeiros defensores, os neutrófilos, para a defesa contra os agentes patogênicos invasores, mas também recruta macrófagos para a remoção de debris, corpos estranhos e tecidos desvitalizados. A degranulação dos mastócitos, liberando principalmente a histamina, mantém a vasodilatação local, facilitando a diapedese. Ademais, na prática clínica, a fase inflamatória pode ser observada pela presença local de rubor (vasodilatação), tumor (extravasamento de plasma, transudato), dor (exposição das fibras nervosas e estimulação nociceptivas) e calor (vasodilatação e termogênese).

Outros agentes que auxiliam na defesa e limpeza da ferida são os radicais livres de oxigênio e as metaloproteases de matriz (elastase e colagenase). A diminuição da intensidade da fase inflamatória é gerenciada pelos macrófagos, como preparo para o início da próxima fase, a proliferativa, com a liberação de inibidores de protease e citocinas anti-inflamatórias.

A fase proliferativa é caracterizada pelo maior recrutamento de fibroblastos para um intenso processo proliferativo tecidual. No leito da ferida, uma matriz rica em fibrina se forma conforme os fibroblastos se multiplicam e sintetizam proteínas, como colágeno, fibronectina e proteoglicanos. Ao mesmo tempo, cria-se uma rede vascular (neoangiogênese) para a nutrição de novo tecido pela liberação, principalmente, de TGF-β e VEGF. A matriz extracelular, em associação à neovascularização, compõe o tecido de granulação, o qual serve de alicerce para a formação da nova derme (cicatricial).

Como mecanismo auxiliar, a ferida sofre uma contração integral, das margens para seu centro, reduzindo sua área. Isso decorre da diferenciação dos fibroblastos em miofibroblastos. Estes possuem fibras musculares lisas em seus citoplasmas, incrementando a força contrátil do tecido em formação. Conforme o tecido de granulação sustenta a derme em formação e a ferida se contrai, a camada mais externa segue em um processo de epitelização, constituindo uma nova epiderme (mais delgada). Essa sequência de eventos promove a restauração da integridade cutânea.

A fase final do processo de cicatrização se inicia após cerca de seis meses do ferimento e é caracterizada pela remodelação dos tecidos cicatriciais, decorrendo por 1 a 2 anos. O colágeno tipo III formado abundantemente na fase anterior para a formação do tecido cicatricial é substituído pelo tipo I. Há, também, uma melhor organização da matriz extracelular, com a interligação das fibras de colágeno, para aumentar a resistência tecidual, garantindo uma força tênsil cerca de 70 a 80% daquela observada na pele íntegra. A densidade dos vasos também se reduz, clareando a coloração avermelhada da cicatriz imatura (Figura 1).

Algumas particularidades do processo de cicatrização são intrigantes por ainda não terem sido completamente esclarecidas. Ou seja, apesar de a cicatrização ser um evento comum no dia a dia do médico, com destaque para o cirurgião, o final quanto à qualidade da cicatriz não pode ser previsto. Desse modo, a ocorrência de cicatrizes atróficas ou hipertróficas, queloides e cicatrizes discrômicas, retraídas e alargadas ainda representa um enorme desafio.

São várias as vias e cascatas sinalizadoras envolvidas na cicatrização, as quais estão sob investigação para cada vez mais se compreender os detalhes desse processo magnífico. Contudo, aquelas particularmente relacionadas à inflamação estão sob maior apreciação. A intensidade da resposta inflamatória logo no início da cicatrização poderia desempenhar um papel crucial na determinação do resultado da cicatriz. Embora não esteja totalmente clara, a regulação da intensidade ocorre pela liberação a mais ou a menos de citocinas pró-inflamatórias (como o fator de necrose tumoral alfa [TNF-α] e as interleucinas [IL] 6 e 8) e anti-inflamatória (IL-10).

O TGF-β é o fator de crescimento mais expressivo do processo de cicatrização, desempenhando funções regulatórias da homeostase durante o reparo tecidual. São três as isoformas existentes do TGF-β (TGF-β1, β2 e β3). Em geral, elas são estimuladoras da expressão de proteínas da matriz extracelular, todavia,

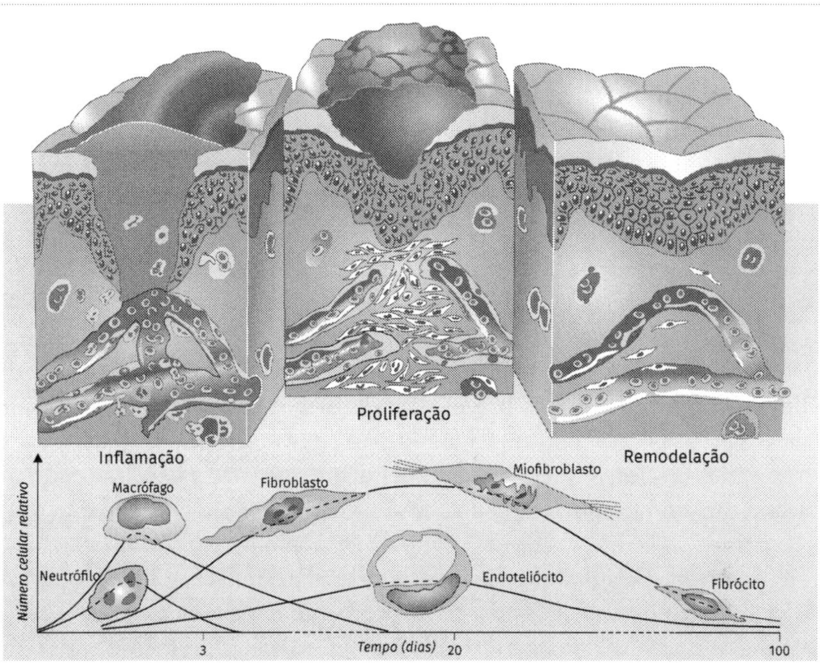


**FIGURA 1** Ilustração das fases da cicatrização ao longo do tempo, com as células principais em atuação.

iniciam suas atribuições imediatamente após o ferimento pela liberação plaquetária do TGF-β1, acionando o recrutamento de neutrófilos, macrófagos e fibroblastos para o local da ferida. Com base no padrão de expressão do TGF-β e de seus receptores no leito da ferida, sugere-se que ele contribui para a reepitelização (migração dos queratinócitos através da matriz provisória) e formação do tecido de granulação (estimulando angiogênese, proliferação de fibroblastos, diferenciação de miofibroblastos e deposição de matriz extracelular).

## CICATRIZAÇÃO PATOLÓGICA

Quanto à expressão do TGF-β nas cicatrizes hipertróficas e no queloide, a superexpressão das isoformas 1 e 2 (pró-fibróticas) e a diminuição da expressão da isoforma 3 (antifibrótica) propiciariam o aumento da proliferação e ativação dos fibroblastos. Além disso, fibroblastos derivados de queloide (*in vitro*) regularam positivamente os receptores desse fator de crescimento, tornando-se mais sensíveis ao próprio TGF-β, estabelecendo um círculo vicioso.

Esse incremento na atividade metabólica dos fibroblastos resultaria na exagerada produção de matriz extracelular e colágeno observada na gênese dessas cicatrizes fibroproliferativas.

Cicatrizes hipertróficas e queloide têm um aumento de 3 e 20 vezes, respectivamente, na produção de colágeno em comparação com a cicatriz normal e pele. Ocorre também uma desproporção entre os tipos de colágeno, com aumento expressivo do tipo I em relação ao tipo III (3 a 4:1), somado à diminuição da elastina na derme, determinando a característica clínica firme do tecido dessas cicatrizes. Estudos genéticos têm evidenciado uma predisposição genética para a formação do queloide por meio de um gene E3 ubiquitin ligase NEDD4. As cicatrizes hipertróficas possuem miofibroblastos em maior quantidade que o queloide (quase ausentes), e o queloide possui maior quantidade de fibras nervosas nociceptivas (tipos C e Aδ) que os demais tipos cicatriciais.

Na prática clínica, o queloide é um distúrbio da cicatrização que ocorre exclusivamente em humanos. É considerado uma neoplasia benigna da cicatriz, ultrapassando os limites da ferida original (crescimento horizontal sobre a pele e crescimento vertical quanto ao nível da pele). Isso reflete o aumento da atividade metabólica dos fibroblastos, principalmente nas margens entre a cicatriz patológica e a pele. Não ocorre regressão espontânea, e sua condição clínica evolui com prurido, dor e hiperemia na cicatriz. Em relação à cicatriz hipertrófica, apresenta mecanismo fisiopatológico semelhante ao queloide, porém com expressão fenotípica menos intensa. Em outras palavras, eles poderiam ser considerados estágios sucessivos do mesmo distúrbio fibroproliferativo, com diferentes graus de inflamação (Figura 2).

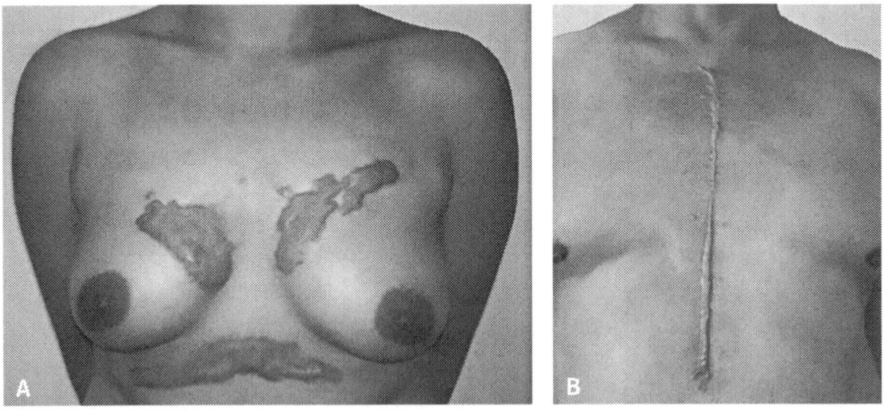


**FIGURA 2** A: queloide em tórax anterior. B: cicatriz hipertrófica em tórax anterior.
Fonte: arquivo pessoal dos autores.

Ambas as cicatrizes patológicas são de difícil tratamento. A literatura evidencia a melhor escolha por terapia multimodal, com medidas terapêuticas clínicas associadas, como a infiltração cicatricial de corticosteroide (acetonido de triancinolona), medicamentos tópicos, como a mitomicina C, bleomicina e 5-fluorouracil, uso de compressão mecânica sobre a cicatriz associada ao uso de placa de silicone, luz pulsada e radioterapia. Também se considera o tratamento cirúrgico, pela exérese completa da cicatriz patológica (com uma estreita margem), seguida por sessões de radioterapia, como betaterapia ou feixe de elétrons.

## REFERÊNCIAS


Berman B, Maderal A, Raphael B. Keloids and hypertrophic scars: pathophysiology, classification, and treatment. Dermatol Surg. 2017;43(Suppl 1):S3-S18.

Birklein F, Schmelz M. Neuropeptides, neurogenic inflammation and complex regional pain syndrome (CRPS). Neurosci Lett. 2008;437(3):199-202.

Chomiski V, Gragnani A, Bonucci J, Correa SA, Noronha SM, Ferreira LM. Keratinocyte growth factor and the expression of wound-healing-related genes in primary human keratinocytes from burn patients. Acta Cir Bras. 2016;31(8):505-12.

Lin L, Yamagata K, Nakayamada S, Sawamukai N, Yamaoka K, Sakata K, et al. Histamine inhibits differentiation of skin fibroblasts into myofibroblasts. Biochem Biophys Res Commun. 2015;463(3):434-9.

Marneros AG. A role for the E3 ubiquitin ligase NEDD4 in keloid pathogenesis. J Invest Dermatol. 2019;139(2):279-80.

Nagpal BM, Katoch R, Rajagopalan S. Wound healing – a surgical fundamental revisited. Med J Armed Forces India. 2002;58(3):190-1.

Ogawa R. Keloid and hypertrophic scars are the result of chronic inflammation in the reticular dermis. Int J Mol Sci. 2017;18(3):606.

Periayah MH, Halim AS, Mat Saad AZ. Mechanism action of platelets and crucial blood coagulation pathways in hemostasis. Int J Hematol Oncol Stem Cell Res. 2017;11(4):319-27.

Sorg H, Tilkorn DJ, Hager S, Hauser J, Mirastschijski U. Skin wound healing: an update on the current knowledge and concepts. Eur Surg Res. 2017;58(1-2):81-94.

Werner S, Grose R. Regulation of wound healing by growth factors and cytokines. Physiol Rev. 2003;83(3):835-70.

# 28

# Tratamento de feridas

*Leila Blanes*
*Fabiana da Silva Augusto*
*Lydia Masako Ferreira*

## INTRODUÇÃO

A ferida é a interrupção da continuidade de um tecido corpóreo por trauma físico, químico, mecânico ou desencadeada por uma afecção clínica.[1] A maioria das lesões progride normalmente no processo de cicatrização (hemostasia, inflamação, proliferação e maturação). No entanto, uma minoria falha em progredir através dessas etapas, não finalizando a reparação anatômica e funcional em até três meses, tornando-se crônicas.[2,3] O tratamento das feridas crônicas constitui-se em um desafio aos profissionais da área da saúde por ser uma situação de alta prevalência, de tratamento prolongado, gerando altos custos, além de afetar de forma negativa a qualidade de vida desses pacientes.[4,5] Anualmente estimam-se cerca de seis milhões de casos novos de úlceras crônicas nos Estados Unidos da América, com custos para o sistema de saúde em torno de 25 bilhões de dólares ao ano.[4]

A terapia adequada faz com que a ferida tenha seu tempo de cicatrização abreviado ou com menos complicações durante seu percurso.[5] Existem vários tipos de tratamento para as lesões cutâneas, sendo o uso das coberturas para feridas, conhecidas popularmente como curativos, um dos mais conhecidos e utilizados. A escolha das coberturas depende de múltiplos fatores, iniciando-se com a avaliação do paciente e sua ferida visando determinar a etiologia da lesão e intervenções para corrigir ou melhorar esses fatores.[5]

Para uma cicatrização apropriada, se fazem necessárias adequada perfusão e oxigenação dos tecidos, reservas de proteínas e ingestão calórica, normoglicemia, competência geral do paciente e ausência de terapias citotóxicas. Por esses motivos, o manejo de feridas não se resume apenas à avaliação da lesão, mas também a uma avaliação do estado geral de saúde do doente. Esta análise visa eliminar ou reduzir os fatores que retardam o avançar das margens da lesão até o fechamento completo da ferida.[5]

# AVALIAÇÃO DA FERIDA

Avaliar um paciente com ferida requer habilidade e conhecimento clínico para garantir um diagnóstico preciso e um plano de cuidados adequado. O processo deve incluir a avaliação do paciente e sua lesão para determinar a origem da ferida e identificar condições clínicas que possam retardar a cicatrização para, posteriormente, determinar terapia tópica baseada no aspecto do leito, margem da lesão e pele perilesional.[5]

## Causa da ferida

Inicialmente, deve-se determinar o fator causal da lesão e, se possível, corrigi-lo. A falha na identificação do agente causador da lesão faz com que o "ciclo da lesão" persista. Por exemplo, se um paciente tem diminuição de força motora e desenvolveu uma ferida em área de saliência óssea que tem contato com o colchão, existe grande probabilidade de essa ferida ser uma lesão por pressão e se faz necessário estabelecer medidas preventivas, como o uso de superfícies que auxiliem na distribuição da pressão e intensificação da mobilização no leito, para prevenir o agravo dessa lesão e o aparecimento de novas feridas com a mesma origem. Em situações em que os fatores desencadeantes da lesão não podem ser corrigidos, como paciente com ferida tumoral em regime de cuidados paliativos, os objetivos do manejo de ferida devem ser alterados para controle dos sintomas em vez de cura. No Quadro 1 há algumas características que indicam a etiologia das feridas.[5]

**QUADRO 1** Características de acordo com a etiologia de feridas

| Origem da lesão | Localização mais comum | Características | História do paciente |
|---|---|---|---|
| Pressão | ▪ Região de saliência óssea<br>▪ Áreas próximas à fixação de dispositivos médicos | ▪ Geralmente aspecto redondo ou oval<br>▪ Inicia-se com uma hiperemia que não regride após o alívio da pressão ou descamação/bolhas no local<br>▪ Úlcera de espessura total ou pele intacta de coloração arroxeada, indicando dano isquêmico<br>▪ Presença de descolamento das margens<br>▪ Presença de esfacelo ou escara | ▪ Mobilidade física prejudicada<br>▪ Rebaixamento do nível de consciência<br>▪ Pode ter história de fricção e cisalhamento |

*(continua)*

**QUADRO 1** Características de acordo com a etiologia de feridas (*continuação*)

| Origem da lesão | Localização mais comum | Características | História do paciente |
|---|---|---|---|
| Venosa | ▪ Terço distal da perna, geralmente em torno do maléolo | ▪ Úlcera rasa com base avermelhada ou avermelhada e amarelada<br>▪ Exsudativa<br>▪ Pé com temperatura adequada, pulsos palpáveis e índice tornozelo-braquial normal, se ausência de doença arterial concomitante<br>▪ Presença de edema, hemossiderose e dermatite na pele perilesional<br>▪ Pode ser dolorosa; dor aliviada pela elevação de membros acima do nível do coração | ▪ História de hipertensão venosa crônica ou sinais de hipertensão venosa, como varizes e edema de membros inferiores |
| Arterial | ▪ Região distal dos pés e dedos dos pés<br>▪ Lesões que não cicatrizam, geralmente causadas por traumas na região distal de pernas ou pés | ▪ Úlcera geralmente arredondada, com perda total da pele e leito da ferida pálido ou necrótico<br>▪ Pouco exsudativa<br>▪ Costuma ter invasão por microrganismos, porém com sinais inflamatórios discretos<br>▪ A dor costuma causar bastante preocupação do paciente e, em geral, é parcialmente aliviada no repouso ou quando membro está pendente | ▪ História de doença arterial periférica<br>▪ Pode ter história de doença coronariana, uso de tabaco, hipertensão e dislipidemia |
| Neuropática | ▪ Planta do pé, geralmente na região distal dos metatarsos<br>▪ Saliências do pé em contato com o sapato | ▪ Úlceras geralmente redondas, com perda total da pele e leito da ferida de aspecto avermelhado (se não houver doença arterial associada)<br>▪ Geralmente exsudativa<br>▪ Pode ou não ser dolorosa<br>▪ Presença de calo na pele perilesional. A úlcera pode estar localizada abaixo do calo | ▪ História de diabetes, deficiência de vitamina B12 ou outra doença metabólica |

Fonte: WUWHS, 2016.[5]

## Aspecto do leito da ferida

Para determinar o tipo de cobertura, devem-se identificar os tecidos presentes no leito da ferida.[3] Durante o processo de cicatrização, há a formação de tecido de granulação, epitelização e cicatriz. Outros tecidos podem estar presentes na lesão, como o esfacelo e a necrose, assim como pode apresentar exsudato.

### Tecido de granulação

No processo de regeneração tecidual, há a formação de tecido de granulação. De coloração avermelhada, esse tecido é formado por fibroblastos e serve de estrutura para que as células viáveis se acomodem e se multipliquem. Os fibroblastos secretam substâncias que induzem a formação de novos vasos – angiogênese – para a nutrição das células recém-formadas e sintetiza colágeno, proteínas que dão firmeza e elasticidade ao tecido.

### Tecido de epitelização

Com a cicatrização, há a remodelação do tecido, que passa por processo de organização das fibras de colágeno para aumentar a consistência e elasticidade, passando do tecido de epitelização até a cicatriz madura. O tecido de epitelização é uma formação celular similar ao que foi destruído pela ferida e é bastante frágil, possuindo cerca de 30% da força tênsil da pele que não sofreu dano.[1]

### Tecidos desvitalizados

Quando a ferida se torna crônica, pode ocorrer a formação de tecidos desvitalizados, os quais inviabilizam a continuidade do processo de cicatrização por manter o meio propício para a proliferação de microrganismos, ser barreira física para a migração de células viáveis, impedir a penetração de substâncias tópicas e contribuir para o prolongamento da fase inflamatória. Essa formação contém tecidos não vascularizados, bactérias e debris.[3] Esse tecido pode ser de coloração amarelada, acinzentada, arroxeada, amarronzada ou enegrecida, e sua consistência varia de amolecida ou viscosa a endurecida e ressecada. O tecido não viável pode ser denominado esfacelo e tecido necrótico e, a depender de seu estado de hidratação, alguns autores o subclassificam como esfacelo superficial fino, esfacelo denso desidratado ou úmido, necrose seca ou úmida e escara.

### Exsudato

O exsudato é o líquido que sai do leito da ferida por alterações de permeabilidade capilar durante o processo de regeneração tecidual. Esse fluido é semelhante ao plasma e, em quantidade controlada, é um fator facilitador de cura por conter células de defesa e promover a migração celular, entre outros.

O exsudato tende a diminuir com o avançar do processo cicatricial; no entanto, quando as feridas se tornam crônicas, sua produção pode persistir e ser excessiva.[6] Nas feridas crônicas, o exsudato tende a ter altos níveis de proteases que podem inibir a cicatrização e danificar o leito e a margem da ferida e a pele perilesional. O exsudato pode ser classificado quanto a seu tipo e quantidade.[6]

### *Tipos de exsudato*

O exsudato pode ser classificado, de acordo com seu aspecto, como seroso, hemático ou sanguinolento, purulento ou piossanguinolento.

O exsudato seroso é considerado normal e tem aspecto amarelo âmbar transparente. Sua quantidade não costuma ser abundante, sendo importante investigar a presença de outros processos patológicos, como a fístula urinária ou linfática, caso sua quantidade seja excessiva na ausência de edema local. O exsudato hemático ou sanguinolento contém eritrócitos e possui aspecto avermelhado e opaco. Conforme a quantidade de eritrócitos vai diminuindo, esse líquido torna-se cada vez mais translúcido e rosado e é conhecido como exsudato serossanguinolento. O exsudato purulento indica a presença de alta carga microbiana. Esse fluido contém microrganismos e debris. Seu aspecto é leitoso e sua coloração pode ser amarelada, esverdeada, acastanhada ou acinzentada, a depender do tipo de microrganismo predominante. Quando associado com a presença de eritrócitos, esse exsudato apresenta coloração opaca e rosada e é conhecido como exsudato piossanguinolento.[6]

### *Quantidade de exsudato*

Existem diversas formas de quantificar o volume de exsudato. No Quadro 2, há a classificação proposta por Sardina, 2006.[7]

**QUADRO 2** Classificação da quantidade de exsudato no leito da ferida

| Quantidade de exsudato | Indicadores |
|---|---|
| Nenhum | Leito da ferida seco e sem umidade visível |
| Escasso | Leito da ferida úmido e sem drenagem mensurável |
| Pequena quantidade | Leito da ferida úmido e/ou molhado com drenagem visível preenchendo até 25% do curativo |
| Moderada quantidade | Leito da ferida molhado com drenagem visível preenchendo de 25 a 75% do curativo |
| Grande quantidade | Leito da ferida muito molhado com drenagem visível preenchendo acima de 75% do curativo |

Fonte: Sardina, 2006.[7]

O excesso ou a escassez de exsudato podem retardar a cicatrização. Em comparação ao fluido das feridas agudas, o exsudato de feridas crônicas contém altos níveis de metaloproteinases de matriz (MMP), substâncias que inibem o crescimento dos fibroblastos, citocinas pró-inflamatórias, radicais livres de oxigênio e proteases, os quais prolongam a fase inflamatória da cicatrização, retardando a cura da lesão.

O excesso de exsudato por tempo prolongado causa danos não apenas ao leito da lesão, mas também à margem da lesão e pele circundante, levando à maceração dos tecidos e promovendo a multiplicação de microrganismos por conter componentes nutritivos. Essa condição também aumenta a frequência de troca de curativos e/ou demanda maior quantidade de recursos financeiros, afetando negativamente o estilo de vida do paciente.

Em contraste, a escassez de exsudato faz com que a superfície de ferida se torne excessivamente seca, o que inibe a atividade celular e, consequentemente, retarda a cicatrização de feridas. Essa situação também pode levar à formação de escara, o que retarda a regeneração tecidual.[3]

A melhor estratégia para retomada do processo de cicatrização, tanto no excesso quanto na falta de exsudato, é manter o equilíbrio da umidade utilizando-se de produtos tópicos com essa função.[3]

## Sinais de infecção

Todas as feridas contêm microrganismos em sua superfície e muitas cicatrizam com sucesso. No entanto, cargas acima de $10^6$ microrganismos por grama de tecido retardam o processo de cicatrização e, por isso, muitas lesões crônicas não conseguem cicatrizar.[8] É importante lembrar que a proliferação de microrganismos se intensifica na presença de fonte de nutrientes e ambiente favorável, como ocorre na presença de tecidos desvitalizados e exsudato excessivo. A quantidade de microrganismos no leito da ferida pode ser classificada como contaminação, colonização, colonização crítica, infecção local e infecção sistêmica.

### *Quantidade de microrganismos na ferida*

Na contaminação há microrganismos não replicantes no leito da ferida, os quais não impedem o avanço do processo cicatricial. Na colonização, esses microrganismos se multiplicam na superfície da lesão, mas ainda não retardam a cicatrização. Na colonização crítica, o processo de cicatrização para de avançar pela quantidade de microrganismos, mas ainda não existem sinais inflamatórios na lesão. Com o aumento da carga microbiana, a ferida evolui para infecção local que tem como sinais a presença de inflamação - dor, calor, rubor, edema e perda de função –, associada ao exsudato purulento. Se não houver controle da quantidade de microrganismos, a infecção local evolui para infecção sistêmica, que é a disseminação da infecção para além das margens da lesão, ocasionando celulites, linfangites e até mesmo sepse em alguns casos.

Pacientes imunodeprimidos ou com comorbidades, como o diabetes *mellitus*, podem não apresentar os sinais clássicos de infecção local e sistêmica.

### *Biofilme*

Biofilmes são grandes colônias de microrganismos que possuem mecanismos protetores contra a penetração de antibióticos tópicos e sistêmicos. Estudos indicam que 60 a 90% das feridas crônicas apresentam biofilme e que podem integrar sua matriz componentes como fibrina, plaquetas ou imunoglobulinas.

É difícil detectar a presença de biofilme a olho nu, no entanto há certas situações que levantam suspeitas quanto à presença dessas colônias, como resistência a antibióticos, infecção acima de 30 dias, tecido de granulação friável e presença de material gelatinoso facilmente removível da superfície da lesão, a qual se reconstrói rapidamente.

As estratégias para o tratamento de biofilme incluem desbridamento e limpeza mecânica da lesão e uso de antimicrobianos tópicos para eliminar os microrganismos e evitar contaminação adicional na ferida.

## Odor desagradável

Feridas produzem odor característico, que é leve e não desagradável, assemelhando-se ao cheiro de sangue fresco. No entanto, algumas lesões evoluem com a presença de odor desagradável, ligado principalmente a grandes quantidades de microrganismos presentes na lesão. O metabolismo bacteriano gera ácidos voláteis como putrescina e cadaverina, causando o odor desagradável. Alguns microrganismos foram identificados como importantes produtores de odor desagradável, como alguns tipos de *Bacteroides*, *Clostridium*, *Fusobacterium*, *Proteus*, *Klebsiella*, *Pseudomonas* e *Staphylococcus*. Existem algumas formas de classificar a intensidade do odor em uma lesão, sendo uma das mais utilizadas a classificação proposta por Baker e Haig (Quadro 3).

**QUADRO 3** Classificação da intensidade de odor desagradável proposta por Baker e Haig

| Níveis de odor | Descrição do odor |
|---|---|
| Forte | Odor evidente ao entrar no quarto, a uma distância de 2 a 3 m do paciente, com o curativo intacto |
| Moderado | Odor evidente ao entrar no quarto, a uma distância de 2 a 3 m do paciente, quando o curativo é aberto |

*(continua)*

**QUADRO 3** Classificação da intensidade de odor desagradável proposta por Baker e Haig (*continuação*)

| Níveis de odor | Descrição do odor |
|---|---|
| Discreto | Odor evidente próximo ao paciente quando o curativo é aberto |
| Sem odor | Nenhum odor evidente, mesmo ao lado do paciente com o curativo aberto |

Fonte: Haughton e Young, 1995.[9]

## Margem da ferida

A avaliação da margem da ferida pode fornecer informações valiosas sobre a progressão da lesão e a eficácia do plano atual de cuidados. O avanço da margem epitelial é uma boa indicação de cura e é visto como um indicador preditivo confiável da cicatrização de feridas. A observação da margem da ferida informa sobre possíveis problemas que precisam ser abordados, os quais incluem maceração, desidratação, descolamentos e tunelização e epíbole. Algumas feridas podem conter mais de uma alteração em sua margem, exigindo uma série de intervenções.[5]

### Maceração

A maceração ocorre quando as margens são expostas a longos períodos de umidade, levando à hidratação excessiva. Esta condição causa amolecimento da margem e, pela fragilidade, rompe-se com maior facilidade. Além disso, retarda a migração das células viáveis na superfície da ferida.

### Desidratação

A desidratação da pele da margem da ferida pode atrasar a cicatrização, visto que a migração das células viáveis se dá em tecidos com umidade controlada. Além disso, a escassez de umidade pode reduzir o fluxo sanguíneo, privando o leito da ferida de células de defesa necessárias para proteger contra a infecção.

### Epíbole

Na epíbole, as margens apresentam-se enroladas por fechamento prematuro de bordas. Isto ocorre porque as células de epitelização migram para a margem da lesão, fazendo com que se enrole sobre si mesma. Geralmente ocorre em lesões de origem inflamatória, como o pioderma gangrenoso. Esta condição dificulta o avanço epitelial, retardando a cicatrização.[5]

## Pele perilesional

A pele perilesional foi definida anteriormente como a área da pele que se estende até 4 cm além da margem da ferida, mas pode incluir qualquer pele que fica sob o curativo. A pele perilesional danificada ou de aspecto não saudável é um problema significativo em feridas crônicas e requer intervenção. Danos persistentes na pele perilesional podem resultar em aumento no tamanho da lesão e tempo de cicatrização. Os fatores que aumentam o risco de danos na pele perilesional incluem quantidade de exsudato, bactérias e toxinas associadas.

Quando a pele perilesional é exposta ao exsudato, primeiramente o estrato córneo absorve o fluido e incha. O aumento da umidade satura as camadas inferiores da epiderme e rompe as camadas de lipídeos aí existentes. A pele hiper-hidratada se torna mais frágil e rompe-se com maior facilidade quando submetida a pequenos traumas, como a aplicação e remoção repetida de fitas adesivas e curativos. Esta situação reduz a função de barreira da pele e, depois de um tempo, resulta no aumento da perda de água transepidérmica e na diminuição dos lipídeos superficiais, levando à secura da pele e aumentando o risco de dermatite de contato.

O exsudato também afeta o pH da pele perilesional, que é levemente ácido. Esta alteração leva ao desequilíbrio da microbiota da pele e predispõe à multiplicação de microrganismos patógenos. Além disso, a hiper-hidratação fornece ambiente propício à proliferação de microrganismos, aumentando a chance de desenvolvimento de infecções.

É importante demarcar a área de pele não saudável e reduzir a chance de ruptura, protegendo-a do exsudato, pequenos traumas e outros danos adicionais.

## TERAPIA TÓPICA DE FERIDAS

Embora a reparação tecidual seja um processo sistêmico, é necessário favorecer condições locais, por meio de terapia tópica adequada, para viabilizar o processo fisiológico. A terapia tópica de feridas é fundamentada em estudos científicos sobre a fisiologia de reparação tecidual e norteada pelos seguintes princípios: remover tecidos necróticos e corpos estranhos do leito da ferida; identificar e eliminar processos infecciosos; obliterar espaços mortos; absorver o excesso de exsudato; manter o leito da ferida úmido; promover isolamento térmico; e proteger a ferida de traumas e invasão bacteriana. A limpeza e cobertura caracterizam as etapas da terapia tópica.[10]

Existem estratégias para a abordagem do tratamento de feridas, dentre elas o uso do princípio de preparo de seu leito. Descrito pela primeira vez em 2003 por Schultz et al.,[11] o conceito de preparo do leito da ferida é uma forma estruturada para a gestão de lesões cutâneas. Essa estratégia se utiliza do acrônimo da palavra *TIME* ("tempo" em inglês) para descrever quatro importantes aspectos que precisam ser avaliados em uma lesão, de forma a auxiliar o profissional a conduzir a ferida para uma cicatrização mais eficiente. São eles:

| |
|---|
| T = *tissue non-viable* (tecido inviável). |
| I = *infection/inflammation* (infecção/inflamação). |
| M = *moisture imbalance* (desequilíbrio de umidade). |
| E = *edge of wound advancing* (avançar das margens da ferida). |

O autor propõe que cada um dos componentes avaliados pelo TIME seja abordado e otimizado para melhorar as chances de fechamento bem-sucedido da ferida. Utilizando-se os princípios de preparo do leito da ferida, busca-se remover os tecidos desvitalizados, manter o equilíbrio da umidade local, prevenir ou tratar infecção, reduzir a inflamação e promover a formação de tecido de granulação.

Nesta seção, serão abordadas as coberturas de feridas e outras terapias tópicas que auxiliam na gestão de remoção de tecidos desvitalizados, redução de carga microbiana, manutenção do equilíbrio da umidade e promoção do avanço das margens da lesão.

## Remoção de tecidos desvitalizados

O melhor tratamento para a retomada do processo de cicatrização quando há presença de tecidos desvitalizados é a remoção dos tecidos não vascularizados, bactérias e debris que impedem o processo de cura.[5] A retirada do tecido desvitalizado pode ser feita de várias formas, sendo a mais conhecida o desbridamento mecânico, autolítico, enzimático, biológico, com instrumental e cirúrgico.[3]

Algumas feridas não progridem para a granulação, apesar da remoção de tecido necrótico e esfacelo. Nestas situações, busca-se investigar outros fatores agravantes, como déficit na perfusão/oxigenação, alta carga microbiana e desnutrição.[5]

É importante lembrar que algumas situações contraindicam o desbridamento, como a presença de úlcera de origem arterial antes da revascularização, feridas tumorais pelo sangramento excessivo e alguns casos de lesões por pressão em membros inferiores quando se utiliza a escara como curativo biológico.

## Desbridamento mecânico

O desbridamento mecânico é um método físico não seletivo capaz de remover células viáveis e inviáveis utilizando-se a força física. A fricção no leito da ferida é feita com gaze ou irrigações com jatos de solução salina para a remoção do tecido desvitalizado. Na literatura internacional, é descrita uma almofada com monofilamentos (Debrisoft®) apropriada para esse procedimento.[3]

## Desbridamento autolítico

O desbridamento autolítico é indicado quando o tecido inviável está bastante hidratado e amolecido e células fagocitárias e enzimas proteolíticas corporais fazem a remoção desse tecido. Para esta modalidade de desbridamento, utilizam-se coberturas doadoras ou mantedoras de umidade local, como hidrogel e hidrocoloide, entre outros produtos em forma de gel. Este tipo de desbridamento não é indicado para feridas com moderada ou grande quantidade de exsudato.[3]

## Desbridamento enzimático

O desbridamento enzimático é realizado com o uso de enzimas proteolíticas exógenas que dissolvem algumas pontes de proteínas, desprendendo o tecido inviável do leito da ferida.[3] Este tipo de desbridamento é feito em um tempo relativamente curto, preserva o tecido viável e é bastante confortável para o paciente.[11] Como preparados de enzimas proteolíticas com ação desbridante destacam-se a colagenase, a papaína e a bromelina.

## Desbridamento biológico

O desbridamento biológico se dá pela aplicação de larvas estéreis para fins médicos, que ingerem o esfacelo úmido, além de promover a destruição dos microrganismos presentes na lesão em seu trato digestivo. As larvas utilizadas necessitam de qualidade comprovada pelo fornecedor e é necessário mínimo treinamento para sua colocação e remoção.[12,13] Esta terapia não é capaz de remover tecidos desvitalizados muito endurecidos, como o calo.[3]

## Desbridamento com instrumental

O desbridamento com instrumental utiliza-se de instrumentos cortantes – tesouras, bisturis e curetas – para a remoção direta do tecido identificado como desvitalizado. Frequentemente são necessárias repetidas remoções até a finalização do processo.[14]

## Desbridamento cirúrgico

O desbridamento cirúrgico é a ampla excisão de tecido inviável e viável até alcançar um sangramento saudável no leito da ferida. Este processo difere do desbridamento com instrumental por envolver extensas áreas de tecido, ser realizado por cirurgiões, não ser seletivo e, por resultar em sangramento e dor importante, ser realizado sob efeito de anestesia e em sala cirúrgica.[14] Recomenda-se grande cautela ao utilizar este tipo de desbridamento em pacientes anticoagulados, com distúrbios de coagulação e/ou imunodeprimidos.[3]

## Redução de carga microbiana

A terapia antimicrobiana se utiliza de produtos para a redução da carga microbiana que podem ser antissépticos ou antibióticos. Os antissépticos são agentes que destroem e/ou inibem o crescimento de microrganismos em tecidos vivos. Os antibióticos são produtos produzidos sinteticamente ou derivados de microrganismos com ação seletiva sobre algumas bactérias.

A infecção em tecidos superficiais pode causar retardo na cicatrização, exsudação e odor desagradável.[15] Na maioria dos casos de infecção local, a limpeza da ferida, o desbridamento e o uso de antissépticos têm se mostrado suficientes para reduzir a carga microbiana; no entanto, alguns clínicos ainda divergem sobre quais sinais clínicos definem a infecção da ferida e se os estudos microbiológicos quantitativos são úteis em todos os casos de infecção cutânea.[5] Em algumas situações, se faz necessário associar os antissépticos com os antibióticos sistêmicos para controle rápido da infecção.[3] O uso de antibióticos tópicos é controverso pelo risco de causar resistência bacteriana. Nesta seção, serão abordados apenas os antissépticos e as coberturas impregnadas com esses antimicrobianos.

Os microrganismos recobrem todo o leito da ferida, visível ou não, como nos casos de feridas profundas com descolamentos de margens e presença de túneis. Nestes casos, deve-se pensar em irrigar essas cavidades com produtos de limpeza e eliminar os espaços vazios, preenchendo-os com curativos que possam ser inseridos dentro da cavidade.[3]

A limpeza de feridas é a remoção de contaminantes de superfície, bactérias e restos de curativos do leito da ferida e da pele perilesional. Existem várias soluções de limpeza de feridas em uso clínico, como água potável, água estéril, soluções salinas estéreis e antissépticos como clorexidina, polihexametilbiguanida (PHMB), cadexomer-iodo, prata, iodopovidona e octenidina com etilhexilglicerina. Consensos internacionais recomendam que as feridas crônicas infectadas sejam limpas em cada troca de curativo.

### Antissépticos

Existem vários antissépticos disponíveis para uso na limpeza de feridas; no entanto, seu uso ainda gera divergências entre estudiosos. Existem vantagens e desvantagens ao utilizar antissépticos para a limpeza de feridas. As principais vantagens do uso de antissépticos são: alta concentração sustentada de antimicrobianos apenas no leito da ferida; pequena absorção sistêmica; pode evitar o uso de antibióticos sistêmicos; pequeno risco de desenvolver resistência bacteriana; fácil utilização. No entanto, alguns antissépticos causam hipersensibilidade local ou dermatite de contato, podem ser tóxicos para queratinócitos, fibroblastos e leucócitos, com possível alteração da microbiota da pele e difícil mensuração da dose adequada para cada tipo de lesão. A seguir, estão descritos os principais antissépticos disponíveis e algumas de suas características (Quadro 4).[15]

**QUADRO 4** Antissépticos utilizados em feridas

| |
|---|
| **Ácido acético**<br>**Apresentação**<br>Soluções a 0,25, 0,5 e 1%<br>**Espectro bacteriano**<br>Maioria dos microrganismos Gram-positivos e Gram-negativos, incluindo a *Pseudomonas aeruginosa*.<br>**Vantagens**<br>Barato; estudos comprovam sua eficácia para eliminar colonização por *Pseudomonas aeruginosa* de queimaduras.<br>**Desvantagens**<br>Estudos *in vitro* referem citotoxicidade, embora talvez não *in vivo*; atividade limitada contra o biofilme. |
| **Cadexomer iodo**<br>**Apresentação**<br>Gel, pomada ou impregnado em curativos.<br>**Espectro bacteriano**<br>Amplo espectro de atividade, similar ao iodo.<br>**Vantagens**<br>Pequena toxicidade local quando comparado com o iodo. Libera moléculas de iodo quando em contato com exsudato.<br>**Desvantagens**<br>Pode causar ardor e eritema, mas produz menos danos aos tecidos do que outros produtos de iodo; efeito residual pequeno; pode ser ineficaz em fluidos corpóreos. |
| **Clorexidina**<br>**Apresentação**<br>Soluções variando de 0,5 a 4%<br>**Espectro bacteriano**<br>Ativa contra bactérias Gram-positivas, como *Staphylococcus aureus*, e bactérias Gram-negativas, incluindo *Pseudomonas aeruginosa*.<br>**Vantagens**<br>Atividade persistente até 6 horas após a aplicação; poucos efeitos adversos. |

*(continua)*

**QUADRO 4** Antissépticos utilizados em feridas (*continuação*)

| |
|---|
| **Desvantagens**<br>Hipersensibilidade, incluindo anafilaxia, urticária generalizada, broncoespasmo, tosse, dispneia, chiado e mal-estar; causa lesões graves nos olhos e no ouvido médio; evitar contato com o rosto ou a cabeça; relato de resistência bacteriana. |
| **Povidine**<br>**Apresentação**<br>Creme a 1, 4,7 e 10%. Solução a 1 e 10%. Gaze e outros tecidos impregnados com iodo.<br>**Espectro bacteriano**<br>Amplo espectro, incluindo *Staphylococcus aureus* e enterococos, porém menor espectro quando comparado ao iodo.<br>**Vantagens**<br>Menos irritante para a pele que o iodo; pode ser coberto com curativos; resistência muito rara; ação antibacteriana requer pelo menos 2 minutos de contato.<br>**Desvantagens**<br>Pode causar ardor e eritema; o efeito pode não persistir e a eficácia pode ser reduzida nos fluidos corporais; o uso prolongado pode causar acidose metabólica; mancha a pele e a roupa; possível interação com alguns curativos. |
| **Curativos impregnados com prata**<br>**Apresentação**<br>Variadas coberturas impregnadas com prata, como carvão ativado, alginato de cálcio, espumas, malhas, entre outros.<br>**Espectro bacteriano**<br>Amplo espectro, incluindo MRSA e VRE.<br>**Vantagens**<br>Fornecem níveis sustentados de íons de prata no leito da ferida; resistência microbiana rara; menos dolorosos que o nitrato de prata; poucos efeitos adversos; variedade de produtos adaptáveis a diferentes tipos de feridas.<br>**Desvantagens**<br>Níveis de íons de prata na superfície da ferida ainda não estabelecidos; podem causar coloração de prata nos tecidos; podem atrasar a epitelização; custo relativamente elevado. |

MRSA: *Staphylococcus aureus* resistente à meticilina; VRE: enterococo resistente à vancomicina.
Fonte: Lipsky e Hoey, 2009.[15]

Existem poucas evidências para sugerir qual antisséptico é mais efetivo no combate a infecções; no entanto, alguns podem ser mais aceitáveis ao paciente. Com relação às evidências, algumas revisões sistemáticas apoiam o uso de antimicrobianos para feridas com odor desagradável e queimaduras, mas a literatura não é uniforme quanto à indicação em feridas.

## Coberturas

Além de limpeza e desbridamento, outro princípio importante da terapia tópica de feridas é a oclusão com as coberturas. Turner definiu algumas características para a escolha da cobertura mais apropriada para manter o ambiente propício para a reparação tissular. São elas: manter umidade na interface ferida/cobertura; remover o excesso de exsudato; permitir a troca gasosa; promover isolamento térmico; proporcionar proteção contra infecção; ser isento de partículas e contaminantes; permitir a remoção sem causar traumas. Além destas, devem ter disponibilidade, flexibilidade, facilidade de manuseio e custo-eficácia.

Os efeitos benéficos do meio úmido incluem: prevenção de desidratação do tecido e morte celular; angiogênese acelerada; desbridamento autolítico, pois eles retêm enzimas e água que ajudam na fibrinólise; e redução da dor, atribuída à proteção do ressecamento e exposição que o meio úmido fornece às terminações nervosas. Essas coberturas mantêm as células viáveis e permitem que elas liberem fatores de crescimento estimulando sua proliferação.

As coberturas podem ser classificadas como primárias (aquelas que permanecem em contato direto com a lesão) e secundárias (aquelas que ficam sobre a cobertura primária, podendo ser gazes, chumaços, entre outros). A seguir, são descritas algumas coberturas utilizadas no tratamento de feridas (Quadro 5).

**QUADRO 5** Principais coberturas para feridas

| Cobertura | Descrição |
|---|---|
| Alginato de cálcio | ▪ Os alginatos são polissacarídeos derivados do ácido algínico, que por sua vez é obtido principalmente de algas marinhas da espécie *Laminaria*.<br>▪ O sódio do exsudato e o cálcio do alginato sofrem troca iônica, formando um gel solúvel de alginato de sódio.<br>▪ Indicado para feridas exsudativas.<br>▪ Tem propriedade hemostática.<br>▪ De fácil aplicação, tem duas apresentações, em placa ou fita.<br>▪ A versão com prata reduz a carga microbiana.<br>▪ Classificado como cobertura primária, sendo necessária uma cobertura secundária.<br>▪ Troca em até 72 horas (troca diária do curativo secundário). Deve ser trocado quando estiver saturado.<br>Obs.: o gel emite um odor forte e tem aparência purulenta, que não deve ser confundida com infecção. |
| Carvão ativado com prata | ▪ Cobertura estéril, composta de tecido de carvão ativado impregnado com prata, envolvido externamente por invólucro de não tecido poroso feito de fibras de náilon, selado em toda a sua extensão.<br>▪ Possui um sistema de poros no tecido capaz de reter bactérias, que são inativadas pela ação da prata, diminuindo a contagem bacteriana e, consequentemente, odores desagradáveis.<br>▪ Reduz carga microbiana (bacteriostático) e adsorve o exsudato.<br>▪ Contraindicado em feridas secas e recobertas por escara. |

*(continua)*

**QUADRO 5** Principais coberturas para feridas (*continuação*)

| Cobertura | Descrição |
|---|---|
| Carvão ativado com prata | ▪ É uma cobertura primária e requer cobertura secundária, usualmente gazes, que devem ser trocadas diariamente ou mais de uma vez ao dia, porém o carvão deverá ser trocado assim que atingir o ponto de saturação. A cobertura pode permanecer por até 7 dias. |
| Colagenase | ▪ Preparado enzimático proteolítico tópico derivado da fermentação de *Clostridium histolyticum*.<br>▪ Indicada no desbridamento enzimático de tecido inviável (necrose ou esfacelo).<br>▪ Pode ser usada em tecido viável.<br>▪ Apresenta versão com cloranfenicol.<br>▪ A pomada deve ser aplicada a cada troca de curativo. |
| Filme de poliuretano | ▪ Cobertura estéril, composta por filme transparente de poliuretano com espessura de 0,2 mm, semipermeável (possui permeabilidade a gases como $O_2$, $CO_2$ e vapor de água e é impermeável a líquidos e bactérias).<br>▪ Transparente, permite a inspeção contínua da ferida ou a visualização da inserção de cateteres.<br>▪ É constituído de adesivo acrílico hipoalergênico, permitindo aderência somente à pele íntegra. Deve ser colocado 1 a 2 cm além da margem da ferida.<br>▪ Usado como cobertura primária ou secundária.<br>▪ Reduz a dor e promove a epitelização das feridas.<br>▪ Contraindicado em feridas infectadas e exsudativas. A cobertura deve ser avaliada diariamente, podendo permanecer no local por tempo indeterminado quando em uso profilático de lesões de pele, e deve ser trocada quando houver acúmulo de exsudato ou descolamento. Se manipulado de maneira incorreta, pode aderir a si próprio. Em cateteres. pode permanecer até 7 dias. |
| Hidrocoloide | ▪ Cobertura estéril, composta por espuma externa ou filme de poliuretano (permeável ao vapor) unida a um material interno, mais comumente carboximetilcelulose, gelatina e pectina.<br>▪ Em contato com a ferida, o hidrocoloide interage com o exsudato para formar um gel. O gel cria um meio úmido na superfície da ferida, que estimula a síntese do colágeno e acelera o crescimento e a migração das células epiteliais.<br>▪ O gel evita a aderência à ferida e proporciona alívio da dor, por manter úmidas as terminações nervosas.<br>▪ O meio úmido desencadeia a ação das enzimas que liquefazem o tecido necrótico, promovendo o desbridamento autolítico.<br>▪ Contraindicado em feridas infectadas. |

(*continua*)

**QUADRO 5** Principais coberturas para feridas (*continuação*)

| Cobertura | Descrição |
|---|---|
| Hidrocoloide | ▪ Existe uma modalidade de hidrocoloide associado com prata para ser utilizado em feridas criticamente colonizadas, que deve ter indicação precisa.<br>▪ Apresentação em placa (com diferentes espessuras e tamanhos), pasta ou pó.<br>▪ Deve ser assegurada margem de aproximadamente 2 cm, para aderir à pele íntegra.<br>▪ Pode permanecer por até 7 dias, dependendo da avaliação diária, e deve ser trocado quando houver extravasamento do gel ou descolamento das bordas.<br>Obs.: o gel criado pelo curativo é, em geral, "purulento" na aparência, com odor acentuado e não deve ser confundido com infecção. |
| Hidrofibra | ▪ Fibra de carboximetilcelulose.<br>▪ Absorve o excesso de exsudato e mantém o meio úmido (forma um gel).<br>▪ Com prata: reduz carga microbiana.<br>▪ Troca em até 7 dias (troca diária do curativo secundário). |
| Hidrogel | ▪ Gel transparente, formado por redes tridimensionais de polímeros e copolímeros hidrofílicos compostos de água (78 a 96%), uretanos, polivinilpirrolidona (PVP) e polietilenoglicol.<br>▪ Disponível em forma de placa e gel e requer a utilização de cobertura secundária.<br>▪ Reduz a dor, por sua elevada umidade, que evita a desidratação das terminações nervosas.<br>▪ Promove o desbridamento autolítico, ou seja, amolece e hidrata tecidos desvitalizados, facilitando sua remoção.<br>▪ Indicado em feridas com perda tecidual parcial ou profunda, feridas com tecido necrótico, granulação e epitelização.<br>▪ Pela reduzida capacidade de absorção, é contraindicado em feridas exsudativas.<br>▪ As trocas devem ser realizadas entre 1 e 3 dias. |
| Hidropolímeros (espumas) | ▪ Possuem camada central com almofada de espuma absorvente de alta densidade, à base de substâncias hidrofílicas, que se expande à medida que absorve o exsudato. Em contato com a ferida, a camada não é aderente, facilitando a remoção, e a camada externa é composta por poliuretano semipermeável (permeável ao vapor d'água e oxigênio e impermeável às bactérias).<br>▪ Não necessitam de curativo secundário.<br>▪ Promovem desbridamento autolítico por manter meio úmido.<br>▪ Mantêm o isolamento térmico, o ambiente úmido e são confortáveis.<br>▪ A cobertura pode ser trocada em até 7 dias.<br>▪ Apresentam diversos formatos.<br>▪ Não devem ser utilizados em feridas infectadas. |

(continua)

**QUADRO 5** Principais coberturas para feridas (*continuação*)

| Cobertura | Descrição |
|---|---|
| Malha impregnada com prata nanocristalina | ▪ Malha única ou multicamadas: camada absorvente interna (poliéster – não tecido), revestida por camada externa de prata nanocristalina em malha de polietileno de baixa aderência.<br>▪ Reduz carga microbiana (bacteriostática).<br>▪ Troca em até 7 dias (troca diária do curativo secundário). |
| Papaína | ▪ Enzima proteolítica (extraída da *Carica papaya*).<br>▪ Utilizada no desbridamento enzimático de tecido desvitalizado.<br>▪ Inativada ao reagir com oxidantes como ferro, oxigênio, derivados do iodo, água oxigenada e nitrato de prata. Por ser uma enzima de fácil deterioração, deve ser mantida em lugar fresco, seco, ventilado e protegido.<br>▪ Deve ser mantida sob refrigeração para a manutenção de sua estabilidade.<br>▪ Apresentação: manipulada em solução (feita com o pó), pomada, creme ou gel em diferentes concentrações.<br>▪ Papaína a 2%: pode ser utilizada em lesões com tecido viável ou inviável.<br>▪ Papaína a 10%: desbridamento de necrose ou esfacelo. |

## Outras coberturas

### Matriz dérmica acelular

Matrizes dérmicas acelulares são produtos de engenharia de tecidos que têm como ação recobrir a lesão, agindo como um substituto temporário da pele. Eles são produtos biologicamente inertes, desprovidos de células, derivados de tecidos animais, humanos, sintético ou de outros produtos compostos. Embora seu uso seja limitado, há estudos que apoiam seu uso em feridas crônicas.

### Substitutos epidérmicos e dérmicos

Estas coberturas são utilizadas como substituto ao enxerto de pele e contêm compostos da epiderme, derme ou ambos. Substitutos de epiderme são gerados por cultura de células da epiderme, como os queratinócitos, depositados em membranas de silicone e que são colocados diretamente sobre o leito da ferida. Os substitutos dérmicos são constituídos por substâncias similares à derme, com pele processada, ou fabricados como matriz de colágeno dérmico e outras proteínas de matriz que pode ter origem animal ou humana.[16] Esta terapia parece ser bem tolerada em pacientes com comorbidades e idosos, no entanto, as evidências ainda são limitadas para apoiar seu uso.[3]

### Fatores de crescimento

Os fatores de crescimento são proteínas que estimulam e ativam a proliferação celular mediante a ativação da angiogênese, mitoses e transcrição genética, acelerando o processo de cicatrização. Três ensaios clínicos randomizados em úlceras do pé diabético confirmaram melhor taxa de cicatrização dos fatores de crescimento quando comparados a um gel placebo, no entanto, seus resultados foram inferiores quando comparados à matriz dérmica acelular.[3]

### Plasma rico em plaquetas

Esta terapia é realizada com gel de plasma rico em plaquetas retirado do próprio paciente, rico em citocinas, fatores de crescimento e arcabouço de fibrina. Uma revisão sistemática mostrou aumento nas taxas de cicatrização quando comparado a placebo ou tratamento padrão.[3]

## Terapias adjuvantes

### Terapia por pressão negativa

A terapia por pressão negativa é a aplicação de pressão negativa localizada e controlada – geralmente a 125 mmHg. Tem como ação a remoção física do excesso de umidade e microrganismos presentes na lesão, a redução de edema, o auxílio na contração das margens e o estímulo à formação de tecido de granulação.

### Laser de baixa potência

A terapia a laser de baixa potência tem sido utilizada para aumentar a proliferação e migração celular no leito da ferida.[3]

### Oxigenoterapia hiperbárica

A oxigenoterapia hiperbárica é inalação em ambiente com 100% de oxigênio sob pressão de duas atmosferas a fim de aumentar o suprimento de oxigênio na ferida. Além disso, reduz a quantidade de microrganismos anaeróbios e alguns tipos de fungos. Esta terapia é realizada dentro de uma câmara hiperbárica que submete o paciente a uma pressão de 2 a 3 vezes a pressão atmosférica (ao nível do mar). Este tratamento tem disponibilidade limitada e requer controle de suas instalações.

## REFERÊNCIAS


1. Tazima MFGS, Vicente YAMVA, Moriya T. Biologia da ferida e cicatrização. Medicina (Ribeirão Preto). 2008;41(3):259-64.
2. Werdin F, Tennenhaus M, Schaller HE, Rennekampff HO. Evidence-based management strategies for treatment of chronic wounds. Eplasty. 2009;4:9.
3. Harries RL, Bosanquet DC, Harding KG. Wound bed preparation: TIME for na update. Int Wound J. 2016;13 Suppl 3:8-14.
4. Sen CK, Gordillo GM, Roy S, Kirsner R, Lambert L, Hunt TK, et al. Human skin wounds: a major and snowballing threat to public health and the economy. Wound Repair Regen. 2009;17(6):763-71.
5. World Union of Wound Healing Societies (WUWHS), Florence Congress, Position Document. Advances in wound care: the triangle of wound assessment. London: Wounds International; 2016.
6. World Union of Wound Healing Societies (WUWHS). Principles of best practice: wound exudate and the role of dressings. A consensus document. London: MEP Ltd; 2007.
7. Sardina D. Skin and wound resource manual. Lake Geneva: Wound Care Education Institute; 2006.
8. European Wound Management Association (EWMA). Position document: wound bed preparation in practice. London: MEP Ltd; 2004.
9. Haughton W, Young T. Common problems in wound care: malodorous wounds. Br J Nurs. 1995;4(16):959-60, 962-3.
10. Yamada BFA. Terapia tópica de feridas: limpeza e desbridamento. Rev Esc Enf USP. 1999;33:133-40.
11. Schultz GS, Sibbald RG, Falanga V, Ayello EA, Dowsett C, Harding K, Romanelli M, Stacey MC, Teot L, Vanscheidt W. Wound bed preparation: a systematic approach to wound management. Wound Repair Regen 2003; 11:1–28.
12. Falanga V, Isseroff RR, Soulika AM, Romanelli M, Margolis D, Kapp S, et al. Chronic wounds. Nat Rev Dis Primers. 2022;8(1):50.
13. Sherman RA. Maggot therapy takes us back to the future of wound care: new and improved maggot therapy for the 21st century. J Diabetes Sci Technol. 2009 Mar 1;3(2):336-44. doi: 10.1177/193229680900300215. PMID: 20144365; PMCID: PMC2771513.
14. Gray D, Acton C, Chadwick P, Fumarola S, Leaper D, Morris C, Stang D, Vowden K, Vowden P, Young T. Consensus guidance for the use of debridement techniques in the UK. Wounds UK 2011;7:77–84.
15. Lipsky BA, Hoey C. Topical antimicrobial therapy for treating chronic wounds. Clin Infect Dis. 2009;49(10):1541-9.
16. Ferreira MC, Paggiaro AO, Isaac C, Teixeira Neto N, Santos GB. Substitutos cutâneos: conceitos atuais e proposta de classificação. Rev Bras Cir Plast. 2011;26(4):696-702.
17. Blanes L. Curativos. In: Ferreira LM, organizador. Guia de cirurgia plástica (Série Guias de Medicina Ambulatorial e Hospitalar - Unifesp/EPM). Barueri: Manole; 2007. v. 1. p.83-9.
18. Lionelli GT, Lawrence WT. Wound dressings. Surg Clin N Am. 2003;83:617-38.

# 29

# Infecção em cirurgia

*Eduardo Alexandrino Servolo de Medeiros*
*Murched Omar Taha*
*Djalma José Fagundes*

## INTRODUÇÃO

A complicação mais temida pelo cirurgião e pelo paciente é a ocorrência de infecção após o procedimento operatório.

A presença de microrganismos e suas consequências nefastas coloca em risco a vida do paciente, prolonga a permanência de internação hospitalar, implica o uso de agentes antimicrobianos e seus efeitos colaterais, sobrecarrega o sistema médico-hospitalar e aumenta os custos do atendimento à saúde, além de aumentar a mortalidade.

A infecção causa intangível sofrimento físico e emocional ao paciente e a seus familiares, restringe sua capacidade laboral, prolonga o tempo de recuperação, que nem sempre é completa, deixando sequelas.

A infecção cirúrgica cursa de modos diversos na dependência da agressividade e da quantidade de agente microbiano, do tempo de exposição ao agente causal e da capacidade de reação imunológica do hospedeiro.

Os procedimentos de profilaxia e prevenção da contaminação e o diagnóstico precoce e eficiente são fundamentais para eliminar ou mitigar as consequências da infecção.

Diante disso, além de ampliar a eficiência e eficácia dos meios disponíveis de controle individual de cada paciente, faz-se necessária a criação de mecanismos de controle epidemiológico.

A Agência Nacional de Vigilância Sanitária (Anvisa) dispõe de protocolos a serem seguidos pela equipe no atendimento ao paciente e estabelece normas de registro e controle da infecção nos hospitais brasileiros.

Recentemente (2022), após a pandemia de Covid-19, visando dar mais efetividade ao sistema, a Anvisa estabeleceu uma parceria com a Associação Brasileira dos Profissionais em Controle de Infecções e Epidemiologia Hospitalar

(ABIH), Colégio Brasileiro de Cirurgiões (CBC) e PREVCOVID-BR (coordenado pela Escola de Enfermagem da USP, com apoio técnico do Centro de Controle e Prevenção de Doenças dos Estados Unidos - CDC/EUA).

## CLASSIFICAÇÃO DAS CIRURGIAS SEGUNDO O POTENCIAL DE CONTAMINAÇÃO

O risco de infecção da ferida operatória depende em grande parte do grau de contaminação inicial da área a ser operada. Assim, a classificação apresentada a seguir orienta algumas tomadas de decisões em relação à profilaxia e ao tratamento das infecções.

- **Cirurgias limpas:** realizadas em tecidos estéreis ou passíveis de descontaminação, na ausência de processo infeccioso e inflamatório ou falha técnica grosseira, cirurgias eletivas e sem drenagem, cirurgias em que não ocorra penetração nos tratos digestivo, respiratório ou urinário. Exemplos: artroplastia de quadril, cirurgia cardíaca, cirurgia vascular, procedimentos ortopédicos eletivos, cirurgia de hérnia inguinal.
- **Cirurgias potencialmente contaminadas:** realizadas em tecidos colonizados por flora microbiana pouco numerosa ou em tecido de difícil descontaminação, ausência de processo infeccioso e inflamatório e com falhas discretas no transoperatório. Ocorre penetração no trato digestivo, respiratório ou urinário, sem contaminação significativa. Exemplos: cirurgia do intestino delgado (eletiva), cirurgias biliares (sem obstrução biliar), feridas traumáticas (até 10 horas após traumatismo), prostatectomia.
- **Cirurgias contaminadas:** realizadas em tecidos colonizados por flora bacteriana e cuja descontaminação seja difícil ou impossível, bem como aquelas em que tenham ocorrido falhas técnicas grosseiras, sem supuração local. Exemplos: cirurgia de cólon, desbridamento de queimaduras, cirurgias da boca, fraturas expostas, feridas traumáticas com mais de 10 horas.
- **Cirurgias infectadas:** todas as intervenções cirúrgicas realizadas em qualquer tecido ou órgão em presença de processo infeccioso (supuração local), tecido necrótico, corpos estranhos e feridas de origem suja. Exemplos: cirurgias de reto e ânus com pus, cirurgia abdominal com presença de pus, apendicite supurada.

## CONCEITO DE INFECÇÃO DE SÍTIO CIRÚRGICO

Dentro do conceito amplo de infecções relacionadas à assistência à saúde (IRAS), denominada antigamente infecção hospitalar, as infecções de sítio cirúrgico (ISC) têm papel relevante. São infecções relacionadas a procedimentos cirúrgicos, com ou sem colocação de implantes, em pacientes internados ou ambulatoriais. São aquelas que ocorrem dentro de 30 dias após o procedimento ou três meses se houver colocação de próteses.

Considera-se como um ato cirúrgico quando há pelo menos uma incisão realizada em centro cirúrgico (sala de cirurgia, sala de cesariana, sala de radiologia intervencionista) feita através de pele, membrana, mucosa ou de uma incisão deixada aberta em cirurgia anterior. Para fins de controle da ISC, a data da infecção é a data da realização do procedimento cirúrgico. Porém, para evitar subnotificação, muitas instituições utilizam a data do diagnóstico como critério.

A Anvisa preconiza que sejam passíveis de vigilância e controle os pacientes nas seguintes situações:

- **Cirurgia em paciente internado em serviço de saúde:** paciente submetido a um procedimento dentro do centro cirúrgico, que consista em pelo menos uma incisão e uma sutura, em regime de internação superior a 24 horas, excluindo-se procedimentos de desbridamento cirúrgico, drenagem, episiotomia e biópsias que não envolvam vísceras ou cavidades.
- **Cirurgia ambulatorial:** paciente submetido a um procedimento cirúrgico em regime ambulatorial (hospital-dia) ou com permanência no serviço de saúde inferior a 24 horas que consista em pelo menos uma incisão e uma sutura, excluindo-se procedimentos de desbridamento cirúrgico, drenagem e biópsias que não envolvam vísceras ou cavidades.
- **Cirurgia endovascular:** paciente submetido a um procedimento terapêutico realizado por acesso percutâneo, via endovascular, com inserção de prótese, exceto *stents*.
- **Cirurgia endoscópica com penetração de cavidade:** paciente submetido a um procedimento terapêutico, por via endoscópica, com manipulação de cavidade ou víscera através da mucosa. Estão incluídas aqui cirurgias transgástricas e transvaginais (NOTES, *Natural Orifice Transluminal Endoscopic Surgery* ou cirurgia endoscópica por orifício natural), cirurgias urológicas e cirurgias transnasais.

## CLASSIFICAÇÃO E CRITÉRIOS DEFINIDORES DE INFECÇÃO CIRÚRGICA (ANVISA)

A ISC em pacientes internados e ambulatoriais é definida e classificada como (Figura 1):

- Infecção de sítio cirúrgico incisional superficial – ISC-IS.
- Infecção de sítio cirúrgico incisional profunda – ISC-IP.

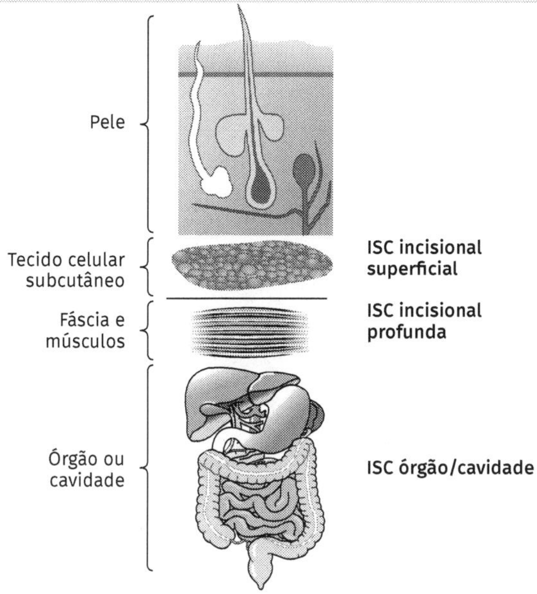


**FIGURA 1** Imagem com a classificação de infecção de sítio cirúrgico.
Fonte: Anvisa, 2017.

- Infecção de sítio cirúrgico de órgão/cavidade – ISC-OC.
- Infecções de sítio cirúrgico para cirurgias endovasculares/infecção do sítio de entrada.
- Infecções de sítio cirúrgico para cirurgias endovasculares/infecção da prótese.

| • Infecção de sítio cirúrgico incisional superficial – ISC-IS |
|---|
| Critério:<br>Ocorre nos primeiros 30 dias após a cirurgia e envolve apenas pele e tela subcutânea. |
| Concomitantemente se apresenta com pelo menos 1 (um) dos seguintes itens: |
| ▪ Drenagem purulenta da incisão superficial.<br>▪ Cultura positiva de secreção ou tecido da incisão superficial, obtido assepticamente (não são considerados resultados de culturas colhidas por *swab*).<br>▪ A incisão superficial é deliberadamente aberta pelo cirurgião na vigência de pelo menos um dos seguintes sinais ou sintomas: dor, aumento da sensibilidade, edema local, hiperemia ou calor, exceto se a cultura for negativa.<br>▪ Diagnóstico de infecção superficial pelo cirurgião ou outro médico assistente.<br>▪ Obs.: no caso de cirurgia oftalmológica, conjuntivite será definida como infecção incisional superficial.<br>▪ Não notificar mínima inflamação e drenagem de secreção limitada aos pontos de sutura. |

| • Infecção de sítio cirúrgico incisional profunda – ISC-IP |
|---|
| Critério:<br>Ocorre nos primeiros 30 dias após a cirurgia ou em até 90 dias, se houver colocação de implante, e envolve tecidos moles profundos à incisão (p. ex., fáscia e/ou músculos). |
| Com pelo menos UM dos seguintes: |
| ▪ Drenagem purulenta da incisão profunda, mas não originada de órgão/cavidade.<br>▪ Deiscência espontânea profunda ou abertura deliberada da ferida pelo cirurgião, quando o paciente apresentar pelo menos um dos seguintes sinais ou sintomas: temperatura axilar > 38,0° C, dor ou aumento da sensibilidade local, tumefação localizada.<br>▪ Presença de abscesso ou outra evidência de que a infecção envolva os planos profundos da ferida, identificada em reoperação, exame clínico, anatomopatológico ou exame de imagem.<br>▪ Diagnóstico de infecção incisional profunda feito pelo cirurgião ou outro médico assistente. |

| • Infecção de sítio cirúrgico de órgão/cavidade – ISC-OC |
|---|
| Critério:<br>Ocorre nos primeiros 30 dias após a cirurgia ou em até 90 dias, se houver colocação de implante, e envolve qualquer órgão ou cavidade que tenha sido aberta ou manipulada durante a cirurgia. |
| Com pelo menos UM dos seguintes: |
| ▪ Cultura positiva de secreção ou tecido do órgão/cavidade obtido assepticamente.<br>▪ Presença de abscesso ou outra evidência de que a infecção envolva os planos profundos da ferida, identificada em reoperação, exame clínico, histocitopatológico ou exame de imagem.<br>▪ Diagnóstico de infecção de órgão/cavidade pelo médico assistente.<br>Obs.: osteomielite do esterno após cirurgia cardíaca ou endoftalmite são consideradas infecções de órgão/cavidade. |

| • Definição de infecções de sítio cirúrgico para cirurgias endovasculares<br>Infecção do sítio de entrada |
|---|
| Critério:<br>Ocorre nos primeiros 30 dias após a cirurgia e envolve apenas pele e subcutâneo do sítio de inserção percutânea da prótese endovascular. |
| Com pelo menos UM dos seguintes: |
| ▪ Drenagem purulenta da incisão superficial.<br>▪ Cultura positiva de secreção ou tecido da incisão superficial, obtido assepticamente (não são considerados resultados de culturas colhidas por *swab*).<br>▪ Pelo menos um dos seguintes sinais ou sintomas: dor ou aumento da sensibilidade, edema local, hiperemia ou calor.<br>▪ A incisão superficial é deliberadamente aberta pelo cirurgião, exceto se a cultura for negativa.<br>▪ Diagnóstico de infecção superficial pelo médico assistente. |

| • Definição de infecções de sítio cirúrgico para cirurgias endovasculares<br>Infecção da prótese |
|---|
| Critério:<br>Inserção percutânea de prótese endovascular até 1 ano após a inserção. |
| Com pelo menos UM dos seguintes: |
| ▪ Diagnóstico pelo cirurgião.<br>▪ Cultura positiva de secreção periprótese ou fragmento da prótese ou parede vascular.<br>▪ Exame histopatológico da parede vascular com evidência de infecção. Hemocultura positiva (2 amostras para patógenos da pele ou 1 amostra para outros agentes, excluídas outras fontes).<br>▪ Evidência de infecção em exames de imagem (ultrassonografia, tomografia computadorizada, ressonância magnética, cintilografia ou tomografia por emissão de pósitrons – PETscan).<br>▪ Êmbolos sépticos a distância, na ausência de outra fonte de infecção.<br>▪ Sinais clínicos e/ou laboratoriais de infecção associados a fístula da prótese, hemorragia secundária, rompimento da prótese, trombose, fístula para pele com sangramento persistente, fístulas para outros órgãos ou pseudoaneurisma (massa palpável pulsátil). |

| • Notas e observações |
|---|
| ▪ Não serão considerados os resultados de culturas positivas quando coletadas através de *swabs* (hastes com ponta de algodão).<br>▪ Não é definido como ISC superficial o abscesso do ponto (inflamação mínima ou drenagem confinada aos pontos de penetração de sutura).<br>▪ Em pacientes submetidos a cirurgias endoscópicas com penetração de cavidade, serão utilizados os mesmos critérios de ISC do tipo órgão-cavidade.<br>▪ Toda infecção do trato urinário após cirurgia urológica será considerada ISC-OC.<br>▪ NÃO considerar que a eliminação de secreção purulenta através de drenos seja necessariamente sinal de ISC-OC.<br>▪ Sinais clínicos (febre, hiperemia, dor, calor, calafrios) ou laboratoriais (leucocitose, aumento de PCR quantitativa ou VHS) são inespecíficos, mas podem sugerir infecção. |

## COMISSÃO DE CONTROLE DE INFECÇÃO HOSPITALAR

A Comissão de Controle de Infecção Hospitalar (CCIH) é constituída de um grupo de profissionais da área de saúde, de nível superior, formalmente designado para planejar, elaborar, implementar, manter e avaliar o Programa de Controle de Infecção Hospitalar (PCIH), adequado às características e necessidades da unidade hospitalar, constituída de membros consultores e executores.

Membros consultores são os responsáveis pelo estabelecimento das diretrizes para o PCIH, representando os seguintes serviços: médicos, enfermagem, farmácia, microbiologia e administração.

Membros executores representam o Serviço de Controle de Infecção Hospitalar e, portanto, são encarregados da execução das ações programadas de controle e prevenção de infecção hospitalar.

A responsabilidade dos hospitais é constituir os Serviços de Controle de Infecção Hospitalar (SCIH) que viabilizam os programas e as ações de prevenção e vigilância de infecções relacionadas com a assistência à saúde. Trata-se de um grupo multidisciplinar que, no âmbito local do hospital, implanta e controla os PCIH obedecendo às recomendações da Anvisa e das vigilâncias epidemiológicas municipal e estadual.

Entre as diversas tarefas relacionadas ao controle da infecção no hospital, o SCIH tem a atribuição de monitorar, deliberar e implantar ações relacionadas diretamente à ISC.

A responsabilidade de controlar a ocorrência da ISC não é exclusividade do corpo médico (no caso, cirurgião), mas de todas as equipes multidisciplinares envolvidas no atendimento ao paciente. O cirurgião deve estar atento aos dados epidemiológicos levantados pelo SCIH, analisando em conjunto os índices e taxas de eventos relacionados à infecção.

O cirurgião deve ter uma ação não só participativa, mas também comprometida com o conjunto dos fatos, sendo colaborativo e permeável às eventuais mudanças de foco na prevenção e condutas para o tratamento.

## PREVENÇÃO DAS INFECÇÕES DE SÍTIO CIRÚRGICO

A maioria das ISC é de origem intraoperatória, relacionada a contaminação durante o procedimento e persistência de hematomas ou tecido desvitalizado. O ambiente do centro cirúrgico é menos relevante.

A contaminação da ferida raramente ocorre nas trocas de curativos do pós-operatório.

É difícil determinar, em casos individuais, a exata fonte da infecção; assim, a vigilância epidemiológica, com análise crítica e revisão de todos os processos assistenciais desde a internação até a alta, é necessária para determinar a possível fonte de infecção.

As taxas de ISC estão sujeitas às variações do tipo de paciente e procedimentos realizados na instituição, e a maior parte dos casos de ISC se manifesta após a alta hospitalar. A seguir, são apresentadas as principais recomendações para a prevenção de ISC baseadas nas orientações de cirurgia segura da OMS (Organização Mundial da Saúde).

| I | Pré-operatório/preparo do paciente |
|---|---|
| 1 | Internar o paciente o menor tempo possível antes da cirurgia, preferencialmente no dia do procedimento. |
| 2 | Exames pré-operatórios devem ser realizados em regime ambulatorial, e o agendamento das cirurgias deve ser criterioso. |
| 3 | Tratar infecções comunitárias antes da cirurgia como as infecções do trato urinário. |
| 4 | Identificar e tratar infecções comunitárias antes do procedimento cirúrgico e, se possível, postergá-lo até a cura do processo infeccioso. |

| II | Tricotomia |
|---|---|
| 1 | Limitar a tricotomia à área a ser operada quando se antevir que cabelos ou pelos possam interferir no procedimento. |
| 2 | Se realizada, deve ser efetuada o mais próximo do local da cirurgia e com aparelho elétrico. A tricotomia não deve ser realizada com lâmina, que promove pequenos ferimentos, aumentando o risco de infecção. |

| III | Controle da glicemia |
|---|---|
| 1 | Controlar a glicemia em todos os pacientes diabéticos, evitando, particularmente, hiperglicemia ou hipoglicemia no pré-operatório. |
| 2 | No período perioperatório, vários estudos apontaram que o descontrole glicêmico é fator de risco para infecção pós-operatória. |
| 3 | A glicemia deve ser mantida abaixo de 180 mg/dL até 24 horas após o final da anestesia. |

| IV | Tabagismo |
|---|---|
| 1 | Encorajar a suspensão do tabagismo. Instruir os pacientes a suspender, por no mínimo 30 dias antes da cirurgia eletiva, o consumo de cigarros, charutos, cachimbo, ou qualquer tipo de tabaco. |

| V | Banho pré-operatório/asseio corporal |
|---|---|
| 1 | O banho deve ser feito com água e detergente (sabão/sabonete). |
| 2 | O uso de antissépticos não é consensual para todos os procedimentos, entretanto pode ser recomendado para cirurgias de grande porte, implante de próteses ou em situações específicas, como surtos ou alta prevalência de microrganismos multirresistentes aos antimicrobianos. |
| 3 | Nesses casos, recomenda-se a utilização de clorexidina a 2% e que o banho seja realizado 2 horas antes de o paciente ser encaminhado para o centro cirúrgico. Incluir a higiene do couro cabeludo e o cuidado com as unhas no banho. |

*(continua)*

| V | Banho pré-operatório/asseio corporal (*continuação*) |
|---|---|
| 4 | Deve ser dada atenção especial à higiene da cabeça nas cirurgias cranioencefálicas. |
| 5 | Observar que o cabelo deve estar seco antes de ir para o centro cirúrgico. |
| 6 | Enfatizar a importância da higiene oral; nos casos em que houver previsão de intubação orotraqueal, fazer higiene oral com clorexidina 0,12%. |
| 7 | Oferecer toalhas limpas ao paciente para o banho pré-operatório e proceder à troca de pijama/camisola, da roupa de cama ou da maca de transporte após o banho. |

| VI | Preparação antisséptica da pele |
|---|---|
| 1 | Orientar a limpeza da região da incisão cirúrgica antes de realizar a preparação antisséptica da pele, com o intuito de remover a contaminação grosseira. |
| 2 | Para essa finalidade, é suficiente o uso de solução degermante de clorexidina 2%. |
| 3 | Usar um agente antisséptico apropriado para a antissepsia da pele, que pode ser realizada com solução alcoólica de clorexidina. |
| 4 | Não é recomendado o uso de álcool, éter ou outra solução após a antissepsia. |
| 5 | Realizar a antissepsia do campo operatório em sentido centrífugo, circular e grande o suficiente para abranger possíveis extensões da incisão, novas incisões e/ou instalação de drenos antes de realizar a preparação antisséptica da pele, com o intuito de remover a contaminação grosseira. |
| 6 | Para essa finalidade, é suficiente o uso de soluções degermantes. |

| VII | Campo operatório |
|---|---|
| 1 | A proteção do campo operatório pode ser feita com campos de tecido estéreis, íntegros e sem furos, e o controle de qualidade do material deve ser realizado. |
| 2 | Filmes porosos de poliuretano não reduzem risco de infecção e não dispensam a antissepsia da pele. |

| VIII | Portadores nasais de *Staphylococcus aureus* |
|---|---|
| 1 | Em algumas situações específicas, portadores nasais de *S. aureus* foram identificados como fontes de ISC, principalmente em cirurgias com colocação de próteses e cirurgias cardíacas. |
| 2 | No entanto, não há consenso para a recomendação ao uso pré-operatório de mupirocina tópica na mucosa nasal para prevenir ISC, uma vez que o desenvolvimento de resistência é rápido, além do que não temos o veículo nasal da mupirocina comercializado no Brasil. |
| 3 | A utilização do creme dermatológico na narina anterior pode causar irritação. Existe uma tendência a utilizá-lo em pacientes que serão submetidos a cirurgias cardíacas ou ortopédicas com colocação de próteses. |

| IX | Preparação das mãos e antebraços da equipe cirúrgica |
|---|---|
| 1 | Manter unhas curtas, não usar unhas artificiais ou qualquer tipo de adorno, como anéis, pulseiras, entre outros. |
| 2 | Realizar lavagem de mãos e antebraços por pelo menos 3 a 5 minutos, utilizando um antisséptico. Recomendam-se soluções degermantes de clorexidina 2%. |
| 3 | Alguns centros cirúrgicos têm utilizado nas mãos solução antisséptica à base de álcool, com ou sem clorexidina, em substituição à lavagem. |
| 4 | Porém, as mãos devem estar limpas. Recomenda-se que a antissepsia cirúrgica das mãos com produto à base de álcool seja precedida da lavagem das mãos com sabonete líquido e água ao chegar ao centro cirúrgico. |

| X | Orientação dos profissionais de saúde sobre infecção |
|---|---|
| 1 | Educar e encorajar pessoal da equipe cirúrgica que apresenta sinais ou sintomas de doenças infecciosas transmissíveis em se reportar ao supervisor imediato e ao pessoal de saúde ocupacional. |
| 2 | Desenvolver políticas de atendimento ao paciente quando o pessoal dos atendimentos apresenta doenças infecciosas transmissíveis, a exemplo de Covid-19 e *influenza*, entre outras. |
| 3 | Essas políticas devem abranger e estabelecer: a) responsabilidades em usar serviços de saúde e comunicar doenças; b) restrições de trabalho; c) afastamento quando acometido por doença que acarretou restrições de trabalho. |
| 4 | Afastar do trabalho e coletar culturas apropriadas do pessoal participante da cirurgia que apresente lesões cutâneas, até que o quadro infeccioso esteja adequadamente tratado.<br>Não excluir do trabalho o pessoal da equipe cirúrgica que esteja colonizado por organismos como *S. aureus* (nariz, mãos, outras partes do corpo) ou *Streptococcus* do grupo A, a não ser que essas pessoas estejam relacionadas à disseminação desses organismos nas áreas de cuidados médicos. |

| XI | Ambiente da sala cirúrgica |
|---|---|
| 1 | A sala operatória deve estar limpa, com as portas fechadas, e a circulação de pessoal deve ser a menor possível. Isso porque a circulação aumenta o turbilhonamento do ar na sala. |
| 2 | O controle da ventilação é muito importante para manter o ambiente agradável. O uso de ar-condicionado de parede ou ventiladores não está indicado, pois também turbilhonam o ar da sala, espalhando partículas no ambiente. |
| 3 | Manter ventilação com pressão positiva na sala operatória, com respeito ao corredor e áreas adjacentes. Manter um mínimo de 12 trocas de ar por hora. |

*(continua)*

| XI | Ambiente da sala cirúrgica (*continuação*) |
|---|---|
| 4 | Filtrar todo o ar, o circulante e o fresco, através de filtros apropriados, com manutenção programada. Introduzir o ar pelo teto e retirá-lo perto do chão (fluxo dirigido recomendável). |
| 5 | Manter as portas da sala operatória fechadas, exceto para a passagem de equipamentos, pessoal ou paciente. |
| 6 | Considerar realizar cirurgias para próteses ortopédicas em salas com ar ultralimpo e fluxo laminar (porém, é ainda uma questão polêmica que merece mais estudos). |
| 7 | Limitar o número de pessoas na sala cirúrgica ao mínimo necessário. |

| XII | Limpeza e desinfecção de superfícies |
|---|---|
| 1 | Quando na presença de contaminação visível por sangue ou fluidos corpóreos em superfícies ou equipamentos, utilizar um desinfetante aprovado pelo hospital e que atenda a normas técnicas da Anvisa para áreas limpas afetadas, antes da próxima cirurgia. |
| 2 | Não realizar limpeza especial ou fechamento de salas cirúrgicas após a realização de cirurgias contaminadas ou infectadas. |
| 3 | Não é necessário o estabelecimento de salas exclusivas para cirurgias contaminadas ou limitação de horários para sua realização, porque a realização de uma cirurgia contaminada antes de uma limpa não leva a riscos, se a higiene e limpeza estão sendo realizadas de forma adequada. |
| 4 | Não utilizar tapetes porosos (pegajosos) na entrada de salas cirúrgicas para controle de infecção. |

| XIII | Coleta microbiológica |
|---|---|
| 1 | Não realizar culturas de rotina do ambiente cirúrgico. Avaliar a necessidade de realização de culturas do ambiente cirúrgico, incluindo superfícies e ar, e apenas realizá-las se fizerem parte de uma investigação epidemiológica, como em um surto. |
| 2 | Não realizar culturas intra ou pós-operatórias da pele dos pacientes ou do ambiente, visando avaliar se houve contaminação da ferida, ou para definir se há ou não infecção. |

| XIV | Esterilização do instrumental cirúrgico |
|---|---|
| 1 | Esterilizar todo o material cirúrgico de acordo com as normas vigentes na instituição validadas em normas técnicas da Anvisa. |
| 2 | Em caso de suspeita ou evidência de material não esterilizado, cabe ao cirurgião e aos demais profissionais envolvidos rejeitar o material, notificá-lo e enviá-lo para análise. A manutenção das autoclaves deve ser programada. |

*(continua)*

| XIV | Esterilização do instrumental cirúrgico (*continuação*) |
|---|---|
| 3 | A Central de Material Esterilizado (CME) deve obedecer a padrões rígidos de qualidade com controles periódicos da água, do ar e das cargas de material com testes de esterilidade. |
| 4 | Manter rotina de avaliação da qualidade e manutenção das autoclaves. |
| 5 | Realizar esterilização rápida (flash) apenas para itens que são utilizados de maneira imediata (p. ex., reesterilizar um instrumento que foi inadvertidamente contaminado). |
| 6 | Não as realizar por mera conveniência, como uma alternativa para a falta de materiais de reserva ou economizar tempo. Não é seguro manter esterilização rápida como rotina. |

| XV | Roupas e vestimentas cirúrgicas |
|---|---|
| 1 | Usar máscara que cubra totalmente a boca e o nariz, de pelo menos três camadas, ao entrar na sala cirúrgica, se a cirurgia estiver por começar, em andamento ou se houver material cirúrgico exposto. |
| 2 | Usar gorros que cubram por completo cabelos da cabeça e face ao entrar na sala cirúrgica.<br>Não utilizar propés com o intuito de prevenir ISC. No centro cirúrgico, a orientação é utilizar sapato fechado para a proteção individual do profissional de saúde, minimizando o risco de contato com material biológico (conforme NR 32/2005) ou de acidentes com perfurocortantes. |
| 3 | Caso seja recomendada proteção para os calçados para a prevenção de contaminação com sangue e secreções, cabe a todos os profissionais da instituição utilizar calçados apropriados. |
| 4 | Utilizar luvas estéreis após a lavagem das mãos e antebraços e calçá-las após estar vestido com o avental estéril. |
| 5 | Utilizar avental e vestimentas cirúrgicas que sejam barreiras efetivas, se molhadas ou contaminadas (p. ex., material que resista à penetração de líquidos). |
| 6 | Trocar vestimentas visivelmente sujas, contaminadas por sangue ou material potencialmente contaminante. |
| 7 | Não há nenhuma recomendação de como ou onde lavar roupas cirúrgicas, porém a lavanderia deve cumprir normas rigorosas de qualidade, boas práticas e de fluxo de materiais limpos e contaminados. |
| 8 | Restringir a utilização de vestimentas cirúrgicas ao centro cirúrgico, ou desprezar as roupas cirúrgicas quando fora dele. |
| 9 | Na maioria das instituições, a restrição de uso de roupas tem como intuito a limitação da circulação de pessoas e o estabelecimento de disciplinas de trabalho. Caso seja esta a opção da instituição, cabe a todos os profissionais de saúde o rigoroso cumprimento da norma estabelecida. |

| XVI | Assepsia e técnica cirúrgica |
|---|---|
| 1 | Utilizar técnicas assépticas quando da colocação de cateteres intravasculares (p. ex., na veia central), espinhais ou epidurais, ou quando da administração de drogas intravenosas. |
| 2 | Abrir equipamentos ou soluções estéreis imediatamente antes do uso. |
| 3 | Manusear tecidos delicadamente, realizar hemostasia eficiente, minimizar a desvitalização dos tecidos e corpos estranhos e erradicar espaços mortos no sítio cirúrgico. |
| 4 | Utilizar fechamento primário retardado ou deixar a incisão aberta, se o cirurgião considerar que o sítio cirúrgico está grosseiramente contaminado. |
| 5 | Se uma drenagem for necessária, utilizar drenos fechados a vácuo. |
| 6 | Colocar o dreno por uma incisão separada e distante da incisão cirúrgica. Retirar o dreno o mais brevemente possível. |

| XVII | Cuidados pós-operatórios da ferida operatória |
|---|---|
| 1 | Proteger a ferida com curativo estéril por 24 a 48 horas no período pós-operatório nas incisões que forem fechadas primariamente. |
| 2 | Lavar as mãos antes e depois da troca de curativos e de qualquer contato com o sítio cirúrgico. |
| 3 | Quando necessária a troca do curativo, fazê-la de maneira asséptica. |
| 4 | Educar e orientar paciente e familiares quanto a cuidados com a incisão cirúrgica, observação dos sintomas de ISC e necessidade de comunicá-los ao médico. |
| 5 | Não há nenhuma recomendação específica quanto a manter o curativo oclusivo por mais de 48 horas após seu fechamento primário, nem quanto ao tempo no banho ou sobre molhar a ferida sem a cobertura do curativo. |
| 6 | Não há consenso quanto ao tipo de curativo a ser empregado, podendo ser utilizado o simples, com gaze seca. |

## PROFILAXIA ANTIMICROBIANA PARA A PREVENÇÃO DE INFECÇÃO DE SÍTIO CIRÚRGICO

A profilaxia antimicrobiana em cirurgia é um instrumento importante na prevenção da ISC. No entanto, sua ação é limitada e, por esta razão, não substitui as demais medidas de prevenção. Adicionalmente, a profilaxia cirúrgica está diretamente ligada ao desenvolvimento de microbiota resistente, logo, seu uso deve ser racional e tecnicamente justificado.

Na maior parte das cirurgias, o antimicrobiano deve ser utilizado imediatamente antes do procedimento, em dose única, e não deve ser mantido no pós-operatório.

A eficácia da profilaxia depende diretamente do modo de sua administração: momento de início, repetição intraoperatória e duração.

**Parâmetros para profilaxia cirúrgica antimicrobiana**

| Parâmetro | Recomendação | Comentário |
|---|---|---|
| Objetivo da profilaxia | Prevenção da infecção de sítio cirúrgico. | Não previne outras infecções. Sua eficácia é limitada, portanto, não substitui outras medidas nem diminui o risco em caso de quebra de técnica. |
| Início da profilaxia | Deve ser realizada em até 60 minutos antes do início da cirurgia. No dia a dia é difícil estabelecer essa rotina. Assim, a orientação é que o antimicrobiano profilático seja administrado imediatamente antes da indução anestésica. | Profilaxia iniciada mais do que 2 horas antes ou 3 horas após a incisão não possui eficácia demonstrada. Quando a escolha do antibiótico é uma cefalosporina (cefazolina, cefuroxima ou cefoxitina), recomenda-se a infusão em 20 minutos. Porém, se a escolha for por vancomicina ou ciprofloxacina, o tempo de infusão deve ser de 60 minutos. Desta forma, é importante diluir o antimicrobiano em uma solução de 100 mL para as cefalosporinas e de 250 mL para demais antimicrobianos. Não misturar com outros medicamentos durante a infusão. |
| Escolha do antimicrobiano | Deve ser pouco tóxico e não deve ser utilizado rotineiramente para tratamento de infecções hospitalares graves. | Na maioria das situações, as cefalosporinas de primeira (cefazolina) ou segunda geração (cefuroxima e cefotaxima) são as que melhor se encaixam nesse contexto. |
| Dose inicial do antimicrobiano | Deve ser a dose tradicional do antimicrobiano. | Para pacientes com peso > 80 kg, a primeira dose pode ser o dobro da convencional e, para pacientes acima de 120 kg, habitualmente recomendam-se 3 gramas da cefazolina, por exemplo. |
| Doses adicionais no intraoperatório | Devem ser realizadas em caso de perda maciça de sangue, ou quando o procedimento se prolonga. | Recomenda-se repetição intraoperatória em uma frequência maior do que em outras situações de uso do mesmo antimicrobiano. Utilizar dose adicional após 2 vezes a meia-vida do antimicrobiano. Ex.: no caso da cefazolina, repetir dose adicional (repique) a cada 4 horas de cirurgia. |

*(continua)*

**Parâmetros para profilaxia cirúrgica antimicrobiana (*continuação*)**

| Parâmetro | Recomendação | Comentário |
|---|---|---|
| Duração da profilaxia | Na maioria das situações, não deve exceder o período intraoperatório. O antimicrobiano profilático deve ser mantido por no máximo 24 horas. Na maioria dos procedimentos, apenas uma dose é necessária. | Mesmo em situações de risco ou em contaminações acidentais, o prolongamento da profilaxia não está associado a melhor resultado clínico, exceto em procedimentos selecionados, sobre os quais não há consenso em literatura, como implante de prótese e cirurgia cardíaca. Duração superior a 48 horas é considerada inapropriada. |
| Duração da profilaxia em caso de manutenção de sondas, cateteres, cânulas e drenos | Não recomendada. | A profilaxia não é eficaz nessas situações. |

## Início da profilaxia

Um dos mais importantes princípios da prescrição de profilaxia antimicrobiana é o momento em que a primeira dose é iniciada. Se iniciada incorretamente, pode comprometer sua eficácia, independentemente da dose ou da duração do esquema.

A contaminação da ferida operatória ocorre quando há exposição de órgãos e tecidos internos. Assim, é importante ressaltar que o antimicrobiano deve estar presente nos tecidos manipulados quando há exposição aos microrganismos.

Recomenda-se o início da profilaxia até 60 minutos antes da incisão cirúrgica, o que garante o pico da concentração do antimicrobiano quando há exposição dos tecidos. Profilaxia iniciada três ou mais horas após o começo da intervenção é ineficaz, independentemente da duração do uso.

Em obstetrícia, recomendações anteriores preconizavam o uso de antimicrobianos no momento do clampeamento do cordão, para evitar a transferência do antimicrobiano para a criança. No entanto, existem dados que afirmam que o risco dessa transferência é mínimo e o antimicrobiano pode ser administrado da maneira convencional.

A dose do antimicrobiano a ser utilizada é a habitual. Não há evidência na literatura de que a primeira dose do antimicrobiano deva ser superior às convencionais, exceto em pacientes com peso superior a 80 kg, para os quais a dose do antimicrobiano geralmente é o dobro e, caso o peso seja superior a 120 kg, deve-se avaliar individualmente.

## Repetição de doses no intraoperatório

Um parâmetro importante é a concentração tecidual do antimicrobiano, que vai decaindo mais rapidamente que no soro, em razão de diversos fatores, como as alterações hemodinâmicas locais no sítio operatório. Recomendações baseadas em estudos clínicos e com animais sugerem a administração de uma nova dose do antimicrobiano em períodos fixos ou em caso de perda importante de sangue. Na maioria das cirurgias, uma única dose antes da incisão é suficiente. Em cirurgias longas, deve-se repetir o antimicrobiano após um intervalo igual a duas vezes o tempo da meia-vida do antimicrobiano, a contar a partir da infusão da primeira dose, chamado de repique. Se foi administrada cefazolina, uma nova dose deve ser dada em 4 horas de cirurgia.

## Duração da profilaxia

Após o encerramento da cirurgia, a contaminação do sítio operatório é rara, embora não impossível. Em teoria, doses adicionais de antimicrobianos não seriam indicadas. Há literatura que respalda a prática da dose única de antimicrobianos. Sistematicamente, estudos mostram a ausência de justificativa para o uso prolongado de antimicrobianos profiláticos após a cirurgia. Mesmo que haja eficácia, o potencial benefício da administração prolongada é certamente obscurecido pelo desenvolvimento de efeitos adversos e pela colonização por microbiota resistente.

Os resultados desses estudos permitem concluir que, para a maior parte dos procedimentos em que a profilaxia é indicada, doses de antimicrobianos no pós-operatório são desnecessárias e indesejadas. Algumas exceções são dignas de nota. Em primeiro lugar, operações em que baixos inóculos bacterianos são suficientes para o desenvolvimento de ISC merecem administração de antimicrobianos por um período total de 48 horas, como em casos de implante de próteses e cirurgias cardíacas.

A duração prolongada não é recomendada quando o paciente persiste com drenos, sonda vesical, cateter venoso ou cânula orotraqueal, uma vez que a profilaxia não é eficaz nessa situação.

## Uso tópico de antimicrobianos

O uso tópico de antimicrobianos parece atrativo por sua mínima toxicidade sistêmica. No entanto, a eficácia desse procedimento é controversa. As concentrações locais irregulares teoricamente propiciam maior chance de desenvolvimento de de resistência microbiana.

Mesmo o uso combinado de antibióticos sistêmico e tópico não parece ser superior ao de antimicrobianos sistêmicos isoladamente. Há poucos relatos disponíveis na literatura hoje que respaldem o uso rotineiro de profilaxia tópica, com exceção da cirurgia oftalmológica, situação em que a concentração ocular de antibióticos administrados por via sistêmica é baixa. Alguns estudos têm demonstrado menor incidência de infecção em cirurgias neurológicas e ortopédicas quando aplicada vancomicina tópica, porém mais estudos são necessários.

## Escolha do antimicrobiano

Alguns critérios para a utilização dos antimicrobianos devem ser seguidos, como: apresentação parenteral, mínimo custo, baixa toxicidade, fraca indução de resistência e farmacocinética adequada, além de atividade contra a maior parte dos patógenos causadores de ISC.

Não se pode esquecer um critério fundamental: a partir do momento em que grande quantidade de pacientes é exposta a um antimicrobiano específico, é possível o desenvolvimento de resistência a esse antimicrobiano na instituição; assim, o medicamento escolhido não deve ser o indicado para o tratamento de infecções graves.

As cefalosporinas são os antimicrobianos com o perfil mais próximo do descrito; já a cefazolina e a cefuroxima são os antimicrobianos mais estudados. Existe controvérsia sobre a diferença entre a potência antiestafilocócica das duas drogas.

A cefuroxima apresenta vantagem quando são necessárias concentrações no sistema nervoso central, ou quando a incidência de infecções pós-operatórias, causadas por enterobactérias na situação abordada, for maior do que a encontrada na maioria das cirurgias limpas. Para as demais situações, recomenda-se análise de custo-benefício. Embora muito utilizada em nosso meio, fora do Brasil a cefalotina é pouco empregada em profilaxia, principalmente por suas características farmacológicas, que exigem repetição a cada duas horas no intraoperatório.

A cefoxitina possui excelente ação sobre bacilos Gram-negativos aeróbios e anaeróbios, mas é pouco ativa contra estafilococos. Por isso, só deve ser indicada em situações em que a contaminação por Gram-negativos e anaeróbios prepondere, como em operações de cólon, nas quais é uma das boas escolhas possíveis.

O sulfametoxazol-trimetoprima (SMX-TMP), a clindamicina isoladamente e os aminoglicosídeos, associados a clindamicina ou metronidazol, são alternativas para o uso de cefalosporinas. A vancomicina deve ser restrita para situações excepcionais, como pacientes internados por tempo prolongado antes da cirurgia em instituições com alta prevalência de cepas resistentes à oxacilina.

Embora eficazes, as quinolonas, as cefalosporinas de terceira e quarta geração e os carbapenêmicos não são superiores aos esquemas propostos e, em razão do potencial desenvolvimento de resistência e dos custos, não devem ser utilizados para esta finalidade. Esquemas alternativos devem ser reservados para pacientes colonizados por bactérias multirresistentes e devem ser analisados individualmente.

## Critérios de indicação da profilaxia

No momento da indicação da profilaxia, normas gerais podem ser utilizadas. É importante lembrar que, apesar da presença de princípios teóricos, somente estudos clínicos metodologicamente bem conduzidos dão segurança e respaldo. No momento da confecção de rotinas para um serviço ou instituição, deve-se realizar revisão bibliográfica cuidadosa. Antes, a indicação da profilaxia dependia da classificação da operação; hoje, no entanto, essa indicação foi revisada, também se levando em consideração as condições do paciente. De um modo geral, considera-se que a profilaxia é indicada nas seguintes condições:

- Risco de desenvolvimento de infecção alto, como nas cirurgias de cólon.
- Risco de desenvolvimento de infecção baixo em determinadas cirurgias limpas. Contudo, se a infecção ocorrer, suas consequências são potencialmente desastrosas, como em implantes de próteses e cirurgias neurológicas e cardíacas.
- Embora o risco de infecção seja baixo, o paciente é bastante suscetível a infecções. Os critérios para determinar a propensão não estão bem definidos; entretanto, podem-se citar o diabetes descompensado, a desnutrição ou a obesidade mórbida.

## Melhorando a prática da profilaxia cirúrgica nos hospitais

É papel das CCIH elaborar estratégia de racionalização da profilaxia cirúrgica e gerenciar os processos de indicação e suspensão dos antimicrobianos. Este trabalho deve ser realizado em conjunto com as equipes cirúrgicas envolvidas. O programa deve contemplar os seguintes tópicos:

- Desenvolver guias de profilaxia abrangentes e consensuais (diretrizes), abordando as situações mais frequentes e respeitando os parâmetros técnicos recomendados. São necessárias ampla divulgação e monitoração da aplicação das guias.
- Elaborar estratégias de restrição do uso de antimicrobianos baseadas nas diretrizes, de modo a evitar o emprego prolongado.

- Monitorar o tipo de antimicrobiano utilizado e o tempo de administração antes do início da cirurgia.
- Gerenciar a suspensão dos antimicrobianos no pós-operatório.

## REFERÊNCIAS


Biccard BM, Msosa V, Samateh AL. Prevention of surgical site infection in low-resource settings. Lancet. 2021;398(10312):1664-5.

Brasil. Agência Nacional de Vigilância Sanitária (Anvisa). Critérios diagnósticos de infecção relacionada à assistência à saúde. Brasília: Anvisa; 2017 [citado em 10 jun. 2023]. Disponível em: http://www.saude.ba.gov.br/wp-content/uploads/2019/06/Crit%C3%A9rios-Diagnosticos-IRAS-vers%C3%A3o-2017.pdf

Brasil. Agência Nacional de Vigilância Sanitária (Anvisa) [Internet]. CCIH – Comissão de Controle de Infecção Hospitalar. 19 nov. 2020 [citado em 10 jun. 2023]. Disponível em: https://www.gov.br/ebserh/pt-br/hospitais-universitarios/regiao-sul/chc-ufpr/governanca/gestao-estrategica/comissoes/ccih-comissao-de-controle-de-infeccao-hospitalar

Brasil. Agência Nacional de Vigilância Sanitária (Anvisa) [Internet]. Controle da infecção hospitalar: prevenção é fundamental. 13 maio 2022 [citado em 10 jun. 2023]. Disponível em: https://www.gov.br/anvisa/pt-br/assuntos/noticias-anvisa/2022/controle-da-infeccao-hospitalar-prevencao-e-fundamental

Brasil. Agência Nacional de Vigilância Sanitária (Anvisa). Roteiro de Inspeção do Programa de Controle de Infecção Hospitalar. Disponível em: https://bvsms.saude.gov.br/bvs/saudelegis/anvisa/2000/rdc0048_02_06_2000.html, PROGRAMA NACIONAL DE PREVENÇÃO E CONTROLE DE INFECÇÕES RELACIONADAS À ASSISTÊNCIA À SAÚDE (PNPCIRAS) 2021 a 2025.

Fuglestad MA, Tracey EL, Leinicke JA. Evidence-based prevention of surgical site infection. Surg Clin North Am. 2021;101(6):951-66.

Gomes WJ, Rocco I, Pimentel WS, Pinheiro AHB, Souza PMS, Costa LAA, et al. COVID-19 in the perioperative period of cardiovascular surgery: the Brazilian experience. Braz J Cardiovasc Surg. 2021;36(6):725-35.

Infecção de sítio cirúrgico. In: Nota Técnica GVIMS/GGTES n. 07/2021. Critérios Diagnósticos das Infecções Relacionadas à Assistência à Saúde (IRAS): notificação nacional obrigatória para o ano de 2022 [citado em 10 jun. 2023]. Disponível em: https://www.gov.br/anvisa/pt-br/centraisdeconteudo/publicacoes/servicosdesaude/notas-tecnicas/nota-tecnica-gvims-ggtes-no-07-2021-criterios-diagnosticos-das-infeccoes-relacionadas-a-assistencia-a-saude-iras-notificacao-nacional-obrigatoria-para-o-ano-de-2022

Leaper DJ, Edmiston CE. World Health Organization: global guidelines for the prevention of surgical site infection. J Hosp Infect. 2017;95(2):135-6.

Sítio cirúrgico. In: Brasil. Agência Nacional de Vigilância Sanitária (Anvisa) [Internet]. Critérios Nacionais de Infecções Relacionadas à Assistência à Saúde. Brasília: Anvisa; 2009. Disponível em: https://www.anvisa.gov.br/servicosaude/manuais/criterios_nacionais_isc.pdf

Torres S, Perdiz LB, Medeiros EA. Incidence of surgical site infection after craniotomy: comparison between three months and twelve months of epidemiological surveillance. Braz J Infect Dis. 2018;22(5):433-7.

Zhao AH, Kwok CHR, Jansen SJ. How to prevent surgical site infection in vascular surgery: a review of the evidence. Ann Vasc Surg. 2022;78:336-61.

# 30

# Anestesiologia

*Luiz Fernando dos Reis Falcão*
*Davi Rocha Macambira Albuquerque*
*Leticia Rocha Macambira Albuquerque*

## INTRODUÇÃO

A anestesiologia é a especialidade médica voltada para o cuidado assistencial do paciente cirúrgico. Nas últimas décadas, a especialidade apresentou relevante evolução, expandindo sua atuação para além das salas cirúrgicas. Atualmente, o médico anestesista desempenha importante papel na medicina perioperatória, realizando cuidados do paciente cirúrgico no pré, intra e pós-operatório. O anestesiologista é o médico líder nos cuidados de otimização perioperatória, com o objetivo de reduzir complicações e, consequentemente, o tempo de internação hospitalar.

A primeira demonstração pública da anestesia ocorreu no Massachusetts General Hospital, da Harvard Medical School, em 16 de outubro de 1846. Naquela época, o dentista William Thomas Green Morton (1819-1868) realizou a anestesia geral com o uso de éter, permitindo que o eminente cirurgião da época, John Collins Warren (1778-1856), realizasse a extração bem-sucedida de um cisto cervical. Com o advento da anestesia, os procedimentos cirúrgicos tiveram grande avanço e evolução. Da mesma forma, a anestesia apresentou enormes avanços, com o surgimento de novas medicações e monitorações avançadas.

Portanto, pela grande evolução da especialidade no cenário perioperatório e pelo avanço do conhecimento nas medicações e técnicas anestésicas, neste capítulo apresentaremos a abordagem na avaliação do risco anestésico e cirúrgico, assim como as bases das anestesias local, regional e geral.

## RISCO ANESTÉSICO E CIRÚRGICO

A avaliação pré-operatória é realizada antes de todos os procedimentos cirúrgicos, objetivando identificar pacientes que terão maiores morbidade e mortalidade perioperatória, além de comorbidades que possam potencializar esse risco. Adicionalmente, a avaliação pré-operatória permite ao anestesiologista elaborar o plano perioperatório visando minimizar os eventos adversos. No âmbito anestésico, é utilizado o sistema de classificação de estado físico conhecido como ASA (American Society of Anesthesiologists), que de forma isolada não reflete diretamente os riscos perioperatórios, mas, quando utilizado em combinação com risco cirúrgico e avaliação pré-anestésica, se torna uma ferramenta útil na avaliação desses pacientes.

A avaliação pré-anestésica é definida pela avaliação clínica do paciente que será submetido a uma cirurgia de qualquer porte. Essa avaliação é de responsabilidade do anestesiologista e pode ser realizada por outro profissional da equipe anestésica diferente do anestesista que participará da cirurgia. Tal avaliação é feita buscando otimizar clinicamente o paciente na melhor condição possível antes da cirurgia. Essa prática é reforçada pela resolução do Conselho Federal de Medicina (Resolução do CFM n. 2174/2017. Disponível em: https://sistemas.cfm.org/normas/visualizar/resolucoes/BR/2017/2174), que cita: "antes da realização de qualquer anestesia, exceto nas situações de urgência, é indispensável conhecer, com a devida antecedência, as condições clínicas do paciente, cabendo ao médico anestesiologista decidir a respeito da conveniência ou não da prática do ato anestésico de modo soberano e intransferível". Com efeito, por ser uma avaliação clínica, segue um roteiro semelhante à de uma consulta ambulatorial, com anamnese, exame físico, solicitação de exames complementares se necessário, planejamento anestésico e analgesia pós-operatória, além da aplicação do termo de consentimento anestésico.

### Anamnese

A anamnese deve ser completa, incluindo identificação do paciente, religião, motivo da cirurgia, cirurgia proposta, comorbidades e seus níveis de controle, medicações em uso, histórico de cirurgias prévias, história gestacional em pacientes do sexo feminino e alergias. Algumas particularidades da avaliação pré-anestésica incluem: experiência anestésica anterior, interrogando dor no procedimento, ansiedade e despertar, pois a escolha da técnica deve levar em conta o desejo do paciente. A presença de roncos pode alertar para um possível risco de apneia obstrutiva do sono, que implica uma maior probabilidade de dificuldade de ventilação sob máscara facial. Por fim, avaliar reações anestésicas em familiares em decorrência do risco raro, mas potencialmente fatal, de hipertermia maligna.

## Exame físico

O exame físico da avaliação pré-anestésica, além do preconizado na prática clínica convencional, envolve avaliação das vias aéreas com a classificação de Mallampati, que considera o tamanho da língua em relação à cavidade oral e está correlacionada com a dificuldade para intubação orotraqueal (Tabela 1), avaliação da distância tireomentoniana, abertura oral e protusão da mandíbula.

**TABELA 1** Classificação de Mallampati

| Classificação | Estruturas a serem visualizadas durante a abertura oral |
|---|---|
| Mallampati I | Palato mole, pilares amigdalianos, úvula, tonsilas palatinas visíveis. |
| Mallampati II | Palato mole, pilares e úvula visíveis. |
| Mallampati III | Palato mole e base da úvula visíveis. |
| Mallampati IV | Palato mole parcialmente visível. |

Mallampati I e II: fácil acesso à via aérea; III e IV: via aérea difícil.

## Exames complementares

Os exames complementares não devem ser solicitados de forma rotineira para todos os pacientes, mas sim individualizados. O eletrocardiograma é bem indicado para pacientes com fatores de risco cardiovasculares prévios ou identificados durante a avaliação. Testes adicionais, como ecocardiograma, cintilografia e testes de estresse, têm sua indicação precisa para pacientes com comorbidades cardíacas descompensadas, cabendo uma consulta com especialista antes da cirurgia. A radiografia de tórax deve ser solicitada para pacientes portadores de doença pulmonar obstrutiva crônica (DPOC), tabagistas, cardiopatas ou pacientes com quadro respiratório recente sem investigação. Testes de função respiratória, como a espirometria, têm sua indicação baseada em doenças pulmonares sintomáticas ou com internação recente. Exames laboratoriais, como hemograma, devem ser ponderados conforme o porte cirúrgico, pacientes hepatopatas, extremos de idade ou com histórico de anemia ou coagulopatia. O mesmo raciocínio deve ser seguido para a solicitação de provas de coagulação e exames de bioquímica. Teste de gravidez deve ser solicitado para pacientes do sexo feminino em idade fértil e relato de atraso menstrual.

## Planejamento anestésico e analgesia pós-operatória

Cabe ao anestesista, após avaliação do risco anestésico, propor e explicar ao paciente a técnica anestésica a ser utilizada no procedimento, bem como planejar a analgesia a ser realizada no pós-operatório, minimizando a ansiedade do paciente. Nesse momento são feitas as orientações sobre jejum, continuidade ou descontinuidade de medicações de uso contínuo e orientações sobre os procedimentos, por exemplo, a necessidade de um cateter peridural para analgesia pós-operatória ou o uso de bloqueio regional. Essas decisões devem ser tomadas em conjunto com a vontade do paciente para que não haja surpresas no ato operatório, melhorando a experiência anestésica do paciente.

Na Tabela 2 estão as recomendações mais recentes sobre o jejum pré-operatório, atualizadas pela ASA. O jejum se faz importante para evitar o risco de regurgitação e broncoaspiração durante a indução da anestesia.

**TABELA 2** Recomendações sobre o tempo de jejum pré-operatório

| Ingestão de: | Período mínimo de jejum |
|---|---|
| Líquidos sem resíduos* | 2h |
| Leite materno | 4h |
| Fórmula infantil | 6h |
| Leite não humano | 6h |
| Refeição leve** | 6h |
| Frituras, alimentos gordurosos e carne | 8h |

*Exemplos de líquidos sem resíduos: água, suco de fruta sem polpa, café preto, chá.
**Refeições leves consistem geralmente em torradas e líquidos sem resíduos, não incluindo frituras ou alimentos gordurosos.

## Termo de consentimento anestésico

Após avaliação clínica, estratificação de risco (Tabela 3) e explicação do período perioperatório, o paciente deve assinar o termo de consentimento anestésico, que deve ser compreendido e assinado por ele ou seu representante legal.

**TABELA 3** Estratificação de risco segundo a ASA. A adição de "E" denota um procedimento cirúrgico de emergência

| Classificação da ASA | Definição | Exemplo para adultos, incluindo, mas não se limitando a: |
|---|---|---|
| ASA I | Paciente saudável | Saudável, não fumante, nenhum ou uso mínimo de álcool. |

(continua)

**TABELA 3** Estratificação de risco segundo a ASA. A adição de "E" denota um procedimento cirúrgico de emergência (*continuação*)

| Classificação da ASA | Definição | Exemplo para adultos, incluindo, mas não se limitando a: |
|---|---|---|
| ASA II | Paciente com doença sistêmica leve | Apenas doenças leves, sem limitações funcionais significativas. Os exemplos incluem (mas não se limitam a): fumante atual, ingestão social de álcool, gravidez, obesidade (IMC 30 a 40), diabetes/hipertensão bem controlada, doença pulmonar leve. |
| ASA III | Paciente com doença sistêmica grave | Limitações funcionais significativas; uma ou mais doenças moderadas a graves. Os exemplos incluem (mas não se limitam a): diabetes ou hipertensão mal controlada, DPOC, obesidade mórbida (IMC ≥ 40), hepatite ativa, dependência ou abuso de álcool, marca-passo implantado, redução moderada da fração de ejeção, doença renal em estágio terminal com diálise programada, prematuro com < 60 semanas da última menstruação materna, histórico (> 3 meses) de IM, AVC, AIT ou DAC/*stents*. |
| ASA IV | Paciente com doença sistêmica grave, que é uma ameaça constante à vida | Os exemplos incluem (mas não se limitam a): IM, AVC, AIT ou DAC/*stents* recentes (< 3 meses), isquemia cardíaca contínua ou disfunção valvar grave, redução grave da fração de ejeção, sepse, coagulação intravascular disseminada, doença renal aguda ou em estágio terminal não submetida à diálise regularmente programada. |
| ASA V | Paciente moribundo, que não se espera sobreviver sem a cirurgia | Os exemplos incluem (mas não se limitam a): ruptura de aneurisma abdominal/torácico, trauma maciço, sangramento intracraniano com efeito de massa, isquemia mesentérica, doença cardíaca significativa ou disfunção de múltiplos órgãos/sistemas. |
| ASA VI | Paciente com morte cerebral confirmada, cujos órgãos estão sendo removidos para fins de doação | |

AIT: ataque isquêmico transitório; AVC: acidente vascular cerebral; DAC: doença arterial coronariana; DPOC: doença pulmonar obstrutiva crônica; IM: infarto do miocárdio; IMC: índice de massa corporal.

## Risco cirúrgico

Em relação ao risco cirúrgico, as sociedades europeia e americana de cardiologia apresentam divergência de classificação em suas diretrizes mais recentes. Segundo a sociedade europeia, são considerados três níveis de risco para cirurgias não cardíacas: baixo, intermediário e alto. Em contrapartida, a *guideline* americana só considera os níveis baixo e elevado, tendo em vista que os riscos intermediário e alto são semelhantes, buscando simplificar a classificação sem reduzir sua fidelidade. Ambas as *guidelines* citam que, com o avanço das técnicas minimamente invasivas, o conceito de risco cirúrgico deve ser revisto nos próximos anos. A III Diretriz de Avaliação Cardiovascular Perioperatória da Sociedade Brasileira de Cardiologia (SBC) traz uma classificação do risco cirúrgico para complicações cardíacas, conforme a Tabela 4.

**TABELA 4** Classificação do risco intrínseco da cirúrgica de complicações cardíacas

| | |
|---|---|
| Alto (risco cardíaco ≥ 5%) | Cirurgias vasculares arteriais de aorta e periféricas, cirurgias de urgência ou emergência. |
| Intermediário (risco cardíaco entre 1% e 5%) | Endarterectomia de carótida e correção endovascular de aneurisma de aorta abdominal, cirurgia de cabeça e pescoço, cirurgias intraperitoneais e intratorácicas, cirurgias ortopédicas, cirurgias prostáticas. |
| Baixo (risco cardíaco < 1%) | Procedimentos endoscópicos, procedimentos superficiais, cirurgia de catarata, cirurgia de mama, cirurgia ambulatorial. |

Além dessas avaliações citadas, é necessária a avaliação da capacidade funcional (MET, do inglês *metabolic equivalent task*, equivalente metabólico), na qual será avaliado o gasto energético diário do coração interpretando o risco cardiovascular do procedimento. Cada unidade do MET corresponde ao consumo de 3,5 mL/kg/min de oxigênio. Sua avaliação é realizada correlacionando a quantidade de atividade física realizada na qual o paciente não apresenta dispneia ou precordialgia e o valor correspondente do MET (Tabela 5). Baseando-se em um resultado maior ou igual a 4 MET, o paciente é encaminhado à cirurgia, porém, se menor que 4 MET, serão necessárias avaliações adicionais.

## BASES DA ANESTESIA LOCAL E LOCORREGIONAL

O primeiro anestésico local documentado na história da medicina foi a cocaína, extraída das folhas de coca em 1860, porém ocorriam muitas reações alérgicas e sistêmicas que limitavam seu uso. Apenas em 1943 foi sin-

**TABELA 5** Classificação funcional em equivalentes metabólicos (MET)

| Consumo energético em MET | Atividades físicas |
|---|---|
| 1 MET | Comer, vestir-se, usar o banheiro |
| | Caminhar dentro de casa |
| | Caminhar a 3,2-4,8 km/h |
| | Pequenas atividades domésticas |
| 4 MET | Subir 1 andar ou andar em subidas |
| | Caminhar a 6,4 km/h |
| | Correr pequenas distâncias |
| | Limpar assoalhos ou móveis |
| | Atividades físicas moderadas: dançar, jogar tênis em duplas |
| < 4 MET | Atividades físicas extenuantes: natação, tênis, futebol, basquete |

tetizada a lidocaína, dando início ao grupo de anestésicos locais tipo aminoamidas, que tem um perfil de efeitos adversos bem menor em relação ao grupo anterior. Atualmente, com o avanço da anestesia regional guiada por ultrassonografia, o estudo dos anestésicos locais (AL) vem se intensificando cada mais, e é de extrema importância entender a fisiologia e as complicações relacionadas a essas medicações.

Os AL são usados para bloquear temporariamente a transmissão de impulsos nas fibras nervosas, para reduzir ou eliminar a sensibilidade, podendo inclusive inibir o tato. Podem ser usados para analgesia e anestesia de neuroeixo, bloqueios de nervos periféricos, infiltração subcutânea e tecidual e anestesia tópica.

Esses fármacos inibem reversivelmente a transmissão nervosa ao se ligar aos canais de sódio voltagem-dependentes na membrana plasmática do nervo. Os canais de sódio são proteínas integrantes da membrana, ancoradas na membrana plasmática. Quando os AL se ligam ao canal de sódio, eles o tornam impermeável ao sódio, o que impede a iniciação e a propagação do potencial de ação. A recuperação do potencial de ação ocorre por difusão lenta e reentrada do anestésico na circulação sistêmica, onde sofrerá biotransformação e excreção renal.

Outro fator importante dos AL é o estudo de suas propriedades físico-químicas. Os AL são constituídos por um anel benzênico, que é a porção lipossolúvel, ligado a um grupamento amina, seja terciária, seja quaternária, por meio de uma cadeia intermediária, que pode ser uma ligação éster ou amida, permitindo a classificação nos grupos ésteres e amidas. Em pH fisiológico, há um equilíbrio entre as formas protonadas ou ionizadas e a forma neutra ou não ionizada, sendo esta última a forma lipossolúvel. Essa proporção entre as formas depende do grau de ionização (pKa) de cada AL, que depende do pH do meio inserido. Existe uma aplicação prática para esse conceito. Os AL são bases, que por definição são substâncias capazes de receber prótons ($H^+$). Em um meio ácido, por exemplo, no abscesso cutâneo, o pH da região é menor, ou seja, mais ácido; logo, a lidocaína, que é uma base, tende a receber mais $H^+$ do meio, aumentando sua forma ionizada em detrimento da forma neutra. Esta é lipossolúvel, que é a forma que favorece a absorção do AL. Dessa forma, pode-se entender o motivo pelo qual o AL não tem efeito em regiões com abscesso, uma vez que não será absorvido pelo meio estar ácido. A seguir, serão apresentados os AL mais utilizados na prática clínica.

## Lidocaína

A lidocaína é um AL tipo aminoamida, hidrofílico, de início rápido e curta duração, que tem sido usado desde a década de 1940 como anestésico espinhal. Pode ser utilizada para anestesia local, anestesia regional periférica, anestesia de neuroeixo e intravenoso. A dose dependerá da via a ser administrada. Foi o anestésico de escolha para raquianestesia por muito tempo pelo fato de conferir bloqueio rápido e profundo, tanto motor quanto sensitivo. Entretanto, sua utilização na raquianestesia começou a ser associada a lesão nervosa permanente e sintomas neurológicos transitórios. Em relação a seu uso para infiltração subcutânea e anestesia regional, geralmente é feito com a apresentação a 2%, com dose máxima de 5 mg/kg sem vasoconstritor ou 7 mg/kg com vasoconstritor. Na utilização intravenosa, a dose não deve ultrapassar 1,5 mg/kg.

## Bupivacaína

A bupivacaína foi introduzida em 1963 e é considerada como a droga mais usada na raquianestesia. Trata-se de um anestésico do grupo aminoamida com início de ação entre 5 e 8 minutos e com duração de 2 a 2,5 horas. A bupivacaína está disponível em soluções isobáricas puras a 0,25, 0,5 e 0,75%, assim como em soluções hiperbáricas a 0,5 e 0,75% contendo 80 mg/mL de glicose. Além da raquianestesia, a bupivacaína pode ser utilizada na peridural e anestesia regional periférica. Nunca deve ser administrada por via intravenosa pela alta cardiotoxicidade. O tempo de ação dependerá do volume e da concentração utilizada. Sua administração deve respeitar a dose tóxica, que varia de 2 mg/kg quando sem vasoconstritor e 3 mg/kg com vasoconstritor.

## Ropivacaína

A ropivacaína foi introduzida em 1996 e é um AL tipo aminoamida, com alta ligação às proteínas. Comparada à bupivacaína, a ropivacaína apresenta menor cardiotoxicidade. Pode ser utilizada na peridural e anestesia regional periférica. Nunca deve ser administrada na forma intravenosa.

## Complicações relacionadas aos anestésicos locais

### Toxicidade em sistema nervoso central

Os AL atravessam a barreira hematoencefálica de forma rápida, a depender de suas propriedades químicas, sendo sua toxicidade relacionada tanto à injeção intravascular dessas medicações quanto à sua absorção sistêmica. Os sintomas iniciais da toxicidade ao sistema nervoso central (SNC) são tontura, vertigem, zumbido e alterações gustativas, sendo clássico o relato de "gosto metálico", podendo evoluir com espasmos musculares e crises convulsivas.

### Toxicidade cardiovascular

A toxicidade cardiovascular é bem mais descrita na literatura por ser potencialmente fatal, porém, em relação à toxicidade neurológica, geralmente necessita de uma concentração plasmática do AL bem maior para ocorrer. O potencial de causar reações adversas no sistema cardiovascular está diretamente relacionado à potência e à lipossolubilidade da droga utilizada. Nesse contexto, a bupivacaína é o AL mais relacionado à toxicidade cardiovascular, principalmente quando associada a gravidez, hipoxemia e acidose, fatores que potencializam a chance de efeito adverso. Os sinais e sintomas são decorrentes do efeito cardiodepressor de todos os AL, incluindo hipotensão, bradicardia, distúrbios de condução, alteração na repolarização ventricular e até parada cardiorrespiratória.

### Tratamento da intoxicação por anestésicos locais

O principal fator a ser lembrado quando se discute sobre intoxicação por AL é a prevenção, que envolve respeitar a dose tóxica, lembrar do efeito cumulativo entre as doses de diferentes AL, reduzir o risco de injeção intravascular com boas práticas, destacando-se o uso da ultrassonografia em bloqueios regionais e a técnica de aspirar a seringa antes da injeção da medicação.

Diante de qualquer sinal ou sintoma de intoxicação, o médico responsável deve interromper a infusão e chamar por ajuda. Após a identificação, os cuidados iniciais envolvem suporte de via aérea, suporte de oxigênio com fração inspirada de oxigênio de 100% e avaliar proteção de via aérea. Caso necessário, pode ser feita intubação orotraqueal. Além disso, o paciente precisar estar com acesso venoso periférico para a infusão de medicações, como uso de benzodiazepínicos em episódios de convulsão. Por fim, o uso da emulsão lipídica a 20% deve ser indicado nos casos de colapso cardiovascular por toxicidade dos AL. Inicialmente deve ser feito um *bolus* de 1,5 mL/kg, mantendo a infusão em 0,25 mL/kg/min até o retorno da função cardíaca.

## BASES DA ANESTESIA GERAL VENOSA E INALATÓRIA

Por definição, a anestesia geral é uma condição reversível induzida por agentes farmacológicos, que se traduz em analgesia, hipnose, relaxamento neuromuscular e bloqueio dos reflexos autonômicos. Apesar de todas essas alterações na fisiologia do indivíduo, cabe ao anestesiologista o desafio de manejar essas condições de maneira segura, mantendo a ventilação e a estabilidade hemodinâmica do paciente. A anestesia geral pode ser dividida em: anestesia geral inalatória, que é uma técnica de introdução de fármacos anestésicos voláteis sob pressão por via respiratória; anestesia geral venosa, na qual a infusão de fármacos é feita por via venosa; e anestesia geral balanceada, que tem como base a combinação de fármacos anestésicos inalatórios e venosos.

O início da indução da anestesia geral deve ser com a pré-oxigenação. Esta é realizada com o objetivo de aumentar a reserva de oxigênio e manter adequada saturação de oxigênio durante o período de apneia até o momento da intubação orotraqueal. Após isso ou de forma concomitante, pode-se iniciar a indução anestésica, que na maioria das vezes, em pacientes adultos, é feita de forma endovenosa.

### Indução anestésica

A indução da anestesia geral pode ser realizada com agentes intravenosos (IV) ou inalatórios. Em pacientes com acesso venoso periférico (AVP), a indução IV geralmente é a técnica de escolha, deixando a indução inalatória para os pacientes pediátricos sem AVP prévio. A indução tradicional ocorre pela administração de um analgésico derivado do opioide (p. ex., alfentanil, fentanil ou sufentanil), administração de um hipnótico (p. ex., propofol, etomidato ou cetamina) e um agente bloqueador neuromuscular (BNM) (p. ex., succinilcolina, atracúrio, cisatracúrio ou rocurônio). Em casos nos quais se opte por indução inalatória, o anestesiologista prepara sua atmosfera anestésica com a presença de um gás halogenado pelo vaporizador do aparelho de anestesia, destacando-se o sevoflurano, que, ao atingir seu equilíbrio alveolar, aumenta progressivamente sua concentração e, consequentemente, seu efeito. Dependendo do valor encontrado da fração expirada do agente inalatório no capnógrafo, o anestesiologista entende o momento de cada procedimento. Tais valores são baseados na concentração alveolar mínima (CAM) de cada anestésico inalatório.

Propofol, etomidato e cetamina são os agentes mais comumente usados para induzir a hipnose da anestesia geral. Eles possuem início rápido, por sua alta lipossolubilidade, permitindo a penetração na barreira hematoencefálica e alta proporção de débito cardíaco que perfunde o SNC. Além disso, possuem ação de duração curta pela rápida redistribuição para os outros tecidos.

## Hipnóticos

Os hipnóticos venosos possuem alta solubilidade, somada à alta proporção do débito cardíaco, que é diretamente direcionado ao SNC. Assim, explica-se o rápido início dos efeitos dos anestésicos venosos no paciente. Essa correlação entre a concentração plasmática e o efeito da droga é tão importante que o estudo farmacológico desses anestésicos envolve conhecer a velocidade de equilíbrio entre a concentração plasmática e a concentração no sítio efetor (cérebro), permitindo a criação de modelos farmacocinéticos que mantenham o paciente em um plano adequado durante toda a cirurgia mudando a velocidade de infusão conforme o conhecimento desse conceito. Em relação à eliminação de anestésicos venosos (lipossolúveis), ocorre na maioria das vezes pelo metabolismo hepático, e as substâncias hidrofílicas são consequentemente excretadas pelos rins. Quando se cita a farmacodinâmica dos anestésicos gerais, estes, em sua maioria, agem através da modulação do sistema Gaba, mais especificamente sobre o receptor Gaba-A, com inibição da condução da corrente venosa desses fármacos.

O propofol é um hipnótico largamente utilizado, sem propriedades de analgesia, sendo o fármaco mais utilizado para indução anestésica, por apresentar rápido início de ação e despertar do paciente. Tem capacidade de causar depressão respiratória, inclusive promover apneia. Em sua farmacocinética, é rapidamente metabolizado pelo fígado, assim, o rápido metabolismo e sua lenta redistribuição o tornam uma excelente opção para a manutenção endovenosa contínua. É largamente utilizado como primeira escolha para anestesia geral e sedação. Por fim, sua infusão deve ser feita com cautela e deve ser explicada ao paciente a sensação de ardor no local da infusão, sintoma que pode ser minimizado com a infusão de lidocaína endovenosa antes da administração do propofol. O propofol pode causar hipotensão por vasodilatação e cardiomiodepressão.

O etomidato é uma droga segura do ponto de vista cardiovascular, com um bom efeito hipnótico, porém com meia-vida curta, cerca de 3 a 5 minutos. Seu uso prolongado está relacionado ao desenvolvimento de insuficiência suprarrenal, mas mesmo o uso em dose única tem sido associado ao aparecimento dessa síndrome. Dessa forma, é utilizada no contexto da intubação em sequência rápida ou em casos de instabilidade hemodinâmica, não sendo uma droga indicada na manutenção de anestesia venosa. A dose é de 0,3 a 0,4 mg/kg, em *bolus*.

A cetamina é um anestésico intravenoso, sintetizado em 1963, que atua como antagonista não competitivo dos receptores NMDA, utilizado para a indução da anestesia geral. Há diversas indicações clínicas para seu uso, como em estados de choque e instabilidade hemodinâmica, hiper-reatividade de via aérea, queimados, cardiopatia congênita, sedação e adjuvantes em anestesia regional. Adicionalmente, o uso da cetamina em doses baixas e em combinação com outras drogas, como propofol, midazolam e dexmedetomidina, para a técnica de anestesia venosa total, tem ganhado cada vez mais espaço. As vantagens dessa combinação são a manutenção da estabilidade hemodinâmica, redução da dor da injeção e mínima depressão respiratória, permitindo a ventilação espontânea. As doses de cetamina variam conforme a indicação clínica, desde 0,25 a 0,5 mg/kg em *bolus* inicial seguido de 50 a 500 µg/kg/h, para analgesia pós-operatória e controle de hiperalgesia induzida por opioides, até 2 mg/kg, para indução anestésica em pacientes em estados de choque. A cetamina é altamente lipossolúvel e sofre rápida degradação e redistribuição para os tecidos periféricos. É extensivamente metabolizada no fígado por N-desmetilação e vias de hidroxilação do anel. A norcetamina, que é o principal metabólito, tem a potência de um terço a um quinto da cetamina. A cetamina é excretada na urina e fezes como norcetamina e como derivados hidroxilados. Tem um efeito cumulativo, podendo se acumular em doses repetidas. Apresenta efeitos adversos, como náuseas, elevação das enzimas hepáticas, hematúria e disúria, taquicardia e hipertensão arterial sistêmica.

Os hipnóticos inalatórios (gases ou líquidos voláteis) são líquidos não inflamáveis à temperatura ambiente, administrados pelo vaporizador, podendo ser utilizados como anestésicos únicos ou na técnica anestésica balanceada. São gases inalatórios usados para a manutenção da anestesia após a administração de um fármaco por via endovenosa. Os mecanismos precisos pelos quais os agentes inalatórios induzem a anestesia geral não são conhecidos, e nenhum mecanismo de ação único proposto explica completamente seus efeitos clínicos. Canais iônicos, incluindo ácido gama-aminobutírico A (Gaba A), glicina e receptores de glutamato localizados no SNC, são alvo dos anestésicos inalatórios voláteis, permitindo todo o espectro de ação desses fármacos, que incluem amnésia, hipnose, analgesia e até imobilidade. Os anestésicos inalatórios possuem atividade vasodilatadora intrínseca por seu efeito direto no músculo liso da vasculatura cerebral, além de diminuírem o metabolismo cerebral. Sevoflurano, isoflurano e desflurano são os agentes inalatórios halogenados em maior uso atualmente. O óxido nitroso é utilizado em conjunto com os anestésicos inalatórios halogenados para a potencialização e consequente diminuição da concentração dos fármacos citados, conhecido como efeito de segundo gás. Conclui-se que os agentes inalatórios representam drogas básicas usadas na anestesia balanceada moderna, a qual combina agentes anestésicos inalatórios e venosos.

## Analgesia

Os opioides são a primeira escolha para tratar dor moderada a grave. O fentanil é mais potente que a morfina, com rápido início de ação (30 s) e efeito de curta duração (60 min), além de elevada lipossolubilidade. Não causa liberação de histamina e tem baixa incidência de depressão miocárdica. Sua pior complicação é associada à depressão respiratória em doses elevadas. A dose de indução do fentanil é de 0,25 a 0,5 mcg/kg. Pode ser usado em infusão contínua prolongada para sedação/analgesia em pacientes sob ventilação mecânica na UTI. Os opioides mais utilizados na anestesia geral são fentanil, sufentanil, alfentanil e remifentanil, produzindo analgesia e sedação através dos receptores μ1 agonistas e depressão respiratória, náuseas e dependência pelos receptores μ2 agonistas. Na analgesia pós-operatória, são utilizadas a morfina e a metadona.

## Bloqueio neuromuscular

Os bloqueios neuromusculares se dividem em dois grupos: despolarizantes e não despolarizantes. Os despolarizantes atuam como agonistas, simulando a ação da acetilcolina, sendo um exemplo a succinilcolina, enquanto os não despolarizantes atuam como antagonistas da acetilcolina, ligando-se aos receptores da placa motora, impedindo a abertura dos canais iônicos e o surgimento do potencial de ação e contração muscular, tendo como exemplos pancurônio, vecurônio, rocurônio, atracúrio e cisatracúrio. No Brasil, os bloqueios neuromusculares mais utilizados nos procedimentos cirúrgicos eletivos são os não despolarizantes cisatracúrio, rocurônio e atracúrio.

A succinilcolina (SCh) é um dos bloqueadores neuromusculares utilizados nas induções em sequência rápida. A rápida duração de ação da SCh (3 a 5 min) ocorre principalmente em decorrência da hidrólise pela colinesterase plasmática (pseudocolinesterase), sintetizada pelo fígado. O uso tradicional dessa medicação para facilitação da intubação traqueal, na dose de 1 mg/kg, representa 3,5 a 4 vezes a dose efetiva em 95% dos indivíduos (DE95). Teoricamente, a pré-oxigenação dos pacientes antes da administração do bloqueador está associada ao retorno da respiração antes da hipoxemia arterial significativa. Entretanto, a média de duração para o retorno de 90% do bloqueio, seguida da dose de 1 mg/kg, é superior a 10 minutos. O inconveniente na utilização da SCh são os inúmeros efeitos adversos que acompanham sua administração, incluindo arritmias, hiperpotassemia, mialgia, mioglobinúria, aumento das pressões intragástrica, intraocular e intracraniana. Esses efeitos limitam ou até contraindicam sua utilização. O rocurônio é o único bloqueador não despolarizante que se assemelha ao rápido início de ação da SCh, porém com tempo de ação mais prolongado. Apresenta DE95 de 0,3 mg/kg, com tempo de início de ação em 1 a 2 minutos e duração do bloqueio neuromuscular de 20 a 35 minutos. O curto início de ação após a administração de 3 a 4 DE95 de rocurônio assemelha-se ao da SCh 1 mg/kg. Dessa forma, o rocurônio é o único bloqueador neuromuscular não despolarizante que pode ser utilizado como forma alternativa à SCh durante a intubação em sequência rápida.

Ao final da cirurgia, o uso de agentes reversores dos bloqueadores neuromusculares é muito comum. Os agentes reversores mais utilizados são neostigmina e sugamadex, no entanto, essa conduta gera questionamentos, pois a neostigmina, após recuperação completa do bloqueio neuromuscular, pode resultar em fraqueza muscular. A reversão do bloqueio neuromuscular induzido pelo rocurônio ou vecurônio pode ser realizada pela encapsulação química do rocurônio ou vecurônio pelo sugamadex, um derivado modificado da gamaciclodextrina.

O rocurônio é o principal fármaco de escolha pelos anestesistas quando a intubação orotraqueal é necessária, pois possui um perfil de início de ação rápido e tem possibilidade de reversão rápida pelo sugamadex. Para que o bloqueio neuromuscular profundo induzido pelo rocurônio seja revertido em menos tempo que a recuperação natural, usam-se doses mais elevadas de sugamadex, de 16 mg/kg. Por fim, apesar das técnicas para a reversão do bloqueio neuromuscular, é recomendado que o anestesiologista acompanhe o bloqueio neuromuscular pelo monitor TOF (*train of four*).

## CONSIDERAÇÕES FINAIS

O controle da dor, juntamente com o advento do controle da infecção, é crucial no avanço do conhecimento da cirurgia, pemitindo intervenções mais prolongadas e seguras.

A anestesia e analgesia ganharam divulgação e confiabilidade a partir do aprimoramento das drogas derivadas de fontes naturais ou sintetizadas quimicamente, e hoje ultrapassam as salas de cirurgia e de unidades de cuidados intensivos.

O conhecimento dos fundamentos de controle da dor é obrigatório para o médico generalista, mas ganha destaque especial para aqueles que queiram praticar cirurgia.

O anestesiologista e o cirurgião precisam formar uma parceria sólida e respeitosa para obterem resultados cada vez mais eficazes e eficientes em prol da saúde e da qualidade de vida do paciente.

## REFERÊNCIAS

American Society of Anesthesiologists. Sistema de classificação de estado físico ASA. Guideline traduzida pela SAESP – Sociedade de Anestesiologia do Estado de São Paulo com autorização da ASA. 2020 [citado em 10 jun. 2023]. Disponível em: https://saesp.org.br/wp-content/uploads/Sistema-de-classificacao-de-estado-fisico.pdf

De Hert S, Staender S, Fritsch G, Hinkelbein J, Afshari A, Bettelli G, et al. Pre-operative evaluation of adults undergoing elective noncardiac surgery: Updated guideline from the European Society of Anaesthesiology. Eur J Anaesthesiol. 2018;35:407-65.

Gualandro DM, Yu PC, Caramelli B, Marques AC, Calderaro D, Fornari LS, et al. 3ª Diretriz de avaliação cardiovascular perioperatória da Sociedade Brasileira de Cardiologia. Arq Bras Cardiol. 2017;109:1-104.

Manica J. Anestesiologia. 4. ed. Porto Alegre: Artmed; 2018.

Mallon WK, Keim SM, Shoenberger JM, Walls RM. Rocuronium vs. succinylcholine in the emergency department: a critical appraisal. J Emerg Med. 2009;37(2):183-8.

Miller RD, Cohen NH, Eriksson LI, Fleisher LA, Wiener-Kronish JP, Young WL. Anestesia. 8. ed. Rio de Janeiro: Elsevier; 2018.

Ploeger BA, Smeets J, Strougo A, Drenth HJ, Ruigt G, Houwing N, et al. Pharmacokinetic-pharmacodynamic model for the reversal of neuromuscular blockade by sugammadex. Anesthesiol. 2009;110(1):95-105.

Tran DT, Newton EK, Mount VA, Lee JS, Wells GA, Perry JJ. Rocuronium versus succinylcholine for rapid sequence induction intubation. Cochrane Database Syst Rev. 2015(10):CD002788.

# 31

# Direitos e deveres do cirurgião

*Paulo Roberto Corsi*
*Matthias Wolfgang Mathony Weinstock*
*Antônio Ferreira Couto Filho*

## INTRODUÇÃO

A prática de uma especialidade cirúrgica, assim como a formação do médico e a sociedade como um todo, vem atribuindo importância cada vez maior à consciência dos seus direitos e deveres. Viver em um estado democrático de direito tem muitos benefícios, mas gera grandes desafios para os médicos, especialmente os cirurgiões. Um deles é a judicialização da medicina.

Vários são os fatores para o aumento das ações indenizatórias contra médicos, como:

- O provável aumento dos chamados erros, pois escolas médicas brasileiras em excesso, muitas delas de qualidade discutível, colocam no mercado de trabalho médicos sem experiência. Como não há vagas de residência médica para quase metade dos formandos, a qualificação termina na universidade.
- A possibilidade da assistência jurídica gratuita e a instituição do "dano moral", que elevou os valores das indenizações.
- As notícias amplamente divulgadas pela imprensa dos eventuais erros grosseiros, dos danos causados por essas práticas e as informações de valores pagos pelos culpados.
- A quebra da relação médico-paciente.

## RELAÇÃO MÉDICO-PACIENTE

Durante o período de formação médica, as informações que o profissional recebe para criar seu arcabouço de conhecimento se associam a caráter, temperamento, moral, ética e personalidade desse indivíduo. Este conjunto vai caracterizar e influenciar as atitudes do médico depois de formado. No caso do cirurgião, ele precisará usar essas ferramentas tanto no ato cirúrgico, em que o conhecimento de anatomia e a destreza técnica são importantes, como na assistência psicológica ao paciente e seus familiares.

Pode-se considerar que o cirurgião estuda e aprende durante toda a sua carreira. A aprendizagem é o processo de adquirir atitudes, conhecimentos e destrezas/habilidades (conjuntos de aprendizagem) que, juntos, habilitam uma pessoa a conhecer ou fazer algo novo ou diferente. Isso envolve cognição (conhecimento), afetividade (abordada neste tópico) e aspectos psicomotores (a técnica propriamente dita).

Alguns aspectos da relação médico-paciente serão influenciados por diferentes componentes que formam essa relação. A doença pode levar a uma sobrecarga emocional, dependendo das características do psiquismo de cada paciente. O paciente pode sofrer perda de controle pessoal, por inatividade e dúvidas; se internado, fica à mercê da equipe que cuida dele. Quanto maiores as incertezas, maior a tensão emocional, e nesse momento o paciente pode sofrer o processo de regressão o que leve a ver o médico como uma figura paternal onipotente. No cirurgião é depositada toda a responsabilidade, que pode ser influenciado negativamente por essa situação, gerando tensão e ansiedade, pois o paciente não tem nenhuma interferência sobre os procedimentos durante o ato cirúrgico.

A postura inadequada do médico pode trazer sérias consequências e sentimentos negativos por parte do próprio médico, como culpa ou depressão. A onipotência pode criar um confronto com as próprias limitações e levar a atitudes extremadas ou até ao abandono do paciente. A aceitação de suas limitações mostra maturidade do cirurgião, de modo que uma relação adequada depende da estrutura do cirurgião e do paciente. O médico não deve ceder ao crescimento da própria imagem, bem como a indecisão deve ser controlada. Por outro lado, a influência do cirurgião sobre o paciente depende da qualidade da atenção dispensada. Esse binômio da relação médico-paciente também vem se modificando no sentido de haver forças que não se movem apenas na direção da doença do paciente tratada pelo médico, mas também das relações com os familiares e a equipe multidisciplinar. Há uma tendência de maior participação do paciente e seus familiares nas decisões e escolhas, ou seja, uma maior autonomia do paciente. O cirurgião desde o início deve ter atitudes corretas para evitar problemas futuros.

Por fim, a boa relação depende de alguns atributos do médico, como ele aplica seu conhecimento e se comunica:

- Ação psicoterápica.
- Empatia.

- Capacidade continente (conter angústias e indecisões).
- Capacidade de comunicação que não se restringe à verbal.

Do ponto de vista ético, o paciente tem direito a um atendimento humano atencioso e respeitoso. O médico deve demonstrar segurança e confiança, e o paciente tem direito a informações claras e compreensivas. O sigilo profissional é inegociável. A relação médico-paciente pressupõe respeito mútuo.[1]

## ÉTICA

Originalmente, o médico era visto de maneira paternalista, até como um sacerdote, desde a Antiguidade até os códigos de ética do século XIX. Além disso, desde a tradição médica hipocrática até agora, sempre se defendeu o critério ético da beneficência.

O desenvolvimento da medicina levou a prática médica a uma abordagem mais biológica, resultando em uma prática mais impessoal. Entretanto, o doente precisa de uma abordagem integral para sua recuperação emocional, também necessitando de uma ponte entre esses dois aspectos. O médico é confrontado com situações complexas que a ciência por si só não ajuda a resolver; nesse sentido, é necessário dar uma ênfase humanística, inclusive desde a formação, que permita o desenvolvimento moral do médico.

O desenvolvimento ético deve estar baseado em princípios e valores. A evolução e integração entre os aspectos humanos e biológicos nos levou à bioética, que seria o estudo da ética em medicina e biologia. Em geral, a bioética abrange os dilemas gerados no campo da pesquisa biológica e das ciências médicas, analisados com critérios éticos. Esse termo, usado inicialmente na década de 1970, passou por um processo de evolução. Primeiro procurava integrar as ciências da vida, do meio ambiente, da ecologia e das ciências humanas, depois evoluiu para o que foi chamado de bioética global, o que inclui todos os aspectos da vida, saúde e ecologia, e por fim a posição reforçada pela Organização Panamericana de Saúde.[2]

A bioética está apoiada em quatro pilares fundamentais: beneficência, não maleficência, autonomia e justiça.[3]

## ÉTICA EM CIRURGIA

A ética não deve estar apenas no procedimento, no ato cirúrgico propriamente dito, no que acontece em uma sala de operações ou mesmo no exercício da cirurgia como especialidade. A ética engloba todas as etapas do tratamento cirúrgico desde os estudos para o diagnóstico, na relação médico-paciente, no consentimento, no ato cirúrgico e no acompanhamento pós-operatório. O tratamento do paciente pelo cirurgião culmina em um ato de alto impacto e risco. O cirurgião realiza uma atividade intervencionista baseada no conhecimento, regida pelo raciocínio e executada com compaixão, paixão, perfeccionismo e bioética. Para responder aos dilemas atuais da bioética, o cirurgião deve respeitar a autonomia do paciente e a beneficência do procedimento.

Qualquer procedimento desperta na alma do cirurgião quatro gigantes: a morte, a sequela, a complicação e a recidiva, trazendo certa advertência que relembra a natureza ética que deve ser seguida. Por outro lado, após o procedimento, mesmo executado com técnica adequada, ele está sujeito às imperfeições do homem expondo o erro. O importante é o comportamento diante do erro, que deve ter dignidade.[2]

Nos serviços públicos ou beneficentes, a fila de espera pela realização de cirurgias é uma triste realidade, determinada pela procura maior do que a capacidade de atendimento. Entretanto, espera-se do cirurgião que se esforce para reduzir esse problema e otimizar o local onde trabalha.

Conflitos éticos podem aparecer para o cirurgião diante de um paciente que demonstra preferência por algum tratamento alternativo não comprovado, por medo da cirurgia. Por outro lado, diante de um caso de doença maligna avançada, a cirurgia pode causar prejuízos superiores aos benefícios, dificultando sua opção.

## CONSENTIMENTO

A obrigação do médico em obter consentimento repousa no princípio ético da autonomia do paciente. Trata-se de uma autorização autônoma, do próprio paciente, para a realização de um procedimento. O processo de consentimento não se resume apenas ao consentimento informado assinado; está baseado na relação médico-paciente, com explicação e informação adequadas.

O consentimento pode ser implícito ou explícito. Quando o paciente vai ao hospital ou estende o braço para colher um exame, esse ato representa um consentimento implícito. Para procedimentos de risco maior, é necessário o consentimento explícito e deve-se obter o consentimento por escrito.

No Código de Ética Médica, em seu capítulo IV, "Direitos Humanos", consta que é vedado ao médico não deixar o paciente decidir livremente sobre sua saúde e bem-estar, bem como exercer sua autoridade para limitá-lo.[4] Nos Códigos Civil e Penal, a questão não fica clara. Já no Código do Consumidor, está escrito que o consumidor tem direito a informações adequadas sobre os serviços prestados.

É necessário obter o consentimento do paciente, e uma boa comunicação parece melhorar estado emocional do paciente.[5] Alguns pontos a serem transmitidos são mandatórios: a natureza do procedimento, os riscos, as alternativas e os benefícios do procedimento.[6]

Entretanto, o consentimento pode ser dispensado em algumas situações, como em emergências ou em situações em que o próprio paciente renuncia ao direito de expressar sua vontade. Por outro lado, a incapacidade do paciente não dispensa o consentimento que deve ser adquirido perante o responsável legal. Discutível é a situação em que o médico acredita que o consentimento com todos os detalhes poderia causar dano ao paciente, chamado de privilégio terapêutico.[6,7]

Deve-se lembrar que, para ser válido, o consentimento deve ser compreendido pelo paciente. Ele deve compreender aquilo que é mais relevante para sua situação, e a decisão em consentir deve ser voluntária.[8]

## IATROGENIA

Iatrogenia vem do grego *iatros*, médico, remédio, + *geno*, aquele que gera. Poderia então ser qualquer atitude do médico; entretanto, esse termo é usado para descrever resultados negativos da prática médica, abrangendo danos materiais e psicológicos causados pelo médico ou equipe que atende o paciente.

Os erros médicos como conhecemos, segundo o Código de Ética Médica, são causados por negligência, imprudência ou imperícia. Esses são iatrogenias, mas podemos encarar isso de maneira mais ampla quando a iatrogenia envolve outros aspectos da prática médica, como a iatrogenia indireta.

Algumas situações podem favorecer a ocorrência de iatrogenia, podendo ser agrupadas em:

- **Quanto ao modelo biomédico:** a dicotomia entre psique e doença, quando o médico perde a capacidade de ver o paciente como um todo. A prática médica está baseada em enxergar e tratar a doença. Com o desenvolvimento tecnológico e a superespecialização do profissional médico, o paciente se vê obrigado a visitar um maior número de diferentes médicos, levando a uma menor dedicação a outros elementos relevantes que levam à enfermidade.
- **Quanto à relação médico-paciente:** os fatores psicodinâmicos dessa relação devem ser percebidos pelo médico, uma vez que o paciente traz consigo uma série de expectativas em relação a ele. Todos os fenômenos contidos na relação médico-paciente devem ser levados em consideração, como transferência, contratransferência e mecanismos de defesa como negação, racionalização e projeção.

Dependendo do problema do paciente, os desafios se mostram diferentes. Na medicina de urgência, por exemplo, por força das circunstâncias o paciente tem um papel mais passivo e o profissional tem de determinar o procedimento. Quando o paciente consegue entender a situação, pode ter dificuldade em admiti-la. Por outro lado, o paciente crônico, que passa por diversos médicos, pode não estabelecer o vínculo adequado.

Uma situação arriscada também é a anamnese dirigida, em que o médico faz apenas perguntas já com certa predisposição para uma resposta por ele esperada. Essa situação acaba levando em consideração um número limitado de hipóteses, de modo que um elemento importante pode ser desconsiderado, e pode ser um fator de risco para iatrogênese.

Por outro lado, situações de envolvimento muito intenso, nas quais se perdem os limites dos egos do paciente e do médico, podem levar a respostas emocionais, causando um desequilíbrio que leva ao mecanismo de transferência e contratransferência. Esse fenômeno, chamado de indução iatrogênica, ocorre com aquele paciente que insiste em realizar uma cirurgia desnecessária. A sensibilidade diagnóstica, aumentada pelo excesso de exames solicitados, pode levar a um diagnóstico errado ou a uma alteração incidental.

Existem ainda outros fatores que podem ser causadores de iatrogenia, como condições de trabalho inadequadas, condições físicas do estabelecimento, prontuário do paciente e, por fim, o próprio caráter humano do médico que, como tal, é passível de cometer erros.

A iatrogenia pode trazer algumas repercussões. O médico pode omitir sua falha. Isso ocorre em relações pouco consistentes, nas quais o médico se apresenta de forma narcisista e o doente interpreta o "erro" como fracasso. Em relações mais bem estruturadas, existe uma probabilidade maior de ocorrer admissão do "erro" pelo médico, em uma tendência de enxergar o ocorrido como uma busca pelo aprendizado.[9]

O Código de Defesa do Consumidor, oriundo da Constituição de 1988, tem um apelo extraordinário, vez que defende e protege o hipossuficiente (consumidor) dos abusos de direito praticados pelos oligopólios, incluindo as omissões de informações sobre fruição e riscos. Porém, entre a pessoa do médico e a pessoa do paciente, temos duas pessoas que não podem ter tratamentos diferentes, e o Código do Consumidor impõe essas diferenças com inversão do ônus da prova, gratuidade de justiça e dano moral, ainda que seja de uma pessoa humana contra outra pessoa humana. Daí as distorções e os excessivos processos judiciais.

O Código Civil Brasileiro, nos artigos 186 e 927, já definia as ilicitudes praticadas e que deviam ser indenizadas. O erro é entender a relação médico-paciente como uma relação de consumo.

## DIREITOS DO MÉDICO

O Código de Ética Médica, já citado várias vezes, é um dos códigos profissionais mais rígidos que existem. Os artigos que abordam deveres, responsabilidades e restrições aparecem em número muito maior que aqueles que tratam dos direitos.

Talvez o direito mais antigo e comentado seja o da autonomia do médico. No capítulo I, "Princípios Fundamentais", é citado no artigo VII: "O médico exercerá sua profissão com autonomia, não sendo obrigado a prestar serviços que contrariem os ditames de sua consciência ou a quem não deseje, excetuadas as situações de ausência de outro médico, em caso de urgência ou emergência, ou quando sua recusa possa trazer danos à saúde do paciente".

O capítulo II, "Direitos dos Médicos", traz dez artigos que reforçam a autonomia, a igualdade, a dignidade no exercício profissional, a possibilidade de não realização de procedimentos por objeção de consciência e honorários justos. São eles:

> I – Exercer a Medicina sem ser discriminado por questões de religião, etnia, sexo, nacionalidade, cor, orientação sexual, idade, condição social, opinião política ou de qualquer outra natureza.
> II – Indicar o procedimento adequado ao paciente, observadas as práticas cientificamente reconhecidas e respeitada a legislação vigente.
> III – Apontar falhas em normas, contratos e práticas internas das instituições em que trabalhe quando as julgar indignas do exercício da profissão ou prejudiciais a si mesmo, ao paciente ou a terceiros, devendo dirigir-se, nesses casos, aos órgãos competentes e, obrigatoriamente, à comissão de ética e ao Conselho Regional de Medicina de sua jurisdição.
> IV – Recusar-se a exercer sua profissão em instituição pública ou privada onde as condições de trabalho não sejam dignas ou possam prejudicar a própria saúde ou a do paciente, bem como a dos demais profissionais. Nesse caso, comunicará imediatamente sua decisão à comissão de ética e ao Conselho Regional de Medicina.
> V – Suspender suas atividades, individualmente ou coletivamente, quando a instituição pública ou privada para a qual trabalhe não oferecer condições adequadas para o exercício profissional ou não o remunerar digna e justamente, ressalvadas as situações de urgência e emergência, devendo comunicar imediatamente sua decisão ao Conselho Regional de Medicina.
> VI – Internar e assistir seus pacientes em hospitais privados e públicos com caráter filantrópico ou não, ainda que não faça parte dos seus corpos clínicos, respeitadas as normas técnicas aprovadas pelo Conselho Regional de Medicina da pertinente jurisdição.

VII - Requerer desagravo público ao Conselho Regional de Medicina quando atingido no exercício de sua profissão.
VIII - Decidir, em qualquer circunstância, levando em consideração sua experiência e capacidade profissional, o tempo a ser dedicado ao paciente, evitando que o acúmulo de encargos ou de consultas venha a prejudicá-lo.
IX - Recusar-se a realizar atos médicos que, embora permitidos por lei, sejam contrários aos ditames de sua consciência.
X - Estabelecer seus honorários de forma justa e digna.

O médico também tem o direito de recusar atendimento se o pleno desempenho profissional e/ou o relacionamento estiverem prejudicados, devendo comunicar sua decisão ao doente e garantir a continuidade do tratamento (capítulo V, "Relação com Pacientes e Familiares", art. 36, § 1°).

Deve ser buscado o equilíbrio entre os direitos do doente de um lado e os direitos e deveres do cirurgião de outro para que, em harmonia, busquem os melhores resultados dos tratamentos cirúrgicos.

## CONSIDERAÇÕES FINAIS

O exercício da profissão médica, em especial na área cirúrgica, é atividade que exige conhecimentos, habilidades e atitudes que são desenvolvidas na graduação, na residência médica e em cursos de extensão.

A atualização é fundamental diante do rápido progresso tecnológico que, em pouco tempo, muda paradigmas de diagnóstico e tratamento.

Trata-se de uma profissão dinâmica, que absorve numerosos recursos de realidade virtual, realidade estendida, robotização e inteligência artificial, mesclando a isso as consequentes novas responsabilidades e atualização de conceitos éticos e de relação médico-paciente.

A filiação do cirurgião às entidades de classe, locais, regionais, estaduais e federais, abre as perspectivas de se manter atualizado e possibilitar a troca de conhecimentos com os demais membros da especialidade.

Não há um cirurgião acabado; será sempre haverá um cirurgião em construção.

## REFERÊNCIAS

1. Castro e Silva Jr, Ceneviva R. O paciente cirúrgico - relação médico paciente. Medicina (Ribeirão Preto). 2008;41(3):252-8.
2. Restum-Antonio EM, Fontes TMO. Medical ethics under the bioethics' point of view: the moral surgical practice. Rev Col Bras Cir. 2011;38(5):355-60.
3. Beuchamp T, Childress T. Principles of biomedical ethics. New York: Oxford University Press; 1979.

4. Conselho Federal de Medicina. Código de Ética Médica [citado em 11 jun. 2023]. Disponível em: https://portal.cfm.org.br/images/stories/biblioteca/codigo%20de%20etica%20medica.pdf
5. Stewart MA. Effective physician-patient communication and health outcomes: a review. Can Med Assoc J. 1995;152(9):1423-33.
6. Vaughn L. Bioethics: principles, issues, and cases. New York: Oxford University Press; 2010. p.144-9.
7. Etchells E, Sharpe G, Walsh P, Williams JR, Singer PA. Bioethics for clinicians: 1. Consent. Can Med Assoc J. 1996;155(2):177-80.
8. Miziara ID. Ética para clínicos e cirurgiões: consentimento. Rev Assoc Med Bras. 2013;59(4):312-5.
9. Tavares FM. Reflexões acerca da iatrogenia e educação médica. Rev Bras Ed Med. 2007;31(2):180-5.

# 32
# Saúde mental do cirurgião

*Alberto Fernandes Patrício*

"Abra ousadamente a porta diante da qual tantos tentam se esquivar."
(Goethe)

## INTRODUÇÃO

Quando a ciência ainda engatinhava, há mais de dois milênios, como as pessoas lidavam com as doenças?

Em uma época em que ainda não haviam sido descobertos os microrganismos e pouco se sabia sobre os mecanismos infecciosos, a busca pela cura era muito mais uma questão de fé, de relação do homem com a divindade. Quando desagradados, acreditava-se que os deuses castigavam indivíduos e coletividades com doenças graves como cólera e peste e, portanto, as pessoas precisavam reverter a punição. Daí as rezas e os sacrifícios dedicados a amainar a cólera dos deuses ofendidos.

É nesse cenário que surge o culto ao deus Esculápio, que começou em VI a.C. Esculápio é a derivação em latim do nome do deus grego Asclépio, filho do deus Apolo com a mortal Corônis.

O mito conta que, no final da infância, ele foi entregue por Apolo ao centauro Quíron. O nome Quíron (Kheíron) é, possivelmente, uma abreviatura de *kheirurgós*, "que trabalha ou age com as mãos" (cirurgião), pois esse centauro foi um grande médico, com propriedade da mância ou adivinhação, e sabia muito bem compreender seus pacientes, por ser um médico ferido (que incansavelmente pesquisava remédios para suas dores incuráveis). Quíron o educou na arte das ervas medicinais e das cirurgias. Tornou-se, portanto, o deus mais aprovado no panteão para os doentes e desesperados.

Os heróis aprendiam com Quíron atividades como a guerra, a música, a caça e, sobretudo, a cura. Asclépio mostrava um dom, uma capacidade natural de aprender a arte da cura. Muito talentoso, logo ultrapassou o conhecimento transmitido por Quíron e foi desenvolvendo conhecimentos próprios. Mexeu com o equilíbrio universal, pois começou até a ressuscitar os recém-mortos. Hades, o deus dos mortos, queixou-se a Zeus, seu irmão, pelo pecado (*hybris*) que estava sendo cometido pelo jovem médico. Zeus determinou a morte de Asclépio, que foi fulminado com um raio. Depois, no entanto, foi divinizado. A fulminação é o castigo que Asclépio recebe por ter desequilibrado a ordem universal, pela vaidade curativa e pela vontade imensa de vencer a morte.[1]

Nesses templos de cura, guiados pelos sacerdotes-médicos chamados de asclepíades, os doentes eram acomodados em pavilhões para serem purificados e curados. Como se dava a cura? A cerimônia, iniciada após o pôr do sol, era cercada de rituais, sendo também bastante influenciada pelas inúmeras histórias alardeadas de casos bem-sucedidos de cura. Com isso, o paciente entrava em um estado mental receptivo aos procedimentos de cura dos sacerdotes. Nos templos havia sempre uma área de banho, águas termais e águas curativas (*tholos*). Os pacientes recebiam diversas porções, mas a cura era obtida na cerimônia de incubação, com o indivíduo colocado para dormir em ambiente especial (*abaton*), sob uma determinada abóbada e coberto com um pano vermelho, e induzido a sonhar com Asclépio. Este se manifestava no sonho do doente e o curava. A forma mais eficiente de cura era quando o deus aparecia sob a forma de serpente, que se infiltrava por baixo do cobertor e lambia o local da doença. Essa era a ação da cura. Acreditava-se que, quando dormissem, o poder de Asclépio os curaria ou enviaria orientações sobre procedimentos terapêuticos e espirituais. As eventuais mortes eram atribuídas ao fato de os doentes não terem se purificado corretamente ou serem incuráveis.

É nesse ambiente que nascem as cirurgias e os cirurgiões.

Agora, vamos refletir sobre o perfil psicológico do homem-cirurgião.

É plenamente sabido o quanto o curso de medicina é difícil e cansativo. As dificuldades não são poucas para os jovens que decidem investir na carreira. É frequente que a escolha da especialidade seja tão difícil quanto passar no vestibular. Inúmeros fatores interferem nessa escolha, desde a chamada "vocação" até a influência dos familiares.

Após quase ou pouco mais de dez anos, o cirurgião começa a nascer. O estresse visando a informação e formação transforma-se em um estresse diário. Uma grande tensão ocorre em quase todas as cirurgias. E aqui aparece uma grande diferenciação nas especialidades: as mãos.

O processo de cura está diretamente ligado às mãos dos cirurgiões, uma vez que, mesmo em uma cirurgia robótica, as mãos estão presentes no ato cirúrgico. A mão dentro do corpo do paciente participa ativamente da saúde e da vida.

Se olharmos para os pais de Esculápio, encontramos de um lado o pai sagrado (Apolo), e do outro a mãe profana, mortal (Corônis).

Do lado profano, tem-se a busca incessante pela técnica para conseguir mais curas, e pelo lado sagrado, a divinização dos atos cirúrgicos. Estas duas situações podem produzir efeitos psicológicos nos cirurgiões. De um lado, a busca incessante da técnica, que é necessária, e do outro o sentimento inflacionário, próximo a se sentir um deus.

O termo inflação foi introduzido por Jung para indicar o evento psíquico pelo qual uma parte qualquer da psique se identifica com toda a vida psíquica. Tal evento, que se manifesta no plano da simbolização, é considerado fenomenologicamente uma transformação simbólica com caráter catastrófico, isto é, uma perturbação radical pela qual se anulam as linhas de confim que haviam instituído regiões ou partes psíquicas entre si, comportando-se como se representassem toda a psique.

Além do plano das relações intrapsíquicas, o fenômeno da inflação psíquica é descrito no plano da psicologia da personalidade e das relações interpessoais. A esse respeito Jung escreve que o termo indica "uma expansão da personalidade além dos limites individuais ou, em outras palavras, uma presunção. Em tal estado, a pessoa ocupa um espaço que normalmente não pode preencher. Isto só seria possível se ela se apoderasse de conteúdos e qualidades autônomas e que por isso mesmo ultrapassassem seus limites".[2]

A inflação nada tem a ver com a espécie do conhecimento, mas sim com o modo pelo qual ele se apodera de um saber. Quando o indivíduo se torna incapaz de ver e ouvir quaisquer outras coisas, fica como que hipnotizado e acredita ter descoberto a solução do enigma universal. Isso já significa presunção.[3]

Essa humanização, por querer o melhor para o paciente, e a desumanização, pelo risco da soberba, produzem um grande risco ao Ser cirurgião. Pois esse foi o pecado da *hybris* cometido por Asclépio (ou Esculápio). Quanto maior a responsabilidade cirúrgica do médico (cirurgião cardíaco, neurocirurgião), maior a chance de ocorrer essa identificação do ser humano-médico com o deus Esculápio, o divino médico infalível.

A linha entre a limitação existencial e o sentimento de que tudo, absolutamente tudo, pode ser feito do ponto de vista cirúrgico, é muito séria. Se o cirurgião deificar suas mãos, achará que tudo é operável e se esquecerá que a família e o paciente também sofrem com os supostos "benefícios da cirurgia".

Atendi um jovem cuja mãe ficou internada por pouco mais de um ano e fez 34 cirurgias nesse período. Acabou falecendo. Será que eram necessárias tantas cirurgias ou o processo poderia ser sido extinto com menos sofrimento da família?

No artigo *Surgeons and mental illness: a hidden problem?* ("Cirurgiões e doença mental: um problema oculto?"), publicado no British Medical Journal

(BMJ), encontram-se dados bastante interessantes: "médicos não são imunes a problemas de saúde mental. No Reino Unido, entre 10% e 20% dos médicos ficam deprimidos em algum momento da carreira".[4]

Dos cirurgiões que procuraram ajuda por problemas de saúde mental, 55% tinham problemas como depressão e ansiedade, 30% tinham problemas complexos da saúde mental e 16% tinham problemas associados à adição de drogas.

Cirurgiões têm um baixo índice de procura por ajuda, e isto pode ocorrer por vários fatores: baixa prevalência de doença mental, talvez porque o cirurgião tenha características que o protegem, ou pode ser que o treinamento e a personalidade típica lhes deem resiliência para lidar com o estresse diário.

Pode-se pensar também que o fato de não procurar ajuda está ligado a não se sentir frágil, dependente do outro, o que, por sua vez, estimula mais a inflação psíquica.

Em cerca de 8 mil cirurgiões do Reino Unido, foram reportadas taxas entre 30 e 50% de síndrome de *burnout*, ansiedade e depressão. Em 548 membros da Sociedade de Oncologia Cirúrgica, 28% preencheram os critérios de *burnout*, 30% apresentavam depressão e 10%, depressão maior.[4]

Em outro ponto do artigo, menciona-se: "É possível que o cirurgião tenha um *medical self* mais forte que os médicos de outras especialidades. Cirurgias são geralmente vistas como mais prestigiadas do que os procedimentos de outras especialidades, e os cirurgiões sentem-se mais fortes no seu *medical self*".

Segundo a *American Foundation for Suicide Prevention*,[4] cerca de 300 a 400 médicos cometem suicídio a cada ano, o que equivale a aproximadamente 1 médico por dia.

É natural e esperado que o cirurgião tenha um grau de inflação psíquica maior que os médicos de outras especialidades.

A linha transferencial entre o cirurgião e o paciente é bastante intensa. De um lado, o paciente deificando o cirurgião que põe as mãos dentro de seu corpo, estimulando o sentimento de o cirurgião ser aquele que resolve tudo.

Uma cliente me falava: "Eu sempre achei que cirurgia curava tudo". Um cirurgião me contava que sempre ouvia os pacientes dizerem: "Doutor, que Deus abençoe suas mãos sempre".

A técnica é importantíssima, mas as mãos necessariamente traduzem a técnica. As mãos participam da cura. A deificação projetiva que os pacientes fazem é capaz de potencializar a inflação psíquica do próprio cirurgião, que pode, sem perceber, dar um valor além do natural ao fenômeno da idealização, e ao sentimento de se sentir um deus.

A deificação do cirurgião sempre existiu e continuará existindo.

Lembro-me de quando, ainda estudante de medicina, ouvia uma brincadeira (que na realidade era séria), feita entre os acadêmicos: dizia-se que o clínico sabe tudo e não cura nada, o cirurgião não sabe nada e cura tudo e o psiquiatra não sabe nada e não cura nada.

O clínico coloca um intermediário entre ele e o paciente, que é o remédio prescrito, que pode ou não fazer o efeito esperado.

O objeto intermediário entre o paciente e o cirurgião é constituído por suas mãos e suas técnicas. Portanto, o cirurgião entra ativamente no processo de cura.

Aqui, vamos pensar em alguns resgates psicológicos que os cirurgiões poderiam fazer para se sentir distantes da tão perigosa inflação psíquica:

- Buscar a consciência de que está se sentindo psicologicamente maior do que é.
- Perceber que suas mãos são importantíssimas, mas não são as mãos de Deus.
- Perceber que empatia é a capacidade de se colocar no lugar do outro, no caso do paciente. Não é querer transformar o humor do paciente naquilo que imagina que o outro deveria sentir.

Muitas vezes, a dor do paciente é necessária. A alegria só cura quando for autêntica e espontânea. O sofrimento do paciente tem como uma das finalidades a preparação para a morte e a elaboração da própria vida.

É esperado que o retorno do paciente de uma cirurgia complexa venha acompanhado de uma transformação de vida. Os valores existenciais se transformam, o olhar talvez mais complacente enxergue outras cores. Cores que talvez quem não viveu dores sérias e profundas (cirurgia) não conheça.

Já ouvi de um cliente cirurgião que o bom humor é importante e que deveria ser estimulado. Se for espontâneo, sim, do contrário piora o quadro. O mundo psíquico não é feito somente de células. A alegria forçada distorce a realidade, que é anticura.

Aqui me lembro de uma comunicação pessoal do colega hematologista Nelson Hamerschlak: "Sempre digo aos meus residentes: podemos perder (morte) nosso paciente para a doença, nunca para a técnica". Essa frase contém uma enorme realidade, que é o respeito aos limites.

Todos nós sabemos o respeito que os médicos merecem, especialmente os cirurgiões, pelo fato de serem corporalmente (mãos) responsáveis pelas técnicas, mas também sabemos a necessidade do respeito pelos limites. Limites que mostrem até onde uma conduta técnica (médica) deve ir. Perdendo-se isso, simplesmente temos um corpo invadido, com risco à própria vida.

## REFERÊNCIAS


1. Groesbeck J. A imagem arquetípica do médico ferido. JAP. 1975;20-2 – reproduzido com permissão em Junguiana, Revista da Sociedade Brasileira de Psicologia Analítica. 1983:71-96.
2. Jung CG. Collected works. 1928 C, VII, parágrafo 227.
3. Jung CG. Collected works. 1928 C, VII, parágrafo 243, n. 1.
4. Gerada C, Jones R. Surgeons and mental illness: a hidden program? BMJ. 2014;348:2764.

# 33

# Princípios e cuidados da cirurgia ambulatorial

*Gaspar de Jesus Lopes Filho*
*Jorge Roberto Marcante Carlotto*

## CONCEITO

A Unidade de Cirurgia Ambulatorial (curta permanência) destina-se a proporcionar assistência cirúrgica qualificada ao paciente que necessita de uma operação por demais complexa para ser realizada no consultório ou ambulatório médico, porém cujo porte não exija hospitalização.

O termo cirurgia ambulatorial remete-se a uma unidade de menor complexidade para a realização de procedimentos cirúrgicos eletivos mais simples e sem caráter de urgência em pacientes selecionados e que permitam a alta da unidade no mesmo dia do ato operatório.

O termo também pode ser aplicado por definição aos pacientes que realizam um procedimento cirúrgico de maior porte e em regime ambulatorial, ou seja, estrutura semelhante à do centro cirúrgico, mas sem diária hospitalar.[1] Na literatura inglesa, os termos relacionados são *ambulatory surgery*, *day surgery* ou *outpatient surgery*.

## PRINCÍPIOS DA CIRURGIA AMBULATORIAL

A cirurgia ambulatorial é segura, se realizada com seriedade e controles rígidos por parte dos cirurgiões e anestesistas. Os princípios para o sucesso desses procedimentos implicam escolha criteriosa dos pacientes, avaliação pré-operatória cuidadosa e execução técnica (anestésica e operatória) adequada.

Essa modalidade cirúrgica se iniciou nos Estados Unidos da América (EUA) nos anos 1980, e seu desenvolvimento deve-se principalmente aos avanços tecnológicos e médicos, tanto na melhor performance anestésica, com novos fármacos e técnicas anestesiológicas, como no desenvolvimento de procedimentos cirúrgicos minimamente invasivos e não invasivos. A cirurgia ambulatorial tornou-se popular entre médicos e pacientes e, nos EUA, de 1983 até 2010, ocorreu um aumento de 2.124% no número de procedimentos cirúrgicos ambulatoriais.[2] Os principais benefícios da cirurgia ambulatorial estão listados no Quadro 1.

**QUADRO 1** Benefícios da cirurgia ambulatorial

| |
|---|
| ▪ Alta precoce |
| ▪ Retorno precoce ao meio social |
| ▪ Satisfação de médicos, pacientes e financiadores do sistema de saúde |
| ▪ Redução de custos da assistência |
| ▪ Redução das listas de espera para cirurgia |
| ▪ Rotatividade alta de procedimentos |

Em relação aos procedimentos ambulatoriais realizados, Hall et al. demonstraram, por meio dos números de 2010 da National Hospital Ambulatory Medical Care Survey, que 70% dos procedimentos foram gastrointestinais (21%), oftalmológicos (16%), ortopédicos (15%), de cirurgia plástica (9%) e neurocirúrgicos (9%). O tempo médio para a alta da unidade após o procedimento foi de 70 minutos.[2]

Os procedimentos ambulatoriais também estão relacionados com uma redução de custo, tanto para os pacientes e hospitais, quanto para os financiadores do sistema de saúde. Essa redução deve-se a alta precoce, ausência de diária hospitalar e menor consumo de suprimentos hospitalares. Essa vantagem fica ainda mais evidente nos procedimentos cirúrgicos com maior complexidade. Cancienne et al. constataram, em mais de 5 mil artroplastias de ombro, um custo muito menor nos pacientes sem diária hospitalar, com uma economia média de US$ 3.614 quando comparados aos pacientes com internação.[3]

No Brasil, Teixeira et al. evidenciaram uma redução de 35% nos custos da colecistectomia laparoscópica quando realizada sem internação hospitalar.[4] Além disso, existem custos indiretos nessa questão, pois a alta precoce permite um retorno mais rápido à rotina diária do paciente, bem como ao seu convívio social, trazendo vantagens imensuráveis do ponto de vista econômico.

A satisfação da cirurgia ambulatorial não é apenas dos médicos ou dos financiadores dos sistemas de saúde, mas também dos pacientes. Alguns estudos avaliaram a percepção do paciente após a realização do procedimento cirúrgico ambulatorial e evidenciaram um grau de satisfação com o procedimento superior a 90%.[5,6]

O procedimento cirúrgico ambulatorial também abrevia o tempo de espera do paciente para a cirurgia desejada, uma vez que permite maior rotatividade, um maior número de procedimentos em um menor tempo e não depende da disponibilidade de leitos hospitalares eletivos para internação.[7] Essa redução do tempo em lista do paciente é essencial como medida de gestão e saúde pública.

Os procedimentos de maior complexidade também podem ser realizados com segurança em caráter ambulatorial e sem diária hospitalar, como a literatura demonstrou em artroplastias, histerectomias laparoscópicas e vaginais e nas colecistectomias laparoscópicas.[3-4,8] Mackoul et al. ratificaram, ao avaliar a histerectomia laparoscópica ambulatorial, que a realização do procedimento em unidade hospitalar ambulatorial ou em uma clínica, desde que com estrutura adequada, profissionais treinados e pacientes selecionados, não aumentou o número de complicações e de readmissão.[8] Nesses procedimentos, é essencial a seleção de um paciente com características clínicas ideais e avaliações pré-operatórias cirúrgica e anestésica rigorosas.

As principais causas de insucesso e necessidade de internação hospitalar desses pacientes estão relacionadas a uma escolha inadequada do caso cirúrgico. Portanto, a seleção adequada dos pacientes para a cirurgia ambulatorial é indispensável, e esse processo depende de uma interação complexa entre o procedimento cirúrgico, as características do paciente e a possível técnica anestésica que será utilizada.[9]

O principal limitante da alta precoce e ausência de diária hospitalar dos pacientes que realizam procedimento cirúrgico ambulatorial é a dor pós-operatória. Relatos demonstraram que o principal fator para readmissão do paciente no hospital foi a dor pós-procedimento.[3,4] O tratamento inadequado da dor se reflete diretamente no sucesso da cirurgia ambulatorial. Para ser feita de forma eficiente e segura, a analgesia pós-operatória exige planejamento pré-operatório, conhecimento dos fatores de risco e grau de manipulação cirúrgica, avaliação da intensidade de dor e sedação pós-operatória, conhecimento da farmacologia dos agentes analgésicos, suas indicações e controle dos efeitos adversos detectados durante o tratamento.[10]

Alguns fatores influenciam o risco de dor pós-operatória na cirurgia ambulatorial. Cai et al. estudaram 204 pacientes com menos de seis anos após procedimento ambulatorial e comprovaram que sexo masculino, tempo de anestesia e procedimentos otorrinolaringológicos aumentam a dor no pós-operatório.[10] Idade e graduação pelo escore de classificação pré-operatória da ASA (American Society of Anaesthesiologists) também influenciam o resultado.

A distração da dor por realidade virtual também é uma possibilidade. O estudo de Vázquez et al. demonstrou que pacientes com distração por dispositivo de realidade virtual durante a ressecção de lipoma em caráter ambulatorial apresentaram menor dor durante e após o procedimento quando comparados aos que não utilizaram nenhum tipo de dispositivo.[11]

A anestesia e o controle da dor do paciente ambulatorial devem ser planejados no pré-operatório e de forma individual, conforme as características do paciente e do procedimento cirúrgico. O ideal é a utilização de uma analgesia multimodal, que envolva a administração combinada de anti-inflamatórios, opioides e outros fármacos que agem em diferentes locais nas vias tanto centrais quanto periféricas do sistema nervoso.[10] A finalidade dessa associação é melhorar o controle de dor, evitando os efeitos adversos.

Os pacientes idosos também estão aptos à realização de cirurgias em caráter ambulatorial. Principalmente em pacientes frágeis ou com demência, a recuperação cognitiva é melhor quando se compara o procedimento ambulatorial à internação hospitalar.[12]

O acompanhante também é figura essencial, pois, além do transporte para o domicílio, ele deve permanecer com o paciente para dar apoio emocional, auxiliar na deambulação, acompanhar ao toalete para necessidades fisiológicas, ser o elo entre paciente e pessoal de enfermagem e burocrático, para orientações de alta e cuidados em domicílio.

## OBJETIVOS DA UNIDADE DE CIRURGIA AMBULATORIAL

Os principais objetivos de uma Unidade de Cirurgia Ambulatorial ideal são:

- Realizar cirurgias eletivas com anestesia local, regional e geral, em ambiente seguro, com infraestrutura de pessoal, instrumental e material adequados, onde o paciente possa se recuperar e receber alta no mesmo dia.
- Manter uma assistência médica de boa qualidade aos pacientes.
- Manter horários de operação compatíveis com as necessidades da comunidade médica e dos pacientes.
- Constituir equipes com pessoal adequadamente qualificado, para atender às necessidades de pacientes e familiares ou acompanhantes.
- Ministrar educação permanente aos membros médicos e paramédicos das equipes, com orientação e treinamento que auxiliem na formação desses profissionais.
- Fornecer aos pacientes e acompanhantes orientação específica e adequada no pré, intra e pós-operatório.
- Proporcionar registros médicos informatizados de todos os pacientes assistidos, garantindo sua confidencialidade e conservação, de forma a permitir a pesquisa e o ensino nas instituições universitárias.

Em razão do aumento no número de procedimentos em cirurgia ambulatorial em todo o mundo e da necessidade de evitar as possíveis morbidades perioperatórias e manter os benefícios do procedimento, sistemas de controle de qualidade devem ser adotados para permitir a melhoria contínua e minimizar os riscos previstos.

Os ajustes necessários para melhorar a qualidade da cirurgia ambulatorial exigem um envolvimento significativo de todas as partes interessadas, com o paciente sendo primordial em qualquer processo de ajuste. A auditoria clínica e seus achados podem promover avanços na qualidade da prática clínica ambulatorial e demonstrar os principais pontos para correção. Para identificar, resolver e evitar problemas em centros cirúrgicos ambulatoriais, é essencial controlar os indicadores de qualidade de forma contínua, selecionando os mais precisos para avaliação. O Quadro 2 aponta os principais indicadores de qualidade na cirurgia ambulatorial.[1]

**QUADRO 2** Principais indicadores de qualidade em cirurgia ambulatorial

| |
|---|
| ▪ Cancelamento do procedimento após a chegada do paciente |
| ▪ Falha de pacientes registrados na admissão ao hospital |
| ▪ Cancelamentos de cirurgia no mesmo dia |
| ▪ Condição geral do paciente em 24 horas após a intervenção, constatada por contato telefônico no dia seguinte |
| ▪ Dor e fadiga |
| ▪ Capacidade do paciente de retomar às atividades normais após a cirurgia e a anestesia |
| ▪ Satisfação do paciente |
| ▪ Conforto físico e independência, suporte psicológico e estado emocional |
| ▪ Náuseas e vômitos no pós-operatório |
| ▪ Infecção de sítio cirúrgico |
| ▪ Complicações imprevistas |
| ▪ Atraso não planejado na alta superior a 6 horas |
| ▪ Admissão noturna não planejada |
| ▪ Retorno não planejado para a sala de cirurgia |
| ▪ Informações clínicas fornecidas a pacientes e familiares |
| ▪ Incidência de queimaduras térmicas em pacientes |
| ▪ Incidência de quedas em pacientes |
| ▪ Incidência de local errado, lado errado, paciente errado, procedimento incorreto ou cirurgia de implante incorreta |
| ▪ Erro médico |
| ▪ Tempo de administração da profilaxia antimicrobiana |

## UNIDADE DE CIRURGIA AMBULATORIAL IDEAL

Na sequência, será descrita a estrutura física, organizacional, administrativa e dos recursos humanos para uma Unidade de Cirurgia ambulatorial ideal e os principais procedimentos para serem realizados.

### Avaliação pré-operatória

Os pacientes atendidos nos ambulatórios, portadores de qualquer doença passível de tratamento cirúrgico ambulatorial, devem ser avaliados no período pré-operatório quanto à sua condição clínica e situação social. Assim, o doente é encaminhado tanto para o Ambulatório de Avaliação Pré-Anestésica, a cargo de anestesiologistas experientes, como para entrevistas com assistentes sociais, adequadamente treinadas para esse tipo de procedimento. O Quadro 3 expõe os principais pontos da avaliação pré-anestésica.[13]

**QUADRO 3** Consulta pré-anestésica

| Principais tópicos da consulta pré-anestésica ambulatorial |
|---|
| ▪ Anamnese detalhando história médica, anestésica e medicamentosa prévia |
| ▪ Exame físico |
| ▪ Testes diagnósticos apropriados |
| ▪ Dados diagnósticos, que incluem exames laboratoriais, eletrocardiograma, exames de imagem e consultas especializadas |
| ▪ Atribuição da pontuação do status físico da ASA |
| ▪ Formulação, planejamento e discussão da técnica anestésica com o paciente |
| ▪ Obtenção do termo de consentimento livre e esclarecido |

Todos os exames pré-operatórios necessários (laboratoriais e imaginológicos) devem ser criteriosamente realizados. Os pacientes em período pré-operatório receberão em seus prontuários uma ficha própria, contendo campos de interesse cirúrgico, clínico, anestésico e social.

No Ambulatório, os pacientes devem ser esclarecidos e orientados a respeito das características da cirurgia a ser realizada nesse esquema ambulatorial, propiciando a obtenção de seu consentimento formal e adesão ao sistema.

Somente após o cumprimento de todas essas etapas é que cada paciente poderá ter seu procedimento agendado e receber o respectivo encaminhamento e as instruções para o dia da cirurgia.

## Estrutura de organização

A Unidade de Cirurgia Ambulatorial deverá ser estruturada de forma a atuar como um centro cirúrgico independente do hospital, mas vinculada diretamente a ele, dos pontos de vista funcional e administrativo.

O pessoal médico, paramédico e demais funcionários estarão ligados administrativamente ao hospital ou a uma instituição universitária.

A infraestrutura de apoio ao funcionamento da Unidade deve ser fornecida pela estrutura hospitalar.

O gerenciamento da Unidade de Cirurgia Ambulatorial se dará por meio de um médico-chefe, ao qual estarão subordinados uma enfermeira-chefe, um administrador e os cirurgiões responsáveis de cada disciplina ou especialidade médica envolvida.

## Recursos humanos

### Serviço de enfermagem

- 1 enfermeiro-chefe.
- 1 enfermeiro da sala de admissão e de alta.
- 1 enfermeiro das salas de operação.
- 1 enfermeiro das salas de recuperação.
- 10 circulantes de sala de operação.
- 8 auxiliares de enfermagem.

O enfermeiro-chefe, pessoa imprescindível à dinâmica da Unidade, terá a responsabilidade de coordenar os diversos setores, elaborar a programação diária, prover as caixas de instrumentais e materiais padronizados para cada tipo de intervenção específica, e controlar os gastos de material cirúrgico e de farmácia.

Ao enfermeiro da sala de admissão e de alta cabem o contato inicial com o paciente no dia da cirurgia, o preparo pré-operatório, a administração do pré-anestésico e o encaminhamento do paciente para a sala de operação. No momento da alta, revisará junto aos pacientes e familiares as orientações e os cuidados para o domicílio.

As salas de operação estarão sob a responsabilidade de um enfermeiro-padrão, auxiliado pelo circulante de sala, que se incumbirá de preparar a sala e os materiais necessários, auxiliar o anestesista, preencher a folha de gastos de materiais e medicações, embalar adequadamente e enviar as peças para a Anatomia Patológica.

As salas de recuperação pós-anestésica serão operacionalizadas por um enfermeiro e oito auxiliares de enfermagem, que proporcionarão aos pacientes os cuidados de pós-operatório imediato.

## Serviço médico cirúrgico

As cirurgias deverão ser realizadas pelo corpo docente ou por pós-graduandos e residentes sob supervisão do docente responsável, ligados às diversas disciplinas de uma instituição universitária. Em se tratando de instituições assistenciais públicas não universitárias ou de instituições privadas, os usuários deverão se submeter aos protocolos aprovados pela direção clínica e organizacional da instituição.

Após as operações, compete à equipe cirúrgica realizar as descrições da cirurgia, bem como o fornecimento das informações, orientações e prescrições para o período pós-operatório aos pacientes e familiares ou acompanhantes.

## Serviço médico clínico

Os pacientes tratados na Unidade de Cirurgia Ambulatorial eventualmente podem necessitar de cuidados médicos das várias especialidades clínicas do hospital, de acordo com as comorbidades conhecidas de antemão ou que possam surgir ou descompensar no decorrer do atendimento cirúrgico.

Em situações de emergência, em que se faça necessária a utilização de sangue e derivados, o Banco de Sangue hospitalar será acionado, lembrando que a tipagem ABO/Rh já deve ter sido realizada no pré-operatório. O protocolo de utilização de sangue e derivados obedecido na estrutura hospitalar será o mesmo a ser utilizado na Unidade.

## Serviço de Anestesiologia

A equipe de anestesiologia estará presente na Unidade, desde a avaliação pré-operatória, no dia da cirurgia, até a alta do último paciente operado.

Em cada sala de cirurgia haverá um anestesiologista que, além do procedimento anestésico, se encarregará do preenchimento da ficha de anestesia e do acompanhamento do paciente até a sala de recuperação.

O anestesiologista é o responsável pela liberação do paciente no momento da alta.

## Serviços de Laboratório e Patologia Clínica

No transcorrer da cirurgia, se houver necessidade da realização de qualquer exame laboratorial de urgência, o material colhido será levado pelo Serviço de Enfermagem até o Laboratório Central do hospital, e o resultado deve ser posteriormente enviado para a Unidade.

As peças cirúrgicas que necessitem de exame anatomopatológico serão enviadas ao Departamento de Anatomia Patológica do hospital ou da instituição universitária. Caso se faça necessário exame de congelação, o Departamento de Anatomia Patológica será antecipadamente avisado.

### Serviço administrativo

Além de um administrador responsável, serão escalados para a unidade agentes administrativos, almoxarifes, funcionários de apoio, funcionários de limpeza e um assistente social.

O setor administrativo deverá responder pelo prontuário, recepção e internação dos pacientes no dia da cirurgia, registro informatizado de todos os pacientes e cirurgias realizadas, contabilidade, limpeza e, juntamente com o enfermeiro-chefe, suprirá e manterá o almoxarifado e a farmácia.

Em situações de emergência, na qual seja preciso remover o paciente, o administrador deverá providenciar a ambulância.

É importante a presença diária no local de um assistente social, integrado à toda a equipe.

## Área física

A Unidade de Cirurgia Ambulatorial é constituída por:

- Sala de espera e admissão dos pacientes.
- Sala para administração e contabilidade.
- Sala para assistência social.
- Copa.
- Almoxarifado e farmácia.
- Sala de despojos e material de limpeza.
- 4 vestiários de médicos, enfermagem e pacientes.
- Banheiros para médicos, enfermagem, pacientes, funcionários e acompanhantes.
- Conforto médico e conforto para enfermagem.
- 10 salas de operação (recomendação mínima).
- Sala para revelação de radiografia.
- Sala de radiografia para procedimentos.
- Sala para anatomia patológica (congelação).
- Salas de recuperação pós-operatória (adulto/infantil), sendo uma sala chamada de Intensiva (10 leitos e 5 berços, no mínimo) e outra de Repouso (10 poltronas e 10 leitos, no mínimo).

## Esquema de funcionamento da unidade

O esquema descrito a seguir visa contemplar, ao máximo, a eficiência e a segurança na rotina da Unidade.

### Horário de atividade

Entre 6 e 21 horas, de segunda a sexta-feira, exceto feriados. Não deve haver pernoites na Unidade.

## Programação

Com base nos avisos de cirurgia enviados pelas disciplinas com antecedência, o enfermeiro-chefe elaborará o programa diário.

O aviso de cirurgia deve conter os dados pessoais do paciente, o procedimento a ser realizado, a estimativa de tempo, os materiais e equipamentos especiais necessários, além do tipo de anestesia.

### Orientação pré-operatória

Durante o atendimento no Ambulatório, será fornecida a orientação (verbal e escrita) do médico aos pacientes e familiares ou acompanhantes.

Os doentes, devidamente acompanhados por responsáveis maiores de 18 anos, deverão chegar à Unidade com no mínimo uma hora e meia de antecedência da hora agendada para a cirurgia.

### Registro e internação dos pacientes

Esse setor contará com, no mínimo, dois agentes administrativos e terminais de computação, para que, tendo em mãos o prontuário do paciente anteriormente enviado pelo arquivamento da unidade, se proceda à internação e à assinatura do termo legal de responsabilidade. Os acompanhantes deverão ser identificados e registrados no prontuário ambulatorial.

### Sala de admissão dos pacientes

Sob a supervisão de um enfermeiro, se procederá à avaliação, identificação (pulseiras de identificação), tricotomia, administração da medicação pré-operatória, vestimenta das roupas de cirurgia e outras medidas de preparo eventualmente necessárias. O paciente deverá ser examinado pelo anestesiologista, antes da cirurgia.

### Centro Cirúrgico/operações

O horário das cirurgias se estenderá das 7h30 às 17h30, com o término da última cirurgia realizada sob anestesia geral ou regional previsto para as 15 horas.

O Centro Cirúrgico contará com 10 salas de operação e, em cada sala, além da equipe cirúrgica, haverá um anestesiologista e o circulante de sala.

As salas estarão equipadas de forma a permitir a realização de cirurgias com anestesias geral, regional e local (com material e medicação anestésica, monitores cardíacos e instrumental operatório adequados). As Figuras 1 e 2 exemplificam uma sala cirúrgica e o instrumental cirúrgico para cirurgias ambulatoriais superficiais e de pequeno porte.

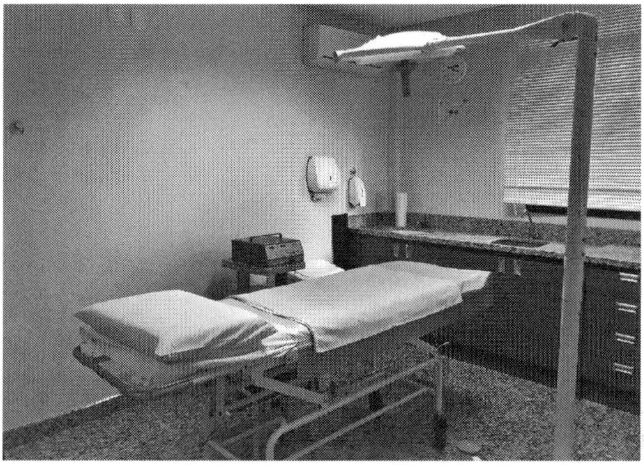

**FIGURA 1** Sala cirúrgica ambulatorial para procedimentos cirúrgicos de pequeno porte. Detalhe da maca com altura regulável, bisturi eletrônico e foco de luz. Sala com ar-condicionado.

Fonte: arquivo pessoal dos autores.

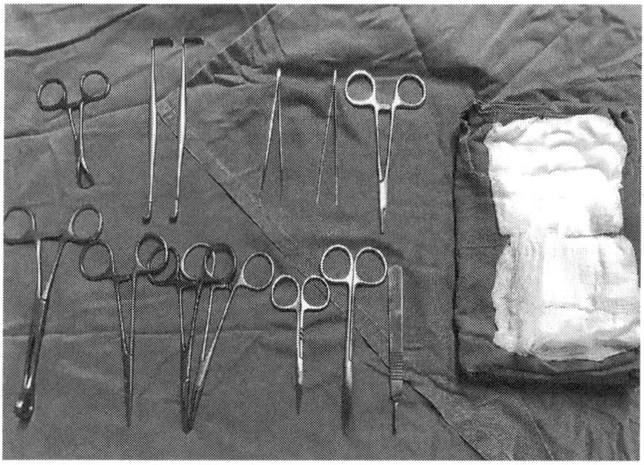

**FIGURA 2** Material cirúrgico para procedimentos ambulatoriais superficiais. Campo esterilizado com instrumental básico: pinças para antissepsia, de campo, de preensão e hemostáticas, afastadores, bisturi, porta-agulhas, gazes, minicompressas e campo fenestrado.

Fonte: arquivo pessoal dos autores.

O equipamento do Centro Cirúrgico estará completo com foco cirúrgico, maca cirúrgica, bisturi elétrico, carrinhos de emergência, eletrocardiógrafo, desfibriladores e torpedos de oxigênio.

Ao término de cada operação, o médico responsável descreverá a cirurgia, fará prescrição e pedidos de exames e, juntamente com o anestesiologista, coordenará o transporte do paciente para a recuperação.

A limpeza e o preparo da sala estarão a cargo do circulante de sala.

## Controle de emergências

Sob a direção do anestesiologista responsável, após ter sido acionada a campainha de alarme e com a subsequente chegada do carrinho de emergência e o auxílio de outros profissionais, as manobras de reanimação serão completadas. É importante que todos os profissionais da unidade tenham noções básicas de atendimento às emergências.

## Salas de recuperação

O equipamento das salas deverá ser adequado para adultos e crianças, com material de intubação, aspiração, reanimação cardiopulmonar e aparelhos de respiração assistida.

A recuperação pós-operatória estará dividida em Intensiva e Repouso.

A sala de recuperação Intensiva será montada com 10 leitos e 5 berços, assistidos por um enfermeiro e cinco auxiliares de enfermagem, e será destinada à recuperação dos pacientes submetidos a anestesia geral e bloqueios, bem como às cirurgias de maior porte, que necessitem de controle pós-operatório mais rígido.

A outra sala de recuperação, chamada de Repouso, estará equipada com 10 poltronas e 10 leitos, assistidas pelo enfermeiro-padrão e três auxiliares de enfermagem. Nesse local ficarão os pacientes submetidos a pequenos procedimentos ou anestesia local, que não requeiram cuidados intensivos, além dos pacientes estáveis procedentes da sala de recuperação Intensiva.

Necessariamente, os cirurgiões e anestesiologistas continuarão a assistir os pacientes na fase de recuperação.

## Alta do paciente

Após a reavaliação do cirurgião e cumpridos os critérios de alta, o anestesiologista deverá proceder à liberação do paciente.

Estando liberados, os pacientes e familiares receberão as orientações, prescrições, objetos pessoais e o resumo de alta. Concretizada a alta, o prontuário, a documentação cirúrgica e a folha de gasto serão enviados ao setor administrativo.

Em caso de necessidade, os pacientes devem ser transferidos para o pronto-socorro, a Unidade de Terapia Intensiva ou enfermarias do hospital.

### Acompanhamento pós-operatório

Os retornos e retiradas de pontos serão feitos nos respectivos ambulatórios. Os pacientes receberão orientação para procurar imediatamente o pronto-socorro em caso de qualquer intercorrência ou complicação pós-operatória.

### Papel da família

Os pacientes só poderão ser operados na unidade se comparecerem com acompanhante adulto, que aguardará na sala de espera ou em outro local apropriado, até o momento da alta. Os familiares e/ou acompanhantes deverão estar informados e orientados sobre todos os aspectos dos períodos pré, intra e pós-operatório.

O transporte do paciente para casa é de responsabilidade da família. No entanto, a unidade deverá estar preparada para, eventualmente, transportar o paciente operado com ambulância ou outro veículo apropriado.

## PROCEDIMENTOS EM AMBULATÓRIO

Os procedimentos operatórios passíveis de serem realizados em ambulatório dependem em parte da gestão da instituição. Quanto maiores o número e a qualidade de equipamentos, a qualificação e o preparo dos recursos humanos, maior o poder de resolução e de segurança dado ao paciente.

O Quadro 4 enumera alguns dos procedimentos de maior ocorrência e que se enquadram dentro dos requisitos mínimos das instalações de um hospital-dia.

**QUADRO 4** Procedimentos mais comuns em hospitais-dia

| Especialidade | Procedimentos |
|---|---|
| **Cirurgia geral** | ▪ Biópsia e exérese de lesões de pele, subcutâneo, nódulo linfático, anexos e partes moles<br>▪ Hérnias da parede abdominal<br>▪ Exérese de cisto sacrococcígeo<br>▪ Varizes de membros inferiores<br>▪ Hemorroidectomia<br>▪ Laparoscopia diagnóstica<br>▪ Colecistectomia e hernioplastia hiatal por videolaparoscopia |
| **Cirurgia pediátrica** | ▪ Hérnias da parede abdominal<br>▪ Postectomia<br>▪ Hidrocele<br>▪ Varicocele<br>▪ Hipospádia/epispádia<br>▪ Orquipexia |

*(continua)*

**QUADRO 4** Procedimentos mais comuns em hospitais-dia (*continuação*)

| Especialidade | Procedimentos |
|---|---|
| **Procedimentos endoscópicos (sistema digestório)** | ▪ Endoscopia alta e baixa – diagnóstica<br>▪ Endoscopia alta e baixa – terapêutica (pólipos, esclerose varizes esofagianas, papilotomia, prótese de canal biliar) |
| **Urologia** | ▪ Cistoscopia diagnóstica e terapêutica<br>▪ Inserção e retirada de cateter duplo J<br>▪ Varicocele, hidrocele, postectomia |
| **Ginecologia e obstetrícia** | ▪ Curetagem diagnóstica/terapêutica<br>▪ Cerclagem de colo uterino<br>▪ Vulvoplastia<br>▪ Cistocele e retocele<br>▪ Implantação de dispositivo intrauterino sob sedação<br>▪ Laparoscopia diagnóstica e terapêutica<br>▪ Laqueadura laparoscópica<br>▪ Bartholinectomia<br>▪ Exérese de nódulo de mama<br>▪ Biópsia de mama por excisão ou aspiração<br>▪ Amniocentese |
| **Oftalmologia** | ▪ Catarata<br>▪ Pterígio<br>▪ Blefaroplastia<br>▪ Correção de estrabismo |
| **Ortopedia** | ▪ Exérese de cisto sinovial<br>▪ Liberação de bainhas tendinosas<br>▪ Correção da síndrome do túnel do carpo<br>▪ Redução incruenta de fraturas<br>▪ Videoartroscopia<br>▪ Neurólises e tenólises, tenodeses, tenorrafias e tenoplastias<br>▪ Retirada de fios metálicos e de sínteses ósseas diversas |
| **Otorrinolaringologia** | ▪ Adenoamigdalectomia<br>▪ Sinusectomia<br>▪ Rinoplastia<br>▪ Septoplastia<br>▪ Timpanoplastia<br>▪ Naso/laringoscopia |

## CONSIDERAÇÕES FINAIS

A cirurgia ambulatorial é uma realidade que vem se firmando cada vez mais como uma opção segura para os pacientes, confortável e de alto rendimento para a equipe médica, e de menores custos para a gestão em saúde.

O sucesso de um serviço dessa natureza requer uma estrutura física e burocrática que possa atender à demanda de diversos procedimentos já consagrados como passíveis de tratamento em regime de cirurgia ambulatorial. Não cabem improvisações ou estruturas inadequadas.

A equipe médica, por sua vez, deve ser colaborativa e capacitada para a seleção adequada dos pacientes e ter habilidades específicas para as particulares condições de trabalho ambulatorial.

Atender adequadamente a esses requisitos possibilita que novos procedimentos, ainda não rotineiros, sejam acrescidos aos procedimentos de uso corrente.

É uma opção que os alunos da graduação e residentes sejam estimulados a realizar, pelo alto potencial de resolução das doenças, satisfação dos pacientes e ganhos econômicos.

## REFERÊNCIAS


1. Nunes JS, Gomes R, Povo A, Alves EC. Quality indicators in ambulatory surgery: a literature review comparing Portuguese and international systems. Acta Med Port. 2018;31(7-8):425-30.
2. Hall MJ, Schwartzman A, Zhang J, Liu X. Ambulatory surgery data from hospitals and ambulatory surgery centers: United States, 2010. Natl Health Stat Report. 2017;(102):1-15.
3. Cancienne JM, Brockmeier SF, Gulotta LV, Dines DM, Werner BC. Ambulatory total shoulder arthroplasty: a comprehensive analysis of current trends, complications, readmissions, and costs. J Bone Joint Surg Am. 2017;99(8):629-37.
4. Teixeira UF, Goldoni MB, Machry MC, Ceccon PN, Fontes PR, Waechter FL. Ambulatory laparoscopic cholecystectomy is safe and cost-effective: a Brazilian single-center experience. Arq Gastroenterol. 2016;53(2):103-7.
5. Ayala S, Cristiani F, Saralegui J. Satisfacción del paciente en un servicio de anestesia ambulatoria. Anest Analg Reanim. 2011;24(2):53-8.
6. Chanthong P, Abrishami A, Wong J, Herrera F, Chung F. Systematic review of questionnaires measuring patient satisfaction in ambulatory anesthesia. Anesthesiology. 2009;110(5):1061-7.
7. Caldinhas PM, Ferrinho P. Cirurgia de ambulatório e a espera para cirurgia eletiva. Rev. Bras. Epidemiol. 2013;16(2):314-27.
8. MacKoul P, Danilyants N, Baxi R, van der Does L, Haworth L. Laparoscopic hysterectomy outcomes: hospital vs ambulatory surgery center. JSLS. 2019;23(1).
9. Rajan N, Rosero EB, Joshi GP. Patient selection for adult ambulatory surgery: a narrative review. Anesth Analg. 2021;133(6):1415-30.
10. Pereira RJ, Munechika M, Sakata RK. Tratamento da dor após procedimento cirúrgico ambulatorial. Rev Dor. 2013;14(1):61-7.
11. Mosso Vázquez JL, Mosso Lara D, Mosso Lara JL, Miller I, Wiederhold MD, Wiederhold BK. Pain distraction during ambulatory surgery: virtual reality and mobile devices. Cyberpsychol Behav Soc Netw. 2019;22(1):15-21.
12. Hansen J, Rasmussen LS, Steinmetz J. Management of ambulatory anesthesia in older adults. Drugs Aging. 2020;37(12):863-74.
13. Prabhakar A, Helander E, Chopra N, Kaye AJ, Urman RD, Kaye AD. Preoperative assessment for ambulatory surgery. Curr Pain Headache Rep. 2017;21(10):43.

# 34

# Exérese de lipoma e cisto epidérmico

*Daniel Arcuschin de Oliveira*
*Heitor Carvalho Gomes*
*Renato Santos de Oliveira Filho*
*Lydia Masako Ferreira*

## CONCEITO DE LIPOMA

Lipomas são tumores cutâneos benignos formados por células de gordura maduras. Costumam surgir nas regiões subdérmica e subcutânea, em qualquer segmento do corpo. São muito frequentes, tendo incidência em torno de 10% e prevalência de 2,1 por 1.000 indivíduos (Figura 1).

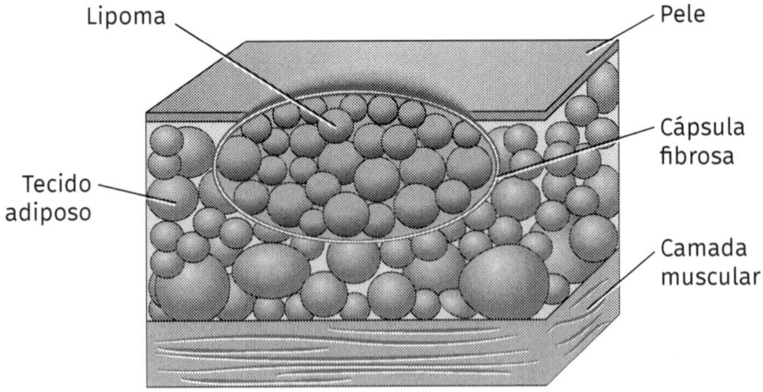


**FIGURA 1** Imagem esquemática ilustrativa de lipoma.

## Aspectos clínicos do lipoma

Os lipomas costumam surgir em pessoas entre 40 e 60 anos de idade, sendo raros em crianças. São nódulos que crescem lentamente. Não costumam causar dor ou limitação funcional (Figura 2). Às vezes são múltiplos. Nas lesões mais superficiais, o diagnóstico é clínico, com ou sem o auxílio de ultrassonografia. Nos lipomas maiores e mais profundos, atingindo fáscias e músculos, estão indicados exames de imagem, como ultrassonografia, tomografia computadorizada ou ressonância magnética.

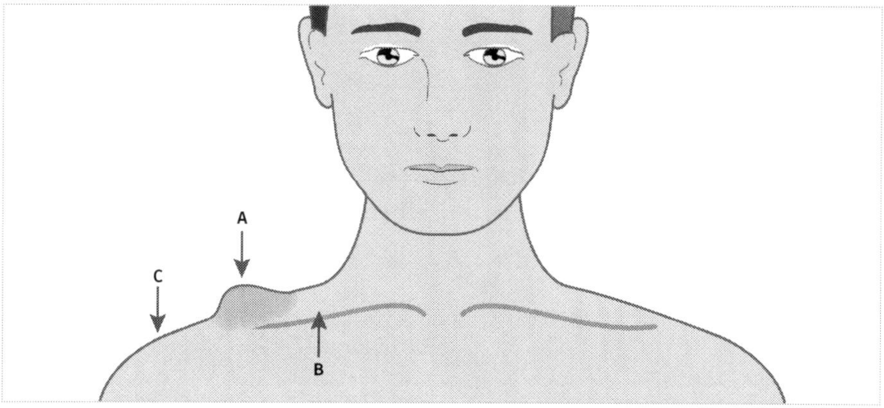


**FIGURA 2** Lipoma de tronco. (A) Lipoma. (B) fossa supraclavicular. (C) ombro.

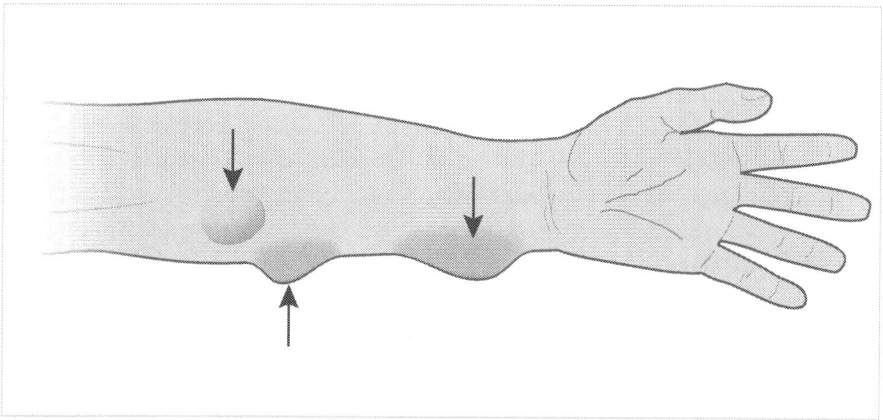

**FIGURA 3** Lipomas (setas) múltiplos de membro superior.

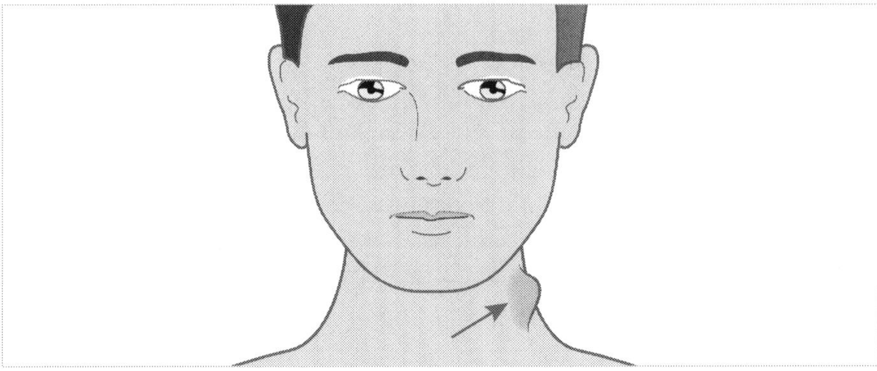

FIGURA 4 Lipoma cervical (seta) e diagnóstico diferencial com doença tumoral. Indicação de exame de imagem.

O diagnóstico diferencial inclui cistos de inclusão epidérmicos, hematomas, vasculite, paniculite, nódulos reumáticos, metástases, tumores subcutâneos e infecções.

## Tratamento

O tratamento cirúrgico está indicado nos lipomas em crescimento ou que causam incômodo estético, alterações nervosas, dor ou limitação funcional. Nas lesões menores, pode ser utilizada anestesia local, com ou sem sedação anestésica. Nas lesões maiores, está indicada a anestesia geral.

O procedimento pode ser realizado em regime ambulatorial (hospital-dia):

- Deve-se dar atenção aos critérios de assepsia (máscara, gorro, campo fenestrado e luvas esterilizadas) e antissepsia (iodopovidona ou clorexidina).
- Os limites da lesão são delineados com caneta de demarcação (Figura 5A).
- Anestesia local com bupivacaína ou lidocaína, de preferência sem vasoconstritor, em volume variável, entre 10 e 15 mL, de acordo com o tamanho do lipoma. Levar em consideração a dose máxima de anestésico local (lidocaína sem adrenalina, 5 mg/kg; lidocaína com adrenalina, 7 mg/kg; bupivacaína, 1,5 mg/kg).
- Fazer a infiltração do anestésico nos limites demarcados, de modo que circunde toda a área onde se localiza o lipoma (Figura 5B).
- Após anestesia (pele e tela subcutânea) da área demarcada, é realizada uma incisão linear abrangendo o diâmetro maior da lesão, respeitando as linhas de força da pele.

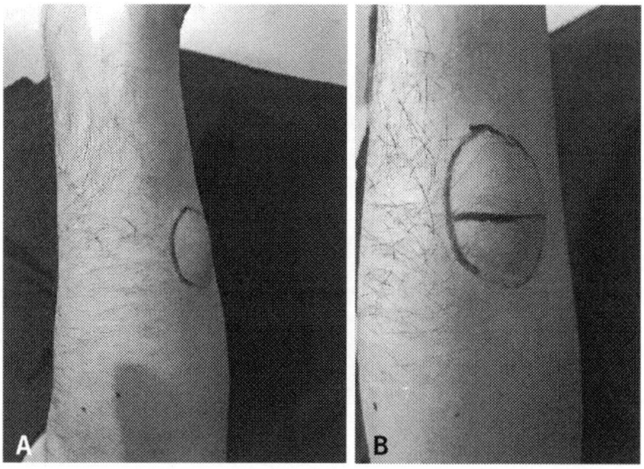


**FIGURA 5** Passos da exérese de lipoma. A: demarcação dos limites do lipoma. B: marcação do local da incisão respeitando as linhas de força da pele.
Fonte: arquivo pessoal dos autores.

- Nas tumorações maiores, em que seja previsto excedente de pele, pode ser retirado um fuso cutâneo.
- Ao atingir o tecido celular subcutâneo, procura-se pelo nódulo e, uma vez encontrado, confecciona-se, para os lados, um retalho dermogorduroso, deixando exposta a porção superficial do lipoma (Figura 6A).
- A seguir, usando uma pinça hemostática (Kelly/Halsted) curva, descola-se a porção profunda do lipoma dos tecidos subjacentes até sua liberação total (Figura 6B).
- Realiza-se, então, hemostasia rigorosa por ligadura ou cauterização dos vasos. Apesar de os lipomas não costumarem ser muito vascularizados, podem se formar hematomas, em razão dos espaços descolados.
- Procede-se, então, à sutura, em dois ou três planos, incluindo derme profunda e pele com fio de poliamida (náilon) 4.0 (Figura 6C).
- Nas lesões maiores, está indicado o uso de dreno laminar para drenagem de sangue ou seroma. O dreno é retirado após 24 a 36 horas.
- Os pontos são retirados em torno de 7 a 15 dias.

## CISTO EPIDÉRMICO E CISTO SEBÁCEO

A 11ª revisão da Classificação Internacional de Doenças (CID-11) da Organização Mundial da Saúde cataloga os itens L60 a L75 como afecções dos anexos da pele, e o item L72, especificamente, refere-se aos cistos foliculares da pele e do tecido subcutâneo. O subitem L72.0 refere-se ao cisto epidérmico, mas não faz menção ao cisto sebáceo. No entanto, apesar da discrepância da

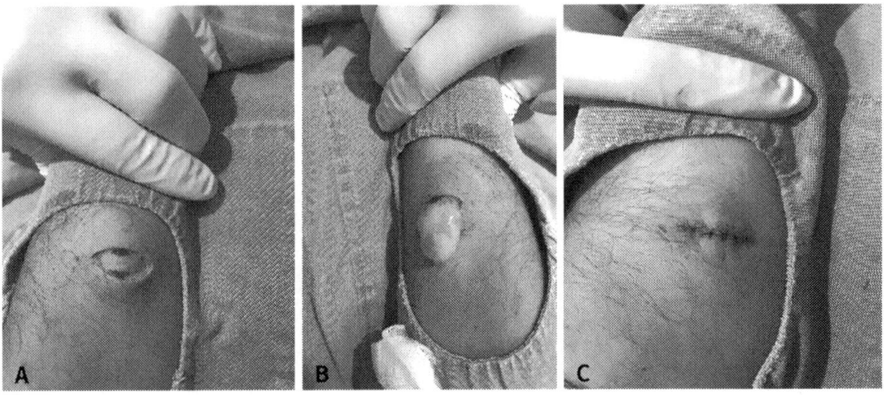


**FIGURA 6** Transoperatório da remoção cirúrgica de lipoma. A: incisão na pele e tela subcutânea e identificação do lipoma. B: dissecção romba e liberação do lipoma. C: após hemostasia, sutura da pele com poliamida 4.0.
Fonte: arquivo pessoal dos autores.

nomenclatura, pode-se entender que, com base nas diferenças de origem embriológica e manifestação clínica, são eventos distintos.

O cisto epidérmico ou epidermoide, também nomeado cisto de inclusão epidérmico, é uma afecção que resulta de células da epiderme ou dos folículos pilosos que se envaginam na derme, onde persistem produzindo a matriz proteica rica em queratina. Pode estar associado a origem embrionária ou trauma local. O processo costuma ser lento e progressivamente forma um tumor arredondado, indolor e de cor similar à da pele circunjacente (Figuras 7 e 8).

Por sua vez, o cisto sebáceo está associado a distúrbios das glândulas sebáceas, que secretam substâncias ricas em gordura para garantir a impermeabili-

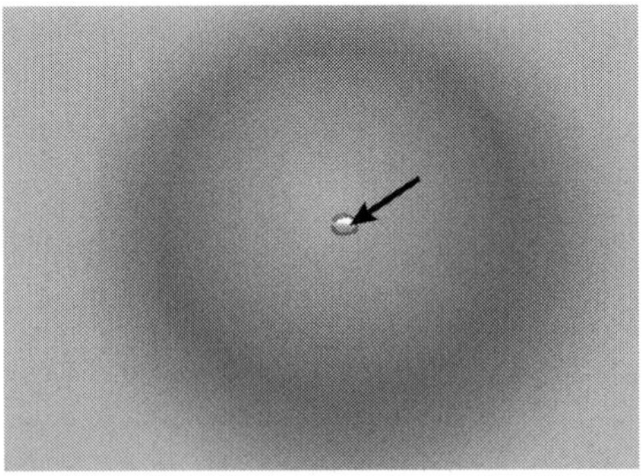

**FIGURA 7** Cisto epidermoide do dorso com orifício central de drenagem (seta).

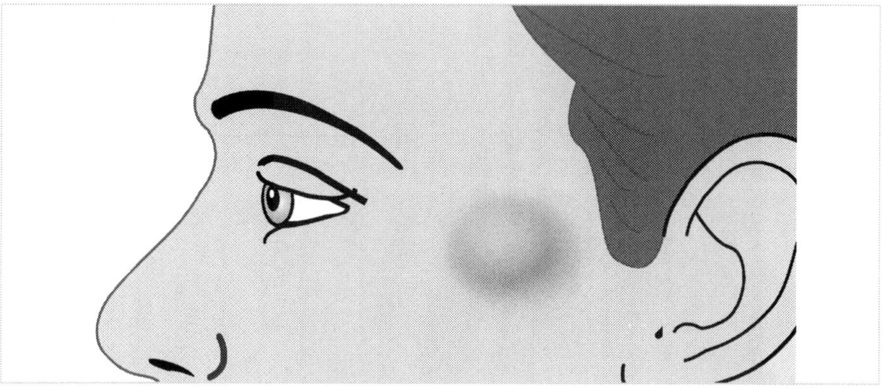

**FIGURA 8** Cisto epidermoide de face em indivíduo adulto do sexo masculino.

dade da pele, evitando seu ressecamento e a formação de gretas que favorecem a contaminação bacteriana. Traumas, ferimento, excesso de secreção, falhas de higiene corporal ou mesmo mecanismos sem causa aparente ocasionam o impedimento da saída da secreção que, desse modo, se acumula progressivamente na derme (Figuras 9 e 10).

## Diagnóstico

O diagnóstico é fundamentalmente clínico, baseado na história e no exame físico. Formações tumorais de grande volume, pouca mobilidade (aderente às estruturas vizinhas) e dolorosas merecem exame de imagem para diferenciá-las de lesões malignas.

São características dos cistos de inclusão epidérmica:

- Tumor arredondado com limites definidos.
- Visíveis e palpáveis sob a pele.
- Consistência fibroelástica (depressíveis).
- Assintomáticos.
- Crescimento lento.
- Ponto escuro central.
- Locais frequentes: face, pescoço e tronco.
- Atinge adultos (raro em crianças).
- Expressão do tumor resulta em expulsão de secreção esbranquiçada e com mau cheiro (Figura 11).
- Infecção secundária com sinais inflamatórios (Figura 12).

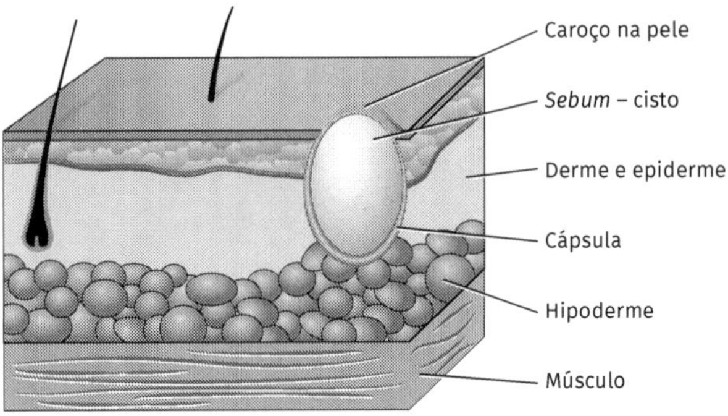


**FIGURA 9** Desenho esquemático da formação do cisto sebáceo.

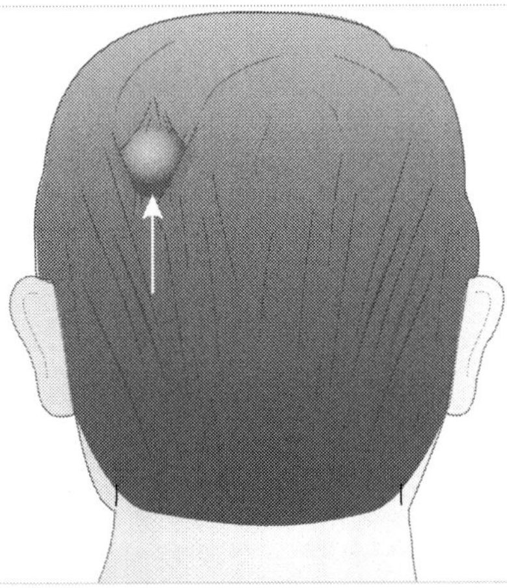

**FIGURA 10** Cisto sebáceo de couro cabeludo em indivíduo adulto do sexo masculino.

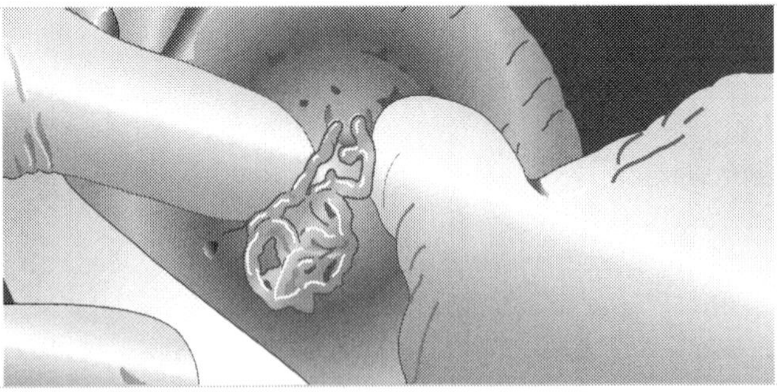

**FIGURA 11** Expressão do cisto sebáceo e saída de substância oleosa e com mau cheiro.

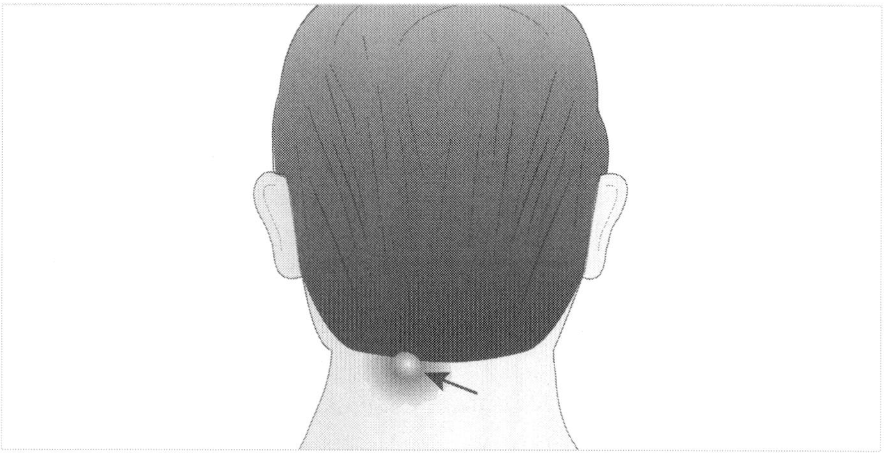

**FIGURA 12** Cisto epidermoide da região da nuca (seta) com sinais de processo inflamatório (tumor, dor, calor e rubor).

## Tratamento

Nos casos em que houver infecção, o tratamento será clínico, com antimicrobianos, até a resolução do processo agudo. Pode ser necessária drenagem de abscesso nessa fase aguda (Figura 13).

O tratamento final é cirúrgico, e os passos operatórios são similares aos descritos para o tratamento dos lipomas.

Para evitar recidivas, é fundamental que a cápsula que envolve o cisto epidérmico seja completamente removida. Essa cápsula contém secreção sebácea e queratina (Figuras 14 e 15). Ela costuma apresentar um poro, por onde pode sair parte da secreção, desde que haja pressão local.

A anestesia pode ser local, com ou sem sedação anestésica, ou geral. Após a anestesia, os limites do cisto epidérmico são delineados com caneta de demarcação e é realizada incisão no centro da lesão, sendo retirado fuso de pele, englobando o poro da cápsula e abrangendo todo o seu diâmetro. Respeitam-se as linhas de força da pele. Ao atingir a cápsula, que costuma estar rente à pele, ela é cuidadosamente descolada dos tecidos vizinhos, tentando evitar extravasamento do conteúdo, até a liberação total.

Realiza-se, então, hemostasia rigorosa. Apesar de os cistos epidérmicos em geral não serem muito vascularizados, podem se formar hematomas, em decorrência dos espaços descolados. Procede-se, então, à sutura em dois planos, incluindo derme profunda e pele, se possível. Nos casos em que a pele se apresentar muito fina, realiza-se apenas a sutura, em plano único. Nas lesões maiores, está indicado o uso de dreno. Os pontos são retirados em torno de 7 a 15 dias.

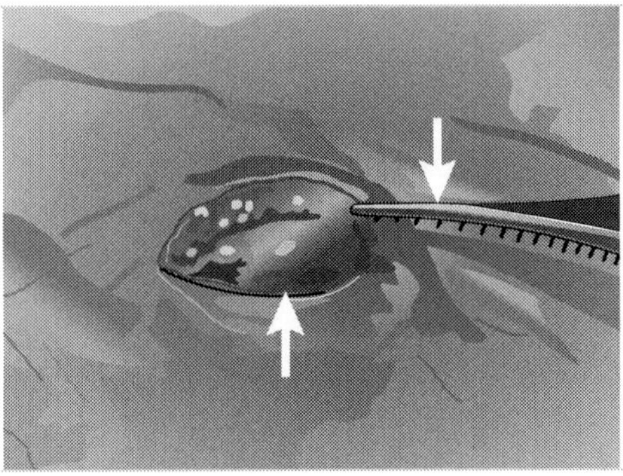

**FIGURA 13** Exérese de cisto epidérmico. Incisão eliptica ao redor do tumor (pele e subcutâneo) e pinça tipo Halsted (seta) removendo o cisto (seta).

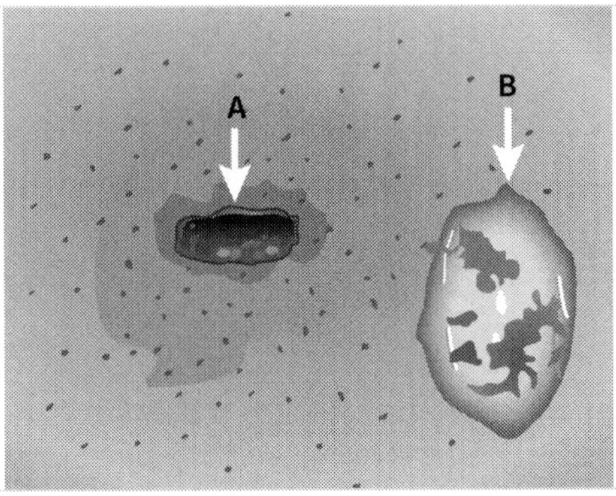


**FIGURA 14** Aspecto da ferida operatória (A) e o cisto removido (B).

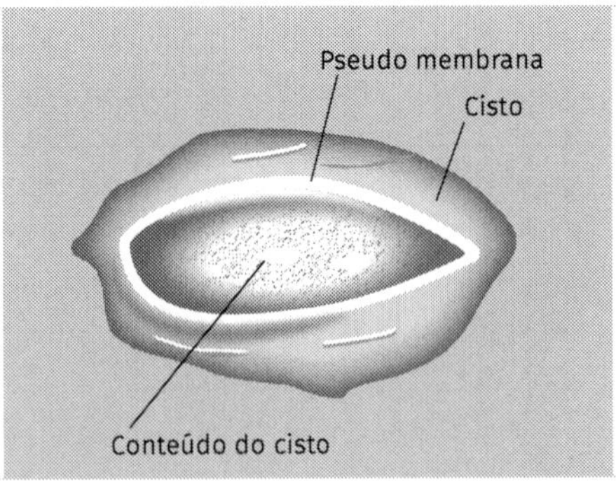


**FIGURA 15** Cisto com abertura da pseudo cápsula e mostrando conteúdo.

## REFERÊNCIAS


Aust MC, Spies M, Kall S, Gohritz A, Boorboor P, Kolokythas P, et al. Lipomas after blunt soft tissue trauma: are they real? Analysis of 31 cases. Br J Dermatol. 2007;157(1):92-9.

Cisto sebáceo [Internet]. Facebook [citado em 13 jun. 2023]. Disponível em: https://pt-br.facebook.com/ClinicaChiqueta/videos/cisto-seb%C3%A1ceo-tamb%C3%A9m-conhecido-como-cisto-epid%C3%A9rmico-a-doen%C3%A7a-%C3%A9-um-caro%C3%A7o-que-fi/1043190235738228/

Cisto sebáceo infeccionado – Tratamento – Drenagem do Abscesso [Internet]. YouTube [citado em 13 jun. 2023]. Dsiponível em: https://www.youtube.com/watch?v=Y94fhAwcYt4

Cheng Y, Ko AT, Huang JH, Lee BC, Yang RS, Liang CW, et al. Developing a clinical scoring system to differentiate deep-seated atypical lipomatous tumor from lipoma of soft tissue. Asian J Surg. 2019;pii:S1015-9584(18)30764-4.

Chrisinger JSA. Update on lipomatous tumors with emphasis on emerging entities, unusual anatomic sites, and variant histologic patterns. Surg Pathol Clin. 2019;12(1):21-33.

Claudio Lemos [Internet]. Cirurgia de cisto sebáceo [citado em 13 jun. 2023]. Disponível em: https://claudiolemos.com/cirurgia-plastica/cirurgia-plastica-feminina/cirurgia-de-cisto-sebaceo/

DermIS [Internet]. Acne comedônica, cisto epidérmico [citado em 13 jun. 2023]. Disponível em: https://www.dermis.net/dermisroot/pt/36331/image.htm

DermIS [Internet]. Cisto sebáceo [citado em 13 jun. 2023]. Disponível em: https://www.dermis.net/dermisroot/pt/36957/image.htm

D'Hermies F, Elmaleh C, Fayet B, Renard G, Pouliquen Y. [Bilateral hidrocystoma of the median canthus. Apropos of a case]. J Fr Ophtalmol. 1992;15(6-7):432-4.

Family Doctor [Internet]. Disponível em: https://familydoctor.org/

Huh JW, Kim MS, Choi KH, Park HJ, Jue MS. The accuracy of ultrasonography on the location of lipomas in the forehead. Dermatol Surg. 2016;42(2):191-4.

Independente [Internet]. Disponível em: https://independente.com.br/

Lee JS, Hwang SM, Jung YH, Kim HI, Kim HD, Hwang MK, et al. Clinical characteristics of the forehead lipoma. Arch Craniofac Surg. 2014;15(3):117-20.

Legent F, Beauvillain C, Gaillard F, Leroy G. [Peri-auricular epidermal cysts secondary to an ear operation (author's transl)]. Ann Otolaryngol Chir Cervicofac. 1980;97(1-2):105-9.

Murphy R, Hague A, Srinivasan J. A review of forehead lipomas: Important tips for the training surgeon. Surgeon. 2019;pii:S1479-666X(19)30013-7.

Pierre-Kahn A, Zerah M, Renier D, Cinalli G, Sainte-Rose C, Lellouch-Tubiana A, et al. Congenital lumbosacral lipomas. Childs Nerv Syst. 1997;13(6):298-334;discussion 335.

Scientific Animations [Internet]. Disponível em: https://www.scientificanimations.com/

Tua Saúde [Internet]. Disponível em: https://www.tuasaude.com/

# 35

# Princípios das biópsias incisionais e excisionais

*Eduardo Bertolli*
*Francisco Aparecido Belfort*

## CONCEITO DE BIÓPSIA

Biópsia é uma palavra de origem grega (*bios*, vida e *opsis*, aparência, visão). Trata-se de um procedimento cirúrgico no qual se colhe uma amostra de tecidos ou células para posterior estudo em laboratório, com a finalidade de definir um diagnóstico do material removido.

A biópsia é um procedimento extremamente comum na prática médica, que ainda é pouco entendido pela maioria da população. Em razão disso, uma grande parcela dos pacientes nutre certo temor a respeito do exame, imaginando que ele seja doloroso, traga riscos à saúde ou que sua solicitação esteja sempre associada à suspeita de alguma doença grave. Há também a crença de que a manipulação causada pela biópsia possa disseminar uma doença neoplásica, o que de fato pode ocorrer se não forem respeitados os princípios de assepsia oncológica que serão comentados neste capítulo.

Quando solicitada, a biópsia é parte importante do processo de investigação de uma doença, o que possibilita o diagnóstico e fornece informações que contribuem para a escolha da conduta terapêutica adequada.

Vale lembrar que mesmo entre os médicos existe a necessidade da compreensão exata do princípio que rege a realização de uma biópsia. Por ser um procedimento de pequeno porte, na maioria das vezes pode ficar a cargo de um médico em início de carreira; e se este não tiver formação suficiente ou não for devidamente orientado por seus supervisores sobre o motivo e o porquê do procedimento, pode incorrer em erros graves. Exemplificando: uma formação nodular, subcutânea, de consistência duro-elástica em região inguinal pode ser uma hérnia, mas também um linfonodo aumentado; se não tiver sido realizada história clínica, exame físico e eventuais exames de imagem, a abordagem dessa lesão pode ser feita de maneira totalmente equivocada.

## TIPOS DE BIÓPSIAS

O tipo de biópsia a ser realizado depende do tipo de lesão, do órgão a ser estudado, da hipótese diagnóstica e de condições pessoais do paciente. O material obtido será examinado após a devida fixação do tecido em parafina e coloração específica das lâminas.

Uma primeira classificação de biópsias seria: externas (em lesões superficiais, como pele e mucosas); ou internas (através de incisão ou por punção, podendo ser guiadas por ultrassonografia ou outro método de imagem ou ainda por endoscopia).

As biópsias externas, particularmente aquelas dirigidas às lesões cutâneas, podem ser incisionais, quando é retirada apenas uma parte da lesão, ou excisionais, quando a lesão inteira é retirada (Figura 1). As biópsias cutâneas serão discutidas no decorrer do capítulo. As lesões externas também podem ser biopsiadas por aspiração, quando o material a ser examinado é aspirado por uma seringa ou instrumento semelhante.

Outro tipo de biópsia bastante comum, podendo ser interna ou externa, é a chamada biópsia por congelação: durante uma cirurgia, uma amostra de tecido é extraída e submetida à fixação por congelação, permitindo que essa amostra fixada seja fatiada, fornecendo lâminas para serem coradas adequadamente e examinadas pelo patologista, que fornecerá um diagnóstico preliminar sobre a natureza daquele material, ajudando na decisão de extirpar ou não determinada área ou órgão. Esse procedimento é particularmente comum em cirurgias de mama e tireoide, mas pode ser utilizado para a análise de qualquer outro tecido.

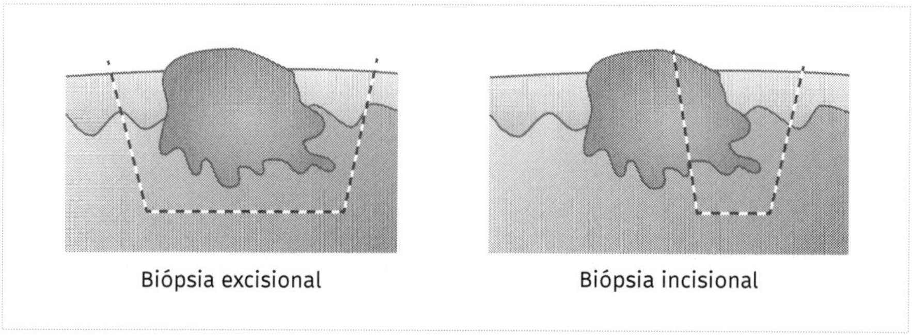


**FIGURA 1** Representação esquemática de biópsias excisional e incisional, onde a linha tracejada representa a porção que será removida com o procedimento.

# TÉCNICAS DE BIÓPSIA

## Biópsias externas

São basicamente aquelas realizadas em lesões cutâneas e mucosas, visando definir a histologia e eventual malignidade da entidade.

Como cuidados técnicos importantes, sempre que possível, havendo mais do que uma lesão para ser biopsiada, deve-se evitar biopsiar aquelas áreas onde há maior incidência de queloides, como região pré-esternal, ombros e articulações.

Outro cuidado fundamental é lembrar que, no caso de biópsia em extremidades como pênis e dedos, em pele ou unha, deve-se usar anestésico sem adrenalina e injetar nas faces laterais, no sentido de bloquear o nervo digital.

Quando se trata de lesão cutânea suspeita para malignidade, deve-se procurar efetuar, sempre que possível, a biópsia de maneira excisional, com uma pequena margem de tecido livre normal de 2,0 mm (Figura 2). É o procedimento indicado para diagnóstico histológico e diferencial entre os numerosos tumores de pele, sendo a melhor maneira de fazer o diagnóstico do melanoma (que é o tumor cutâneo mais agressivo).

É realizada pela retirada de toda a lesão suspeita, com uma margem de 2 a 3 mm, de forma tridimensional, de modo a incluir tecido celular subcutâneo no espécime cirúrgico; essa inclusão de um pouco de tecido adiposo é significativa, pois a derme inferior e o subcutâneo são sedes frequentes de alterações que podem ajudar a caracterizar certas entidades histopatológicas (Figura 3).

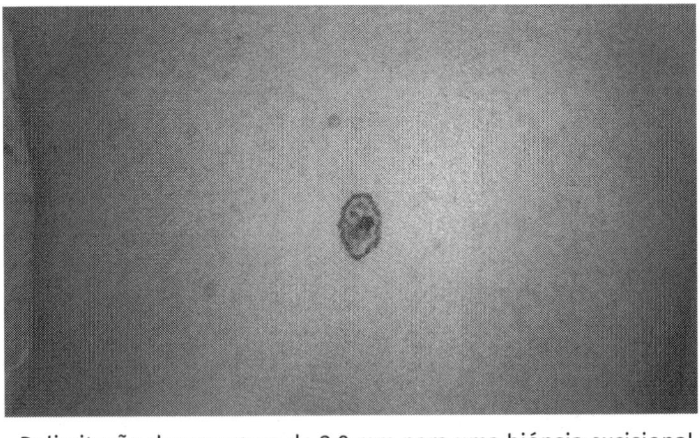

**FIGURA 2** Delimitação das margens de 2,0 mm para uma biópsia excisional em lesão da região dorsal.

Fonte: arquivo pessoal dos autores.

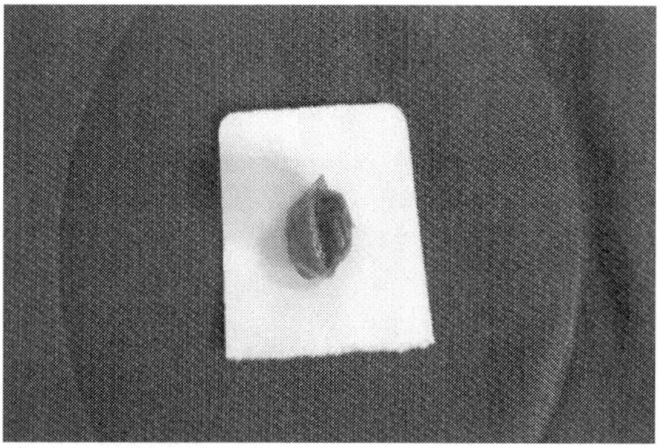

**FIGURA 3** Peça de uma biópsia excisional com amostra das margens laterais e profunda.
Fonte: imagem cedida por Dr. Flavio Cavarsan.

Igualmente importante é o sentido da excisão elíptica, que deve ser longitudinal, quando localizada nos membros e preferencialmente no sentido da drenagem linfática nas lesões de tórax (Figura 4). Essa orientação quanto ao eixo da biópsia é extremamente importante e, por vezes, desconsiderada por quem realiza o procedimento. Ainda que possa haver benefício estético em planejar a cicatriz perpendicularmente ao membro, essa prática pode prejudicar sobremaneira em uma eventual necessidade de ampliação de margens, caso o diagnóstico seja um melanoma ou um sarcoma de partes moles.

Mesmo na biópsia, deve-se tomar cuidado para não contribuir para eventual disseminação, procurando infiltrar lentamente com anestesia local, injetando o

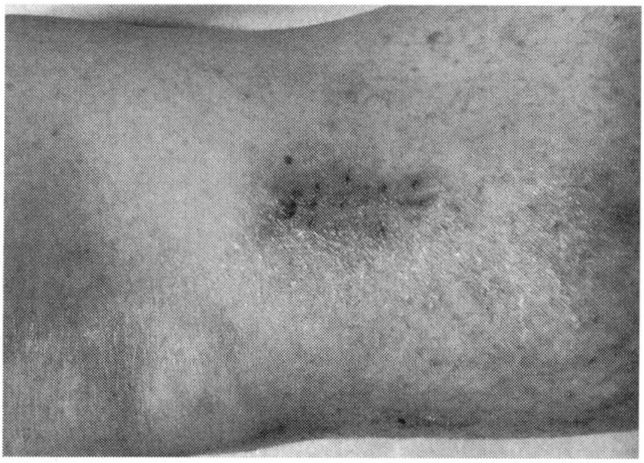

**FIGURA 4** Cicatriz longitudinal após biópsia excisional em membro superior.
Fonte: arquivo pessoal dos autores.

anestésico ao redor da lesão e nunca diretamente nela. O trauma da agulha e a pressão positiva do anestésico poderiam deslocar e disseminar células neoplásicas.

A retirada do material deve seguir os princípios cirúrgicos de antissepsia e assepsia, estando o médico que a realizará devidamente paramentado e com material e instrumental adequado e estéril. Uma vez retirada a lesão previamente planejada, deve-se atentar para a hemostasia e pode ser necessário o uso do bisturi elétrico mono ou bipolar.

A síntese da pele também é etapa importante. O uso de técnica cirúrgica inadequada pode gerar complicações como deiscências e necessitar de cicatrização por segunda intenção. Além do prejuízo estético, isso pode desestimular o paciente a realizar novas biópsias, o que pode ser prejudicial em situações como a síndrome do nevo atípico, em que o paciente poderá necessitar de mais de uma biópsia durante a vida.

Como recomendação geral, a sugestão é a aproximação de planos profundos com fios absorvíveis, de preferência monofilamentares. Pontos intradérmicos podem ser utilizados para aproximação das camadas mais superficiais da pele, assim como pontos externos simples ou pontos de Donatti; o uso de fios de poliamida (Mononylon) costuma ser adequado na maioria das situações.

Mesmo em biópsias menores, o paciente deve ser orientado quanto à necessidade de repouso relativo nos primeiros dias após o procedimento, favorecendo assim uma cicatrização mais adequada. Quanto aos curativos, hoje existe uma miríade de opções, mas a higiene habitual do local acaba sendo a orientação mais comum e eficiente.

A biópsia excisional fornece ao patologista toda a lesão para ser examinada e só assim pode confirmar se realmente é, por exemplo, um melanoma, o seu subtipo, e principalmente o grau de invasão histológica de Breslow (Breslow foi o autor que descreveu a técnica de medir a profundidade de invasão do tumor, com uma regra milimetrada ao microscópio, a partir do topo da camada granulosa até o ponto mais profundo de encontro de células tumorais), essencial para avaliar o prognóstico e o planejamento terapêutico.

Quando a lesão for muito extensa ou localizada em uma área anatômica delicada (p. ex., na face), a biópsia pode ser incisional, isto é, poder ser removida apenas uma pequena porção, procurando sempre obter a amostra da área mais representativa do eventual tumor (Figura 5). Este tipo de biópsia é muito comum em lesões da cavidade oral, principalmente para aquelas lesões que não cicatrizam em mais de 15 dias, podendo ser erosões, úlceras, fissuras, nódulos, áreas brancas que não cedem à raspagem ou áreas eritematosas de limites imprecisos. Nas lesões pigmentadas suspeitas, a recomendação é que essa área seja selecionada por dermatoscopia ou ainda por novas técnicas, como microscopia confocal e/ou tomografia de coerência óptica.

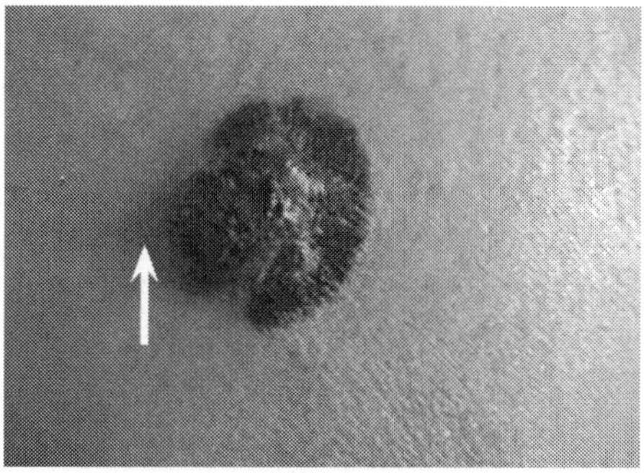

**FIGURA 5** Seta mostrando local da biópsia incisional, cujo laudo foi de melanoma com Breslow de 0,4 mm. A remoção da peça de forma excisional revelou Breslow acima de 1,0 mm. Em locais como este (região dorsal), a forma correta seria a biópsia excisional, que evitaria essa primeira informação incorreta.
Fonte: arquivo pessoal dos autores.

A biópsia incisional pode ser realizada com bisturi, removendo uma pequena elipse da lesão ou utilizando um *punch*, um instrumento perfurante (pequeno tubo metálico ou plastificado, com extremidade de borda cortante), mais utilizado em dermatologia, obtendo-se material em forma de cone, de diâmetro variável, geralmente de 1,0 mm a 1,0 cm. Para obter bom material, faz-se um simples movimento de rotação, pressionando e introduzindo o instrumento até a profundidade desejada, seguida da secção da base do cilindro obtido, podendo ou não haver uma sutura das bordas da ferida produzida (Figura 6).

Além das formas citadas nos parágrafos anteriores, pode-se obter amostra de tecidos por curetagem ou por *shaving* (quando a lesão é removida utilizando-se lâmina de bisturi ou tesoura fina, em incisão feita paralelamente à pele,

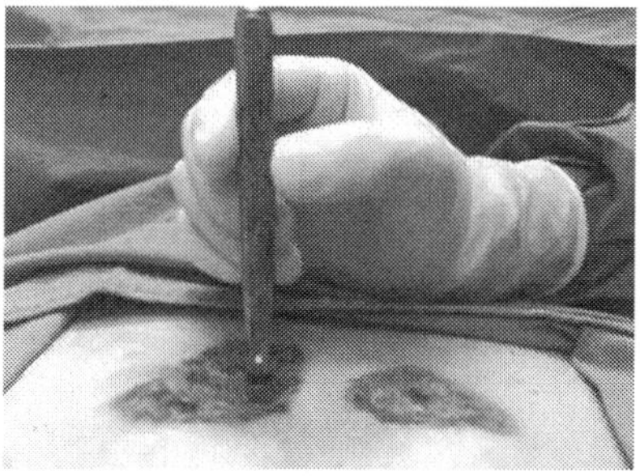

**FIGURA 6** Biópsia incisional com *punch* adequadamente posicionado em lesão plana, rósea, suspeita para neoplasia.
Fonte: imagem cedida por Dr. Felice Riccardi.

de forma semelhante ao ato de barbear – *shaving*; pode ser superficial ou profunda, quando então é chamada de "saucerização" – Figura 7).

Também entre as formas de biópsias externas, podem-se incluir dois outros métodos: PAAF (punção aspirativa por agulha fina) e PAAG (punção aspirativa por agulha grossa) ou como sinônimos *core biopsy* e biópsia por Tru-Cut®, a primeira utilizada para avaliação citológica e a segunda, histológica. Em relação aos tumores cutâneos, têm valor apenas para reconhecimento de eventuais lesões metastáticas subcutâneas, tecidos moles e linfonodos clinicamente suspeitos. Seu uso mais comum é para lesões em outras localizações anatômicas, como mama e tireoide, colhendo-se células e líquido da área suspeita, com a agulha fina.

A punção aspirativa é mais rápida, menos invasiva e menos dolorosa, porém menos precisa que as outras biópsias. Com a agulha grossa, geralmente com anestesia local, aspiram-se de 3 a 6 amostras de tecido glandular para um diagnóstico mais preciso e pode ser feita com uma pistola automática. A preferência atual é que esses tipos de biópsias sejam guiados por exames de imagem como ultrassom ou tomografia e realizados por radiologistas dedicados. A presença do patologista no local do exame para avaliar a adequação do material contribui para evitar amostras insatisfatórias e a demanda de novos exames.

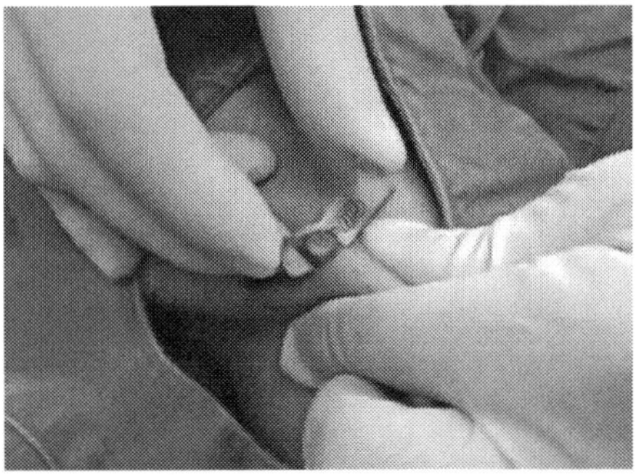

**FIGURA 7** Modo correto de manusear uma lâmina para efetuar *shaving* profundo.
Fonte: cortesia do Dr. Felice Riccardi.

## Biópsias internas

Utilizadas para a obtenção de material de órgãos internos. São aquelas em que o material a ser examinado é obtido com o auxílio de imagens (ultrassom, tomografia ou outras) ou com o auxílio de instrumentos endoscópicos (exame de aparelho digestório, respiratório, urinário).

Biópsias dirigidas por ultrassom são extremamente comuns para analisar próstata, rins, tireoide, fígado e mama, enquanto a tomografia é mais usada para dirigir biópsia de órgãos intratorácicos (pulmão, linfonodos).

Para a análise de lesões internas, particularmente mamárias, pode-se fazer uma subclassificação em lesões palpáveis e não palpáveis. Para as palpáveis, a obtenção de material pode ser por um Tru-Cut®, que permite a retirada de alguns milímetros de tecido apenas com anestesia local e em ambiente ambulatorial; ou então sob a forma de uma pequena cirurgia, sob anestesia geral (sedação) e que permite a remoção total do nódulo, que pode ser examinado por cortes de congelação (resultado imediato) ou parafina (resultado mais tardio). Para as não palpáveis, pode ser realizada a mamotomia, normalmente feita em serviço de radiologia, sob visão da mamografia ou ultrassonografia, utilizando uma agulha grossa, do tipo Tru-Cut® , adaptada a um sistema de disparo automático e de máquina geradora de vácuo, retirando-se até 1,5 $cm^3$ de tecido.

Descrita inicialmente para mama e posteriormente usada para lesões situadas em partes moles, sem limites precisos, pode-se usar a metodologia denominada ROLL (*radioguided occult lesion localization*), que requer a injeção de um radioisótopo, com auxílio de ultrassom ou tomografia antes da cirurgia e o uso de um contador portátil de radiação gama (*probe*) durante a cirurgia para a remoção daquele tecido suspeito.

A evolução da tecnologia permitiu que chegássemos hoje à denominada biópsia líquida, que é a análise de alterações moleculares no DNA tumoral em fluidos corporais, possibilitando a análise de eventuais mutações resistentes às denominadas terapias-alvo, por exemplo, já no decorrer do tratamento de um paciente com câncer de pulmão. É uma prática ainda usada apenas em centros de pesquisa, mas que certamente virá a contribuir muito para o tratamento de pacientes com neoplasias malignas, principalmente com o advento dos tratamentos cada vez mais personalizados e individualizados.

## CUIDADOS COM O TECIDO BIOPSIADO

O material obtido deve ser colocado de imediato em um frasco estéril, contendo formol a 10%, tamponado para que haja a fixação necessária do tecido a ser estudado (o formol tamponado é fundamental para posterior estudo molecular do DNA da peça removida a partir do bloco de parafina, além de impedir a formação de pigmento formalínico, conservar por longo tempo o material e não interferir na maioria das colorações que serão utilizadas pelo patologista). A fixação consiste em colocar o fragmento em um líquido capaz de preservar o tecido, conservando-o, tanto quanto possível, em estado semelhante àquele *in vivo*. Essa fixação imediata é necessária para evitar autólise. O volume do fixador deve ser pelo menos 10 a 20 vezes maior que o volume da peça a ser fixada.

O espécime deve ser encaminhado ao laboratório, acompanhado de requisição preenchida com dados pessoais e clínicos relevantes: nome, idade, sexo, cor, localização anatômica, tempo de evolução, eventual lesão associada e qual a forma de biópsia utilizada para obter aquele material.

O laboratório de patologia usará diferentes técnicas para trabalhar com o material fornecido, como histologia convencional, histologia por colorações especiais, citologia, imuno-histoquímica, microscopia eletrônica e algumas técnicas de biologia molecular.

Outra recomendação importante e fundamental, principalmente em biópsias excisionais ou de topografias diferentes, é encaminhar um espécime por frasco de formol, devidamente identificado. Isso permite ao patologista elaborar o laudo para cada lesão e, ao médico assistente, indicar as condutas adequadamente.

Para finalizar, a Tabela 1 mostra um quadro sinóptico com o resumo entre as vantagens e desvantagens dos diferentes tipos de biópsia para lesões cutâneas.

**TABELA 1** Vantagens e desvantagens dos diferentes tipos de biópsia

| Excisional | *Shaving* | Incisional (*punch*) |
|---|---|---|
| | Vantagens | |
| Remoção total | Fácil execução | Fácil execução |
| ▪ Acurácia no exame histológico<br>▪ Mais comumente executada | ▪ Potencial de tratar lesões benignas | ▪ Pode confirmar diagnóstico clínico e sugerir espessura do tumor |
| | Desvantagens | |
| ▪ Precisa de sutura direta | ▪ Margens positivas | ▪ Incompleto manejo da lesão |
| ▪ Biópsia parcial pode ser preferível onde a sutura direta não é possível | ▪ Maior risco de diagnóstico incorreto | ▪ Amostra errada pode prejudicar a histopatologia |
| — | — | ▪ Maior chance de erro para diagnóstico de melanoma |

## REFERÊNCIAS

Antonio CR, Timpano DL, Garcia AC. Biopsia. Rev Bras Med. 2010;67(supl. 9):22-32.

Braga JC, Macedo MP, Pinto C, Duprat J, Begnami MD, Pellacani G, et al. Learning reflectance confocal microscopy of melanocytic skin lesions through histopathologic transversal sections. PLoS One. 2013;8(12):e81205.

Caubi AF, Xavier RLF, Lima Filho MA, Chalegre JF. Biopsia. Rev Cir Traumatol Buco-Maxilo-Fac. 2004;4(1):39-46.

Riccardi F, Giordani DNS. Biópsia. In: Wainstein A, Belfort F, editores. Melanoma: prevenção, diagnóstico, tratamento e acompanhamento. 2. ed. São Paulo: Atheneu; 2014. p.155.

Snyder A, West SE, Miles CM, Feldman SR. Obtaining an adequate specimen for the diagnosis of pigmented lesions. J Am Board Fam Med. 2015;28(4):523-5.

Vilain R, Power K, Stretch J. Biopsy techniques. In: Stretch JR, editor sênior. Melanoma essentials: a concise guide. Ed. 2.0. Sydney: Melanoma Institute Australia; 2018. p.120.

# 36

# Bases técnicas das laparotomias

*João Ricardo Filgueiras Tognini*
*Djalma José Fagundes*

## CONCEITO

Laparotomia (*laparon*, flanco e *tome*, corte) significa exatamente "secção do flanco", mas na acepção cirúrgica é considerada a abertura cirúrgica da cavidade abdominal, naturalmente significando invasão da cavidade peritoneal. Um sinônimo é o termo celiotomia (*celio*, abdome e *tome*, corte).

## CAVIDADE ABDOMINAL

A cavidade abdominal é limitada superiormente pelo músculo diafragmático respiratório e inferiormente pelos músculos que formam o diafragma pélvico. O limite posterior é composto pela coluna vertebral e pelos músculos paravertebrais. A porção anterior e lateral da cavidade é composta por um conjunto de músculos e aponeuroses.

A cavidade abdominal é revestida por uma membrana mesotelial nomeada peritônio, que reveste os limites internos da cavidade (peritônio parietal) e a grande parte das vísceras contidas nessa cavidade (peritônio visceral).

Na cavidade peritoneal estão contidas as vísceras do trato digestório: esôfago distal, estômago, duodeno, intestino delgado (jejuno e íleo) cólons (ceco, ascendente, transverso, descendente, sigmoide e porção cranial do reto). Também estão contidas as glândulas anexas do trato digestório, como fígado e pâncreas. O baço, relacionado ao sistema imunológico, ocupa o hipocôndrio esquerdo.

No sexo feminino, a cavidade pélvica (continuidade inferior da cavidade peritoneal) é ocupada pelo útero e anexos.

As estruturas como rins e parte superior do ureter, as glândulas adrenais, parte posterior do pâncreas e a porção inicial do trajeto intestinal (duodeno) não são recobertas pelo peritônio, delimitando um espaço retroperitoneal. Na face anterior do abdome, na região púbica, o peritônio parietal faz uma reflexão e deixa um espaço livre, chamado de espaço pré-peritoneal, que permite acessar o polo superior da bexiga urinária e implantar próteses para a correção de hérnias inguinais sem invadir a cavidade abdominal.

Essas vísceras podem ser sede de numerosas doenças, algumas das quais são passíveis de tratamento mediante abordagem cirúrgica.

As intervenções cirúrgicas realizadas na parede anterolateral são as mais frequentes, pois permitem amplo e fácil acesso a todas as vísceras abdominais e, se realizadas adequadamente, oferecem baixo risco de complicações ou sequelas.

## DIVISÃO ANATÔMICA DA PAREDE ANTEROLATERAL DO ABDOME

Os limites superficiais da parede anterolateral compreendem uma região que tem como limites laterais uma linha imaginária perpendicular (linha axilar média) à direita e à esquerda. A parte superior corresponde às bordas inferiores dos arcos costais, e a parte inferior corresponde à região suprapúbica e ligamentos inguinais direito e esquerdo.

Por sua vez, a parede pode ser subdividida em nove quadrantes, com o objetivo de uniformizar a propedêutica abdominal e estabelecer a relação desses quadrantes com a projeção das vísceras abdominais. As incisões cirúrgicas serão realizadas o mais próximo possível do órgão ou região doente, considerando esse "mapeamento" da parede.

A divisão em quadrantes é feita por quatro linhas imaginárias. Duas dessas linhas são longitudinais (direita e esquerda) e têm como ponto de referência a linha média clavicular, o mamilo e a porção média do ligamento inguinal. Outras duas linhas imaginárias transversas são traçadas, uma passa pelos rebordos costais (nonas costelas) e outra passa pela espinha anterolateral da pelve (Figura 1). Desse modo, são determinados nove quadrantes:

- Hipocôndrio direito.
- Hipocôndrio esquerdo.
- Flanco direito.
- Flanco esquerdo.
- Fossa ilíaca direita.
- Fossa ilíaca esquerda.
- Epigástrio.
- Mesogástrio (região periumbilical).
- Hipogástrio.

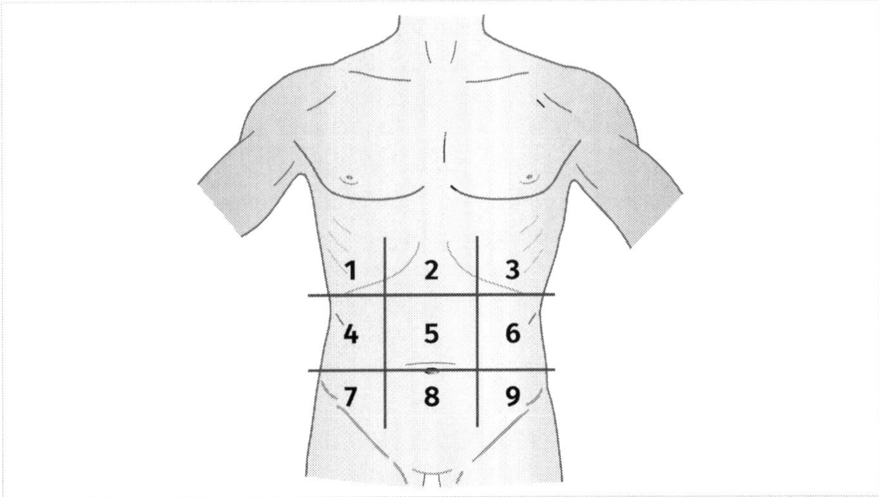


**FIGURA 1** Desenho esquemático da divisão da parede anterolateral e seus quadrantes. Hipocôndrio direito e esquerdo (1 e 3), flanco direito e esquerdo (4 e 6), fossa ilíaca direita e esquerda (7 e 9), epigástrio (2), mesogástrio (5) e hipogástrio (8).

## ESTRATIGRAFIA DA PAREDE ABDOMINAL ANTEROLATERAL

A parede anterolateral do abdome é composta basicamente por quatro músculos e suas extensões aponevróticas. Sua disposição morfológica, com diversos pontos de origem e inserção, permite várias situações fisiológicas estáticas e dinâmicas.

A parede é composta pelos seguintes estratos (Figura 2):

- Pele.
- Tela subcutânea.
- Músculo reto abdominal e folhetos aponeuróticos (bainha do reto).
- Músculo oblíquo externo e aponeuroses.
- Músculo oblíquo interno e aponeuroses.
- Músculo transverso e aponeuroses.
- Linha alba.
- Peritônio parietal.

## ASPECTOS FISIOLÓGICOS DA PAREDE ANTEROLATERAL DO ABDOME

O conjunto de músculos abdominais desempenha algumas funções fisiológicas relevantes. São importantes na determinação do centro de massa e conse-

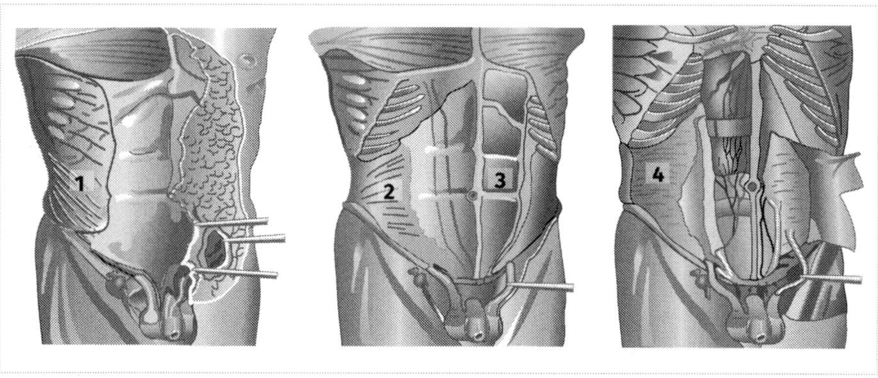


**FIGURA 2** Desenho esquemático da parede anterolateral mostrando a estratigrafia das camadas anatômicas. Oblíquo externo (1), oblíquo interno (2), transverso (4), músculo reto abdominal (3).

quente postura corporal; com isso, estabilizam a coluna vertebral para marcha e manutenção da postura ereta.

Desempenham ação fundamental na contenção das vísceras abdominais. Participam de modo ativo (primário e secundário) na movimentação (p. ex., flexão e extensão do tórax sobre o abdome, flexão e extensão do quadril sobre o abdome, movimento de rotação com apoio na coluna vertebral).

Os músculos participam ativamente em funções fisiológicas como tosse, espirro, vômitos, micção, evacuação e, nas mulheres, parturição. Auxiliam nos movimentos respiratórios.

## INCISÕES CIRÚRGICAS CONVENCIONAIS (CIRURGIA ABERTA)

Para ter acesso à cavidade abdominal, é necessário seccionar, mediante incisão, a pele e tela subcutânea e, dependendo da situação, seccionar ou divulsionar músculos e/ou seccionar folhetos aponeuróticos.

É intuitivo perceber que a agressão cirúrgica comprometerá as atividades fisiológicas, uma vez que a incisão e a posterior sutura dos planos irão intervir, em maior ou menor intensidade, independentemente da doença básica a ser tratada, na recuperação do paciente.

Assim, a escolha do local onde fazer a incisão depende do grau de "certeza" diagnóstica. Quanto mais precisa e maior acurácia dos exames complementares, mais segura e confiável será a escolha da via de acesso abdominal.

O avanço das técnicas de analgesia e anestesia permitiu ao cirurgião realizar intervenções mais seguras e confiáveis. Por outro lado, os avanços tecnológicos de materiais e instrumentais cirúrgicos permitiram que, nas cirurgias ditas convencionais (cirurgias abertas), as incisões fossem menores e menos traumáticas.

## Incisões longitudinais

As vias de acesso convencional à cavidade abdominal são frequentemente realizadas na linha mediana da parede anterolateral do abdome e podem ser classificadas, quanto à sua extensão, em:

- Xifoumbilical (supraumbilical).
- Umbilicopúbica (infraumbilical).
- Xifopúbica (transumbilical).

As incisões longitudinais medianas incidem na pele, tela subcutânea, linha alba e peritônio parietal. São de rápida consecução pelo pequeno número de planos anatômicos a serem incisados e pela discreta hemorragia, uma vez que a aponeurose da linha alba é discretamente vascularizada. Como consequência, é mais fácil realizar a laparorrafia (fechamento), ou seja, a sutura dos quatro planos anatômicos.

Uma vantagem adicional diz respeito à possibilidade de ampliação da incisão, caso haja necessidade técnica ou tática durante a intervenção.

Por outro lado, há desvantagens relacionadas ao maior risco de deiscência da ferida no pós-operatório imediato, com exposição das vísceras abdominais (evisceração) e/ou eventração com hérnia incisional no pós-operatório tardio. Isso ocorre pela baixa vascularização da linha alba e por ser ela o único plano de sustentação às forças de tração na linha de sutura.

A tração das forças sobre a linha de sutura promove a ocorrência de dor mais intensa e limitação funcional (deambulação, micção, evacuação, tosse, vômitos). Os movimentos respiratórios mais profundos ou frequentes ocasionam considerável desconforto ou dor, o que leva ao comprometimento da expansão pulmonar e à consequente maior ocorrência de pneumonia.

Por seccionar a pele em posição perpendicular às linhas de força, o resultado cosmético da cicatriz é comprometido, com ocorrência frequente de cicatriz hipertrófica (Quadro 1).

**QUADRO 1** Prós e contras das incisões longitudinais na linha mediana abdominal

| Vantagens | Desvantagens |
|---|---|
| Rapidez de realização | Secção do tendão mediano (linha alba) |
| Discreto sangramento | Maior risco de hérnia incisional |

*(continua)*

**QUADRO 1** Prós e contras das incisões longitudinais na linha mediana abdominal (*continuação*)

| Vantagens | Desvantagens |
|---|---|
| Sem secção/divulsão de músculos | Pior resultado cosmético |
| Sem secção de nervos periféricos | Maiores alterações respiratórias |
| Sem secção de vasos calibrosos | Maior comprometimento álgico |
| Fácil prolongamento da incisão | Risco de evisceração |
| Rapidez na sutura da ferida operatória | Risco de eventração |

Uma opção para contornar as desvantagens das incisões longitudinais é a realização de incisões ao lado da linha média (paramedianas), as quais seccionam pele, tela subcutânea, folheto anterior do músculo reto abdominal, músculo reto, folheto posterior do músculo reto e peritônio visceral.

O risco de evisceração, eventração e hérnia incisional é menor que na incisão mediana, no entanto, o tempo para acessar a cavidade é obviamente maior, por seccionar mais planos anatômicos. Também existe a desvantagem da necessidade de divulsionar, ou mesmo seccionar, o músculo reto e seu suporte vascular e nervoso.

O acesso envolvendo o músculo reto pode ser transretal, pararretal externo ou pararretal interno. O acesso transretal divulsiona o reto na sua porção média e dá acesso ao folheto posterior. A incisão paramediana pararretal interna (incisão de Lenander) afasta a borda medial do músculo reto expondo a bainha posterior, enquanto a paramediana pararretal externa afasta a borda lateral (incisão de Jalaguier).

As incisões longitudinais paramedianas podem ser indicadas para intervenções em abdome tanto superior quanto inferior. À direita, como via de acesso à cirurgia biliar ou apendicectomia à direita, e à esquerda, como acesso a intervenções colorretais.

A incisão paramediana externa infraumbilical à direita (Jalaguier) já teve grande aplicação nas apendicectomias, apesar de ter utilidade aos anexos uterinos e ao sigmoide (esquerda). Porém, ao comparar ambas, a técnica pararretal externa levava certa desvantagem pela secção do feixe vasculonervoso no bordo externo do músculo reto abdominal, pois, além de alterações sensitivas como dor, estava relacionada com hipotrofia do ventre muscular.

As incisões transretais são pouco utilizadas e geralmente empregadas em pequenas incisões para a confecção de estomas (gastrostomias, jejunostomias e colostomias).

Atualmente, as incisões paramedianas são exceção, pela grande vantagem e maior facilidade técnica das incisões medianas.

## Incisões transversas

As incisões transversais, perpendiculares ao plano sagital, apresentam vantagem em relação às longitudinais no que diz respeito a aspectos físicos, pois, sendo a abertura na mesma direção das linhas de tensão, teria amenizada a tendência de afastamento de suas bordas no fechamento, levando a menores riscos de complicação como eviscerações, eventração e hérnias incisionais.

Essas incisões podem ser amplas, estendendo-se de flanco a flanco, com cruzamento pela linha alba abaixo ou acima da cicatriz umbilical. Essa incisão ampla, denominada incisão de Gurd, oferece acesso operatório amplo para variadas intervenções, como colectomia e pancreatectomia. O músculo reto abdominal é seccionado transversalmente e os músculos oblíquos externo e interno, obliquamente.

Quando limitada no quadrante superior direito (incisão de Sprengel), tem grande aplicabilidade em cirurgias de fígado, vesícula e vias biliares, com grandes vantagens estéticas e funcionais, inclusive no que diz respeito à dor e a complicações respiratórias como atelectasias de base pulmonar.

A incisão transversa suprapúbica teve grande divulgação, sendo indicada para procedimentos ginecológicos e obstétricos (Pfannenstiel), que tem como particularidade a incisão transversal, ligeiramente arqueada, com concavidade superior envolvendo pele e tela subcutânea. A incisão prossegue com secção da aponeurose anterior suprapúbica, descolamento aponeurótico em relação aos músculos retos abdominais superiormente até a cicatriz umbilical, e abertura da linha média no sentido longitudinal sem secção muscular, envolvendo também o peritônio.

Também merece ser citada a incisão transversa na fossa ilíaca direita, conhecida como incisão de Rocky-Davis. Indicada para apendicectomias, é uma opção mais estética à incisão clássica de McBurney (oblíqua). O ponto de partida é o ponto de McBurney (ponto de união entre os dois terços mediais e o lateral de linha traçada entre a cicatriz umbilical e a crista ilíaca anterossuperior), onde se realiza pequena incisão transversa. Faz-se a divulsão dos oblíquos e transverso e se acessa o peritônio.

Além das vantagens relacionadas às linhas de tensão, as incisões transversais acarretam mínima secção de nervos intercostais, pois seus traçados são paralelos, levando a menor sintomatologia álgica, o que com certeza suaviza algumas prováveis desvantagens, como maior demora em serem realizadas, sangramento maior e necessidade de maior tempo de fechamento. Porém, mesmo nas incisões em que há necessidade de secção do músculo reto abdominal ou oblíquo, a cicatrização se faz de forma adequada, e esse conjunto de fatores leva as incisões transversais a serem relacionadas a maior satisfação estética e menores complicações (Quadro 2).

**QUADRO 2** Prós e contras das incisões transversais

| Vantagens | Desvantagens |
|---|---|
| Linhas de tensão da pele | Maior rigor na hemostasia |
| Menor chance de deiscência | Descolamento amplo dos planos |
| Menor incidência de eventração/hérnia | Prolongamento mais difícil |
| Respeito à inervação (menos dolorosa) | Secção muscular |
| Melhor resultado cosmético | Execução mais demorada |

## Incisões oblíquas e combinadas

As incisões oblíquas ganharam destaque em meados do século XX, para cirurgias das vias biliares (incisão de Kocher) e apendicectomia (incisão de McBurney).

A incisão subcostal de Kocher segue paralelamente o rebordo costal e pode se estender até o apêndice xifoide medialmente e até o flanco lateralmente. A secção muscular depende então do tamanho da incisão, podendo ser apenas do músculo reto abdominal, ou extensiva à musculatura lateral. As incisões à direita são mais utilizadas em acesso ao fígado e vias biliares e adrenal; as à esquerda são muito utilizadas para esplenectomias e adrenalectomias à esquerda. A associação de incisão subcostal direita e esquerda é uma realidade em grandes intervenções no andar supramesocólico, como gastrectomias, hepatectomias e pancreatectomia, sendo habitualmente conhecida por seu epônimo (incisão de Chevron).

A incisão de McBurney, consagrada nas apendicectomias, tem como ponto de referência o ponto anatômico de mesmo nome e não requer secção de musculatura, pois os músculos oblíquos devem ser apenas divulsionados. A crítica que se faz à clássica incisão é sua limitação a prolongamentos, pois, no caso de necessidade de extensão medial, acaba envolvendo os planos musculoaponeuróticos da parede abdominal anterior. A limitação de ampliação da incisão de McBurney contraindica sua aplicação em casos de apendicite aguda com peritonite difusa ou de dúvidas diagnósticas que levem à necessidade de exploração completa da cavidade abdominal.

Outras incisões oblíquas foram descritas, como a incisão diagonal epigástrica, que permite uma abordagem a intervenções sobre o estômago, e a incisão estrelada supraumbilical de Arce, que leva a um bom acesso ao cólon ascendente e ângulo hepático. Essas incisões sofrem críticas por sacrificar músculos e nervos, dessa forma desrespeitando a morfologia e fisiologia da parede abdominal.

As incisões combinadas são mais raras na atualidade e consistem em associações entre trajetos verticais, transversais e oblíquos. São incisões trabalhosas, habitualmente com necessidade de lesões musculares e na inervação, e trazem possibilidades de complicações agudas, como dores, limitações respiratórias e deiscências com eviscerações ou formação de hérnias incisionais.

Outra possibilidade de associação também deve ser relatada, que é a combinação de incisões torácicas e abdominais, indicada para grandes procedimentos no andar superior do abdome, como as ressecções hepáticas à direita, e a necessidade de abordagem do estômago e/ou esôfago distal à esquerda. As toracolaparotomias habitualmente são acompanhadas de secção do rebordo costal, e as toracofrenolaparotomias consistem também na secção do músculo diafragma, aumentando substancialmente o campo operatório.

## SÍNTESE DAS LAPAROTOMIAS

A sutura da parede anterolateral do abdome após a laparotomia é denominada laparorrafia e segue os princípios gerais das suturas, objeto de outro capítulo deste livro ("Fundamentos da síntese: suturas").

Os objetivos da síntese tecidual são manter a coaptação das bordas da ferida operatória e resistir às forças de tensão extrínsecas até que a cicatriz adquira sua própria força de tração.

A recomendação básica é suturar a parede por planos anatômicos coerentes, aproximando as bordas de ambos os lados: peritônio com peritônio; aponeuroses com aponeuroses; músculos com músculos; tela subcutânea com tela subcutânea; e borda dérmica com borda dérmica. A sutura deve ser com pontos separados; a sutura contínua apresenta fragilidade e maior risco de ruptura da linha de sutura. Esses procedimentos diminuem a formação de espaço morto, onde podem se acumular serosidades e/ou sangue, o que dificulta a cicatrização e favorece a infecção de sítio cirúrgico. Além disso, a aposição da borda da ferida promove o adequado processo da cicatrização.

Outra possibilidade é o fechamento "em massa", em plano único com pontos separados, procurando deixar os planos apostos pela pressão do nó cirúrgico sobre os tecidos. Está recomendado para situações de emergência ou em que haja perspectivas de nova intervenção em tempo breve.

A manipulação delicada dos tecidos, usando instrumental e fios cirúrgicos adequados, é fundamental para o resultado final.

## REFERÊNCIAS

Caly WR, Abreu RM, Bitelman B, Carrilho FJ, Ono SK. Clinical features of refractory ascites in outpatients. Clinics. 2017;72(7):405-10.

Deshmukh SN, Maske AN. Mass closure versus layered closure of midline laparotomy incisions: a prospective comparative study. Int Surg J. 2018;5(2):584-7.

Fortelny RH. Abdominal wall closure in elective midline laparotomy: the current recommendations. [*S. l.*]: Front Surg; 2018.

Gauser F, Barras A, Monti M, Pache I. Paracentése abdominale. Med Suisse. 2008;4:2324-8.

Ito E, Yoshida M, Suzuki N, Imakita T, Tsutsui N, Ohdaira H, et al. Prophylatic retention suture for surgical site infection: a retrospective cohort study. J Surg Res. 2018;221:58-63.

Netter, Frank H.. Atlas de anatomia humana. 7 ed. RIO DE JANEIRO: Elsevier, 2019.

Patel SV, Paskar DD, Nelson RL, Vedula SS, Steele SR. Closure methods for laparotomy incisions for preventing incisional hernias and other wound complications. Cochrane Database Syst Rev. 2017;11:CD005661.

Razera JC, Kupski C. Ascite: diagnóstico diferencial e manejo. Acta Med (Porto Alegre). 2012;33(1):[7].

Sobotta, Johannes. Atlas de Anatomia Humana. 24 ed. Rio De Janeiro: Editora Guanabara Koogan S.A., 2018.

Tazima MF, Vicente Y, Moriya T. Laparotomia. Medicina (Ribeirão Preto Online). 2011;44(1):33-8.

Testud L, Jacob O. Tratado de anatomia topográfica com aplicaciones médicoquirúrgicas. Barcelona: Salvat Editores; 1948.

Walming S, Angenete E, Block M, Bock D, Gessler B, Haglind E. Retrospective review of risk factors for surgical wound dehiscence and incisional hernia. [*S. l.*]: BMC Surgery; 2017.

# 37

# Punção e drenagem abdominal: laparocentese

*João Ricardo Filgueiras Tognini*
*Djalma José Fagundes*

## CONCEITO

O sufixo -centese, derivado do grego *kéntisis*, significa "picada, perfuração, punção". Portanto, uma laparocentese significa realizar uma punção abdominal, mais especificamente uma punção da cavidade abdominal. Um sinônimo é abdominocentese.

O termo paracentese, na sua concepção ampla, refere-se à punção e retirada de líquido presente em cavidades naturais ou patológicas: amniocentese, colpocentese, artrocentese, toracocentese. No entanto, com base nos usos e costumes, o termo é usado com maior frequência como sinônimo de laparo ou abdominocentese.

## ASCITE

Em condições fisiológicas normais, há um transudato peritoneal (100 mL) responsável pela lubrificação das membranas mesoteliais.

Em condições patológicas, pode ocorrer a presença no abdome de líquidos patológicos como sangue (hemoperitônio) ou pus (peritonite infecciosa). Porém, algumas doenças locais ou sistêmicas podem provocar um acúmulo expressivo de outros líquidos na cavidade abdominal, sendo rotulados genericamente de ascite.

Ascite, termo originário do grego *askites*, que significa saco ou conteúdo de um saco, na prática médica representa o acúmulo de líquido livre na cavidade peritoneal. O Quadro 1 enumera as causas mais frequentes de ascite e suas condições etiopatogênicas.

## QUADRO CLÍNICO DA ASCITE

Em relação ao diagnóstico, além da história clínica, o exame físico leva a indícios consistentes para a constatação de ascite, lembrando-se de que a detecção clínica depende muito do volume de ascite.

A inspeção pode identificar presença de circulação colateral e telangiectasias, além da forma do abdome, que em moderados volumes ascíticos se torna globoso, em avental ou em batráquio, inclusive podendo levar à protrusão da cicatriz abdominal.

**QUADRO 1** Distribuição de ocorrência (%) das causas e etiopatogenias das diversas doenças relacionadas à ascite

| Causa | Etiopatologia |
|---|---|
| Hipertensão portal (80%) | Extravasamento de líquido linfático pelos sinusoides |
| Neoplasia (10%) | Aumento da permeabilidade dos capilares (inflamação) |
| Tuberculose peritoneal (6-9%) | Aumento da permeabilidade dos capilares (inflamação) |
| Insuficiência cardíaca (5%) | Pericardite constritiva e insuficiência cardíaca congestiva |
| **Outras causas (1-2%)** | **Etiopatologia** |
| Pancreatite | Extravasamento de pseudocisto ou fístula |
| Coleperitônio | Lesão de vesícula biliar ou ductos biliares |
| Quiloperitônio | Associado a linfoma ou lesão de ductos linfáticos |
| Síndrome nefrótica | Anasarca decorrente de hipoalbuminemia e retenção de sódio |
| Mixedema | Complicação rara do hipotireoidismo |
| Aids | Peritonite por micobactérias, sarcoma de Kaposi ou linfoma |

A análise diferencial dos sons à percussão abdominal, ao percutir os flancos em ortostatismo ou em decúbito lateral, ganha o nome de macicez móvel dos flancos e é considerada o melhor método semiológico de detecção de ascite (Figura 1). A identificação do chamado semicírculo de Skoda, com o paciente em decúbito dorsal com posição semielevada, diferenciando timpanismo de macicez à percussão, também é útil, enquanto o sinal de piparote é positivo em ascites volumosas e consiste na percepção tátil da propagação do líquido intracavitário ao estimular um flanco mediante alguma força digital e, por palpação, sentir a onda no flanco contralateral.

Exames de imagem também são bastante úteis para confirmação diagnóstica. A radiografia simples de abdome exclui o aumento do volume ab-

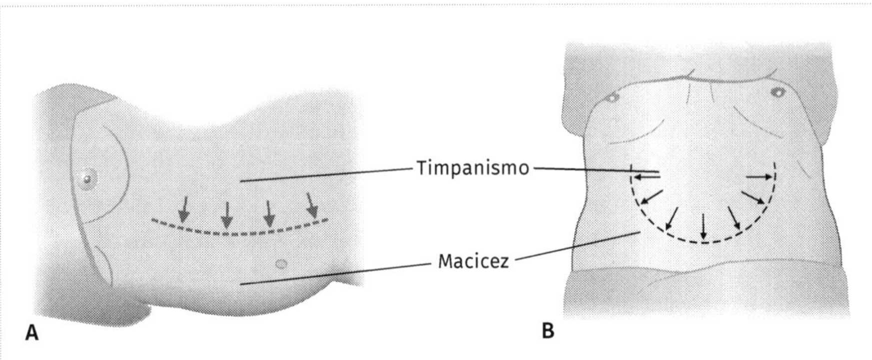


**FIGURA 1** Sinais semiológicos para diagnóstico de ascite através da percussão. A: macicez móvel dos flancos. B: semicírculo de Skoda.

dominal por distensão gasosa, ao passo que a ultrassonografia passa a ser o método de escolha por seu baixo custo, facilidade de realização e por poder estimar o volume de líquido sequestrado na cavidade. A tomografia também tem ótima sensibilidade.

Uma vez confirmada a ascite, a laparocentese ocupa um lugar de destaque no arsenal médico, pois, além de diagnóstica, em vários casos é terapêutica, principalmente em grandes volumes, em que cursa com sintomas compressivos, sejam respiratórios, sejam hemodinâmicos (síndrome compartimental).

Em relação à paracentese diagnóstica, habitualmente é descrito que uma pequena quantidade de efluente é necessária para as definições bioquímicas do líquido ascítico e observação de seu aspecto macroscópico, que pode ser:

- Seroso (clássico de cirrose).
- Hemorrágico (sugestivo de neoplasia).
- Turvo (possibilidade de infecção).
- Quiloso (origem linfática).
- Bilioso (coleperitônio).

Algumas indicações são descritas para a paracentese diagnóstica, entre elas a instalação de ascite recente ou ascite desconhecida, e deteriorização clínica de pacientes com ascite, como febre de origem indeterminada, dor abdominal, encefalopatia hepática, leucocitose, perda da função renal e acidose. Outra possibilidade reside na possibilidade da coleta do efluente para centrifugação e pesquisa de células neoplásicas (citologia oncótica do líquido ascítico). Neste caso, quanto maior a quantidade de líquido, maior a positividade.

Verificado o conteúdo macroscópico, é necessária a solicitação de exames básicos ou específicos, relacionados no Quadro 2.

**QUADRO 2** Exames citológicos, bacteriológicos e bioquímicos do líquido ascítico

| Exames de rotina | Especificação |
|---|---|
| Citológico | Citometria (hemácias, leucócitos) |
| Bioquímico | Proteínas totais e frações (albuminas) |
| Bacteriológico | Culturas |
| **Suspeita clínica** | **Exames específicos** |
| Tuberculose | ADA, BAAR, PCR |
| Ascite pancreática | Amilase, lipase |
| Carcinomatose | Citologia oncótica e marcadores tumorais |
| Ascite quilosa | Triglicérides |
| Ascite biliar | Bilirrubinas |
| Peritonite | LDH e culturas |

ADA: adenosina deaminase; BAAR: bacilo álcool-ácido resistente; LDH: desidrogenase lática; PCR: reação em cadeia da polimerase.

Também é relevante comparar o índice de albumina no líquido ascítico com o índice plasmático, que estabelece o chamado gradiente de albumina soro-ascite (GASA). É um parâmetro de acurácia significativa que permite diferenciar exsudato de transudato (Quadro 3).

**QUADRO 3** Gradiente albumina soro-ascite

| Fórmula: albumina do plasma – albumina da ascite |
|---|
| Gradiente ≥ 1,1 g/dL (transudato) – hipertensão portal |
| Gradiente < 1,1 g/dL (exsudato) – doença peritoneal (p. ex., peritonite, carcinomatose, tuberculose) |

A laparocentese terapêutica é indicada, na maioria das vezes, para a remoção de grandes volumes de ascite para alívio de sintomas compressivos abdominais e pulmonares, ou em ascites resistentes ao tratamento clínico.

A ascite volumosa está relacionada a dor ou desconforto abdominal e a maior sensibilidade cutânea decorrente de distensão. A dispneia também é relacionada a distensão e elevação do diafragma, a chamada "síndrome do estômago cheio", que, em virtude do aumento da pressão intra-abdominal, leva a vômitos pós-prandiais precoces.

Após grandes volumes de ascite drenada, os fluidos movem-se do sistema circulatório para o extracelular, e essa transferência de líquidos pode descompensar o sistema cardiocirculatório (hipovolemia e, em casos graves, choque hipovolêmico e falência renal). Um nível sérico de albumina ou de sódio baixo pode exacerbar o quadro.

O uso de albumina após paracentese tem nível de evidência 1C. Segundo as recomendações atuais, paracenteses inferiores a cinco litros não necessitam de reposição de albumina. Já para paracenteses volumosas, a reposição de 6 a 8 g/dL de albumina pode ser considerada.

Com frequência, em ascites volumosas, a drenagem de 4 a 6 litros costuma ser suficiente para alívio dos sintomas compressivos, porém, pelas consequências fisiopatológicas já descritas, a sugestão da retirada de volumes fracionados consiste em uma conduta segura e de menor risco.

As contraindicações para o procedimento podem ser absolutas e relativas e são enumeradas no Quadro 4.

**QUADRO 4** Contraindicações para laparocentese

| Contraindicação absoluta |
|---|
| Abdome agudo |
| **Contraindicações relativas** |
| Coagulopatias e trombocitopenia |
| Cirurgia prévia (principalmente pélvica) |
| Distensão vesical que não pode ser aliviada por cateterismo ou distensão intestinal |
| Infecção cutânea ou celulite na parede abdominal |

## PROCEDIMENTO DE DRENAGEM E LÍQUIDO ASCÍTICO

Justificada a indicação de tratamento, devem ser seguidos os trâmites legais como preenchimento e assinatura do termo de consentimento informado. Orientações ao paciente e familiares devem ser devidamente consideradas.

O procedimento técnico da laparocentese deve obedecer a todos os preceitos de segurança, incluindo rigores de assepsia e antissepsia e de paramentação.

Com frequência os procedimentos podem ser realizados em regime ambulatorial ou, em caso de pacientes internados, em seu leito. Utiliza-se anestesia local, com o paciente em posição semielevada ou semissentado (posição de Fowler 40 ou 60°).

A referência anatômica deve ser localizada e consiste na mesma referência do ponto de McBurney, porém à esquerda. Considera-se a fossa ilíaca esquerda um local seguro pela mobilidade do cólon sigmoide, que provavelmente estaria menos relacionada com punções entéricas inadvertidas. Outra justificativa para ser feita a punção na junção do terço lateral com os dois terços mediais da linha imaginária traçada entre a cicatriz umbilical e a crista ilíaca anterossuperior reside no fato de ser um local seguro em relação à possibilidade de punção da vascularização da parede abdominal anterior, evitando-se a punção da artéria epigástrica anterior. Outro local descrito para punção está na linha média em torno de 3 cm abaixo da cicatriz umbilical, evitando-se incisões muito abaixo pela possibilidade de punção vesical. Uma possibilidade bastante interessante é utilizar a ultrassonografia para orientação da punção com o objetivo de evitar acidentes.

Após determinação do local a ser puncionado e realizados os procedimentos de assepsia e antissepsia, procede-se à anestesia local e, imediatamente depois, à punção com agulha revestida por cateter 16G ou mais fino. Acredita-se que, em punções intestinais inadvertidas com agulhas desse calibre, não haveria riscos de contaminação da cavidade peritoneal, não necessitando de abordagem cirúrgica de imediato, apenas observação.

A técnica de punção propriamente dita é descrita como a técnica do trajeto em Z (Figura 2B), onde se recomenda uma punção perpendicular após tração digital inferior da parede abdominal e que, após alívio da tração e retirada da agulha, o trajeto permaneça angulado, impedindo o extravasamento de líquidos.

## COMPLICAÇÕES

As complicações inerentes à laparocentese podem ser tanto locais, relacionadas à técnica, como sistêmicas, por exemplo em situações de alívio de grandes

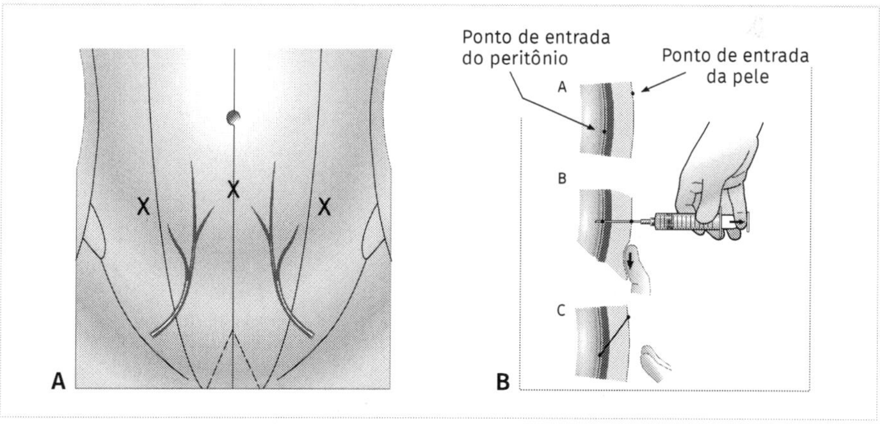


**FIGURA 2** Pontos anatômicos de punção abdominal, evitando-se as artérias epigástricas inferiores (A) e técnica de paracentese em Z (B).

volumes com descompensação hemodinâmica. As principais complicações e suas respectivas condutas estão descritas no Quadro 5.

**QUADRO 5** Manobras de prevenção e conduta diante de eventuais complicações da laparocentese

| Complicação | Prevenção | Conduta |
|---|---|---|
| Fluido não escoando | Inserir o cateter nos locais de maior segurança e após exame físico ou marcação da pele pela ultrassonografia. | Checar a posição do cateter (angulado? Coleção septada?) e fazer novas inclinações para possibilitar a drenagem. Repuncionar em outro ponto da parede abdominal (sempre em áreas de menor risco; considerar ultrassonografia). |
| Fluido com aspecto fecaloide | Inserir o cateter nos locais de maior segurança e após exame físico ou marcação da pele pela ultrassonografia. | Retirar o cateter e escolher novo local de punção. Observar clinicamente, por 24 horas, por sinais de peritonite. |
| Fluido sanguinolento | Evitar acessos na parede abdominal de maior risco de acidente de punção (venosa ou arterial). Verificar coagulograma e plaquetas antes do procedimento. | Retirar a agulha. A compressão manual do local puncionado pode controlar o sangramento. |
| Hipotensão após o procedimento | Programar uma drenagem de 4 a 6 L e realizar novo procedimento em 48 horas. | Expansão volêmica com cristaloides; posição de Trendelenburg; administrar de 1 a 2 frascos de albumina intravenosos nas drenagens entre 4 e 5 L. |

## CONSIDERAÇÕES FINAIS

A laparocentese é um procedimento médico relativamente simples e seguro, desde que obedeça aos rigores de antissepsia e assepsia e contemple os fundamentos de técnica operatória específicos indicados neste texto.

## REFERÊNCIAS

Caly WR, Abreu RM, Bitelman B, Carrilho FJ, Ono SK. Clinical features of refractory ascites in outpatients. Clinics. 2017;72(7):405-10.

Deshmukh SN, Maske AN. Mass closure versus layered closure of midline laparotomy incisions: a prospective comparative study. Int Surg J. 2018;5(2):584-7.

Dicionário Priberam [Internet]. -centese [citado em 11 jun. 2023]. Disponível em: https://dicionario.priberam.org/centese

Fortelny RH. Abdominal wall closure in elective midline laparotomy: the current recommendations. [*S. l.*]: Front Surg; 2018.

Gauser F, Barras A, Monti M, Pache I. Paracentése abdominale. Med Suisse. 2008;4:2324-8.

Ito E, Yoshida M, Suzuki N, Imakita T, Tsutsui N, Ohdaira H, et al. Prophylatic retention suture for surgical site infection: a retrospective cohort study. J Surg Res. 2018;221:58-63.

Patel SV, Paskar DD, Nelson RL, Vedula SS, Steele SR. Closure methods for laparotomy incisions for preventing incisional hernias and other wound complications. Cochrane Database Syst Rev. 2017;11:CD005661.

Razera JC, Kupski C. Ascite: diagnóstico diferencial e manejo. Acta Med (Porto Alegre). 2012;33(1):[7].

Tazima MF, Vicente Y, Moriya T. Laparotomia. Medicina (Ribeirão Preto Online). 2011;44(1):33-8.

Testud L, Jacob O. Tratado de anatomia topográfica com aplicaciones médicoquirúrgicas. Barcelona: Salvat Editores; 1948.

Walming S, Angenete E, Block M, Bock D, Gessler B, Haglind E. Retrospective review of risk factors for surgical wound dehiscence and incisional hernia. [*S. l.*]: BMC Surgery; 2017.

# 38

# Noções básicas dos procedimentos em cirurgia torácica: punção e drenagem pleural

*João Aléssio Juliano Perfeito*
*André Miotto*

## INTRODUÇÃO

Alguns procedimentos torácicos aparecem como valiosas armas nos tratamentos de emergência, nas vítimas de politraumatismo e em outras situações não traumáticas, sendo seu conhecimento fundamental para o médico que lida com urgências.

Este capítulo reúne procedimentos relativamente simples que podem ser realizados em situações de urgência pelo médico geral, como a punção pleural tanto diagnóstica como esvaziadora e a drenagem pleural. Serão abordados conhecimentos importantes para quem não obrigatoriamente realizará os procedimentos, mas que em algum momento terá de lidar com esses doentes.

Primeiro, serão revistas as bases teóricas para aplicação técnica.

## FISIOPATOLOGIA PLEURAL

O espaço pleural é praticamente virtual, existindo apenas um estreito "filme" líquido seroso entre as pleuras visceral e parietal, com função de lubrificação, podendo em situações patológicas sofrer acúmulo de líquido ou ar.

O acúmulo de líquidos de diversos tipos na cavidade pleural, também conhecido como "derrame pleural", promove um aumento na pressão hidrostática intrapleural, que por sua vez leva a um colapso do parênquima pulmonar adjacente. Isso equivale a uma compressão extrínseca do tecido pulmonar, que fica impossibilitado de realizar as trocas gasosas. Dependendo da quantidade de líquido acumulado e da velocidade desse acúmulo, ocorrerá uma alteração maior ou menor da capacidade de trocas gasosas.

A capacidade de adaptação individual é importante na determinação dos efeitos clínicos produzidos pelas alterações ventilatórias decorrentes desse acúmulo de líquidos. Assim, pequenas quantidades de líquido ou ar em pacientes com reservas limitadas de parênquima pulmonar (como em portadores de enfisema ou fibrose pulmonar) podem produzir grandes alterações funcionais, ao passo que acúmulos maiores em pacientes jovens, ou em praticantes de atividades físicas, podem ser relativamente bem tolerados por algum tempo.

Dependendo das características macroscópicas do líquido obtido ou dos achados bioquímicos e de celularidade, ou ainda da presença de flora bacteriana, indica-se, em seguida à toracocentese, uma drenagem de maior permanência na cavidade pleural (drenagem pleural). Líquidos turvos ou purulentos, sangue ou linfa, assim como o ar, devem ter uma abordagem mais prolongada, por meio da inserção de um tubo de toracostomia conectado em um frasco com nível líquido.

Também se julga adequado realizar esse tipo de drenagem pleural sob selo d'água, quando as toracocenteses são repetidas em derrames recidivantes, ou quando se pretende realizar posteriormente uma pleurodese por instilação de alguma substância irritante (talco, tetraciclina, bleomicina, nitrato de prata e outras) pelo dreno.

Em algumas situações, a simples análise do líquido pleural não é suficiente para definir o diagnóstico, e nessas situações indica-se a biópsia da pleura, especialmente se as hipóteses diagnósticas forem neoplasias pleurais ou tuberculose.

Dois tipos de biópsia são possíveis: à beira do leito, no mesmo procedimento da toracocentese, quando é usada uma agulha específica, chamada agulha de Cope; ou por videotoracoscopia, que discutiremos em outro capítulo. As evidências atuais mostram que a biópsia por videotoracoscopia possui rendimento diagnóstico de até 90%, contra 50% da biópsia com agulha de Cope. Porém, deve-se lembrar que, em determinadas situações, como na suspeita de tuberculose, o emprego da biópsia com agulha de Cope é extremamente útil na elucidação diagnóstica. Esse procedimento deve ser realizado logo em seguida à punção, evitando-se manipulações repetidas no doente.

## PUNÇÃO PLEURAL

O acesso à cavidade pleural por meio de uma agulha é um procedimento invasivo, que pode ter finalidade tanto diagnóstica como terapêutica.

A punção pleural (toracocentese) para fins diagnósticos deve ser indicada sempre que ocorrer acúmulo de líquido no espaço pleural sem causa clínica aparente, ou com característica recidivante ou persistente.

Mesmo quando há motivos clínicos evidentes, como situações de marcada hipoproteinemia ou insuficiência cardíaca, os acúmulos de grandes quantidades de líquido devem ser esvaziados para promover um retorno ao melhor estado fisiológico possível. Entretanto, a avaliação radiográfica inicial poderá determinar uma conduta expectante se a quantidade de líquido acumulada for pequena.

Para garantir as condições de antissepsia e segurança do paciente, o Centro Cirúrgico é o local ideal para a realização desse procedimento, embora a sala de emergência seja um local frequente para esse ato médico. Quando a inserção de um dreno pleural tiver de ser indicada em seguida, o material e as condições adequadas já devem estar à disposição.

A punção pleural pode ser realizada com o paciente sentado com um apoio anterior para os braços ou em decúbito oblíquo com um coxim lateral elevando-se o hemitórax que se pretende abordar. A antissepsia deve envolver uma área ampla e não apenas o local da punção.

A punção deve ser realizada com uma agulha de calibre adequado, para não ocorrer obstrução por coágulos de fibrina e sangue ou por secreção purulenta. Existem cateteres especiais para a punção pleural, mas cateteres de politetrafluoretileno (PTFE), habitualmente usados em punção venosa, podem ser usados e são muito úteis para diminuir a chance de lesão do pulmão com a ponta afiada da agulha, embora possam dobrar, produzindo uma obstrução ao fluxo do líquido. Para minimizar esse problema, pode-se realizar uma ou duas perfurações laterais no cateter de PTFE com uma lâmina de bisturi, para melhorar a vazão e evitar a obstrução.

No paciente em posição sentada, a abordagem é dorsal, utilizando-se a extremidade inferior da escápula como ponto de reparo anatômico superior introduzindo-se a agulha cerca de 2 centímetros abaixo dela, o que, na maior parte dos indivíduos, equivale ao 7º ou 8º espaço intercostal. Na região dorsal, o músculo diafragma se insere mais inferiormente que na região anterior e lateral, criando um recesso mais baixo para onde o líquido costuma escoar e se acumular no paciente sentado.

Como em muitas outras situações, e apesar da simplicidade de sua execução, esse procedimento não é isento de riscos e complicações; portanto, devem ser observados todos os preceitos técnicos.

Inspeção, ausculta, percussão e palpação pouco antes do procedimento confirmarão ou afastarão a presença da alteração pleural e também definirão o lado acometido.

Embora a obrigatoriedade do exame físico pareça corriqueira e evidente, algumas complicações nesse procedimento podem ter seu início na inobservância desse preceito e na avaliação inadequada dos exames de imagem. Diversas alterações podem ocorrer: troca de nomes na identificação dos exames radiográficos (o exame não é daquele paciente), exames antigos que já não representam o quadro atual do paciente, troca do lado a ser abordado (erro na "plaqueta" de identificação do lado na radiografia), diagnóstico radiográfico incorreto (p. ex., lesões sólidas no parênquima, atelectasias lobares, entre outras).

Para diminuir a chance de ocorrer um acidente hemorrágico, um detalhe técnico muito importante é a realização da punção sempre na borda superior da costela, para evitar o feixe vasculonervoso.

A introdução exageradamente profunda da agulha pode levar à perfuração do parênquima e produzir pneumotórax e/ou hemotórax. Nos indivíduos obesos, em gestantes ou na presença de ascite em que ocorre elevação do músculo diafragma, punção abaixo dos limites preconizados ou quando a agulha é muito introduzida ou direcionada para baixo, pode haver punção inadvertida da cavidade abdominal e perfuração de vísceras sólidas (baço, fígado com hemoperitônio) ou de vísceras ocas. Por isso, recomenda-se que a introdução da agulha pare assim que se obtenha o líquido e se mantenha na cavidade pleural somente a extremidade ou o material plástico/PTFE do cateter utilizado.

A realização de uma boa anestesia local é muito importante, pois a dor é muito desconfortável, além de poder prejudicar a realização do procedimento. Não são necessárias concentrações de lidocaína maiores que 1%.

A anestesia local não deve ficar limitada à pele e ao tecido subcutâneo, pois alguns pacientes podem apresentar um quadro semelhante a uma síncope vasovagal, com sudorese fria, taquicardia e hipotensão arterial, associada à sensibilidade pleural. Quando isso ocorre, o procedimento deve ser interrompido, a agulha retirada da cavidade, o paciente colocado em posição supina e os membros inferiores elevados para melhorar o retorno venoso. Pode ser necessária a infusão endovenosa de soluções salinas.

O esvaziamento muito rápido do líquido acumulado está relacionado a outra complicação: o edema pulmonar. Esse evento é conhecido como "edema de reexpansão" ou edema *ex vacuum* e pode ocorrer em minutos ou até várias horas após o esvaziamento, trazendo grande prejuízo ao paciente. O doente apresentará tosse com expectoração rósea espumosa e dispneia de gravidade variada, podendo até mesmo ser fatal. Uma das formas de evitar essa complicação é deixar o líquido fluir lentamente pela ação da gravidade, gotejando em um frasco estéril apropriado. Também se pode controlar adequadamente o esvaziamento fazendo uso de uma torneira de três vias conectada a um equipo de soro e, com uma seringa de injeção, coletar o líquido da cavidade pleural e seguidamente empurrá-lo na direção do frasco.

O pneumotórax pode ocorrer após a punção pleural como consequência de uma lesão ao tecido pulmonar produzida pela extremidade afiada da agulha de punção, ou, de uma forma menos grave, mas também importante, como decorrente da entrada inadvertida de ar do meio externo para a cavidade pleural. Uma vez que a agulha ou a extremidade plástica do cateter esteja na cavidade pleural, deve-se ocluir o orifício externo com o dedo até conectar o sistema para evitar a entrada de ar.

A punção de derrames livres costuma ser de fácil execução, porém os derrames encistados ou septados podem apresentar um grau maior de dificuldade, principalmente quanto à identificação do local acometido. Por vezes, são necessárias punções em diversos locais até que se encontre a loja. Ora, isso é extremamente desconfortável e desagradável para o paciente, além de também ser mais um fator de complicação! Recomenda-se que, nessas situações, esse procedimento seja feito valendo-se do recurso da ultrassonografia para localizar a loja e marcar o local da punção prévia ou concomitantemente ao procedimento. A ultrassonografia cada vez mais vem compor o arsenal de recursos e habilidades do médico geral.

Mesmo que o objetivo dessa punção seja terapêutico, recomenda-se que o material obtido com a punção seja enviado o mais rapidamente possível para a devida avaliação laboratorial.

A punção pleural é considerada o primeiro procedimento na abordagem das doenças pleurais e é pré-requisito para a realização da drenagem pleural com dreno tubular. Porém, pode ser o único procedimento a ser realizado, uma vez que nem todos os tipos de derrame pleural necessitam de sistemas de drenagem de maior permanência.

## DRENAGEM PLEURAL

A drenagem do espaço pleural tem descrições antigas. Escritos de Hipócrates, no século V a.C., já demonstravam a realização de drenagens abertas da pleura em casos de empiema. A simples abertura do espaço pleural sempre foi um grande problema para a manutenção de uma boa ventilação, pois a exposição do pulmão à pressão atmosférica faz com que as forças de retração elástica do tecido pulmonar produzam um colapso do parênquima.

Em 1875, Playfair reportou o que a história médica traz como sendo o relato dos primeiros fundamentos do nosso sistema atual de drenagem pleural. Resolveu o problema do pneumotórax aberto no tratamento do empiema por uma drenagem constante em sistema subaquático. Esse sistema sifonado nada mais é que uma válvula unidirecional que evita a entrada de ar para a cavidade pleural.

A drenagem pleural é definida como a introdução cirúrgica de um tubo estéril (dreno) de material o mais inerte possível, conectado a um sistema fechado e valvulado no espaço pleural, fazendo com que os líquidos e o ar possam apenas sair da cavidade e nunca entrar. Dessa forma, há um respeito à fisiologia normal do espaço pleural, uma vez que esse método promove a expansão do parênquima pulmonar de maneira eficaz e permanente, ao lado da possibilidade de contínua eliminação de líquido ou ar.

As indicações para drenagem pleural são bem definidas. A presença de sangue, pus, linfa ou ar são as indicações clássicas.

A presença de sangue na cavidade pleural (hemotórax) pode estar associada a uma lesão de maior gravidade. Entretanto, lesões de vasos sanguíneos de pequeno calibre, como artérias intercostais, torácicas internas (mamárias internas), veias intercostais ou mesmo lacerações do parênquima pulmonar também podem resultar em volumosos hemotóraces. Por outro lado, também se podem presenciar lesões graves parcialmente tamponadas em grandes vasos e até mesmo no coração, inicialmente associadas a pequenos sangramentos.

Nos traumas (contusos ou penetrantes), o sangue está frequentemente associado ao acúmulo de ar por lesão concomitante do parênquima pulmonar ou pela solução de continuidade da parede torácica.

Dependendo do volume de sangue perdido no espaço pleural, haverá um grau maior ou menor de alteração hemodinâmica e ventilatória. A drenagem quantificará o sangue perdido agudamente ou acumulado durante o tempo entre o trauma e a drenagem e permitirá uma avaliação constante por meio da medida do débito nas horas subsequentes.

## TIPOS DE DRENO E LOCAL DE DRENAGEM

Atualmente, dois tipos básicos de dreno podem ser utilizados para drenagem pleural: os tubulares com perfurações laterais e os drenos de Wayne, popularmente chamados de *pigtail*, pelo seu formato de rabo de porco na parte distal. Ambos são multiperfurados, de materiais emborrachados, plásticos ou siliconados, acompanhados ou não por uma camada de PTFE.

O dreno com maior utilização em drenagem pleural é o tubular, o qual será indicado em todas as drenagens de líquidos e nos pós-operatórios de cirurgia torácica, sendo também o dreno indicado nos casos de pneumotórax traumático, inclusive por barotrauma, visto que os traumas predispõem ao aparecimento de hemotórax subsequente. O calibre do dreno variará de acordo com o tamanho do paciente, podendo-se usar desde drenos tubulares calibrosos (meia polegada) até extremamente finos, como n. 8, em recém-nascidos.

Sempre que se colocam drenos tubulares, deve-se utilizar uma localização inferior, sendo o local mais indicado o 4º ou 5º espaço intercostal na linha axilar de média para posterior, sempre na borda superior da costela. Nos casos de coleções pleurais septadas, introduz-se o dreno no local em que estiver a loja, na borda superior do espaço intercostal. Nesses casos, pode-se utilizar a ultrassonografia para orientação.

Os drenos do tipo *pigtail* com calibre menor têm sido difundidos principalmente para o tratamento do pneumotórax, mas também podem ser utilizados para a drenagem de líquidos não muito espessos, como quilotórax ou derrames neoplásicos. Trata-se de drenos tubulares com perfurações laterais, porém com o segmento distal enrolado como um "rabo de porco" e com a ponta mais afilada que o restante do tubo. A técnica de inserção desses drenos é bem diferente, uma vez que se utiliza um "guia" metálico no interior do tubo para deixar o conjunto mais rígido, propiciando a introdução na cavidade por uma punção. O dreno é parcialmente tracionado e o segmento distal "enrolado" do dreno fica em contato com a pleura parietal. Esse procedimento tende a ser menos doloroso que a drenagem convencional.

Em geral, os drenos tipo *pigtail* são fabricados para serem acoplados a um sistema de drenagem com uma válvula unidirecional "seca", ou seja, sem o selo d'água (válvula de Heimlich). Essa válvula é composta de um conjunto de duas ou três lâminas de borracha montadas em uma câmara de plástico. Essas lâminas se fecham na inspiração, evitando a entrada de ar para o interior do sistema, e se abrem na expiração, proporcionando a drenagem do conteúdo pleural para uma bolsa graduada na extremidade final do sistema. De outra maneira, nada impede que esse tipo de dreno possa ser acoplado ao sistema clássico de drenagem em selo d'água. Apesar de práticos e mais modernos, esses drenos têm um custo elevado, o que inviabiliza seu uso na maioria dos serviços públicos.

Outros tipos de dreno, como o dreno de Blake, eventualmente são usados na cavidade pleural, mas não são recomendados em emergências ou urgências, devendo ser reservados para situações eletivas bem específicas e de uso por especialistas.

## SISTEMA DE DRENAGEM

Pelo fato de o tórax ser submetido a variações de pressão durante a mecânica respiratória, os drenos não podem, após a introdução na cavidade pleural, ser mantidos simplesmente abertos para o meio externo, pois, com os movimentos respiratórios (inspiração e expiração), o ar entraria e sairia pelo dreno, ocasionando um pneumotórax aberto, com consequente balanço do mediastino. Assim sendo, somente se pode utilizar a drenagem aberta do tórax quando existirem pequenas lojas pleurais com o restante das pleuras já aderidas ou em casos de encarceramento pulmonar. Nos demais casos, é obrigatório o uso de um sistema que, ao ser conectado com o tubo de drenagem, resulte em uma válvula unidirecional. Por isso, na grande maioria das drenagens pleurais, conecta-se o dreno a um sistema de drenagem sob selo d'água (definindo, assim, a drenagem pleural fechada).

O sistema básico de drenagem consiste em um tubo plástico que deverá ser mergulhado em um frasco com selo d'água por cerca de 2 a 3 centímetros e não mais do que isso, para evitar que esse selo se torne uma resistência à saída dos líquidos da cavidade pleural. Atravessando a tampa desse frasco, haverá um respiro para o meio externo, que não será conectado com a água. Esse sistema será ligado ao tubo de drenagem por meio de uma conexão, a qual deverá ser hermética e jamais obstruir o sistema de drenagem. Assim, o selo d'água definirá uma válvula unidirecional, onde o ar tenha condições de sair para o meio externo borbulhando no frasco com água, mas não tenha como entrar no tórax.

Com esse sistema simples, consegue-se resolver a maior parte das indicações de drenagem pleural. Em situações especiais, como hemotórax, pus espesso ou fístula broncopleural, situações que impedem a completa expansão pulmonar, pode-se utilizar um sistema com dois frascos para aspiração contínua. O segundo frasco deve apresentar três aberturas para conexões: uma será ligada ao aspirador contínuo, outra será conectada ao respiro do primeiro frasco de drenagem, e a terceira, que se encontra mergulhada na água, será mantida aberta para o meio externo. Esse segundo frasco serve para graduar o nível de aspiração, a qual será dependente não da força do aspirador, mas de quanto o respiro se encontra mergulhado na água. Assim, quanto mais mergulhado, maior será a força de aspiração, desde que por esse respiro se mantenha constantemente a entrada de ar. Assim, o nível de aspiração para crianças deve ser entre 8 e 12 centímetros, mergulhado na água, e nos adultos deve ser entre 15 e 20 centímetros.

Quando se faz o uso da aspiração contínua em casos de fístula aérea do parênquima pulmonar, deve-se ponderar entre as vantagens da manutenção de uma pressão negativa constante e o inconveniente de maior roubo de ar pela fístula com sua possível manutenção aberta.

## TÉCNICA OPERATÓRIA

Nos casos de pneumotórax espontâneo, a drenagem pode ser feita na linha hemiclavicular ao nível do segundo espaço intercostal, podendo o paciente permanecer em decúbito dorsal.

Nos casos de líquido na cavidade pleural ou pneumotórax traumático, faz-se a drenagem por incisão ao nível da linha axilar média, no 4º ou 5º espaço intercostal, com o paciente em decúbito semissentado. A realização da drenagem nos espaços mais inferiores (abaixo do 7º ou 8º), além do risco de lesão de diafragma e vísceras abdominais, tem também o inconveniente de obstruir mais facilmente pelo contato com o seio costofrênico.

Após a paramentação cirúrgica do profissional, inicia-se o procedimento:

- Rigorosa antissepsia com solução de clorexidina alcoólica, em toda a extensão do hemitórax.
- Colocação de campos esterilizados sobre o paciente de modo a não cobrir a visão, a boca e as narinas.
- Escolher o local da drenagem, palpando-se o espaço intercostal previamente escolhido.
- Anestesia local com solução de lidocaína a 1% infiltrando-se o espaço intercostal previamente escolhido para a drenagem com os mesmos cuidados já descritos para a punção pleural.
- Aguardam-se alguns segundos para a ação do anestésico local.
- Faz-se a penetração pleural com a agulha, junto à borda superior da costela direcionando-a superiormente, visando minimizar o risco de lesão dos vasos intercostais, do parênquima pulmonar ou da cúpula diafragmática.
- Obrigatoriamente deve ser feita a punção antes da drenagem, e, caso não venha ar ou líquido, a drenagem não deve ser realizada nesse local.
- O líquido aspirado será colocado em tubo esterilizado e mandado para exame.
- Incisão na pele de 1,0 a 1,5 cm, divulsão dos planos subcutâneos e muscular com pinça hemostática curva com penetração na cavidade pleural, rente à margem superior da costela, com pinça direcionada superiormente. No momento de introdução da pinça na cavidade pleural, o dedo indicador deve estar próximo à extremidade da pinça hemostática ("breque de dedo"), evitando-se, assim, lesões de parênquima por uma entrada súbita e violenta.
- Após a introdução da pinça, ela será aberta para produzir espaço adequado. Nos casos de dúvida, poder-se-á explorar digitalmente a cavidade com a introdução do dedo indicador.
- Em seguida, o dreno será introduzido estando adaptado e esticado em outra pinça hemostática curva (em recém-nascidos ou em crianças pequenas, o dreno pode ser introduzido, após a abertura do espaço, sem o auxílio da pinça hemostática).
- Adaptação da peça conectora intermediária entre o dreno e o tubo que está conectado ao frasco com o selo d'água. O nível líquido do frasco será marcado com uma fita adesiva, para possibilitar o controle do débito da drenagem.
- Fixação do dreno à pele do paciente com fio calibroso.
- Curativo em torno do dreno.
- Prescrição de analgésicos, os quais são normalmente necessários logo após cessar o efeito do anestésico local.

- Controle radiográfico do tórax, que deverá ser realizado logo após a drenagem.

## EVOLUÇÃO PÓS-OPERATÓRIA

Após a drenagem pleural nos casos de pneumotórax, ao conectar-se o dreno com o sistema de selo d'água, haverá um borbulhamento do ar no líquido do frasco de drenagem, representando a saída do ar que estava na cavidade pleural. Após essa saída inicial do ar, poderá haver expansão total do pulmão e parada de saída de ar, ou poderá haver borbulhamento pelo dreno a cada vez que o paciente tiver movimentos respiratórios. Nessa situação, define-se a presença de uma fístula aérea entre o parênquima pulmonar e a cavidade pleural.

É primordial para o médico a identificação da presença da fístula aérea do parênquima pulmonar, visto que, nessa situação, deve-se tomar cuidado especial com o sistema de drenagem. De um modo geral, deve-se evitar o pinçamento do dreno pleural. Porém, na presença de fístula aérea, o pinçamento é proibitivo, pois, caso isso ocorra, desenvolver-se-á novamente um pneumotórax, colocando o paciente em risco de vida, além de dificultar o fechamento da fístula (que também ocorre por aderência entre as pleuras).

Assim, na presença de fístula aérea, o dreno só deve ser fechado para a troca do frasco, e por um período mínimo, já estando com o novo frasco pronto, e pedindo-se, no momento do rápido fechamento, para o paciente parar de respirar. Quando em ventilação mecânica, o ventilador deve ser desligado durante esse pequeno período de troca.

## CUIDADOS COM O SISTEMA DE DRENAGEM

- Não fixar ao leito o tubo que conecta o dreno ao frasco de drenagem, pelo risco de saída com a mobilização do paciente. Manter esse tubo suficientemente longo pela mesma razão, mas não o deixando excessivamente longo, pois dificulta a drenagem de líquido.
- Trocar diariamente o frasco, medindo-se o seu débito e observando o aspecto do líquido.
- Verificar se a coluna líquida permanece oscilando e se o débito persiste.
- Verificar se a fixação está firme, se o fio está solto ou se a pele onde se prende está "esgarçada".
- Verificar diariamente as conexões, assim como se a tampa do frasco está fechada e se não há obstrução no orifício de respiro do frasco.
- Manter o frasco de drenagem em nível inferior ao tórax do paciente.

## RETIRADA DO DRENO

Nos casos de drenagem por líquido, o dreno será retirado quando o débito cessar (frasco limpo ou com mínimo débito em 24 horas), sempre observando a concomitante melhora do quadro clínico e da ausculta pulmonar, comprovada radiograficamente. Se não houver correspondência entre o quadro clínico/radiológico e o débito pelo dreno, ele poderá estar obstruído, devendo ser trocado.

Nos casos de pneumotórax, o dreno só será retirado quando a fístula aérea do parênquima pulmonar estiver fechada, isto é, não houver borbulhamento pelo sistema no líquido, mesmo forçando-se tosse, fala ou choro, com a correspondência de expansão pulmonar.

É importante lembrar que a oscilação do dreno significa apenas que ele se encontra pérvio e introduzido na cavidade pleural (transmitindo a variação de pressões), não tendo relação com a indicação de retirada do dreno. Como existe grande dúvida sobre esse assunto, é necessário deixar claro que a oscilação do dreno não contraindica sua retirada se os demais princípios já descritos indicarem esse procedimento.

## TÉCNICA DE RETIRADA DO DRENO

- Manter, ao lado do leito: adesivo de curativo, gazes, material cortante (tesoura, ou lâmina de bisturi) e antisséptico.
- Retira-se o curativo.
- Realiza-se a antissepsia ao redor do dreno.
- Secciona-se o fio de fixação na pele.
- Pede-se para o paciente respirar profundamente e segurar o ar inspirado.
- Traciona-se o dreno com um único golpe para evitar a entrada de ar pelos vários orifícios.
- Oclui-se rapidamente o orifício da pele com curativo oclusivo com gazes, realizando uma vedação perfeita sobre a pele.
- O curativo só deve ser trocado após 48 a 72 horas, para evitar a entrada de ar.

## REFERÊNCIAS

Altmann ES, Crossingham I, Wilson S, Davies HR. Intra-pleural fibrinolytic therapy versus placebo, or a different fibrinolytic agent, in the treatment of adult parapneumonic effusions and empyema. Cochrane Database Syst Rev. 2019;2019(10):CD002312.

Andrade JCC, Gallucci C. Pneumotórax, hemotórax e quilotórax. In: Gallucci C. Traumatismos torácicos. São Paulo: Panamed; 1982.

Baxter BT, Moore EE, Moore JB, Cleveland HC, McCroskey BL, Moore FA. Emergency department thoracotomy following injury: critical determinants for patient salvage. World J Surg. 1988;12:671.

Calhoon JH, Grover FL, Trinkle JK. Chest trauma approach and management. Clin Chest Med. 1992;13:55.

Couraud LL, Velly JF, N'diaye M. Principles and technique of chest drainage and cuction. In: Deslauries J, Lacquet LK. International trends in general thoracic surgery: thoracic surgery: surgical management of pleural diseases. St. Louis: Mosby; 1990.

Demetriades D, Rabiniwitz B, Sofianos C. Emergency room thoracotomy for stab wounds to the chest and neck. J Trauma. 1987;27:483.

Dipper A, Jones HE, Bhatnagar R, Preston NJ, Maskell N, Clive AO. Interventions for the management of malignant pleural effusions: a network meta-analysis. Cochrane Database Syst Rev. 2020;4(4):CD010529.

Feliciano DV, Bitondo CG, Cruse PA, Mattox KL, Burch JM, Beall AC, et al. Liberal use of emergency center thoracotomy. Am J Surg. 1986;152:654.

Ivatury RR, Kazigo J, Rohman M, Gaudino J, Simon R, Stahl WM. "Directed" emergency room thoracotomy: a prognostic prerequisite for survival. J Trauma. 1991;31:1076.

Lodi R, Stefani A. A new portable chest drainage device. Ann Thorac Surg. 2000;69:998-1001.

Mattox KL, Beall AC, Jordan GL, Debakey ME. Cardiorrhaphy in the emergency center. J Thorac Cardiovasc Surg. 1974;68:886.

Mattox KL, Pickard LR, Allen MK. Emergency thoracotomy for injury. Injury. 1986;17:327.

Miotto A, Honda PAA, Dias DCA, Rivaben JH, Botter M, Binotto BF, et al. Early discharge for patients with benign pleural effusions using a Wayne catheter (pigtail) chest drain - analysis of safety, complications, and quality of life. Rev Col Bras Cir. 2022;49:e20213139.

Mishra AK, Verma SK, Kant S, Kushwaha RA, Garg R, Kumar S, et al. A study to compare the diagnostic efficacy of closed pleural biopsy with that of the thoracoscopic guided pleural biopsy in patients of pleural effusion. South Asian J Cancer. 2016;5(1):27-8.

Monaghan SF, Swan KG. Tube thoracostomy: the strggle to the "standard of care". Ann Thorac Surg. 2008;86:2019-22.

Munnell ER. Chest drainage in the traumatized patient. In: Webb WR, Besson A. International trends in general thoracic surgery: surgical management of chest injuries. St. Louis: Mosby; 1991.

Munnell ER. Thoracic drainage. Ann Thorac Surg. 1997;63:1497-502.

Ponn RB, Silverman HJ, Federico JA. Outpatient chest tube management. Ann Thorac Surg. 1997;64:1437-40.

Quinn T, Alam N, Aminazad A, Marshall MB, Choong CK. Decision making and algorithm for the management of pleural effusions. Thorac Surg Clin. 2013;23(1):11-6.

Succi JE, Buffolo E. Traumatismos do coração e grandes vasos da base. In: Gallucci C. Traumatismos torácicos. São Paulo: Panamed; 1982.

# 39

# Vias de acesso torácica em situações eletivas

*André Miotto*
*João Aléssio Juliano Perfeito*

## INTRODUÇÃO

O gradil costal, a forte musculatura associada e outros elementos formam a parede torácica. Neste capítulo, serão discutidas as principais formas de acessar pulmão e mediastino, quando em situações eletivas.

## VIDEOTORACOSCOPIA

A toracoscopia foi inicialmente realizada por Jacobaeus, em 1910, como um procedimento diagnóstico. Durante muitos anos, esse procedimento minimamente invasivo foi realizado somente para essa finalidade, no máximo para lise de aderências. Somente nos anos 1990, com a evolução da tecnologia, o conceito da toracoscopia foi aliado ao aparelho de vídeo, criando assim uma nova via de acesso para as cirurgias torácicas: a cirurgia torácica videoassistida (CTVA). Ela permite que, com pequenos orifícios, se observe a cavidade pleural, realizando desde os procedimentos mais simples, como biópsias pleurais, até ressecções e reconstruções mais complexas.

A CTVA incorporou-se à cirurgia torácica tradicional aberta e se tornou o método de escolha da maioria dos procedimentos torácicos nos dias de hoje. A magnificação da imagem e a melhor qualidade dos instrumentos, associadas ao maior treinamento em videocirurgia, possibilitaram aos cirurgiões optar mais por essa via de acesso. A videotoracoscopia tem uma visualização mais simples, para sua indicação mais clássica: a biópsia de pleura por derrames pleurais não esclarecidos. Nesses casos, pode ser chamada de videopleuroscopia ou toracoscopia médica. A vantagem desse procedimento é a possibilidade de realização com anestesia local e sedação, não sendo necessária obrigatoriamente a anestesia geral.

A CTVA pode ser utilizada para o tratamento de derrames pleurais, constituindo-se em importante via de acesso para a utilização dos métodos para aderência pleural (pleurodese) nos tumores com derrame de repetição. A descorticação pulmonar por videocirurgia mostra-se factível e com excelentes resultados. Também é indicada em casos de derrames infectados (empiema pleural), principalmente na fase II, quando há deposição de fibrina e aderências. Nessa fase, a liberação das aderências com limpeza da cavidade e aspiração do líquido purulento é a melhor e menos agressiva forma de tratamento.

A videotoracoscopia pode ser realizada de diferentes formas nos tempos atuais, por meio de um, dois, três ou mais portais. A escolha do número de portais e da técnica cabe a cada cirurgião, pois não há na literatura dados que comprovem que cirurgias com maior ou menor número de portais têm diferenças significativas.

## Técnica operatória

A técnica utilizada na CTVA é minimamente invasiva e não é a mesma da cirurgia aberta, pois requer uma curva de aprendizado específica a ser desenvolvida. Hoje, muitos centros de ensino dedicam-se a esse aperfeiçoamento, e as residências em cirurgia torácica já têm a técnica como item obrigatório.

O fundamento é realizar o acesso só por pequenas incisões. Classicamente, são realizadas três. Uma incisão de trabalho, ou minitoracotomia, de 3 a 8 centímetros, pode ser realizada no 4º ou 5º espaço intercostal, na linha axilar média para anterior, quando necessário, e tem como objetivo entrar no espaço e facilitar o procedimento e a saída da peça operatória ou do tumor. Para um segundo orifício de trabalho, habitualmente se entra com incisão de 1,5 cm entre o músculo peitoral maior e o latíssimo do dorso, separando os ventres do músculo serrátil para acessar o gradil costal. Uma vez no gradil costal, realiza-se a abertura cuidadosa da pleura (para evitar lacerações de parênquima) e adentra-se a cavidade. Pode-se usar um afastador de partes moles plástico para facilitar o acesso, deixar a cirurgia mais rápida e evitar sujar os instrumentos ao entrar. A outra incisão é mais baixa, na linha axilar média, no nível do 8º espaço intercostal. Nessa incisão, de 1,5 cm, a ótica entrará para apresentação, e se costuma colocar o dreno pleural por ela ao final do procedimento. É realizada ainda uma terceira incisão mais posterior, também de 1,5 cm, usada para retração e passagem do grampeador.

Com essa disposição, é possível realizar uma enorme gama de procedimentos, em que se destacam as ressecções pulmonares, como lobectomias e segmentectomias. É importante frisar que, na modalidade CTVA, os endogrampeadores são muito úteis e necessários, por serem a mais rápida e mais padronizada forma de sutura na cirurgia minimamente invasiva. A realização da sutura manual na videotoracoscopia é possível, mas leva muito mais tempo e está mais sujeita a complicações. Destaca-se ainda o uso de dispositivos de energia harmônica (com vibração ultrassônica) e bipolar avançada, para hemostasia nessa modalidade.

Existem variações nessa disposição da CTVA, em que se podem mudar os portais de lugar a depender da doença tratada, além de reduzir o número de portais. Na cirurgia biportal, a incisão de retração é excluída; na uniportal, somente a incisão de trabalho é realizada. Quando indicada uma cirurgia para o mediastino anterior, podem-se mudar as entradas de lugar, deixando uma disposição ao redor do peitoral, além do uso da insuflação do gás carbônico, que melhora o afastamento das estruturas e facilita a disseção. O $CO_2$ acaba não sendo utilizado na maioria dos procedimentos por CTVA e, para uma cirurgia mais adequada, é necessário realizar intubação seletiva antes de iniciar. O instrumental utilizado na CTVA não é o mesmo da cirurgia aberta (apesar de poder ser usado), nem da laparoscopia; utiliza-se um material biarticulado mais longo e exclusivo da cirurgia torácica.

## CIRURGIA ROBÓTICA

Usou-se um robô pela primeira vez em 1985 para uma neurocirurgia, seguida por procedimentos urológicos em 1988, o que levou ao seu uso avançado em ginecologia. No entanto, foi apenas na virada do século que a cirurgia torácica adotou o robô em sua prática, em parte por sua lenta migração para a abordagem minimamente invasiva na década de 1990. Em 2002, o primeiro relato de robótica em cirurgia torácica foi a realização de três lobectomias inferiores, além da enucleação de tumores benignos, utilizando o sistema Intuitive Microsurgical (robô Da Vinci, Sunnyvale, Califórnia).

A modalidade de acesso torácico mais moderna é a cirurgia robótica, assim chamada porque os braços que trabalham no paciente são de uma máquina, e não do cirurgião. Basicamente, os robôs cirúrgicos são dispositivos com braços mecânicos multiarticulados que permitem que o cirurgião faça a cirurgia de fora do campo cirúrgico, em uma estação controladora.

As principais vantagens no uso dessa plataforma são: melhor acesso a regiões mais difíceis, pois suas pinças articulam até 270° e possuem longo alcance; maior estabilidade e precisão (há até um filtro para tremores); menor dor no pós-operatório; uma visualização em alta resolução e simulação em três dimensões. O uso do gás intrapleural é recomendado em todos os procedimentos.

A plataforma robótica é instalada no paciente por meio de 3 ou 4 incisões torácicas baixas de cerca de 0,8 cm, no 8º espaço intercostal, além de uma incisão acessória de 15 mm no 10º espaço intercostal. Os trocartes são específicos e possuem a demarcação de seu centro remoto, o que possivelmente acaba gerando menos dor no pós-operatório.

Apesar de se tratar de uma experiência tecnológica interessante e os trabalhos mostrarem que há uma leve diferença quanto à linfadenectomia mediastinal para os casos oncológicos, a plataforma robótica não está disponível para todos, pelos seus custos muito elevados. Apesar disso, é um campo de grande e rápida evolução, cujos próximos avanços devem estar relacionados a uma precisão ainda maior, segurança e melhor experiência para o paciente e para o cirurgião.

## CIRURGIAS ABERTAS (CONVENCIONAIS)

Como já citado, a CTVA ocupou um grande espaço nas indicações operatórias, mas ainda há lugar para as cirurgias convencionais, em que o intercosto é afastado com instrumental denominado Finochietto. Além das indicações clássicas, quando as técnicas minimamente invasivas não têm lugar, como nos grandes tumores ou doenças que requerem abordagens maiores, uma indicação frequente é quando não se dispõe do material para a realização do procedimento por meio das técnicas de vídeo. Ainda assim, situações como a emergência, a necessidade de palpação para a localização de micrometástases não visíveis, as aderências pleurais muito firmes e procedimentos muito complexos, como transplantes, são indicações precisas para a cirurgia convencional. É fundamental destacar que a via de acesso é uma opção do cirurgião! Somente aquele que está cuidando do paciente pode escolher a melhor opção para cada caso com base em todos os fatores que o cerca. Deve-se lembrar também que todo cirurgião torácico deve estar preparado para procedimentos abertos, pois, mesmo quando inicialmente optou por técnicas minimamente invasivas, intercorrências acontecem.

Serão destacadas aqui as principais vias de acesso e suas indicações mais frequentes:

- **Toracotomia lateral:** também chamada de lateral poupadora, esta via de acesso é a mais comumente usada para abordagens pulmonares eletivas. É realizada entre os músculos peitoral maior e latíssimo do dorso, liberando, mas não abrindo, este último. Os resultados de dor e recuperação podem ser comparados aos das técnicas minimamente invasivas, e pode ser ou não associada a técnicas de preservação de nervos intercostais e outras técnicas para melhora da dor pós-operatória.

- **Toracotomia posterolateral clássica:** assemelha-se à lateral, mas é ampliada anterior e posteriormente, criando uma figura de "S itálico". Esta via de acesso promove um amplo afastamento das costelas, podendo se estender ao redor de toda a escápula até a artéria torácica interna, anterior. O músculo latíssimo do dorso é seccionado e o intercosto é todo aberto. Atualmente é utilizada nas ressecções de grandes tumores, principalmente com invasão de parede torácica.
- **Toracotomia anterior:** realizada sob o peitoral maior, é a incisão de escolha para biópsias pulmonares pouco invasivas ou toracotomias de emergência, quando não há tempo para mudar de posição.
- **Toracotomia posterior:** a abordagem posterior é realizada com o paciente em decúbito ventral (posição de Overholt), com incisão no trígono da ausculta. É muito indicada em pacientes com síndromes supurativas pulmonares e malformações esofágicas.
- **Esternotomia mediana vertical:** incisão de uso corrente para cirurgias cardíacas, mas com muitas indicações em cirurgia torácica, como timectomias e ressecções de grandes tumores de mediastino e como opção na ressecção de metástases bilaterais.
- **Incisões combinadas:** é possível combinar duas vias de acesso para um acesso ainda maior, como as incisões combinando toracotomia e esternotomia com uma incisão supraclavicular, para abordagem de tumor do estreito torácico superior.
- **Bitoracotomia com esternotomia mediana horizontal:** incisão comum em transplantes pulmonares e usada ocasionalmente para a ressecção de tumores de mediastino anterior. É uma via que sempre deve compor o arsenal de recursos do cirurgião de trauma, que pode iniciar um procedimento por uma via anterolateral, mas necessitar ampliar, seccionando o esterno transversalmente e abrindo anterolateralmente o outro lado, proporcionando uma grande exposição do mediastino e de ambas as cavidades pleurais.

É importante lembrar que se pode entrar no tórax de maneiras não habituais, associadas ou não a outras vias, como pela cervicotomia, principalmente em casos de bócio mergulhante, ou mesmo por laparotomias em situações excepcionais e de emergência.

## REFERÊNCIAS

Baxter BT, Moore EE, Moore JB, Cleveland HC, McCroskey BL, Moore FA. Emergency department thoracotomy following injury: critical determinants for patient salvage. World J Surg. 1988;12:671.

Calhoon JH, Grover FL, Trinkle JK. Chest trauma approach and management. Clin Chest Med. 1992;13:55.

Demetriades D, Rabiniwitz B, Sofianos C. Emergency room thoracotomy for stab wounds to the chest and neck. J Trauma. 1987;27:483.
Feliciano DV, Bitondo CG, Cruse PA, Mattox KL, Burch JM, Beall AC, et al. Liberal use of emergency center thoracotomy. Am J Surg. 1986;152:654.
Ivatury RR, Kazigo J, Rohman M, Gaudino J, Simon R, Stahl WM. "Directed" emergency room thoracotomy: a prognostic prerequisite for survival. J Trauma. 1991;31:1076.
Khaitan PG, D'Amico TA. Milestones in thoracic surgery. J Thorac Cardiovasc Surg. 2018;155(6):2779-89.
Loddenkemper R. Thoracoscopy--state of the art. Eur Respir J. 1998;11(1):213-21.
Mattox KL, Beall AC, Jordan GL, Debakey ME. Cardiorrhaphy in the emergency center. J Thorac Cardiovasc Surg. 1974;68:886.
Succi JE, Buffolo E. Traumatismos do coração e grandes vasos da base. In: Gallucci C. Traumatismos torácicos. São Paulo: Panamed; 1982.
Veronesi G, Novellis P, Perroni G. Overview of the outcomes of robotic segmentectomy and lobectomy. J Thorac Dis. 2021;13(10):6155-62.
Wan YY, Zhai CC, Lin XS, Yao ZH, Liu QH, Zhu L, et al. Safety and complications of medical thoracoscopy in the management of pleural diseases. BMC Pulm Med. 2019;19(1):125.
Yamashita S, Yoshida Y, Iwasaki A. Robotic surgery for thoracic disease. Ann Thorac Cardiovasc Surg. 2016;22(1):1-5.

# 40

# Toracotomia de urgência e emergência

*André Miotto*
*João Aléssio Juliano Perfeito*

## INTRODUÇÃO

Há uma tendência atual da utilização de incisões pequenas ou mesmo procedimentos com a utilização de câmeras e vídeo, mas esses recursos, como demonstrado previamente, devem ser utilizados em doentes estáveis. Citam-se aqui as noções básicas das toracotomias realizadas em situações de urgência ou emergência.

De maneira formal, a toracotomia de urgência tem como principais indicações um sangramento maior que 1.500 mL logo após a drenagem do tórax ou a saída de 200 a 300 mL de sangue por hora e por mais de duas horas seguidas. Além do sangramento, pode ser necessária a toracotomia nos traumas com hemoptise volumosa, lesão do esôfago, traqueia e brônquios de grande calibre, com perda aérea intensa pelo dreno. O diagnóstico de hemotórax coagulado, caracterizado pela persistência de velamentos na radiografia de tórax mesmo após a drenagem pleural, também pode ser uma indicação para uma toracotomia de urgência. Apesar de muitas vezes serem situações graves, habitualmente na toracotomia de urgência há condições para o paciente ser levado ao Centro Cirúrgico.

A toracotomia ressuscitativa de emergência é um dos procedimentos que devem compor o arsenal de conhecimentos de todo socorrista, visto que, em casos de emergência, poucas vezes pode-se aguardar a chegada de um especialista. Suas principais indicações são as ligadas aos pacientes com hemorragias intensas, ao trauma de tórax ou à presença de tamponamento cardíaco. Frequentemente necessita ser realizada na Sala de Emergência do pronto-socorro.

Segundo relatos da literatura e de nossa experiência pessoal, as principais indicações de toracotomia na sala de emergência são as ligadas a ferimentos torácicos em que o paciente apresentou parada cardíaca no transporte ao hospital ou na Sala de Emergência.

A eficiência desse método é nula nos casos de pacientes clinicamente mortos já no local do trauma e, portanto, se comprovado esse fato, não deve ser realizado. Os melhores resultados do procedimento ocorrem em pacientes com ferimentos por arma branca, seguidos daqueles com projéteis de arma de fogo. As contusões torácicas apresentam os piores resultados.

Em situações eletivas, as vias de acesso mais utilizadas na cirurgia torácica geral são a posterolateral e suas variantes, em que o paciente é posicionado em decúbito lateral, ou a toracotomia mediana (esternotomia longitudinal), com o paciente em decúbito dorsal. No entanto, nas situações de emergência, a nosso ver, a via de acesso ideal é a toracotomia anterolateral no 4º ou 5º espaço intercostal, se possível, mantendo-se o paciente em uma posição discretamente oblíqua, com a ajuda de um pequeno coxim dorsal unilateral. Devem ser evitadas as intercostotomias muito altas (no 3º espaço), pois a abertura ficará prejudicada pela incisão na pele. Do mesmo modo, a abertura abaixo do 5º espaço também é prejudicial, uma vez que, a essa altura na região anterior, a primeira estrutura a ser vista é o músculo diafragma, e o acesso a lesões no hilo pulmonar ou à artéria subclávia ficará muito difícil.

Embora muitas vezes se trate de situação angustiante e que envolve a necessidade de decisões rápidas, não se pode esquecer que a realização correta da incisão facilitará por demais esse procedimento, principalmente no que diz respeito ao acesso às estruturas mais comumente atingidas no trauma torácico.

Essa via se inicia com uma incisão que circunda a região inframamária nas mulheres ou infrapeitoral nos homens. Para obter a correta demarcação, basta posicionar a mama ou o tecido peitoral para baixo e verificar a formação de uma prega cutânea por onde se realiza a incisão. Uma situação por nós observada é o equivocado prolongamento dorsal dessa incisão. Como as costelas apresentam um traçado ascendente oblíquo posteriormente, qualquer prolongamento dessa via só terá valor na melhora da exposição se for feito acompanhando o traçado das costelas, ou seja, em uma linha ascendente na direção da região axilar. Por esse motivo, alguns cirurgiões também chamam essa via de anteroaxilar. Muitas vezes, para melhorar a exposição, a incisão pode ser ampliada alguns poucos centímetros na região anterior, e uma ou duas cartilagens costais junto ao esterno podem ser cortadas sem grande prejuízo funcional, tomando-se cuidado com a artéria torácica interna junto à borda esternal.

Quando realizada da maneira correta, além da boa exposição das estruturas, essa via de acesso tem como principal vantagem a rapidez com que pode ser realizada, não havendo necessidade de grandes mudanças de decúbito do paciente, ou do uso de equipamento especial para a abertura (como serras ou lâminas para osso em uma opção por esternotomia longitudinal). Quando necessário, pode ser prolongada para o hemitórax contralateral, com a abertura transversa do esterno e do espaço costal contralateral, oferecendo uma adequada exposição de toda a cavidade torácica e pericárdica, muito útil nas lesões transfixantes do mediastino. Esse acesso é conhecido como toracotomia em *clamshell*.

No trauma grave, muitas vezes está indicada uma laparotomia para a correção de lesões abdominais associadas. Assim, esse decúbito para a toracotomia anterolateral pode facilitar a realização de forma simultânea, com duas equipes trabalhando em conjunto.

Embora a toracotomia anterolateral seja a via de acesso preconizada para o trauma em situações de emergência, é possível realizar outros acessos em situações especiais. Pode-se optar pela esternotomia mediana longitudinal em pacientes estáveis e com lesões de trajeto conhecido previamente, desde que se disponha de material e condições técnicas mínimas para realizá-la. A toracotomia posterolateral, com o doente em posição lateral, deve ser evitada na fase aguda e de emergência, mas pode ser utilizada nas vítimas de trauma mais tardiamente, para o tratamento de complicações principalmente pleurais.

Do ponto de vista técnico, após a abertura da cavidade pleural, um rápido inventário deve ser realizado e, a seguir, na suspeita de lesão cardíaca ou quando houver a necessidade de massagem cardíaca, o pericárdio deve ser aberto de forma longitudinal, na frente e paralelamente ao nervo frênico.

As lesões hemorrágicas graves devem ser abordadas rapidamente, de preferência sem a sutura imediata. A aorta deve ser pinçada proximal e distalmente à lesão. As lesões cardíacas devem ser tamponadas com o dedo, com pinças vasculares, ou com uma sonda tipo Foley introduzida pela lesão e insuflando-se o balão com líquido e tracionando contra a parede da câmara cardíaca. As lesões graves no hilo pulmonar devem ser abordadas com a utilização de uma pinça vascular (Satinsky) controlando todo o hilo pulmonar. Se essa pinça não estiver disponível, pode-se garrotear o hilo com uma fita cardíaca ou mesmo com os dedos da mão em forma de pinça. Em seguida, conforme o tipo de lesão e já sob controle, as estruturas devem ser suturadas ou ligadas e os instrumentos de hemostasia, sucessivamente retirados. As suturas devem sempre ser realizadas com fios delicados e agulhas atraumáticas.

Um procedimento que não deve ser esquecido nas situações de emergência com hipovolemia intensa é o pinçamento da aorta descendente, para garantir a perfusão das coronárias e dos vasos cerebrais.

Embora nem sempre os melhores recursos estejam presentes no atendimento inicial, é importante lembrar que os procedimentos de emergência, assim como a toracotomia ressuscitativa, devem ser realizados pelos profissionais mais experientes presentes no momento e com o máximo investimento possível para o restabelecimento do paciente.

O cirurgião socorrista deve ter claro em mente que a toracotomia de emergência não é necropsia na Sala de Emergência. Se não acreditar no procedimento e nas possibilidades de vida para o paciente, o procedimento não deve ser realizado, para não desmoralizar o método, nem desgastar a estrutura hospitalar.

## REFERÊNCIAS


Baxter BT, Moore EE, Moore JB, Cleveland HC, McCroskey BL, Moore FA. Emergency department thoracotomy following injury: critical determinants for patient salvage. World J Surg. 1988;12:671.

Calhoon JH, Grover FL, Trinkle JK. Chest trauma approach and management. Clin Chest Med. 1992;13:55.

Demetriades D, Rabiniwitz B, Sofianos C. Emergency room thoracotomy for stab wounds to the chest and neck. J Trauma. 1987;27:483.

Feliciano DV, Bitondo CG, Cruse PA, Mattox KL, Burch JM, Beall AC, et al. Liberal use of emergency center thoracotomy. Am J Surg. 1986;152:654.

Ivatury RR, Kazigo J, Rohman M, Gaudino J, Simon R, Stahl WM. "Directed" emergency room thoracotomy: a prognostic prerequisite for survival. J Trauma. 1991;31:1076.

Loddenkemper R. Thoracoscopy--state of the art. Eur Respir J. 1998;11(1):213-21.

Mattox KL, Beall AC, Jordan GL, Debakey ME. Cardiorrhaphy in the emergency center. J Thorac Cardiovasc Surg. 1974;68:886.

Succi JE, Buffolo E. Traumatismos do coração e grandes vasos da base. In: Gallucci C. Traumatismos torácicos. São Paulo: Panamed; 1982.

# 41

# Traqueostomia e cricotireoidostomia

*Djalma José Fagundes*
*João Aléssio Juliano Perfeito*
*André Miotto*

## CONCEITO DE TRAQUEOSTOMIA

O termo traqueostomia é derivado do grego *trakéos* (rugoso) e *stomia* (boca) e diz respeito ao ato operatório de realizar uma comunicação da traqueia com a pele da região cervical anterior. O termo traqueotomia é referido como sinônimo, porém a rigor o termo refere-se à secção (incisão) da traqueia. O termo traqueostomia é, pois, o mais adequado.

## INDICAÇÕES DE TRAQUEOSTOMIA

A traqueostomia está indicada basicamente em três situações genéricas (Quadro 1):

- Obstrução aguda das vias aéreas superiores (doenças da cavidade nasal, orofaringe e laringe), levando à dispneia.
- Insuficiência respiratória de origem mecânica com intubação prolongada (doenças do pulmão, da parede torácica ou de músculos envolvidos na respiração).
- Prevenção/profilaxia de restrição respiratória em situações de risco para a ventilação.

A traqueostomia pode ser indicada em situações de (Quadro 1):

- Urgência/emergência.
- Eletiva ou programada.

Obs.: em situações de emergência em que não há obstrução traqueal, deve-se optar pela cricotireoidostomia.

A traqueostomia pode ser:

- Temporária.
- Definitiva.

**QUADRO 1** Doenças e situações clínicas com indicação de traqueostomias

| | |
|---|---|
| Alergias | ▪ Angioedema de laringe e glote<br>▪ Anafilaxia/alergia<br>▪ Asma |
| Infecções/ inflamações | ▪ Difteria<br>▪ Escarlatina<br>▪ Abscessos cervicais<br>▪ Laringites<br>▪ Laringotraqueobronquite |
| Traumas | ▪ Traumas de face/fratura de mandíbula/lesões maxilofaciais graves<br>▪ Fraturas/ferimentos da laringe ou da traqueia<br>▪ Hemorragia nasal/oral de difícil controle<br>▪ Hematomas extensos<br>▪ Trauma de orofaringe com hemorragia/edema<br>▪ Fratura de múltiplas costelas<br>▪ Tórax instável<br>▪ Afundamentos torácicos<br>▪ Lesões cervicais com intubação orotraqueal difícil<br>▪ Aspiração de corpo estranho |
| Doenças neuromusculares | ▪ Síndrome de Duchenne<br>▪ Síndrome de Guillain-Barré<br>▪ Polimiosite/poliomielite<br>▪ Miastenia grave<br>▪ Tétano<br>▪ Botulismo<br>▪ Lesão de nervo vago ou recorrente com paralisia de pregas vocais |
| Doenças do parênquima pulmonar | ▪ Pneumonias graves<br>▪ Edema agudo do pulmão<br>▪ Deficiência de surfactante<br>▪ Fibroses pulmonares<br>▪ Doença pulmonar obstrutiva crônica<br>▪ Secreção abundante de árvore traqueobrônquica<br>▪ Toracoplastias e ressecções pulmonares |

*(continua)*

**QUADRO 1** Doenças e situações clínicas com indicação de traqueostomias (*continuação*)

| | |
|---|---|
| Neoplasias | ▪ Tumores de laringe<br>▪ Tumores de tonsilas<br>▪ Tumores de faringe<br>▪ Tumores de traqueia superior |
| Profiláticas/ preventivas | ▪ Cirurgia de cabeça e pescoço<br>▪ Cirurgia bucomaxilofacial<br>▪ Neurocirurgia<br>▪ Cirurgia cardíaca<br>▪ Intubação prolongada<br>▪ Idade avançada<br>▪ Higiene das vias aéreas |
| Paciente em UTI/ estádio terminal/ cuidados paliativos | ▪ Intubação orotraqueal prolongada<br>▪ Necessidade de ventilação mecânica<br>▪ Coma<br>▪ Falência de múltiplos órgãos |

UTI: Unidade de Terapia Intensiva.

## INSTRUMENTAL E MATERIAL

Cada instituição de assistência à saúde elabora um *kit* personalizado de instrumental esterilizado, que deve conter, no mínimo:

- Bisturis lâmina 15 e lâmina 11.
- Duas pinças hemostáticas curvas tipo Kelly/Halsted (12/15 cm).
- Tesoura de Metzenbaum curva (12/15 cm).
- Pinça dente de rato (12 cm)
- Afastadores de Farabeuf/Langenbeck.
- Pinça de Backaus/Allis.
- Pinça de Cheron/Pean.
- Porta-agulha de Hegar.
- Bisturi elétrico (opcional).
- Cânula de traqueostomia com balão inflável (*cuff*) de tamanho compatível com idade e biotipo do paciente (Quadro 2).

Também é necessário certificar-se da lista de material:

- Luva esterilizada.
- Antisséptico (clorexidina/iodopovidona).
- Campo fenestrado.

- Seringa de 10 mL para infiltração anestésica.
- Seringa de 10 mL para inflar o balão.
- Xilocaína/lidocaína 10 mL sem vasoconstritor.
- Cateter de polipropileno para aspiração.
- Fio cirúrgico de poliamida 4.0 agulhado.
- Fio cirúrgico de poliglactina ou polipropileno 2.0.
- Compressas e gazes esterilizadas.

## TIPOS E TAMANHOS DE CÂNULA

As cânulas podem ser confeccionadas em metal, policloreto de vinila (PVC), PVC siliconado ou silicone. A vantagem das cânulas de silicone é a facilidade de manutenção e manejo, pois são maleáveis, têm baixo grau de adesividade e, desse modo, raramente formam rolha de catarro ou entopem.

As empresas fornecem diferentes tipos de cânulas com pequenas variações de aspecto, mas que fundamentalmente atendem aos mesmos princípios (Figura 1).

A escolha do calibre interno da cânula de traqueostomia leva em conta a idade do paciente e seu peso corporal para pacientes pediátricos, de acordo com o Primeiro Consenso Clínico e Recomendações Nacionais em Crianças Traqueostomizadas de 2017 (Quadro 2).

O calibre, a partir dos dois anos de idade, pode ser calculado pela fórmula:

$$(\text{Idade} + 16) \div 4.$$

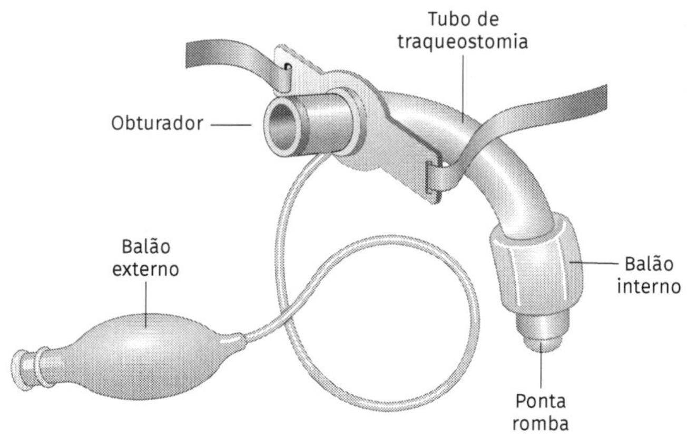


**FIGURA 1** Aspecto geral de uma cânula de traqueostomia.
Fonte: adaptada de Ferreira LM e Odo LM, 2011.

**QUADRO 2** Escala proposta para a escolha do calibre interno (em milímetros) da cânula de traqueostomia de acordo com a idade do paciente

| | |
|---|---|
| Prematuro/RN < 1.000 g | 2,5 mm |
| Bebês entre 1.000 e 2.000 g | 3,0 mm |
| RN entre 0 e 6 meses | 3,0/3,5 mm |
| Lactentes entre 6 e 12 meses | 3,5/4,0 mm |
| Lactentes entre 1 e 2 anos | 4,0/4,5 mm |
| 6 anos | 5,5 mm |
| 10 anos | 6,5 mm |
| 14 anos | 7,5 mm |
| Mulher adulta (18 anos ou mais) | 8,5 mm |
| Homem adulto (18 anos ou mais) | 9,0 mm |

## PASSOS TÉCNICOS DE UMA TRAQUEOSTOMIA

- O paciente deverá ficar em decúbito dorsal horizontal (DDH), com os membros superiores ao longo do corpo e com coxim subescapular para proporcionar uma hiperextensão na região cervical anterior. O cirurgião posta-se à direita do paciente e o auxiliar fica à sua frente.
- Após os procedimentos de antissepsia e assepsia, deve-se palpar a região cervical e identificar o mento, a proeminência da cartilagem tireoide e a fúrcula esternal, que devem ficar alinhados na região mediana do pescoço.
- Coloca-se o campo fenestrado e infiltram-se a pele e a tela subcutânea com 10 mL de anestésico local (lidocaína 1%). A aplicação se faz na posição correspondente ao terceiro anel traqueal, que se situa a meia distância entre a fúrcula e a proeminência da cartilagem tireoide (em pacientes já intubados e em UTI, podem ser submetidos à anestesia geral).
- Com bisturi de lâmina 15, procede-se à incisão transversal, com leve concavidade cranial, interessando pele e tela subcutânea e com 6 a 8 cm de extensão. Por meio de dissecção romba (tesoura ou pinça Kelly), afasta-se o tecido conectivo frouxo e identifica-se a rafe mediana dos músculos esternotireóideo e esternoióideo, a qual é incisada com a tesoura de Metzenbaum curva. As bordas das duas faixas musculares são afastadas lateralmente com o Farabeuf e é identificado o istmo da glândula tireoide que deve ser afastado cranialmente com o afastador.
- Caso o afastamento não seja possível, o istmo deverá ser pinçado com duas pinças Kelly, seccionado com tesoura, e os dois cotos são ligados com fio de poliglactina 2.0.

- Identificam-se na face anterior os anéis traqueais e a cartilagem cricoide.
- A abertura da traqueia deve ser realizada preferencialmente no 2º ou 3º anel traqueal, eventualmente no 4º anel. Evita-se incisar no 1º ou 5º anel, uma vez que pode acarretar dificuldades no correto e confortável posicionamento da cânula.
- Usando a pinça de Backaus ou Allis, prende-se um segmento do 3º anel com a extensão de 1 a 1,5 centímetros. Uma vez alocada firmemente a pinça, procede-se à ressecção do segmento pinçado seccionando-o com o bisturi de lâmina 11, ou realiza-se uma incisão em U invertido para melhor introdução da cânula. Nesse momento, o cateter de aspiração necessita estar funcionando para aspirar as eventuais secreções da árvore traqueobrônquica ou sangramento da ferida operatória.
- No momento seguinte, a cânula de traqueostomia é dirigida para a "janela" da traqueostomia, que de modo firme e delicado é introduzida na luz traqueal (caso o paciente esteja intubado, nesse momento a cânula é tracionada, sem ser totalmente retirada).
- A seringa de 10 mL é introduzida na válvula do balão, e é insuflado um volume suficiente para evitar refluxo do ar quando em ventilação mecânica e a possível descida de secreção ao redor da cânula em direção ao pulmão.
- Faz-se a revisão da hemostasia da ferida, a qual é suturada com quatro pontos separados de fio de poliamida 4.0, dois pontos à direita e dois pontos à esquerda da cânula, sem deixar a ferida totalmente fechada ao redor da cânula.
- Procede-se então ao curativo com gaze seca e fixação da cânula ao redor do pescoço com cadarço, como se fora um colar. Deve-se evitar usar líquidos ou pomadas que podem ser inadvertidamente aspiradas.

## COMPLICAÇÕES DA TRAQUEOSTOMIA

Intercorrências e complicações dependem de fatores próprios da situação, emergencial ou não, no momento da confecção. Dependem também da gravidade do quadro clínico que ocasionou a necessidade da traqueostomia e de comorbidades (Quadro 3).

Lesões inadvertidas de estruturas anatômicas da região cervical anterior (veias, artérias, glândula tireoide, esôfago cervical, nervos, ápice pulmonar) precisam de atenção especial para serem evitadas. As lesões imediatas estão associadas ao descumprimento dos protocolos de cirurgia segura. As complicações tardias estão associadas aos cuidados da traqueostomia no pós-operatório.

**QUADRO 3** Complicações imediatas e tardias que podem ocorrer na traqueostomia

| Complicações da traqueostomia | |
|---|---|
| **Imediatas** | **Tardias** |
| Hemorragia na ferida operatória | Estenose traqueal |
| Aspiração de sangue e secreções | Fístulas esofagotraqueais |
| Pneumotórax | Pneumonia |
| Pneumomediastino | Aspiração traqueal |
| Enfisema subcutâneo | Obstrução da cânula |
| Lesão inadvertida do esôfago | Disfagia/disfonia |
| Lesão do nervo laríngeo recorrente | Infecção da estomia |
| Má inserção da cânula/deslocamento | Fístula traqueocutânea persistente<br>Lesão por escarificação do tronco braquiocefálico arterial |

## CONCEITO DE CRICOTIREOIDOSTOMIA

O termo cricoide é derivado do grego *krikosn* + *oide*, referindo-se à cartilagem em forma de anel. Por sua vez, o termo tireoide refere-se à aglutinação de *thyreós* + *oide*, cartilagem em forma de escudo. O acesso cirúrgico de uma cricotireoidostomia se faz na membrana cricotireóidea, tecido elástico que faz a junção entre as duas cartilagens.

## INDICAÇÕES DA CRICOTIREOIDOSTOMIA

A indicação básica do procedimento se faz em situações de urgência/emergência em que não é possível manter a perviedade das vias aéreas superiores por impossibilidade de intubação oro/nasotraqueal, uso de máscara laríngea ou sem condições ambientais ou de equipamento para realizar a traqueostomia. Deve-se levar em consideração que o procedimento é mais rápido, menos invasivo e tem menor risco de complicações imediatas.

Há consenso de que, em situações nas quais se estima a necessidade de manter a perviedade da via aérea por período superior a 24 e 72 horas, a cricotireoidostomia deva ser substituída pela traqueostomia.

Há restrições quanto à idade do paciente. A idade de 12 anos é tida como o limite abaixo do qual não se recomenda o procedimento. Por outro lado, alguns relatos admitem o procedimento com restrições relativas até o 5º ano de vida, abaixo do qual há consenso de que os riscos são superiores aos benefícios, principalmente relacionados com lesão de laringe na região da prega vocal.

Levam-se em consideração hemorragia, risco de estenoses, respiração estridulosa, deformidade da região e infecção. Pesam muito na contraindicação a relação do calibre da cânula e sua adequada capacidade de ventilação.

## PASSOS TÉCNICOS DA CRICOTIREOIDOSTOMIA

- O acesso à membrana pode ser realizado de modo convencional (cirurgia aberta), por punção ou percutânea (guiada ou não por endoscopia).

### Procedimento convencional

- O procedimento cirúrgico convencional obedece às mesmas regras da confecção da traqueostomia no tocante à posição do paciente, hiperextensão do pescoço, identificação e alinhamento das estruturas da face anterior cervical (mento, proeminência da tireoide e fúrcula), assepsia, antissepsia, anestesia local e colocação de campo fenestrado.
- A incisão na pele e tela subcutânea deve ser transversal, logo abaixo da proeminência da cartilagem tireoide.
- Identificada a membrana, é realizada sua secção, medindo entre 1 e 2 centímetros (ajustado ao porte físico do paciente).
- Usando uma pinça tipo Kelly/Halsted ou usando o bisturi pela parte oposta à lâmina, faz-se a dilatação da incisão, o suficiente para a introdução cômoda da cânula.
- O calibre da cânula segue os mesmos critérios de escolha da traqueostomia.
- Uma vez alocada a cânula na traqueia, infla-se o balão, ajusta-se sua posição e amarra-se o cadarço, ou dispositivo similar, ao redor do pescoço.

### Procedimento por punção

- A punção é um recurso excepcional e temporário para "ganhar tempo" para realizar o procedimento definitivo.
- Acopla-se uma seringa de 10 mL a uma agulha calibrosa (10 x 7) ou uma agulha usada para o acesso venoso central. Aspiram-se 10 mL de ar ambiente na seringa.
- Palpa-se a proeminência da tireoide, logo abaixo punciona-se a pele e, progressiva e delicadamente, perfura-se a membrana. A sucção do ar na seringa significa estar na luz traqueal. Deve-se tomar muito cuidado para não introduzir muito a agulha e lesar o esôfago.
- Fixa-se a agulha com fita adesiva e acopla-se sua extremidade ao cateter de $O_2$.

- O procedimento permite até 30 minutos para substituição pelo procedimento adequado à situação. Pode-se dilatar e colocar uma cânula pequena pela membrana cricotireóidea, com maior estabilidade em relação à agulha. Existem também *kits* próprios para esse procedimento.

### Procedimento de acesso percutâneo (Seldinger)

- O procedimento segue todas as etapas similares à traqueostomia e à cricotireoidostomia, até o tempo cirúrgico de incisão na pele.
- Equipamento a ser usado: uma seringa de 10 mL, uma agulha de grosso calibre, um fio-guia metálico, um tubo dilatador e a cânula (Figura 2).
- Uma vez identificada a proeminência da tireoide, é realizada uma pequena incisão na pele (não mais que 0,5 centímetro).
- Com a agulha acoplada a uma seringa preenchida com solução salina, a ponta da agulha com o fio-guia em seu interior é direcionada, através da incisão, para a membrana.
- Aprofunda-se a agulha em ângulo de 45°, fazendo pressão negativa no sistema (puxando o êmbolo) até borbulhar ar no líquido da seringa, o que significa que a luz traqueal foi atingida. O processo também pode ser visualizado por broncoscopia.
- A seringa é retirada, e um fio-guia é inserido na agulha.
- Assim que o fio estiver na luz da traqueia, a agulha é retirada.
- A ponta externa do fio-guia é acoplada ao tubo dilatador, o qual, por sua vez, é introduzido na luz traqueal, alargando o orifício na membrana. Existem *kits* próprios com dilatadores para essa finalidade.
- Atingida a dilatação adequada, a cânula é introduzida pelo interior do dilatador até a luz da traqueia.
- O fio-guia e o dilatador são removidos, e a cânula permanece no interior da via aérea.

## CONSIDERAÇÕES FINAIS

Manter a perviedade das vias aéreas, assim como a integridade morfológica e funcional do parênquima pulmonar, é fundamental para manter a saturação de oxigênio tecidual e, consequentemente, da vida.

A traqueostomia e a cricotireoidostomia são procedimentos cirúrgicos cruciais e que devem ser conhecidos por qualquer médico, independentemente de sua especialização.

Por essas características peculiares, a literatura biomédica é extensa e, às vezes, contraditória. Cada publicação aborda aspectos distintos e torna-se uma

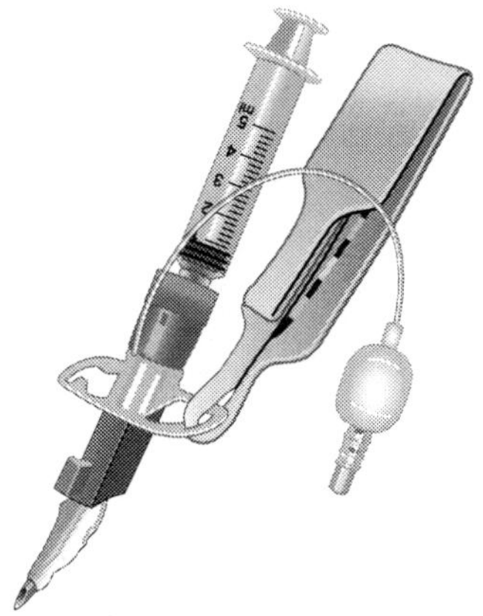

**FIGURA 2** Conjunto para cricotireoidostomia (Seldinger) por acesso percutâneo.

tarefa hercúlea tentar tratar do assunto de modo abrangente. Some-se a isso a grande quantidade de diferentes equipamentos que as empresas oferecem, com inovações quase diárias.

Nessa ordem de ideias, neste capítulo decidiu-se explorar tópicos mais relevantes na opinião e vivência clínico-cirúrgica dos organizadores deste livro.

## REFERÊNCIAS


Avelino MAG, Maunsell R, Valera FCP, Lubianca Neto JF, Schweiger C, Miura CS, et al. First Clinical Consensus and National Recommendations on Tracheostomized Children of the Brazilian Academy of Pediatric Otorhinolaryngology (ABOPe) and Brazilian Society of Pediatrics (SBP). Braz J Otorhinolaryngol. 2017;83(5):498-506.

Fagan J. Cricotiroidotomia & cricotirotomia por punção. Disponível em: https://vula.uct.ac.za/access/content/group/ba5fb1bd-be95-48e5-81be-586fbaeba29d/Cricotiroidotomia%20e%20cricotiotomia%20por%20puncao.pdf

Fagundes DJ, Plapler H, Taha MO. Traqueostomia. In: Ferreira LM e Odo LM. Cirurgia - Urgências e Emergências. SP: Manole, 2011.

Grupo Quality Life [Internet]. Primeiro Consenso Clínico e Recomendações Nacionais em Crianças Traqueostomizadas [citado em 11 jun. 2023]. Disponível em: https://qualitylifehc.com.br/primeiro-consenso-clinico-e-recomendacoes-nacionais-em-criancas-traqueostomizadas/

Medical Shop [Internet]. Kit de tricotomia de emergência [citado em 11 jun. 2023]. Disponível em: https://www.medicalshop.pt/kit-de-cricotomia-de-emergencia-mm011/p

Souza NRP. É necessário converter cricotireoidostomia de emergência em traqueostomia? 13 de maio de 2022. Portal PebMed [Internet] [citado em 11 jun. 2023]. Disponível em: https://pebmed.com.br/e-necessario-converter-cricotireoidostomia-de-emergencia-em-traqueostomia/?utm_source=artigoportal&utm_medium=copytext

# 42

# Acesso venoso periférico e central

*Marcello Erich Reicher*
*Carolina Dutra Queiroz Flumignan*
*Ronald Luiz Gomes Flumignan*
*Luis Carlos Uta Nakano*
*José Carlos Costa Baptista e Silva*

## INTRODUÇÃO

O acesso ao sistema vascular é um procedimento necessário na grande maioria dos atendimentos de suporte à vida, quer seja no atendimento pré-hospitalar, quer seja nas emergências e urgências do pronto-socorro/pronto atendimento, durante o atendimento nas Unidades de Terapia Intensiva e nos leitos das internações hospitalares.

O acesso venoso permite a reposição volêmica (decorrente de hemorragia, desidratação ou alterações hemodinâmicas), a coleta de amostras sanguíneas para exames laboratoriais e a infusão de drogas medicamentosas.

Milhões de cateteres são implantados anualmente em serviços de saúde para dar acesso venoso e, com isso, contribuir para o manejo de doenças agudas ou crônicas, em pacientes adultos ou pediátricos.

O procedimento é um ato médico e, portanto, deve ser entendido pelo médico generalista na sua indicação, implantação e manuseio. Outros profissionais da saúde podem ser treinados para realizar a punção venosa, mas sempre é recomendável a supervisão médica.

Em relação ao desenvolvimento das habilidades para a realização do acesso, é importante salientar que o uso de tecnologias recentes, como os fleboscópios de superfície e a realidade aumentada, ajuda na localização das veias periféricas. A ultrassonografia auxilia tanto nos acessos periféricos quanto nos centrais, e nos acessos centrais contribui para a diminuição do risco de complicações durante o procedimento.

O desenvolvimento de habilidades nos profissionais de saúde é peça-chave para melhor assistência, com menor risco ao paciente.

Outro aspecto importante para o adequado desenvolvimento de habilidades é o uso de manequins e simuladores (ver capítulo "Simulação no ensino da cirurgia") para treinamento e desenvolvimento de habilidades que propiciam que as manobras sejam treinadas repetidas vezes e supervisionadas por tutores. Os ganhos em eficácia e eficiência são incontestáveis e contribuem para os protocolos de cirurgia segura (ver capítulo 6 - Cirurgia segura).

## CLASSIFICAÇÃO

Os acessos venosos podem ser classificados, segundo diversos critérios, em:

- Punção ou por dissecção venosa.
- Central e periférico.
- Curta e longa permanência.
- Parcial ou totalmente implantáveis.

Os acessos periféricos estritos envolvem a inserção de cateter em vaso periférico, que não atinge uma veia central (intra-abdominal ou intratorácica) ou profunda (veias abaixo das fáscias musculares dos membros). Faz-se uso corrente dos vasos dos membros (superiores de preferência) e até mesmo de vasos da cabeça em pacientes pediátricos.

O acesso venoso central pode ser realizado por cateter venoso central (CVC) ou cateter central de inserção periférica (PICC, do inglês *peripherally inserted central catheter*). As principais veias acessadas são as jugulares, subclávias, femorais e braquiais.

Tanto para os acessos periféricos quanto para os centrais, a dissecção cirúrgica (flebotomia) para acesso direito ao vaso pode ser utilizada, principalmente quando da impossibilidade do acesso por punção.

## ACESSOS PERIFÉRICOS POR PUNÇÃO

Os acessos venosos periféricos são comumente usados na prática clínica para situações como administração de medicação endovenosa ou coleta de amostra de sangue. Muitas vezes, por ser um procedimento mais frequentente realizado pelos profissionais de enfermagem, as escolas médicas não oferecem, na sua grade curricular, treinamento específico para o desenvolvimento dessa habilidade nos futuros médicos, sendo uma lacuna importante na formação desses profissionais.

O acesso por punção significa que o vaso superficial abordado é perfurado (após passar pela pele e tecido subcutâneo) em um único ponto e coloca-se o dispositivo utilizado na luz do vaso. O dispositivo de acesso, disponível em diversas medidas, pode ser uma agulha hipodérmica (Tabela 1), um dispositivo flexível (Tabela 2) ou rígido (Tabela 3).

**TABELA 1** Tabela de agulhas hipodérmicas e suas medidas pelo sistema métrico (centímetros) e em polegadas pelo sistema anglo-saxão (Gauge). Relação diâmetro e comprimento

| Cor | Sistema métrico<br>Diâmetro x comprimento | Sistema de polegadas<br>Diâmetro x comprimento |
|---|---|---|
| **Amarela** | 0,3 x 13 mm | 30 G 1/2 |
| **Cinza-claro** | 0,38 x 13 mm | 27,5 G 1/2 |
| **Marrom** | 0,45 x 13 mm | 26 G 1/2 |
| **Roxa** | 0,55 x 20 mm | 24 G 3/4 |
| **Azul** | 0,6 x 25 mm | 23 G 1 |
| **Preta** | 0,7 x 25 mm | 22 G 1 |
| **Preta** | 0,7 x 30 mm | 22 G 1 1/4 |
| **Verde** | 0,8 x 25 mm | 21 G 1 |
| **Verde** | 0,8 x 30 mm | 21 G 1 1/4 |
| **Rosa** | 1,2 x 40 mm | 18 G 1 1/2 |
| **Branca** | 1,6 x 40 mm | 16 G 1 1/2 |

**TABELA 2** Tabela de dispositivo flexível (Jelco®, Abocath®)

| Cor | Sistema métrico<br>Diâmetro x comprimento | Sistema de polegadas<br>Diâmetro x comprimento |
|---|---|---|
| **Amarela** | 0,7 x 19 mm | 24 G 3/4 |
| **Azul** | 0,9 x 25 mm | 22 G 1 |
| **Rosa** | 1,1 x 65 mm | 20 G 1 1/4 |
| **Verde** | 1,3 x 45 mm | 18 G 1 3/4 |
| **Cinza** | 1,7 x 50 mm | 16 G 2 |
| **Laranja** | 2,1 x 50 mm | 14 G 2 |

**TABELA 3** Tabela de dispositivo rígido (Scalp; Butterfly®)

| Cor | Sistema métrico<br>Diâmetro x comprimento | Sistema de polegadas<br>Diâmetro x comprimento |
|---|---|---|
| **Cinza** | 0,4 x 13 mm | 27 G 1/2 |
| **Marrom** | 0,45 x 16 mm | 26 G 5/8 |
| **Laranja** | 0,50 x 20 mm | 25 G 3/4 |

*(continua)*

**TABELA 3** Tabela de dispositivo rígido (Scalp; Butterfly®) (*continuação*)

| Cor | Sistema métrico<br>Diâmetro x comprimento | Sistema de polegadas<br>Diâmetro x comprimento |
|---|---|---|
| **Roxo** | 0,55 x 16 mm | 24 G 5/8 |
| **Roxo** | 0,55 x 20 mm | 24 G 3/4 |
| **Azul** | 0,66 x 25 mm | 23 G 1 |
| **Preto** | 0,7 x 25 mm | 22 G 1 |
| **Verde** | 0,8 x 28 mm | 21 G 1 1/4 |
| **Amarelo** | 0,9 x 28 mm | 20 G 1 1/4 |
| **Creme** | 1,1 x 28 mm | 19 G 1 1/4 |
| **Rosa** | 1,2 x 28 mm | 18 G 1 1/4 |

O local mais adequado para o acesso periférico varia de acordo com a idade e o tipo físico do paciente. Em recém-nascidos e crianças, além das veias dos membros, é comum a utilização de veias do couro cabeludo e da região cervical. O uso da venoscopia de superfície e de aparelhos de realidade aumentada, que projetam uma imagem do trajeto venoso na superfície da pele, ajuda sobremaneira na localização dos vasos. As veias mais utilizadas são as do plexo venoso do dorso da mão e dos pés, podendo ser utilizadas veias do antebraço, braço e prega ulnar. Deve-se evitar a punção em áreas de dobras da pele, pois, além de ser mais desconfortável para o paciente, está mais comumente associada à perda acidental pela movimentação. Preconiza-se a utilização de cobertura esterilizada para melhor preservação e diminuir o risco de infecção local na área do acesso. Outras complicações frequentes são perda do acesso, hematoma e flebite.

Nos recém-nascidos, também existe a possibilidade de cateterização das veias umbilicais através do cordão umbilical, que pode permanecer permeável e acessível até os 7 dias de vida, porém, quanto mais tempo decorrer entre o nascimento e sua permeabilização, aumenta-se o risco de complicações.

Outro acesso frequente em pacientes pediátricos e que pode ser utilizado para infusão de líquidos é a punção intraóssea, pela qual se podem infundir grandes volumes em poucos minutos. Locais mais favoráveis são tíbia proximal e osso ilíaco das crianças. Na tíbia proximal, a punção deve ser realizada 1 a 3 cm abaixo da tuberosidade da tíbia. Outros locais menos utilizados são a tíbia e o fêmur distal. Deve-se evitar a punção próximo às epífises ósseas, que pode levar a problemas posteriores no crescimento do osso. As complicações mais frequentes são infiltração ou extravasamento subcutâneo, síndrome compartimental, infecções e fraturas ósseas. Recomenda-se a permanência do acesso por apenas 24 horas para diminuir o risco de complicações.

Nos adultos, os principais e mais utilizados acessos venosos periféricos são as veias do membro superior, desde o plexo venoso do dorso da mão até regiões mais proximais do membro com acesso à veia axilar. Veias importantes, como veia cefálica, veia basílica, além de excelentes para acesso periférico, também são utilizadas na confecção das fístulas arteriovenosas para diálise renal. As veias intermédias da fossa anteulnar também são muito utilizadas, principalmente na retirada de amostras de sangue para exames. O uso de fleboscopia de superfície e realidade aumentada ajuda na localização do vaso em pacientes com acessos difíceis. As veias dos membros inferiores também podem ser utilizadas, mas com risco maior de perda de acesso e complicações como flebites.

Para evitar as complicações e aumentar a durabilidade do acesso periférico, a Agência Nacional de Vigilância Sanitária (Anvisa) expediu recomendações que devem ser observadas nos serviços de saúde:

- Higienização das mãos antes e após inserção do acesso e em toda manipulação.
- Escolha adequada do local de inserção, que varia com idade, finalidade do acesso e tipo físico do paciente.
- Preparo da pele, verificação de possíveis focos de contaminação da área, antissepsia adequada.
- Estabilização, fixação adequada para evitar retirada e deslocamento inadvertido.
- Cobertura, que deve ser estéril, podendo ser semioclusiva ou oclusiva. Fita adesiva e gaze caso a necessidade de manter o cateter seja menor que 48 horas.
- *Flushing* e manutenção do cateter: realizar *flushing* e aspiração antes de cada infusão ou coleta de exame para garantir o bom funcionamento do dispositivo.

## ACESSO PERIFÉRICO POR DISSECÇÃO VENOSA (FLEBOTOMIA)

Não sendo viável o acesso venoso periférico por punção, pode-se recorrer ao acesso cirúrgico convencional por dissecção cirúrgica da veia a ser abordada (flebotomia). Trata-se de um procedimento cirúrgico e requer todo o rigor protocolar para sua realização:

- Paramentação com gorro, máscara e avental.
- Antissepsia das mãos do cirurgião com cloexidina e uso de luvas esterilizadas.
- Preparo da pele do paciente com clorexidina.

- Colocação de campo fenestrado esterilizado/campo para mesa de instrumental.
- Anestésico local (lidocaína 2% sem vasoconstritor) 10 mL.
- Seringa de 10 mL e agulhas 30 x 8 e 10 x 7.
- Caixa de instrumental (bisturi lâmina 15, pinça anatômica/dente de rato, pinça hemostática delicada [Kelly ou Halsted], porta-agulhas, pinça Pean, tesoura de Metzenbaum).
- Fio cirúrgico calibre 3.0/4.0 (polipropileno/mononylon).
- Cateter compatível com o do vaso acessado.

Após incisão da pele, com cerca de 2 centímetros de extensão e no sentido transversal ao trajeto da veia escolhida, faz-se a divulsão dos tecidos vizinhos, de modo a isolá-la com cuidado, afastando as estruturas adjacentes para evitar lesões inadvertidas. O isolamento de um segmento adequado é completado pela passagem de dois fios cirúrgicos por sob o trajeto da veia, seguida da ligadura do vaso na parte a jusante e secção parcial da parte a montante onde será introduzido o cateter (Figuras 1 e 2).

A realização de contra-abertura, distante alguns centímetros da incisão de acesso, permite a passsagem do cateter, o qual será fixado com ponto de fio cirúrgico. Esse detalhe técnico favorece a manipulação mais segura do cateter e diminui o risco de infecção local. Testada a perviedade do vaso e estabelecido o fluxo de solução salina ou medicação, a ferida operatória é suturada e é aplicado o curativo estéril oclusivo.

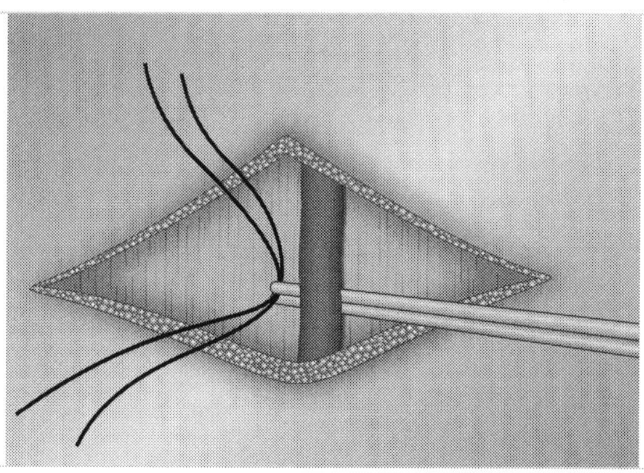

**FIGURA 1.** Desenho esquemático mostrando a passagem de dois fios cirúrgicos após dissecção do tecido ao redor da veia.
Fonte: adaptada de Ferreira LM e Odo LM, 2011.

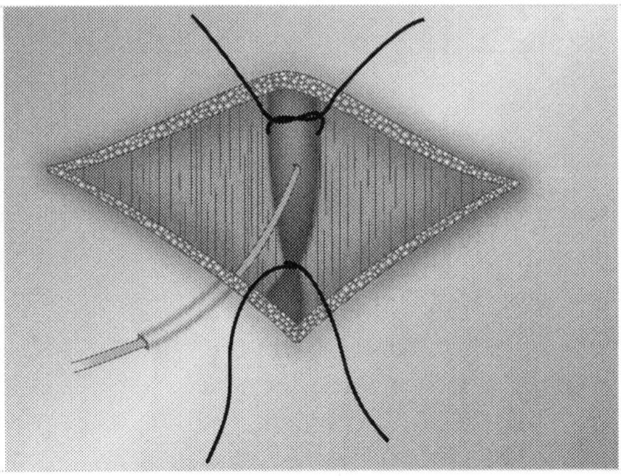

**FIGURA 2** Desenho esquemático mostrando a posição dos dois fios cirúrgicos mostrando a ligadura a jusante e o cateterismo a montante. Detalhe da contra-abertura.
Fonte: adaptada de Ferreira LM e Odo LM, 2011.

## ACESSO VENOSO CENTRAL

O acesso venoso central pode ser realizado por CVC ou PICC. Estão disponíveis diversos tipos de cateteres, e a escolha depende principalmente do tempo estimado para o uso (curto, médio ou longo prazo). Os PICC geralmente são recomendados para uso em curto e médio prazos (4 semanas a 6 meses).

O uso do PICC tem aumentado nos últimos anos, especialmente em pacientes oncológicos e críticos, como alternativa ao CVC, principalmente pela facilidade de inserção, segurança e eventuais vantagens de custo-benefício. Outros benefícios do PICC são a redução de morbidade e complicações potencialmente fatais das inserções de cateteres cervicais e torácicos, e o risco reduzido de infecção e sepse relacionadas ao cateter.

O PICC pode ser usado para acesso de médio prazo, sendo assim adequado para terapia intravenosa em pacientes em cuidados domiciliares. No entanto, as complicações incluem trombose associada ao cateter (3%), complicações mecânicas (4%), infecções da corrente sanguínea associadas ao cateter (2%) e celulite (1%).

Não há evidências robustas de superioridade para qualquer tipo de procedimento (PICC ou CVC) para acesso venoso.

## TÉCNICA DE SELDINGER

Para cateterizar uma veia, há consenso sobre a preferência da técnica preconizada por Seldinger. Há diversas apresentações comerciais dos aparatos necessários para proceder à técnica, que incluem agulhas, fio-guia, dilatador e cateter (Figura 3).

A técnica consiste basicamente na punção venosa com agulha de pequeno calibre, acoplada a uma seringa de 10 mL. Uma vez que o sangue estiver refluindo na seringa, ela é desconectada da agulha. Pela luz da agulha, faz-se a passagem do fio-guia metálico flexível. O fio-guia é mantido introduzido, e a agulha é retirada. Pela ponta proximal do fio-guia é introduzido um dilatador plástico para alargar o local da punção (pele e tela subcutânea), e em seguida é retirado. Na sequência, o cateter escolhido é passado pelo fio-guia, e, após atingir o local desejado para a ponta distal do cateter, o guia metálico é retirado e o cateter fixado à pele com pontos de fio monofilamentar de náilon 5.0. O curativo é feito com fita adesiva transparente.

Alguns passos técnicos são padronizados, no entanto, algumas manobras de cunho pessoal podem ser introduzidas (Figura 4).

## ESCOLHA DOS VASOS DISPONÍVEIS

Um dos vasos mais utilizados para o acesso venoso central é a veia jugular interna direita. Dá-se preferência a esse vaso por apresentar poucas variações anatômicas de posicionamento, com trajeto retilíneo até a entrada do átrio direito (localização preferencial da ponta do cateter). Outro fator importante é

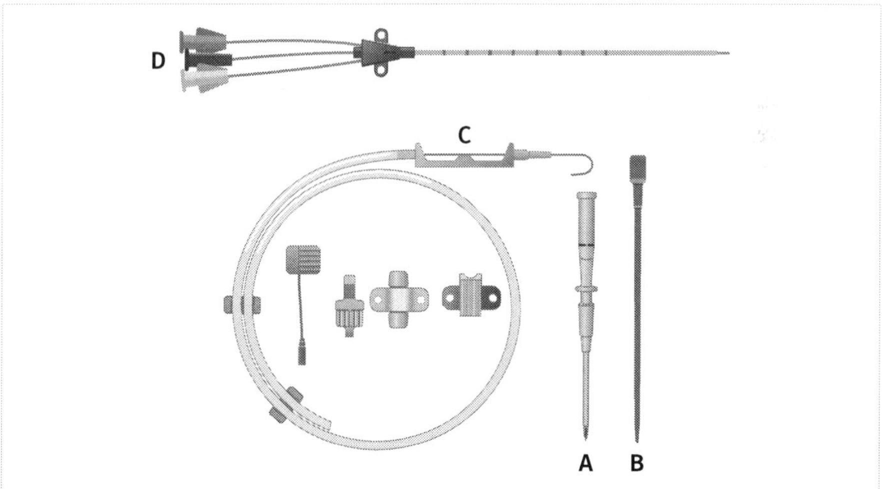


**FIGURA 3** *Kit* comercial com equipamentos necessários para a aplicação da técnica de Seldinger. A: agulha da punção inicial. B: dilatador plástico. C: aparato para "rolar" o fio-guia metálico. D: cateter de três vias.

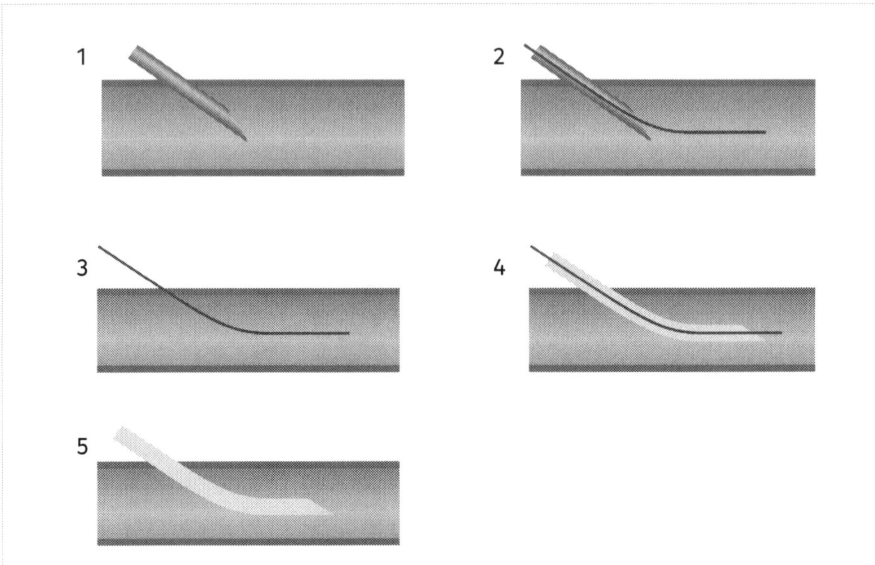


**FIGURA 4** Esquema de passagem do cateter pela técnica modificada de Seldinger. Passo 1: punção com agulha. Passo 2: introdução do guia metálico. Passo 3: retirada a agulha de punção e mantida a posição do fio-guia. Passo 4: introdução do cateter. Passo 5: retirada do fio-guia e manutenção do cateter em posição e fixação posterior com ponto de fio de náilon 5.0.

que à esquerda se encontra a desembocadura do ducto torácico principal, que drena grande parte da linfa corporal, e lesões no sistema linfático podem causar complicações relevantes.

Os principais limites anatômicos para a localização da veia jugular interna são os ventres do músculo esternocleidomastódeo, sua porção esternal e clavicular, os quais, junto à clavícula, formam um triângulo. No ápice desse triângulo, com a agulha voltada ao mamilo ipsilateral e com inclinação de 30 a 45°, procede-se à inserção até ocorrer refluxo de sangue para a seringa acoplada à agulha.

Outro vaso elegível para o acesso central é a veia subclávia, porém com maior risco de lesão de plexo nervoso cervical e pneumotórax. Daí a preferência pelas veias jugulares. Os parâmetros anatômicos para o acesso de subclávias é a região infraclavicular, entre o terço médio e distal da clavícula. A agulha deve se posicionar por baixo da clavícula e ser introduzida rente à pele em direção a fúrcula esternal.

Na região inguinal/femoral, utiliza-se a veia femoral para acesso central, e os limites anatômicos se dão pela identificação do ligamento inguinal e do pulso femoral. Vale ressaltar o acrônimo NAV (nervo, artéria e veia), que norteia a localização adequada da veia, ou seja, medialmente ao pulso da artéria femoral. A punção deve ser realizada em ângulo de 60º, direcionada à cicatriz umbilical.

## RECURSOS DE IMAGEM PARA ACESSO VENOSO

### Auxílio de ultrassom Doppler

A assistência com ultrassom Doppler (*Doppler ultrasound assistance* – DUA) tem sido descrita como uma alternativa à técnica tradicional de palpação para a inserção de cateter venoso. Uma mudança no tom Doppler para um tom mais alto durante manobras como compressão e descompressão brusca sugere que a veia-alvo foi localizada. A perda do som Doppler é esperada durante o procedimento, quando a veia é comprimida pela punção.

### Orientação indireta por ultrassom

A orientação indireta por ultrassom (*indirect ultrasound guidance* – IUG), ou cateterização venosa assistida por ultrassom, é definida como a imagem do vaso usada para confirmar sua localização e perviedade, seguida de cateterização venosa, sem orientação da agulha em tempo real. Comumente, o método IUG identifica o vaso usando ultrassom no modo B e marcando o local da punção na pele com tinta hidrográfica. O cateterismo é realizado em seguida, sem qualquer orientação ultrassonográfica em tempo real. O IUG é acoplado à cateterização venosa para facilitar a localização das veias e estruturas vizinhas (p. ex., nervos) e para tornar o procedimento mais seguro, mais rápido, eficaz, eficiente e com o menor risco de complicações possível.

### Orientação direta por ultrassom

A orientação direta por ultrassom (*direct ultrasound guidance* – DUG), ou cateterização venosa guiada por ultrassom, é definida como a orientação da agulha em tempo real via ultrassom no modo B para punção e cateterização do vaso. A DUG é realizada mediante técnica asséptica, com a sonda de ultrassom envolta em uma cobertura plástica esterilizada, e com o uso de gel de ultrassom esterilizado.

Durante a introdução da agulha no vaso, a veia pode ser vista por uma visão transversal (eixo da veia curta) ou longitudinal (eixo da veia longa). Os benefícios da visualização da veia transversal incluem uma curva de aprendizado mais curta e visualização mais fácil de pequenos vasos. No entanto, a abordagem transversal permite que apenas um corte transversal da veia seja visualizado pelo DUG e pode levar a erros na percepção da direção da agulha. O acesso ao vaso via DUG pode ser realizado por meio de duas técnicas distintas: técnica de punção no plano e técnica fora do plano. Para a técnica de punção no plano, o feixe ultrassônico e o eixo longitudinal da agulha estão no mesmo plano virtual. A punção no plano permite a visualização contínua da agulha ao longo de sua trajetória até atingir o vaso. Em contraste, para a técnica fora do plano, o feixe do ultrassom e o eixo longitudinal da agulha não estão no mesmo plano virtual. A abordagem no plano é mais segura, pois permite ao operador traçar todo o caminho e ângulo da agulha a partir do local de entrada na pele (*American College of Emergency Physicians*). No entanto, evidências recentes e robustas não localizaram uma diferença entre as técnicas no plano ou fora de plano.

## TIPOS DE DISPOSITIVOS PARA ACESSO VENOSO CENTRAL

Existem vários tipos de cateteres e dispositivos que podem ser implantados em veias centrais. Para a utilização de acessos que não necessitam de longo tempo de permanência, podem-se utilizar os dispositivos de curta permanência, sendo os mais frequentes o cateter duplo lúmen convencional e o cateter de Shilley, este último muito utilizado para pacientes que necessitam de diálise de urgência.

Existem dispositivos de longa permanência, que permitem sua utilização por grandes períodos. A principal diferença desses dispositivos é o local da implantação do cateter, ou seja, o local da punção fica distante do local das vias de manipulação por uma contra-abertura que forma um túnel subcutâneo de cateter que diminui o risco de infecção. Um exemplo desse tipo de dispositivo é o Permcath. Existem também dispositivos chamados de totalmente implantáveis, nos quais o local de manipulação é protegido inteiramente pela pele do indivíduo, caso dos chamados Port-o-caths.

## ORIENTAÇÕES GERAIS PARA O ACESSO VENOSO CENTRAL

Ao indicar a implantação de um dispositivo endovenoso, faz-se necessário determinar qual o propósito do procedimento, pois a escolha da via de acesso e do tipo de cateter dependerá do diagnóstico e das necessidades específicas que o procedimento permite.

Atualmente, o acesso central por veia periférica vem ganhando a preferência por apresentar menos riscos ao paciente, pois não requer manipulação direta dos vasos ditos centrais. O acesso pode ser feito por cateteres especiais longos, que possibilitam colocar a ponta do cateter o mais próximo possível do átrio direito.

Ao escolher o dispositivo, é importante verificar a via de acesso, que, no caso de acesso central, pode ser nas veias jugulares, subclávias e femorais. No caso de acesso periférico, pode ser realizado pelas veias cefálicas, basílicas, braquiais ou axilares.

Deve-se lembrar sempre que é um ato operatório invasivo e que os protocolos de cirurgia segura devem ser aplicados com rigor. É imprescindível tentar para o correto posicionamento do paciente, cuidados de antissepsia e assepsia, uso de anestesia local, campos cirúrgicos esterilizados e idenificação das referências anatômicas e marcação na pele do ponto de acesso. Além disso, deve-se ter sempre disponível a caixa de instrumental e material cirúrgico compatível com o procedimento escolhido.

Após implantação do cateter, deve-se realizar o teste de fluxo (gotejamento rápido) e refluxo (posicionar o cateter abaixo do ponto de inserção na pele e observar o refluxo de sangue no sistema instalado). Realizam-se fixação e radiografia de tórax para verificar o correto posicionamento do cateter, além de diagnosticar eventuais complicações (hematomas, pneumotórax, hemotórax, lesão arterial, lesão de nervo periférico, falso trajeto ou dobra do cateter).

## REFERÊNCIAS


Aboyans V, Ricco JB, Bartelink M-LEL, Björck M, Brodmann M, Cohnert T, et al. Guidelines on the diagnosis and treatment of peripheral arterial diseases, in collaboration with the European Society for Vascular Surgery (ESVS). Eur J Vasc Endovasc Surg 2018;55:305-68.

Aebersold M. The history of simulation and its impact on the future. AACN Adv Crit Care. 2016;27:56-61.

AIUM practice guideline for the use of ultrasound to guide vascular access procedures. J Ultrasound Med. 2013;32:191-215.

Armstrong SD, Thomas W, Neaman KC, Ford RD, Paulson J. The impact of antibiotic impregnated PICC lines on the incidence of bacteremia in a regional burn center. Burns. 2013;39:632-5.

Attie GA, Flumignan CD, de Moraes Silva MA, Barros EM, Daolio RM, Guedes Neto HJ, et al. What do Cochrane systematic reviews say about ultrasound-guided vascular access? Sao Paulo Med J. 2019;137(3):284-91.

Chopra V, Anand S, Krein SL, Chenoweth C, Saint S. Bloodstream infection, venous thrombosis, and peripherally inserted central catheters: reappraising the evidence. Am J Med. 2012;125:733-41.

Evans M, Ryder MA. Invited review: vascular access devices: perspectives on designs, complications, and management. Nutr Clin Pract. 1993;8:145-52.

Fagundes DJ, Plapler H, Taha MO. Traqueostomia. In: Ferreira LM e Odo LM. Cirurgia - Urgências e Emergências. SP: Manole, 2011.

Fearonce G, Faraklas I, Saffle JR, Cochran A. Peripherally inserted central venous catheters and central venous catheters in burn patients: a comparative review. J Burn Care Res. 2010;31:31-5.

Flexner A. Medical education in the United States and Canada. From the Carnegie Foundation for the Advancement of Teaching, Bulletin Number Four, 1910. Bull World Health Organ. 2002;80:594-602.

Flumignan RL, Trevisani VF, Lopes RD, Baptista-Silva JC, Flumignan CD, Nakano LC. Ultrasound guidance for arterial (other than femoral) catheterisation in adults. Cochrane Database Syst Rev. 2021;2021.

Flumignan RLG, Guedes Neto HJ, Araújo S, Di Giulio Y, Porta C, Amorim J, et al. Fibrin sealant repair of a double-necked femoral pseudoaneurysm. Rev Assoc Med Bras (1992). 2018;64:1069-72.

Gopalasingam N, Juhl-Olsen P, Sloth E. Posterior wall puncture during ultrasound-guided arterial cannulation suggests inadequate operator skills. Eur J Anaesthesiol. 2017;34:104.

Guyatt GH, Oxman AD, Vist GE, Kunz R, Falck-Ytter Y, Alonso-Coello P, et al. GRADE: an emerging consensus on rating quality of evidence and strength of recommendations. BMJ. 2008;336:924-6.

Higgs ZCJ, Macafee DAL, Braithwaite BD, Maxwell-Armstrong CA. The Seldinger technique: 50 years on. Lancet. 2005;366:1407-9.

James JT. A new, evidence-based estimate of patient harms associated with hospital care. J Patient Saf. 2013;9:122-8.

Johansson E, Hammarskjöld F, Lundberg D, Arnlind MH. Advantages and disadvantages of peripherally inserted central venous catheters (PICC) compared to other central venous lines: a systematic review of the literature. Acta Oncol. 2013;52:886-92.

Kendall J, Bahner D, Blaivas M, Budham G, Dean A, Fox J. Emergency ultrasound imaging criteria compendium. Ann Emerg Med. 2016;68:e11-48.

Lamperti M, Bodenham AR, Pittiruti M, Blaivas M, Augoustides JG, Elbarbary M, et al. International evidence-based recommendations on ultrasound-guided vascular access. Intensive Care Med. 2012;38:1105-17.

Miller DL, O'Grady NP. Guidelines for the prevention of intravascular catheter-related infections: recommendations relevant to interventional radiology. J Vasc Interv Radiol. 2003;14:133-6.

Moran J, Colbert CY, Song J, Mathews J, Arroliga AC, Varghees S, et al. Screening for novel risk factors related to peripherally inserted central catheter-associated complications: PICC Placement and Related Complications. J Hosp Med. 2014;9:481-9.

Moureau N, Poole S, Murdock MA, Gray SM, Semba CP. Central venous catheters in home infusion care: outcomes analysis in 50,470 patients. J Vasc Interv Radiol. 2002;13:1009-16.

Ng PK, Ault MJ, Ellrodt AG, Maldonado L. Peripherally inserted central catheters in general medicine. Mayo Clin Proc. 1997;72:225-33.

Petree C, Wright DL, Sanders V, Killion JB. Reducing blood stream infections during catheter insertion. Radiol Technol. 2012;83:532-40.

Schmidli J, Widmer MK, Basile C, de Donato G, Gallieni M, Gibbons CP, et al. Editor's choice - vascular access: 2018 clinical practice guidelines of the European Society for Vascular Surgery (ESVS). Eur J Vasc Endovasc Surg. 2018;55:757-818.

Seldinger SI. Catheter replacement of the needle in percutaneous arteriography; a new technique. Acta Radiol. 1953;39:368-76.

Song I-K, Choi J-Y, Lee J-H, Kim E-H, Kim H-J, Kim H-S, et al. Short-axis/out-of-plane or long-axis/in-plane ultrasound-guided arterial cannulation in children: a randomised controlled trial. Eur J Anaesthesiol. 2016;33:522-7.

Song I-K, Kim E-H, Lee J-H, Jang Y-E, Kim H-S, Kim J-T. Seldinger vs modified Seldinger techniques for ultrasound-guided central venous catheterisation in neonates: a randomised controlled trial. Br J Anaesth. 2018;121:1332-7.

Soverow J, Oyama J, Lee MS. Adoption of routine ultrasound guidance for femoral arterial access for cardiac catheterization. J Invasive Cardiol. 2016;28:311-4.

Topjian AA, Raymond TT, Atkins D, Chan M, Duff JP, Joyner BL, et al. Part 4: Pediatric Basic and Advanced Life Support: 2020 American Heart Association guidelines for cardiopulmonary resuscitation and emergency cardiovascular care. Circulation. 2020;142.

Turcotte S, Dubé S, Beauchamp G. Peripherally inserted central venous catheters are not superior to central venous catheters in the acute care of surgical patients on the ward. World J Surg. 2006;30:1605-19.

Ueda K, Puangsuvan S, Hove MA, Bayman EO. Ultrasound visual image-guided vs Doppler auditory-assisted radial artery cannulation in infants and small children by non-expert anaesthesiologists: a randomized prospective study. Br J Anaesth. 2013;110:281-6.

Ullman AJ, Marsh N, Mihala G, Cooke M, Rickard CM. Complications of central venous access devices: a systematic review. Pediatrics. 2015;136:e1331-44.

# 43

# Cirurgia endovascular diagnóstica e terapêutica

*Rebeca Mangabeira Correia*
*Ronald Luiz Gomes Flumignan*
*Luis Carlos Uta Nakano*

## INTRODUÇÃO

A abordagem endovascular compreende inúmeros procedimentos, arteriais ou venosos, que podem ser realizados por acesso percutâneo ou minimamente invasivo, guiados por métodos de imagem. O ultrassom, o ultrassom intravascular, a tomografia computadorizada, a ressonância magnética e a fluoroscopia com subtração digital podem ser utilizados como métodos de imagem para guiar esses procedimentos. Atualmente, a fluoroscopia com subtração digital é o principal método utilizado para a realização de procedimentos endovasculares.

A cirurgia endovascular e os procedimentos realizados de forma minimamente invasiva evoluíram de forma exponencial na última década, assim como os materiais e técnicas disponíveis. Em passado recente, utilizavam-se instrumentos calibrosos e rígidos, mas atualmente estão disponíveis no mercado cateteres flexíveis e fios-guia de diversos diâmetros e materiais que permitem tratar lesões que nos primórdios da técnica endovascular não seriam abordáveis.

Dentre os procedimentos endovasculares atualmente disponíveis, podem ser citados:

- Angiografia digital diagnóstica.
- Coleta de amostra de sangue por cateterismo endovascular seletivo (utilizado no diagnóstico de doenças endócrinas).
- Trombólise intra-arterial e endovenosa (mecânica ou farmacológica).
- Retirada de corpo estranho endovascular.
- Angioplastia percutânea por cateter-balão ou *stent* de artérias ou veias.

- Dispositivos de arterectomia.
- Dispositivo que permite a quebra da placa de cálcio por ondas de choque de ultrassom.

O tratamento de aneurisma e dissecções da aorta torácica ou abdominal foi revolucionário. O tratamento endovascular atualmente é a abordagem de escolha para diversas doenças vasculares, como o tratamento de isquemia mesentérica crônica, do aneurisma de aorta abdominal roto e do aneurisma de aorta torácica.

## AVALIAÇÃO DO PACIENTE

A avaliação do paciente previamente à realização de qualquer procedimento endovascular requer a coleta de informações que auxiliarão na escolha do local de acesso e no seguimento pós-operatório.

A avaliação inicial consiste em realizar a anamnese direcionada à coleta de informações necessárias a qualquer procedimento intervencionista, incluindo: queixa principal; sinais e sintomas; história da doença atual; comorbidades e cirurgias prévias; medicações em uso; alergias (nos pacientes alérgicos a iodo, será necessário realizar dessensibilização prévia ao procedimento); e diagnóstico de disfunção hepática ou renal.

A realização do exame físico compreende a avaliação do sistema vascular e da via de acesso para o procedimento. Consiste na palpação dos pulsos, em busca de alterações que indicariam a necessidade de avaliação prévia ao procedimento endovascular. Deve-se também avaliar a presença de cicatrizes ou de infecção ativa, bem como a presença de sinais que sugerem o diagnóstico de insuficiência vascular crônica, como perda de fâneros, hiperemia reativa, alterações tróficas e de temperatura da pele.

O cálculo do índice tornozelo-braquial (ITB) pode auxiliar na avaliação da presença da doença arterial periférica, bem como auxilia no seguimento pós-operatório de procedimentos arteriais, seja como parâmetro de revascularização do membro, seja no diagnóstico de possíveis complicações.

Deve-se medir a pressão arterial antes do procedimento e, em caso de diagnóstico de hipertensão arterial, esta deve ser tratada previamente, para evitar potenciais complicações. Em caso de acesso braquial ou caso a queixa se relacione com os membros superiores, a pressão arterial deve ser medida em ambos os braços.

Cuidados especiais devem ser tomados em pacientes diabéticos em uso de hipoglicemiantes orais, como a metformina, que deve ser suspensa pelo menos 24 horas antes do procedimento, pelo risco de acidose lática. Além disso, para prevenção da lesão renal aguda induzida por contraste, recomenda-se a administração endovenosa de cristaloides antes e depois do procedimento.

## DISPOSITIVOS E MATERIAIS BÁSICOS

### Agulha de punção

As agulhas de punção são feitas de aço inoxidável e plástico e permitem o acesso vascular sem a necessidade de realizar venotomia ou arteriotomia. Podem ser divididas entre dois grupos: as que possuem mandril e as que não o possuem. É essencial que a agulha possua um canal central que permita a passagem do fio-guia através da agulha até o lúmen do vaso-alvo.

### Fios-guias

Os fios-guias são fundamentais para a realização e o sucesso dos procedimentos endovasculares. Atualmente, existe uma gama variada de fios-guias disponíveis no mercado, e a escolha adequada desse material é fundamental, visto que, caso seja inadequada, poderá influenciar diretamente no desfecho do procedimento e, inclusive, levar a complicações.

É importante observar que o fio-guia possui duas extremidades. A que deverá ser introduzida e avançada através do lúmen vascular é a extremidade flexível atraumática.

Os fios-guias classificam-se em diversas categorias: de acordo com sua cobertura (hidrofílico ou politetrafluoretileno [PTFE]) ou sua estrutura central (nitinol ou aço inoxidável), pelo suporte de sustentação fornecido (rígido, super-rígido ou regular), pela maleabilidade da extremidade atraumática (flexível ou rígida), pelo formato da ponta (reta, semicurva ou em J), pelo seu comprimento ou calibre (variando de 0,014" a 0,038"). Além disso, sua identificação é fornecida pelo seu diâmetro medido em centésimos de polegada (p. ex., 0,018").

### Bainhas vasculares

As bainhas vasculares introdutoras têm como objetivo facilitar as múltiplas trocas de cateteres através de um único sítio de punção, reduzindo a manipulação local e a ocorrência de complicações. São constituídas por dois componentes: um dilatador de maior comprimento e menor diâmetro que o corpo principal, através do qual o fio-guia será introduzido; e o corpo principal, que possui uma extremidade proximal valvulada acoplada a um tubo de plástico com torneira (*check flow*), que permite a administração de fluidos, como o contraste, e a aspiração de sangue (Figura 1).

Os introdutores são denominados de acordo com seu diâmetro interno máximo, medidos em French (1 Fr = 0,33 mm). Os diâmetros variam de 4 a 28 Fr. É importante ressaltar que a bainha vascular permite a inserção de diferentes tipos de cateteres, desde que seja respeitada a compatibilidade de tamanhos. O comprimento dessas bainhas tradicionalmente varia entre 10 e 90 centímetros e pode variar em relação ao formato (reta, pré-moldada com uma ou mais curvas).

## Cateteres

Os cateteres utilizados para realizar angiografias podem ser divididos em dois grupos: de alto fluxo ou seletivos. Os de alto fluxo possuem múltiplas perfurações e geralmente são utilizados para realizar angiografia diagnóstica com infusão de grandes volumes de contraste em curto período ou para administração endovascular de drogas. Os seletivos possuem um orifício terminal e podem ser utilizados para procedimentos diagnósticos ou terapêuticos.

Diferente das bainhas introdutoras, o tamanho dos cateteres é identificado pelo seu diâmetro externo, medido em French. Além do diâmetro externo, também é necessário conhecer o diâmetro interno desse cateter para que haja compatibilidade com o fio-guia utilizado para acessar o lúmen vascular. O diâmetro interno é descrito em centésimos de polegadas.

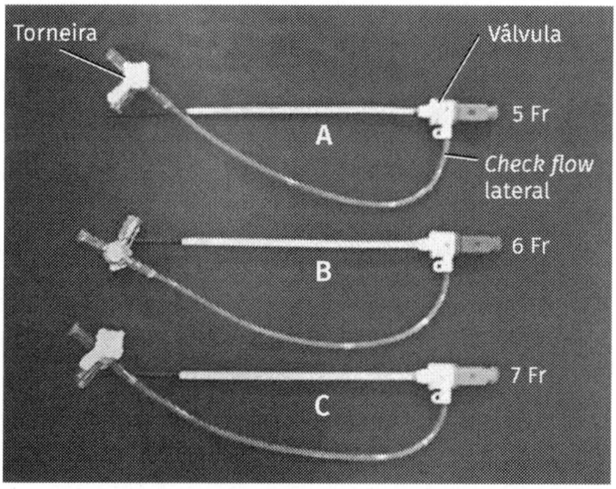


**FIGURA 1** Bainhas vasculares. As cores têm relação com o diâmetro das bainhas, sendo a cor cinza (A) correspondente à bainha 5 Fr, a verde (B) para 6 Fr e a laranja (C) para 7 Fr. Cada unidade na escala French corresponde a 0,33 mm.
Fonte: arquivo pessoal dos autores.

A ponta dos cateteres recebe diferentes nomenclaturas, baseadas no formato a que se assemelham (cobra, *pigtail*, entre outros), em homenagem ao idealizador do cateter ou conforme a finalidade de uso (mamária interna, vertebral).

Geralmente, os cateteres de alto fluxo (diâmetro externo de 4 a 6 Fr) possuem calibre maior que os cateteres seletivos (diâmetro externo de 2 a 5 Fr). Os seletivos ainda podem ser subdivididos em: diâmetro interno padrão (0,035" a 0,038"), intermediários (0,022" a 0,025") ou microcateteres (0,014" a 0,018").

## TÉCNICAS DE PUNÇÃO

A punção deve ser realizada por meio da técnica de Seldinger modificada (ver capítulo 42 "Acesso venoso periférico e central"), tanto nas arteriografias como nas flebografias. A inserção intravascular de cateteres através de fio-guia foi a base para o desenvolvimento das técnicas endovasculares. O planejamento é fundamental para o sucesso do procedimento e se inicia com a escolha do vaso pelo seu calibre, de acordo com o tamanho da bainha e o comprimento dos dispositivos necessários, bem como as lesões prováveis no trajeto do vaso a ser avaliado.

A utilização do ultrassom vascular nas punções reduz complicações por identificar o vaso estudado, evitando punção em bifurcações e ramificações, além de mostrar a melhor área de punção em relação às placas de ateroma.

As técnicas de punção evoluíram com a utilização do ultrassom. São três as principais: axial, oblíqua e longitudinal. Na técnica axial, a agulha está perpendicular ao vaso, portanto, pela física dos feixes de ultrassom, é visualizada apenas a ponta da agulha. Na técnica oblíqua, a agulha está paralela ao transdutor de ultrassom; já o vaso é visto de forma transversal. Na punção longitudinal, o vaso e a agulha estão paralelos ao feixe de ultrassom. A escolha da técnica de punção vai variar de acordo com a experiência do profissional.

A decisão pelo local de acesso arterial leva em consideração a existência de proeminência óssea de anteparo para a adequada compressão do vaso, a calcificação intensa e a presença de lesões próximas ao local da punção.

Após a punção arterial, é realizada a passagem de fio-guia e posterior passagem do introdutor. Retiram-se então o fio-guia e o dilatador, com a lavagem do introdutor e o início do procedimento.

A punção venosa obedece aos mesmos princípios, porém é possível realizar punções distais sem o risco maior de sangramento local.

Ao final do estudo, é realizada a retirada do introdutor, seguida de compressão manual ou, caso estejam disponíveis, dispositivos de fechamento arterial podem ser utilizados para minimizar sangramentos ou até mesmo viabilizar a utilização de introdutores maiores, sem a necessidade de dissecção arterial.

## SÍTIOS DE PUNÇÃO

A artéria femoral comum é um dos locais mais utilizados para os exames diagnósticos e terapêuticos, levando em consideração o diâmetro da artéria, a possibilidade de dispositivos de calibres maiores e a facilidade para compressão.

A abordagem do vaso pode ser realizada de forma retrógrada ou anterógrada, a depender do planejamento do procedimento. A punção retrógrada é bastante segura e realizada para exames tanto diagnósticos como terapêuticos. O acesso anterógrado já exige mais experiência e pode ser um desafio em pacientes obesos, com risco de dissecção da artéria e descolamento de placas no sentido do fluxo de sangue. Porém, é um acesso valioso, especialmente nos casos de tratamento de lesões em território femoropoplíteo em terço médio distal e lesões infrageniculares, por possibilitar maior torque pela proximidade com as lesões, bem como a utilização de dispositivos com comprimentos menores. A utilização do ultrassom pode facilitar o procedimento e minimizar as complicações dessas punções.

A localização da artéria femoral comum pode ser feita de forma anatômica pela prega inguinal, com o auxílio da fluoroscopia ou do ultrassom vascular. Anatomicamente, o ligamento inguinal conecta a espinha ilíaca anterossuperior à sínfise púbica. A utilização da fluoroscopia na identificação da artéria aumenta a segurança da punção, idealmente sendo realizada na área medial à cabeça do fêmur. Porém, a orientação por ultrassom vascular é considerada de maior precisão. É necessário identificar a bifurcação arterial, ramos da artéria femoral comum (se existentes), a patência do vaso, a existência de locais com maior calcificação e a profundidade em relação à pele do paciente.

Os acessos distais de membros inferiores têm ganhado cada vez mais espaço nas intervenções endovasculares como alternativa para a ultrapassagem das lesões nesse território. A artéria poplítea pode ser acessada em posição prona ou em rotação externa do quadril e flexão do joelho, e deve-se ter idealmente auxílio do ultrassom ou da fluoroscopia. É importante lembrar que a veia poplítea normalmente está localizada mais superficial em relação à artéria, sendo minimizados acidentes de punção quando realizado com o auxílio do ultrassom. As artérias tibiais são menos utilizadas, mas de grande valia nos procedimentos de angioplastias de membros inferiores. *Kits* de micropunção são necessários e a utilização da fluoroscopia ou ultrassom é crucial nesse território. A artéria tibial posterior é mais móvel e localizada lateral ao maléolo medial da tíbia. A artéria tibial anterior está lateralmente ao músculo extensor do hálux e à artéria fibular, entre a tíbia e a fíbula, de mais difícil acesso. Tecnicamente, há uma maior possibilidade de ultrapassagem da lesão por via distal.

As artérias de membros superiores, a exemplo da artéria radial, são muito utilizadas para angiografias coronarianas. Têm facilidade na hemostasia, com menor risco de sangramento, porém os dispositivos devem ser menos calibrosos nesse território. A artéria braquial é acessada com o braço em posição supina com flexão do cotovelo, de preferência com o auxílio do ultrassom vascular na identificação do vaso, e há uma facilidade anatômica de cateterização de vasos viscerais por via braquial. Por fim, a artéria axilar é a menos utilizada no membro superior, pela falta de anteparo ósseo adequado para compressão. Deve-se ter cuidado com o plexo braquial localizado na proximidade.

Os acessos venosos têm a mesma técnica de punção e são facilitados com o auxílio do ultrassom. As veias periféricas são utilizadas para estudos flebográficos dos membros, para programação de confecção de fistulas arteriovenosas e como parte do tratamento de angioplastias venosas. A veia femoral comum está localizada medial à arterial femoral comum, a veia jugular está lateral à artéria carótida, e podem ser acessadas para exames diagnósticos e terapêuticos de trombose venosa ou angioplastias venosas.

## CONTRASTES

Os principais contrastes são radiopacos e possibilitam o estudo angiográfico, sendo os de baixa osmolaridade e não iônicos preferidos, pelo menor risco de toxicidade. É preciso estar atento aos sinais de alergia durante o exame e atuar precocemente nesses casos.

O contraste com gás carbônico já é descrito desde 1970, mas está sendo cada vez mais utilizado, principalmente nos pacientes com doença renal crônica e com alergia ao iodo, mas seu uso não é restrito a esses casos. A utilização pode ser feita para reduzir o volume de contraste iodado e minimizar o risco de nefropatia induzida por contraste. São necessários o ajuste na obtenção da imagem e a utilização de dispositivo específico para injeção. Ainda há poucos estudos que sugerem neurotoxicidade e baixa evidência, não sendo, portanto, contraindicação ao uso.

## FLEBOGRAFIA

As flebografias podem ser anterógradas ou retrógradas, a depender do estudo a ser realizado. Nos membros inferiores, pode ser realizada das duas formas. Já nos membros superiores, apenas a técnica anterógrada é realizada.

A atuação das flebografias está cada vez mais restrita diante do avanço do ultrassom vascular no diagnóstico das doenças venosas, porém ainda tem seu espaço como padrão-ouro no estudo e tratamento de complicações de fístulas arteriovenosas e nos membros inferiores em malformações venosas e abordagem de compressão venosa, tromboses venosas extensas proximais e até mesmo para passagem de filtro de veia cava.

## COMPLICAÇÕES

### Complicações locais

As principais complicações locais são hematoma, trombose, embolia, hemorragia, fístula arteriovenosa e pseudoaneurisma. Os hematomas podem ser restritos ao local da punção ou, em casos mais graves, podem se apresentar no espaço retroperitoneal com choque hemorrágico. É necessário atentar para fatores dificultadores de compressão, como pacientes obesos e utilização de dispositivos de maior calibre. As hemorragias costumam acontecer por compressão inadequada e podem ser potencializadas pelo uso de anticoagulação e antiagregação pelo paciente.

A trombose do vaso pode acontecer no próprio local da punção, ou por embolia de placa, dissecção, espasmo, ou até mesmo por compressão excessiva do local. Na maioria das vezes requer tratamento – se possível, trombectomia percutânea ou até mesmo por via cirúrgica aberta.

A embolia pode acontecer por descolamento de placas de ateroma ou trombos na manipulação. Pode ser distal e sem repercussão clínica ou até mesmo em territórios nobres, como cerebral e visceral, com quadros graves. As fístulas arteriovenosas e pseudoaneurismas são menos frequentes e exigem tratamento. Os pseudoaneurismas podem se apresentar de forma precoce ou tardia e têm como tratamento compressão manual, compressão guiada por ultrassom, injeção percutânea de trombina ou até mesmo cirurgia aberta para rafia e ligadura do colo do aneurisma.

As fístulas arteriovenosas geralmente se apresentam de forma tardia e podem ou não ter comprometimento sistêmico, a depender do volume do fluxo, e necessitam de abordagem cirúrgica para ligadura.

### Complicações sistêmicas

A nefropatia induzida por contraste é a complicação sistêmica mais comum, e pacientes com fatores de risco são aqueles com idade superior a 75 anos, doença renal crônica e comorbidades como diabetes e insuficiência cardíaca. Durante o procedimento, a hipotensão e a anemia também podem aumentar o risco de lesão renal. A hidratação se mostrou mais efetiva na prevenção desse evento e deve ser implementada especialmente nos pacientes com fatores de risco. São recomendadas soluções isotônicas de forma individualizada, mas tendo-se como base por estudos anteriores o valor de 1 mL/kg/h por 12 horas que antecedem o procedimento e a mesma dose por 12 horas após o procedimento, a redução do volume e a diluição do contraste.

A alergia ao contraste pode se manifestar desde formas leves até uma reação anafilática com parada cardiorrespiratória. É importante estar atento aos sinais e, antes dos exames contrastados, pesquisar a existência prévia de alergia a iodo.

## ORIENTAÇÕES PÓS-PROCEDIMENTO

O paciente deve manter o membro em repouso por 6 horas, bem como evitar esforço físico nas primeiras 48 horas e observar sinais de alarme para sangramentos locais. Deve-se manter ingestão hídrica e hidratação endovenosa nos pacientes com fatores de risco para nefropatia induzida por contraste e atentar para a necessidade de antiagregantes em caso de angioplastias.

## CONSIDERAÇÕES FINAIS

As técnicas endovasculares avançaram nos últimos anos, e cada vez mais se faz necessário o planejamento do procedimento de forma assertiva para o sucesso no tratamento. As especialidades médicas que atuam nesse cenário de abordagem endovascular, seja para diagnóstico, seja para tratamento, estão sendo cada vez mais requisitadas diante das menores morbidade e mortalidade dos procedimentos, da ampliação do uso dos dispositivos e da evolução dos tratamentos até mesmo de doenças complexas.

## REFERÊNCIAS

Akkus N, Abdulbaki A, Jimenez E, Tandon N. Atherectomy devices: technology update. Med Devices Evid Res. 2014;1.

Bailey M, Griffin K, Scott D. Clinical assessment of patients with peripheral arterial disease. Semin Interv Radiol. 2014;31(04):292-9.

Brito CJ, editor. Cirurgia vascular: cirurgia endovascular – angiologia. 4. ed. v. 1. Rio de Janeiro: Thieme Revinter; 2020.

Cavanna L, Civardi G, Vallisa D, Di Nunzio C, Cappucciati L, Bertè R, et al. Ultrasound-guided central venous catheterization in cancer patients improves the success rate of cannulation and reduces mechanical complications: a prospective observational study of 1,978 consecutive catheterizations. World J Surg Oncol. 2010;111(5):1194-201.

Chaikof EL, Dalman RL, Eskandari MK, Jackson BM, Lee WA, Mansour MA, et al. The Society for Vascular Surgery practice guidelines on the care of patients with an abdominal aortic aneurysm. J Vasc Surg. 2018;67(1):2-77.e2.

Cronenwett J. Rutherford cirurgia vascular. 8. ed. v. 2. Rio de Janeiro: Elsevier; 2016.

De Hert S, Staender S, Fritsch G, Hinkelbein J, Afshari A, Bettelli G, et al. Pre-operative evaluation of adults undergoing elective noncardiac surgery: updated guideline from the European Society of Anaesthesiology. Eur J Anaesthesiol. 2018;35(6):407-65.

Donato S, Simões H, Donato P. Proposta de protocolo para redução dos riscos e otimização da sensibilidade nos exames de imagem em pessoas com diabetes. Acta Medica Port. 2021;34(5):388.

Feldman T, Kar S, Lim DS, Smalling R. The EVEREST II REALISM continued access non-high risk study: mid- and long-term follow-up in surgical candidates. Eur Heart J. 2017;38.

Gollmann G. Technic of angiography with the aid of a catheter: Seldinger's method. Fortschr Geb Rontgenstr Nuklearmed. 1958;89(3):281-4.

Higgs Z, Macafee D, Braithwaite B, Maxwell-Armstrong C. The Seldinger technique: 50 years on. Lancet. 2005;366(9494):1407-9.

Huber TS, Björck M, Chandra A, Clouse WD, Dalsing MC, Oderich GS, et al. Chronic mesenteric ischemia: clinical practice guidelines from the Society for Vascular Surgery. J Vasc Surg. 2021;73(1):87S-115S.

Ince I, Arı MA, Sulak MM, Aksoy M. Comparação das abordagens clássica transversal no eixo curto e longitudinal oblíqua no eixo longo sem seringa para cateterização de veia jugular interna guiada por ultrassom. Rev Bras Anestesiol. 2017;68(3):260-5.

Jo J, Forrest ML, Yang X. Ultrasound-assisted laser thrombolysis with endovascular laser and high-intensity focused ultrasound. Med Phys. 2021;48(2):579-86.

Kipling M, Mohammed A, Medding RN. Guidewires in clinical practice: applications and troubleshooting. Expert Rev Med Devices. 2009;6(2):187-95.

Mehran R, Dangas GD, Weisbord SD. Contrast-associated acute kidney injury. N Engl J Med. 2019;380(22):2146-55.

Rac-Albu M, Iliuta L, Guberna SM, Sinescu C. The role of ankle-brachial index for predicting peripheral arterial disease. Maedica. 2014;9(3):295-302.

Seldinger SI. Catheter replacement of the needle in percutaneous arteriography: a new technique. Acta Radiol. 1953;39(5):368-76.

Singh R, Jo J, Yang X. Combining ultrasound and endovascular laser for thrombolysis. J Acoust Soc Am. 2022;151(4):A110-A110.

Upchurch GR, Escobar GA, Azizzadeh A, Beck AW, Conrad MF, Matsumura JS, et al. Society for Vascular Surgery clinical practice guidelines of thoracic endovascular aortic repair for descending thoracic aortic aneurysms. J Vasc Surg. 2021;73(1):55S-83S.

Zhang F, Lu Z, Wang F. Advances in the pathogenesis and prevention of contrast-induced nephropathy. Life Sci. 2020;259.

# 44

# Hérnias da parede abdominal

*André Ibrahim David*
*Bernardo Siles Muños*
*Thiago Nogueira Costa*
*Djalma José Fagundes*

## INTRODUÇÃO

As hérnias da parede abdominal, em especial as hérnias inguinais, são situações frequentes, que podem ser congênitas ou adquiridas. A correção desta doença consome uma grande quantidade de recursos do Sistema Único de Saúde (SUS), das seguradoras de planos de saúde e do setor privado, apresentando uma incidência de 27% em homens e 3% em mulheres. Além de ser uma doença que provoca prejuízos econômicos importantes se não for devidamente tratada, o manejo cirúrgico inadequado leva a complicações precoces e tardias, retardando o retorno às atividades diárias ou levando o paciente a apresentar dor crônica (inguinodinia), que muitas vezes chega a ser incapacitante para atividades físicas e laborais.

A hérnia é definida como um abaulamento, protrusão ou projeção de um órgão ou parte do órgão pela parede abdominal, muitas vezes assintomática, representando apenas alguma alteração estética relatada pelo paciente durante a avaliação física. Frequentemente as hérnias inguinais e femorais são chamadas de hérnias da virilha.

Existem numerosos fatores de risco para o desenvolvimento de hérnia inguinal e a recidiva em adultos. Esses fatores variam e podem ser genéticos, modificáveis e imutáveis, mas alguns fatores dependem do cirurgião.

O pico de prevalência para hérnia inguinal na infância é de 0 a 5 anos e na idade adulta, de 75 a 80 anos. Já a hérnia femoral tem maior prevalência na população mais idosa, de 80 a 90 anos, e no sexo feminino.

## CONCEITO DE HÉRNIA DA PAREDE ABDOMINAL

A hérnia é um defeito na continuidade musculoaponeurótica da parede anterolateral do abdome, dando origem a um orifício que permite a passagem de uma estrutura anatômica, a qual normalmente não passaria por ele.

O orifício pode ser natural ou adquirido (congênito ou traumático) e dá ensejo à formação de uma protrusão na parede. O aumento localizado de uma "bola" no abdome é a principal queixa do paciente portador de hérnia. Essa protrusão é depressível e normalmente indolor, embora possa trazer certo desconforto local. Ela tende a "desaparecer" temporariamente quando manipulada pelo próprio paciente ou pelo médico (hérnia redutível).

## BREVE REVISÃO ANATÔMICA DO CANAL INGUINAL (FIGURA 1)

O canal inguinal percorre obliquamente a região inguinal na direção cranial para podálica, tendo um orifício profundo (intra-abdominal) e um orifício superficial (aponeurose da parede abdominal).

O assoalho do canal é representado pelos ligamentos inguinal e lacunar. O teto é representado pelas fibras arqueadas dos músculos oblíquo interno e transverso. A parede posterior é representada pela fáscia *transversalis* e a parede anterior, pela aponeurose do músculo oblíquo externo.

O conteúdo do canal inguinal no sexo masculino é representado pelo funículo (cordão) espermático, composto por plexo venoso pampiniforme, artéria espermática, nervo ilioinguinal, ramo do nervo genitofemoral, fibras do músculo cremáster e ducto deferente. No sexo feminino, o ducto deferente e o

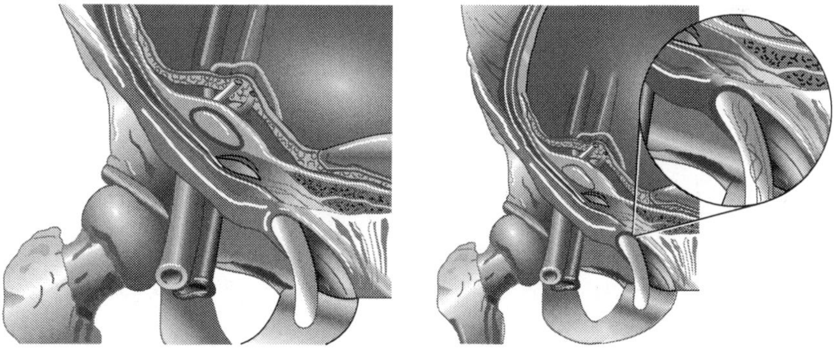

**FIGURA 1** Anatomia do canal inguinal mostrando o ânulo superficial e profundo do canal e suas relações com as estruturas contíguas.

músculo cremáster são substituídos pelo ligamento redondo do útero, que se fixa na base do grande lábio da vulva.

Nas hérnias ditas indiretas, o cordão espermático é preenchido também pelo saco herniário e seu conteúdo (gordura pré-peritoneal ou alças intestinais), e tem sua origem justaposta ao orifício inguinal profundo (anel do saco herniário).

Nas hérnias chamadas diretas, o saco herniário e seu conteúdo surgem pela fraqueza da parede posterior (fáscia *transversalis*), fazendo a protrusão medialmente aos vasos epigástricos (veia e artéria) inferiores.

A hérnia femoral, por sua vez, ocorre pela passagem do saco herniário pelo ânulo do canal femoral, inferiormente ao ligamento inguinal.

## LOCALIZAÇÕES DAS HÉRNIAS ABDOMINAIS (FIGURA 2)

A protrusão pode surgir em locais específicos da parede abdominal.

A hérnia epigástrica aparece na linha mediana da parede abdominal, alguns centímetros acima da cicatriz umbilical, e é atribuída à fraqueza da aponeurose, associada à maior tensão nas linhas de força nessa região.

A hérnia umbilical ocorre na região da cicatriz umbilical e está associada à fraqueza congênita da região, onde uma única camada de aponeurose sustenta as forças da pressão intra-abdominal. Atualmente também está associada às cirurgias minimamente invasivas que utilizam a região para punção e insuflação do pneumoperitônio e posteriormente como um dos portais dos trocartes.

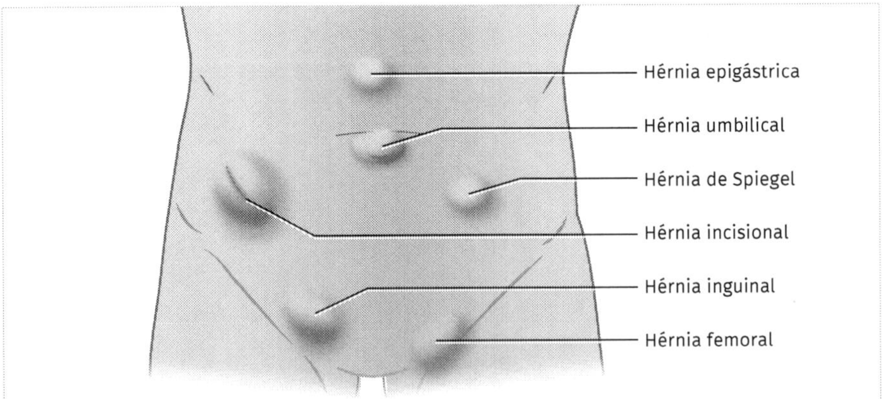


**FIGURA 2** Localizações mais frequentes de surgimento das hérnias da parede abdominal.

A hérnia pode ocorrer ao longo da borda lateral do músculo reto abdominal no local de maior fraqueza e que corresponde à "entrada" metamérica dos feixes vasculonervosos. Recebe a denominação de hérnia de Spiegel.

Por sua vez, as hérnias inguinais são as de ocorrência mais frequente na parede abdominal e podem surgir por dois mecanismos básicos:

- **Congênita:** pela persistência parcial ou total do conduto peritônio-vaginal, um divertículo peritoneal que acompanha a descida dos testículos no homem ou do ligamento redondo nas mulheres. É conhecida como hérnia indireta e é mais frequente nos indivíduos do sexo masculino.
- **Adquirida:** pela fraqueza da parede posterior do canal inguinal, associada aos fatores desencadeantes de esforço físico desproporcional ou pelo desgaste da senilidade. É denominada hérnia direta e atinge tanto homens como mulheres. A protrusão se faz acima do ligamento inguinal.

A hérnia femoral ocorre pela passagem do saco herniário pelo ânulo femoral, juntamente com o nervo, artéria e veia femoral. É mais frequente em mulheres pela natural báscula da pelve ginecoide. Como regra, a protrusão ocorre abaixo do ligamento inguinal.

As hérnias incisionais ocorrem sobre a cicatriz de uma ferida cirúrgica e podem surgir em diferentes localizações, dependendo da via de acesso cirúrgico utilizada anteriormente. Estão associadas a intervenções que tiveram seu transcorrer conturbado pela presença de infecção de sítio cirúrgico (ISC), cirurgias de urgência, comorbidades sistêmicas, reoperações ou deiscências da ferida operatória ocasionadas por falhas técnicas.

## DIAGNÓSTICO DE HÉRNIA INGUINAL

O diagnóstico é fundamentalmente clínico. Uma boa anamnese e exame físico são suficientes para fechar o diagnóstico. Exame de imagem (ultrassonografia) fica reservado para casos de protrusão de crescimento rápido, dolorosa à palpação, aderente aos planos vizinhos (perda da característica de ser depressível) e dúvida diagnóstica entre hérnia inguinal ou femoral.

A ultrassonografia abdominal também é útil nos casos de urgência nas hérnias encarceradas (a manipulação não consegue reduzir o volume da protrusão) ou nas hérnias encarceradas que evoluem com sofrimento vascular e consequentes isquemia e necrose (hérnia estrangulada) do conteúdo do saco herniário.

O exame físico deve ser realizado de modo estático e dinâmico, estando o paciente em posição ortostática (de pé) ou em decúbito dorsal horizontal

(DDH). O comportamento do volume herniário deve ser avaliado em pé para identificar o aumento espontâneo da protrusão e para a palpação digital do ânulo externo do canal inguinal, com o objetivo de avaliar o tamanho da dilatação do anel herniário e diferenciar entre uma hérnia direta e indireta. O exame em decúbito dorsal repete as manobras realizadas com o paciente em pé, agora submetendo-o à manobra de Valsalva para uma avaliação mais acurada da extensão do defeito musculoaponeurótico.

Os mesmos princípios se aplicam ao diagnóstico das demais modalidades de hérnias da parede anterolateral do abdome.

O diagnóstico diferencial se faz com cisto do cordão espermático, hidrocele testicular, criptorquidia ou distopia testicular, lipomas e linfadenopatia regional decorrente de doenças infecciosas, em especial as infecções sexualmente transmissíveis (IST). Exames de imagem são úteis para ajudar no diagnóstico.

## TRATAMENTO CIRÚRGICO

O único tratamento curativo para uma hérnia da parede abdominal é o procedimento cirúrgico. O diagnóstico deve ser precoce e, uma vez estabelecido, não deve ser procrastinado. O passar do tempo piora as condições locais da reparação e expõe o paciente a complicações de encarceramento ou estrangulamento.

Documentos históricos mostram a ocorrência de hérnias em humanos desde pelo menos 2.500 a 3.000 a.C., com a identificação de uma estatueta de cerâmica de uma figura com hérnia umbilical e uma estatueta com bandagem de tecido de algodão sobre a região inguinal. A primeira descrição escrita data de 1.500 a.C. (papiro de Ebers).

Até meados do século XIX, o tratamento das hérnias inguinais se restringia a reduzir o conteúdo do saco herniário ao nível do ânulo superficial do canal inguinal e fazer uma sutura, na verdade uma amarração, em bloco único da ferida operatória. Em muitas ocasiões, especialmente nas hérnias mais volumosas, ocorria a castração, com ressecção de todo o conteúdo do funículo espermático e cauterização da ferida com óleo fervente ou ferro em brasa. Os resultados eram desastrosos.

Na Universidade de Pádua (Itália), por volta de 1888, o cirurgião Edoardo Bassini (1844-1924), já com domínio parcial da anestesia e cuidados com a desinfecção, publicou uma série de 262 casos com uma abordagem inovadora. Ela propunha a abertura do canal inguinal desde o ânulo externo até o ânulo interno, dissecção e ressecção do saco herniário, e pontos de sutura reforçando a parede anterior da ferida.

Essa mudança de paradigma se espalhou pela Europa e Estados Unidos da América. Numerosas variantes técnicas foram propostas, mas o princípio básico da cirurgia das hérnias, proposto por Bassini, se mantém inalterado, qual seja, reparar o defeito musculoaponeurótico da parede abdominal.

Esse reforço das paredes do canal inguinal foi proposto usando as fibras dos músculos oblíquos, ligamento inguinal, ligamento pectíneo (ligamento de Cooper), pregueamento da fáscia *transversalis* e material protético.

Atualmente, o tratamento cirúrgico pode ser realizado pela via de acesso convencional (dita via aberta), com incisão através os planos anatômicos do canal inguinal, com ou sem o recurso de implantação de telas sintéticas ou orgânicas. Outra abordagem é pelo princípio das cirurgias minimamente invasivas, com o procedimento de videocirurgia.

## CLASSIFICAÇÃO DE NYHUS PARA HÉRNIAS

O tratamento cirúrgico envolve diferentes técnicas operatórias e que são aplicadas de acordo com os aspectos fisiopatológicos envolvidos na manifestação da doença. A escolha da técnica mais adequada pode ser feita de acordo com os critérios classificatórios propostos por Nyhus:

- **Tipo I:** hérnia inguinal indireta com anel inguinal interno sem dilatação.
- **Tipo II:** hérnia inguinal indireta com anel inguinal interno dilatado, mas com parede posterior do canal inguinal preservada.
- **Tipo III:** presença de defeito na parede posterior:
  A. Hérnia inguinal direta.
  B. Hérnia inguinal indireta, com dilatação do anel inguinal interno com flacidez ou destruição da parede abdominal medialmente ao anel, com desestruturação do trígono de Hesselbach.
  C. Hérnia femoral.
- **Tipo IV:** hérnia recorrente:
  A. Direta.
  B. Indireta.
  C. Femoral.
  D. Mista.

## TRATAMENTO CIRÚRGICO CONVENCIONAL PARA HÉRNIA INDIRETA (NYHUS TIPO I OU II)

A cirurgia convencional tem indicação para casos de reoperação de recidivas, rejeição de telas, hérnias volumosas inguinoescrotais e situações em que os recursos tecnológicos da cirurgia videoassistida não estejam disponíveis.

Em se tratando de hérnia indireta em uma primeira abordagem cirúrgica e com volume discreto ou médio do saco herniário, o tratamento convencional sem uso de tela envolve ligadura e ressecção do colo do saco herniário, que é suficiente o bastante para a correção da hérnia.

Os passos técnicos para tratamento de hérnia inguinal indireta são:

- Paciente em DDH sob raquianestesia.
- Antissepsia e assepsia.
- Incisão transversal na prega inguinal (direita/esquerda).
- Incisão levemente arqueada com concavidade superior, interessando pele e tecido celular subcutâneo (faixas de Camper e Scarpa).
- Dissecção e exposição da parede aponeurótica anterior do canal inguinal.
- Identificação do ânulo externo do canal inguinal.
- Secção com bisturi ou tesoura de Metzenbaum da parede anterior do canal inguinal desde o ânulo superficial até o ânulo profundo.
- Reparação das bordas com pinças de preensão mantendo livre o acesso ao canal inguinal.
- Dissecção dos elementos do funículo (cordão) espermático e identificação de plexo pampiniforme, artéria espermática, nervo ileoinguinal, ducto deferente e saco herniário. No sexo feminino, deve-se identificar e isolar o ligamento redondo do útero.
- Isolamento do saco herniário dos elementos do cordão até o ânulo profundo.
- Isolamento dos elementos do cordão com dreno de Penrose fino.
- Abertura do saco herniário e redução de seu conteúdo (gordura pré-peritoneal ou alças intestinais).
- Ligadura alta do anel herniário (dupla ligadura com fio inabsorvível 2.0).
- O ânulo profundo do canal inguinal deve ser pérvio para uma polpa digital (2 a 3 cm).
- Caso o orifício seja maior que 3 cm, deve-se proceder ao estreitamento com um ou dois pontos separados.
- Reforço da parede posterior do canal (fáscia *transversalis*) com três/quatro pontos de fio inabsorvível 3.0. Recomendável se constada fraqueza da parede posterior do canal inguinal.
- Revisão da hemostasia e acomodação do cordão espermático/ligamento redondo.
- Sutura dos lábios da incisão da parede anterior e confecção do novo ânulo superficial.
- Revisão da hemostasia da tela subcutânea.
- Sutura da tela subcutânea com pontos separados de poliamida 3.0.

- Sutura da pele com poliamida 4.0.
- Curativo.

## TRATAMENTO CIRÚRGICO CONVENCIONAL PARA HÉRNIA DIRETA (NYHUS TIPOS III A E III B)

Os passos técnicos são similares aos do tratamento das hérnias indiretas, exceto pela dissecção e isolamento do saco herniário, que se faz sem a necessidade de explorar os elementos do cordão espermático, uma vez que a protrusão ocorre na parede posterior. Isso implica identificar os vasos epigástricos inferiores e reforçar a parede com pontos separados a partir da posição medial aos vasos.

A técnica convencional para a correção da hérnia direta, sem uso de tela, se faz com o aproveitamento das estruturas anatômicas presentes no campo operatório.

A técnica proposta por Anson-McVay ou a técnica de Schouldice e suas respectivas variantes são exemplos de correções que foram usadas com frequência nas últimas décadas do século passado e que ainda têm espaço de aplicação em situações específicas atualmente.

Os passos técnicos para tratamento de hérnia inguinal direta pela técnica de Anson-McVay são:

- Paciente em DDH sob raquianestesia.
- Antissepsia e assepsia.
- Incisão transversal na prega inguinal (direita/esquerda).
- Incisão levemente arqueada com concavidade superior, interessando pele, tecido celular subcutâneo (faixas de Camper e Scarpa).
- Dissecção e exposição da parede aponeurótica anterior do canal inguinal.
- Identificação do ânulo externo do canal inguinal.
- Secção com bisturi ou tesoura de Metzenbaum da parede anterior do canal inguinal desde o ânulo superficial até o ânulo profundo.
- Reparação das bordas com pinças de preensão, mantendo livre o acesso ao canal inguinal.
- Dissecção dos elementos do funículo (cordão) espermático e isolamento do cordão com dreno de Penrose fino.
- Dissecção da parede posterior do canal inguinal e isolamento da fáscia *transversalis*, caracterizando seu abaulamento (hérnia direta).
- Excepcionalmente, há necessidade de abertura do saco herniário e redução de seu conteúdo (alças intestinais).
- O abaulamento da fáscia *transversalis* é mantido reduzido por pressão do dedo indicador do cirurgião.

- Ao mesmo tempo é aplicada uma sutura, com pontos separados ou contínua, buscando aproximar a borda superior do anel herniário (tendão conjunto) ao ligamento pectíneo (ligamento de Cooper), pregueando a fáscia *transversalis* como tecido de reforço na linha de sutura.
- Caso a tensão na linha de sutura seja excessiva, faz-se uma incisão liberadora no folheto anterior da bainha do músculo reto abdominal.
- Revisão da hemostasia e acomodação do cordão espermático.
- Revisão da hemostasia da tela subcutânea.
- Sutura da tela subcutânea com pontos separados de poliamida 3.0.
- Sutura da pele com poliamida 4.0.
- Curativo.

Por outro lado, o tratamento de hérnia inguinal direta pela técnica de Shouldice também faz uso das estruturas anatômicas da região para corrigir o defeito da parede posterior realizando três ou quatro planos de sutura. Resumidamente, os passos técnicos são:

- Paciente em DDH sob raquianestesia.
- Antissepsia e assepsia.
- Incisão transversal na prega inguinal (direita/esquerda).
- Incisão levemente arqueada com concavidade superior, interessando pele, tecido celular subcutâneo (faixas de Camper e Scarpa).
- Dissecção e exposição da parede aponeurótica anterior do canal inguinal.
- Identificação do ânulo externo do canal inguinal.
- Secção com bisturi ou tesoura de Metzenbaum da parede anterior do canal inguinal desde o ânulo superficial até o ânulo profundo.
- Reparação das bordas com pinças de preensão mantendo livre o acesso ao canal inguinal.
- Dissecção dos elementos do funículo (cordão) espermático e isolamento do cordão com dreno de Penrose fino.
- Dissecção da parede posterior do canal inguinal e isolamento da fáscia *transversalis* caracterizando seu abaulamento (hérnia direta).
- Abertura da fáscia transversal desde o anel inguinal profundo até o púbis até cerca de 2 cm do ligamento inguinal. Tanto as bordas do retalho inferolateral quanto o retalho superomedial são reparados.
- Um primeiro plano de sutura (chuleio) é aplicado nos lábios da fáscia *transversalis*, começando pela fixação no tubérculo do púbis, e então a borda lateroinferior da fáscia é suturada embaixo do retalho superomedial, até a reconstrução do novo ânulo profundo do cordão espermático.

- Um segundo plano de sutura contínua, desde o ânulo profundo até o púbis, leva o retalho súpero medial ao ligamento inguinal.
- Um terceiro plano de sutura, a partir do ânulo profundo, aproxima a superfície do músculo oblíquo interno à superfície inferior da aponeurose inferolateral do músculo oblíquo externo, ficando rente ao ligamento inguinal e ao púbis,
- O quarto plano de sutura vai agora do púbis até o ânulo profundo, reforçando o terceiro plano.
- Revisão da hemostasia e acomodação do cordão espermático.
- Sutura da aponeurose do músculo oblíquo externo.
- Revisão da hemostasia da tela subcutânea.
- Sutura da tela subcutânea com pontos separados de poliamida 3.0.
- Sutura da pele com poliamida 4.0.
- Curativo.

## TRATAMENTO CIRÚRGICO CONVENCIONAL COM USO DE TELA (TÉCNICA DE LICHTENSTEIN – *TENSION-FREE*)

As técnicas tradicionais procuravam reforçar a parede posterior do canal inguinal fazendo uso das estruturas anatômicas que estavam presentes na área da hérnia (Bassini, McVay, Shouldice). O grande desafio dessas técnicas era que a aproximação de tecidos necessária para "cobrir" a área de fraqueza levava a graus variáveis de tensão na(s) linha(s) de sutura, o que favorecia a recidiva e/ou causava sensação de desconforto ou dor no pós-operatório.

O avanço tecnológico permitiu o uso de material protético na forma de telas de polímeros sintéticos com maleabilidade para "cobrir" a área da protrusão. Aliado a isso, esses polímeros apresentam baixo grau de rejeição ou reação anafilática.

Os polímeros de uso corrente, como o polipropileno, o poliéster e o politetrafluoretileno, são materiais inabsorvíveis, enquanto o ácido poliglicólico e a poliglactina são absorvíveis.

Em nosso meio, a tela de polipropileno tem uso difundido. A tela é apresentada em diversos tamanhos (o mais usado é de 10 x 15 cm) e pode ser recortada no tamanho necessário para cada caso em particular, com a vantagem de não desfiar ou perder as características de sua estrutura físico-química.

A aplicação da tela sendo fixada cobrindo a área de abaulamento, na medida exata do defeito, permite que a linha de sutura fique livre de tensão (*tension-free*). A técnica proposta por Lichtenstein e suas variantes diminuíram drasticamente a taxa de recidiva e complicações no pós-operatório imediato e em longo prazo.

Os passos técnicos (Figura 3) para o tratamento de hérnia inguinal direta pela técnica de Lichtenstein são:

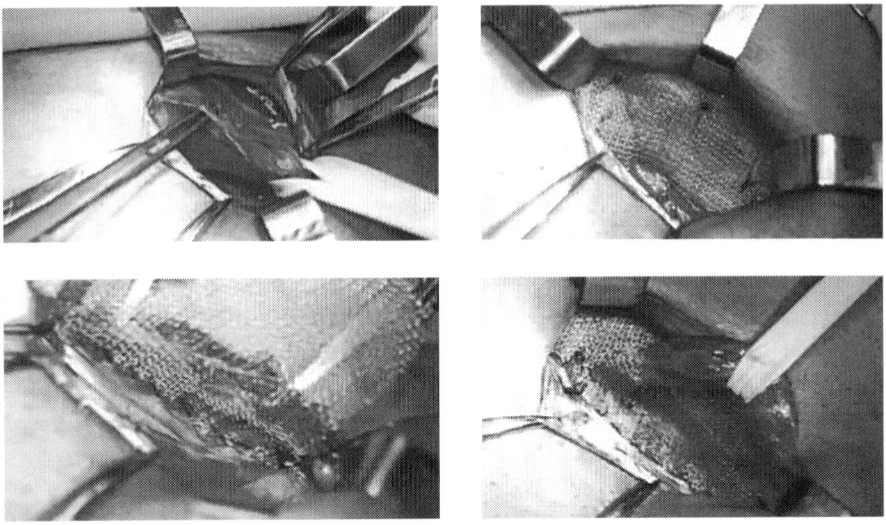

**FIGURA 3** Sequência dos passos técnicos de colocação da tela na correção preconizada por Lichtenstein.
Fonte: arquivo pessoal dos autores.

- Paciente em DDH sob raquianestesia.
- Antissepsia e assepsia.
- Incisão transversal na prega inguinal (direita/esquerda).
- Incisão levemente arqueada com concavidade superior, interessando pele e tecido celular subcutâneo (faixas de Camper e Scarpa).
- Dissecção e exposição da parede aponeurótica anterior do canal inguinal.
- Identificação do ânulo externo do canal inguinal.
- Secção com bisturi ou tesoura de Metzenbaum da parede anterior do canal inguinal desde o ânulo superficial até o ânulo profundo.
- Reparação das bordas com pinças de preensão mantendo livre o acesso ao canal inguinal.
- Dissecção dos elementos do funículo (cordão) espermático e isolamento do cordão com dreno de Penrose fino.
- Dissecção da parede posterior do canal inguinal e isolamento da fáscia *transversalis* caracterizando seu abaulamento (hérnia direta).
- Avaliação do tamanho do defeito da fáscia *transversalis* e corte da tela na medida necessária para cobrir todo o defeito.
- A tela, após recortada, é fixada em sua borda inferolateral com fio de polipropileno 2.0 (sutura contínua), começando a 2/2,5 cm no tecido fibroso

tubérculo do púbis, continuando com o chuleio até próximo do ânulo profundo do canal inguinal.

- A tela no formato retangular é então seccionada longitudinalmente, fazendo uma fenda na tela de aproximadamente 3 a 4 cm, ficando então com duas "asas" (uma lateral e outra medial).
- A borda superomedial da tela é fixada com chuleio simples ao músculo oblíquo interno ou sua aponeurose.
- Revisão da hemostasia e acomodação do cordão espermático.
- As "asas" são então cruzadas lateralmente, modelando o ânulo interno para uma polpa digital (2/2,5 cm) e fixadas à parede distal do ligamento inguinal.
- As bordas da aponeurose do músculo oblíquo externo são suturadas modelando o ânulo externo do canal inguinal.
- Revisão da hemostasia da tela subcutânea.
- Sutura da tela subcutânea com pontos separados de poliamida 3.0.
- Sutura da pele com poliamida 4.0.
- Curativo.

## TRATAMENTO VIDEOCIRÚRGICO

No final do século passado e nas primeiras décadas deste século, teve impulso o tratamento das hérnias pela via de acesso videoassistida. A proposta baseia-se na colocação de uma tela de polipropileno pelo acesso intra-abdominal videolaparoscópico, de modo a reforçar a parede posterior do canal inguinal. O procedimento atende ao princípio de correção sem tensão (*tension-free*).

Basicamente são usadas duas técnicas conhecidas como TAPP (técnica transabdominal pré-peritoneal) e TEP (técnica totalmente extraperitoneal).

Por serem técnicas mais elaboradas e complexas, suas indicações ficam reservadas para o tratamento das seguintes situações:

- Hérnia inguinal ou femoral encarcerada ou estrangulada.
- Recidivas em que a cirurgia anterior foi por via pré-peritoneal (aberta ou laparoscópica).
- Hérnias inguinoescrotais.
- Cirurgias prévias na região a ser acessada (prostatectomia, cesariana, histerectomia).
- Cirurgias intraperitoneais combinadas.
- Hérnias femorais.

Os procedimentos preconizados pelos protocolos de cirurgia segura devem ser seguidos, assim como o são nas demais técnicas abertas. Destacam-se no preparo do paciente a micção espontânea pré-operatória, a cateterização vesical de alívio se necessário e, excepcionalmente, o cateterismo com sonda de Foley. A profilaxia antimicrobiana deve seguir o protocolo da instituição quanto ao tipo de medicamento ao momento de aplicação.

Resumidamente, os passos técnicos da TAPP são:

- Paciente em DDH com os membros superiores colocados ao longo do corpo.
- A seguir, o paciente é posicionado em Trendelenburg e lateralizado para o lado oposto à região a ser operada (Figura 4).
- A opção de lateralidade nas hérnias bilaterais se dá por operar primeiro a hérnia que apresenta maior volume ou que apresente mais sintomas. Com a devida adequação do posicionamento da equipe (Figura 5).
- São realizados os procedimentos de antissepsia e assepsia e colocação dos campos esterilizados.
- O cirurgião também se coloca ao lado oposto da hérnia a ser operada.
- O cirurgião auxiliar, que manuseará a óptica, posiciona-se à frente do cirurgião.
- São realizados os procedimentos padronizados de punção com agulha de Veress e insuflação do pneuperitônio.
- O primeiro trocarte é introduzido na cicatriz umbilical (10 mm).
- Os dois seguintes (3,5 ou 10 mm) são posicionados na borda lateral do músculo reto abdominal (à direita e à esquerda), em uma mesma linha reta que passa pelo primeiro trocarte (Figura 6).

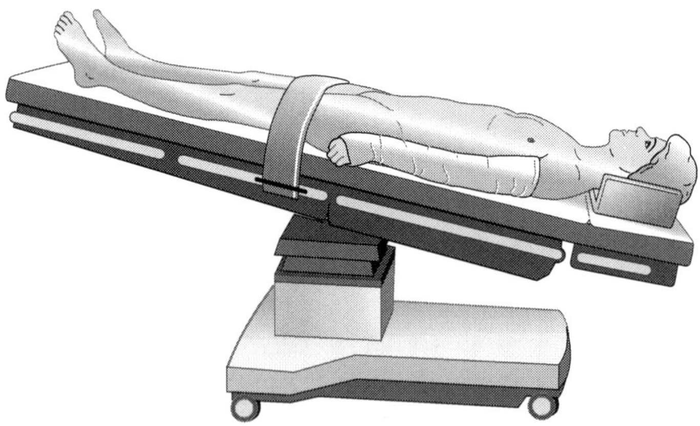

**FIGURA 4** Posição do paciente (Trendelenburg) para o procedimento videoassistido.

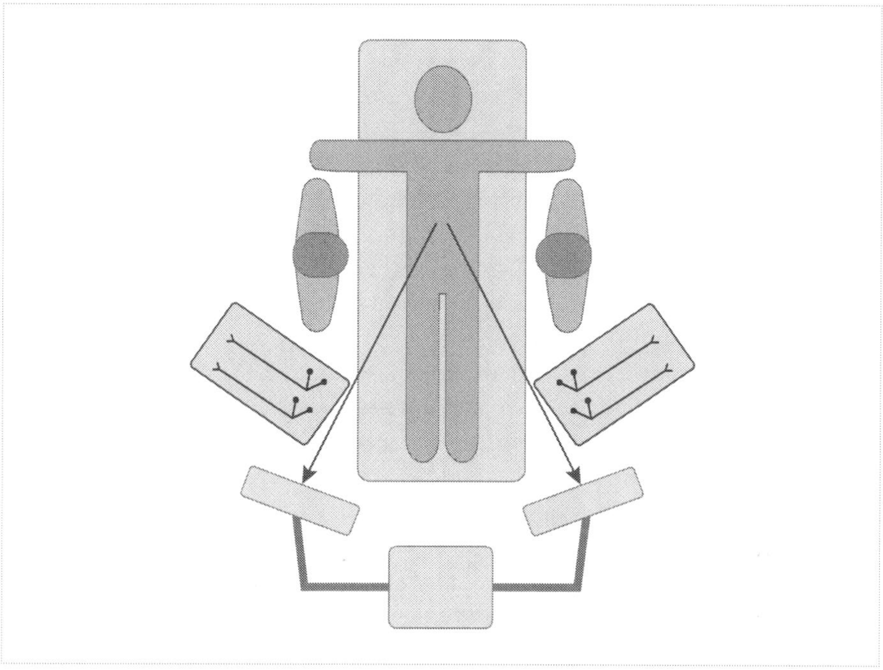

**FIGURA 5** Posicionamento da equipe cirúrgica para acesso videoassistido de correção de hérnia da parede abdominal.

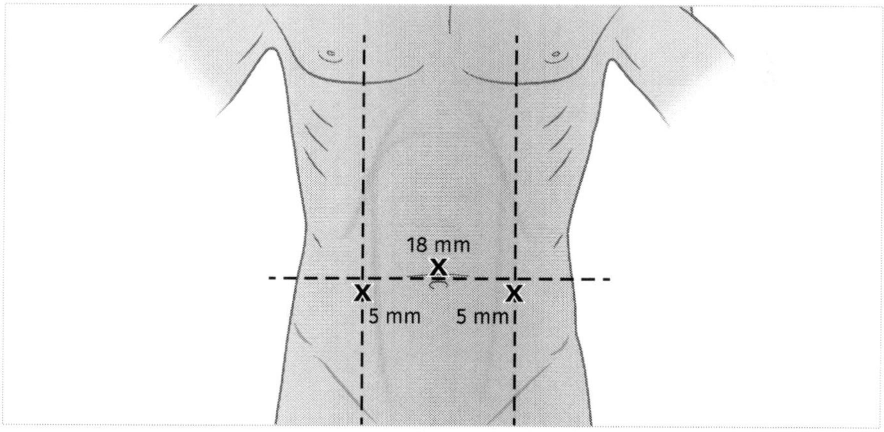


**FIGURA 6** Localização dos trocartes para a técnica TAAP.

- Uma vez acessada a cavidade peritoneal, faz-se o inventário de cavidade para verificar a integridade das vísceras abdominais e descartar eventuais comorbidades que exijam tratamento preferencial ou contraindiquem a correção primária da hérnia.
- Identificam-se as seguintes estruturas de referência na parede abdominal interna: vasos espermáticos, artéria umbilical obliterada, vasos epigástricos inferiores, ligamento umbilical lateral e vasos ilíacos externos.
- Procede-se à abertura do peritônio, utilizando-se tesoura fria ou energia monopolar. Deve ser realizada no mínimo 4 cm acima do anel inguinal profundo (Figura 7).
- Caso seja necessária uma abertura maior, recomenda-se prosseguir cranialmente ou caudalmente sem seccionar a prega umbilical medial.
- O descolamento do peritônio deve ser realizado deixando o tecido gorduroso em contato com a parede abdominal e não com o peritônio dissecado.
- Os nervos e planos musculares não devem ser expostos. Recomenda-se iniciar a dissecção lateral, prosseguindo para a zona medial e, por último, a região do anel inguinal profundo e vasos ilíacos. A dissecção deve se estender no mínimo até 2 cm abaixo do púbis.
- Os elementos do cordão espermático devem ser "parietalizados" até o nível em que o ducto deferente cruza a veia ilíaca externa.
- O anel inguinal profundo deve ser explorado para determinar a presença ou não de tecido gorduroso, que pode mimetizar hérnias ou mesmo aumentar o risco de recidiva.

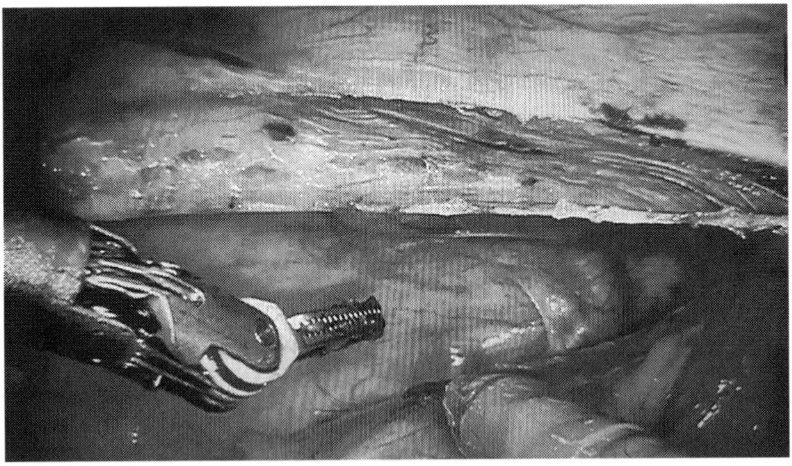

**FIGURA 7** Secção e abertura do peritônio acima do ânulo inguinal profundo.
Fonte: arquivo pessoal dos autores.

- Uma prótese é colocada cobrindo todo o orifício miopectíneo (MPO) com excesso nas margens (*overlap*) mínimo de 3 a 4 cm (Figura 8).
- A fixação é um tema controverso. Pode ser realizada com diversos tipos de materiais, como sutura, grampeadores ou colas. Em alguns casos, pode não ser realizada. Quando necessária, recomenda-se a fixação no ligamento de Cooper, podendo também ser realizada cranialmente na parte medial e lateral, acima do ligamento inguinal. Deve-se ter cuidado com a região dos vasos ilíacos (triângulo de Doom) e com a região dos nervos laterais (triângulo da dor).
- O fechamento do peritônio é feito com sutura usando fio absorvível. Alguns cirurgiões optam pelo fechamento com o uso de grampos, o que poderia causar complicações locais, como dor ou sangramentos. Não existe nível de evidência na literatura que mostre o melhor modo de fechamento do peritônio, mas este deve ser realizado da melhor forma possível.

Resumidamente, os passos técnicos da TEP são:

- Paciente em DDH com os membros superiores colocados ao longo do corpo.
- A seguir, o paciente é posicionado em Trendelenburg e lateralizado para o lado oposto à região a ser operada.
- A opção de lateralidade nas hérnias bilaterais se dá por operar primeiro aquela hérnia que apresenta maior volume ou que apresente mais sintomas.
- São realizados os procedimentos de antissepsia e assepsia e colocação dos campos esterilizados.

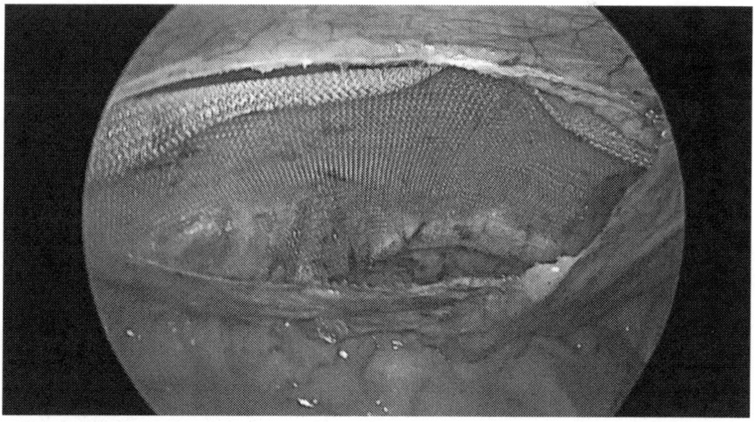

**FIGURA 8** Tela cobrindo todo o orifício miopectíneo com margem de 3 a 4 cm de excesso nas bordas da prótese.
Fonte: arquivo pessoal dos autores.

- O cirurgião também se coloca ao lado oposto da hérnia a ser operada.
- O cirurgião auxiliar, que manuseará a óptica, posiciona-se à frente do cirurgião.
- A intervenção começa por realizar uma incisão infraumbilical transversa sobre a bainha do reto abdominal e ampliação do espaço pré-peritoneal com o auxílio de um balão inflável e insuflação de pneumoperitônio (12 mmHg).
- Um trocarte de 10 mm é passado pela incisão infraumbilical em orientação horizontal e, em seguida, ficando em posição de 60° e acoplado à câmera óptica.
- Na linha média abaixo da incisão infraumbilical é alocado um trocarte de 5 mm, e outro (de 5 mm) é colocado antecedendo a sínfise púbica (Figura 9).
- A manobra deve ser parcimoniosa, evitando descolamento de planos musculares e nervos (Figura 10).
- O descolamento do peritônio deve ser realizado deixando a tela subcutânea em contato com a parede abdominal.
- O descolamento começa pela parte lateral em direção à medial e termina 2 cm abaixo do púbis, com identificação do ânulo inguinal profundo e os vasos ilíacos.
- Os elementos do cordão espermático são "parietalizados" até o cruzamento do ducto deferente e a veia ilíaca externa.
- O ânulo inguinal profundo é explorado na busca de tecido gorduroso que pode mimetizar uma hérnia ou ser fator de risco para recidiva da hérnia.

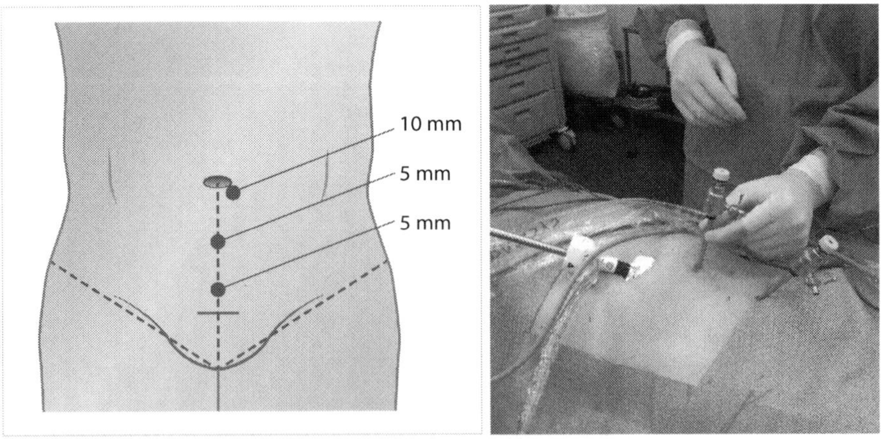


**FIGURA 9** Posição de inserção dos trocartes na técnica TEP.
Fonte: arquivo pessoal dos autores.

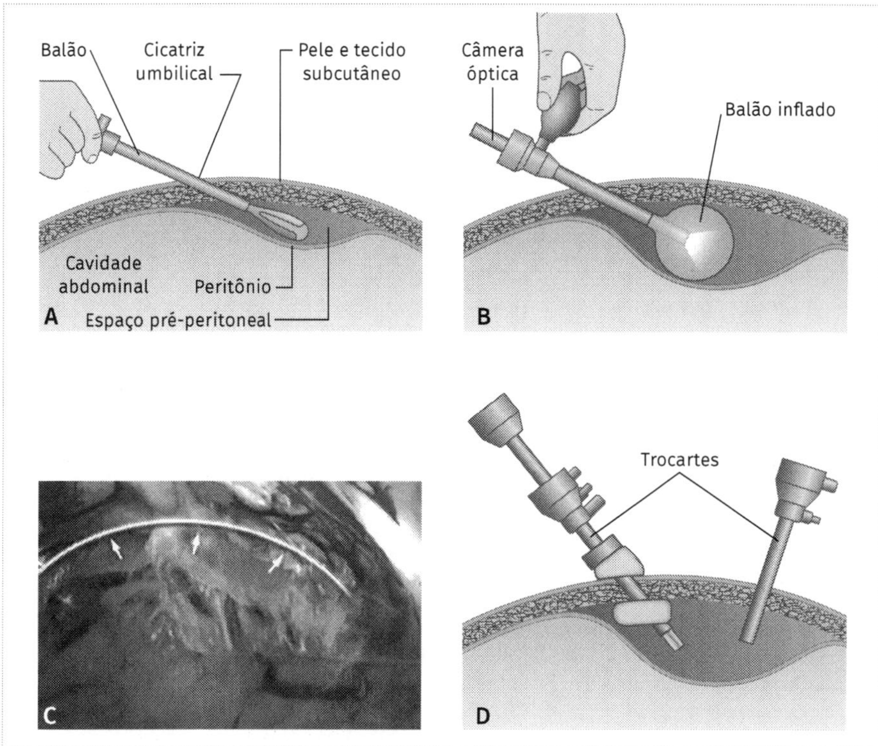


**FIGURA 10** Passos técnicos iniciais de ampliação do espaço pré-peritoneal pela técnica TEP.
Fonte: arquivo pessoal dos autores.

- O saco herniário é dissecado e reduzido sem rompê-lo, para evitar a passagem do gás carbônico ($CO_2$) para a cavidade peritoneal, o que reduz o campo operatório.
- Uma prótese, introduzida pelo trocarte de 10 mm, é ajustada cobrindo todo o orifício miopectíneo (MPO) com *overlap* de no mínimo 3 ou 4 cm.
- A fixação da tela (suturas ou adesivos cirúrgicos) não é necessária para as hérnias pequenas, mas recomendável para hérnias médias e obrigatória para hérnias volumosas.
- Antes de encerrar o procedimento, deve ser pesquisada a presença de orifícios inadvertidos do peritônio.
- A retirada do gás insuflado deve ser realizada sob visão direta e com cuidado para não dobrar ou deslocar a tela fora da posição adequada.
- Curativo simples sobre os portais.

## CONSIDERAÇÕES FINAIS

As hérnias da parede abdominal são conhecidas há muito tempo. Seu diagnóstico e tratamento evoluíram ao longo do tempo, de maneira a acompanhar o próprio desenvolvimento cirúrgico e tecnológico. Com o crescente aumento do conhecimento anatômico e técnico, foi possível criar e aprimorar técnicas com menos complicações, menos recidivas e menor tempo de recuperação pós-operatória.

A videocirurgia, por exemplo, representou uma grande inovação neste campo, com ganho tecnológico, mas mantendo os princípios básicos do tratamento já proposto. Entretanto, ainda existe espaço para as correções cirúrgicas por via convencional, com seus riscos e benefícios associados. Cabe ao cirurgião deter o conhecimento das diversas técnicas existentes para oferecer ao seu paciente o melhor método possível em cada determinado caso.

## REFERÊNCIAS


Arregui ME, Davis CJ, Yucel O, Nagan RF. Laparoscopic mesh repair of inguinal hernia using a preperitoneal approach: a preliminary report. Surg Laparosc Endosc. 1992;2(1):53-8.

Bittner R, Arregui ME, Bisgaard T, Dudai M, Ferzli GS, Fitzgibbons RJ, et al. Guidelines for laparoscopic (TAPP) and endoscopic (TEP) treatment of inguinal hernia [International Endohernia Society (IEHS)]. Surg Endosc. 2011;25(9):2773-843.

Burcharth J, Pedersen M, Bisgaard T, Pedersen C, Rosenberg J. Nationwide prevalence of groin hernia repair. PLoS One. 2013;8(1):e54367.

Claus C, Furtado M, Malcher F, Cavazzola LT, Felix E. Ten golden rules for a safe MIS inguinal hernia repair using a new anatomical concept as a guide. Surg Endosc. 2020;34(4):1458-64.

Cullen KA, Hall MJ, Golosinskiy A. Ambulatory surgery in the United States, 2006. Natl Health Stat Report. 2009;1.

Ferzli GS, Massad A, Albert P. Extraperitoneal endoscopic inguinal hernia repair. J Laparoendosc Surg. 1992;2(6):281-6.

HerniaSurge Group. International guidelines for groin hernia management. Hernia. 2018;22(1):1-165.

Lichtenstein IL, Shulman AG. Ambulatory outpatient hernia surgery, including a new concept, introducing tension-free repair. Int Surg. 1986;71:1-7.

Litwin DE, Pham QN, Oleniuk FH, Kluftinger AM, Rossi L. Laparoscopic groin hernia surgery: the TAPP procedure. Transabdominal preperitoneal hernia repair. Can J Surg. 1997;40(3):192-8.

McKernan JB, Laws HL. Laparoscopic repair of inguinal hernias using a totally extraperitoneal prosthetic approach. Surg Endosc. 1993;7(1):26-8.

Miller HJ. Inguinal hernia: mastering the anatomy. Surg Clin North Am. 2018;98(3):607-21.

Pahwa HS, Kumar A, Agarwal P, Agarwal AA. Current trends in laparoscopic groin hernia repair: a review. World J Clin Cases. 2015;3(9):789-92.

# 45

# Vasectomia e laqueadura tubária

*Djalma José Fagundes*
*João Pádua Manzano*
*Maíta Poli de Araújo*
*Cassiano Donizetti de Oliveira*

## PLANEJAMENTO FAMILIAR

A Lei Federal n. 9.263/1996 estabelece que o planejamento familiar "é direito de todo o cidadão" e se caracteriza pelo "conjunto de ações de regulação da fecundidade que garanta direitos iguais de constituição, limitação ou aumento da prole pela mulher, pelo homem ou pelo casal".

Entre os procedimentos de contracepção estão incluídas a abordagem cirúrgica da vasectomia e a laqueadura tubária.

A Lei Federal n. 14.443/2022 alterou a Lei n. 9.263/1996, para determinar prazo para o oferecimento de métodos e técnicas contraceptivas e disciplinar condições para a esterilização no âmbito do planejamento familiar. Assim, a esterilização cirúrgica exige critérios mínimos para a sua realização, quais sejam: "homens e mulheres com capacidade civil plena e maiores de 21 (vinte e um) anos de idade ou, pelo menos, com 2 (dois) filhos vivos, desde que observado o prazo mínimo de 60 (sessenta) dias entre a manifestação da vontade e o ato cirúrgico, período no qual será propiciado à pessoa interessada acesso a serviço de regulação da fecundidade, incluindo aconselhamento por equipe multidisciplinar, visando desencorajar a esterilização precoce".

A Agência Nacional de Saúde Complementar (ANS), criada pela Lei n. 9.961/2000, estabelece, pela sua Diretriz de Utilização (DUT), os parâmetros de atendimento dos planos de saúde quanto aos procedimentos de esterilização masculina (vasectomia) e que são similares ao atendimento oferecido pelo Sistema Único de Saúde (SUS) e entidades privadas:

Grupo I – preencher todos os requisitos necessários:

- Homens com capacidade civil plena.
- Maiores de vinte e um anos de idade ou com, pelo menos, dois filhos vivos.
- Seja observado o prazo mínimo de sessenta dias entre a manifestação da vontade e o ato cirúrgico para os devidos aconselhamentos e informações.
- Seja apresentado documento escrito e firmado, com a expressa manifestação da vontade da pessoa, após receber informações a respeito dos riscos da cirurgia, possíveis efeitos colaterais, dificuldades de sua reversão e opções de contracepção reversíveis existentes.
- Em caso de casais, com o consentimento de ambos os cônjuges expresso em documento escrito e firmado.
- O procedimento cirúrgico deve ser devidamente registrado em prontuário e será objeto de notificação compulsória à direção do Sistema Único de Saúde, cabendo ao médico executor do procedimento fazê-la.
- Realização por profissional habilitado para proceder à sua reversão.
- Avaliação psicológica prévia da condição emocional e psicológica do paciente.

Grupo II – todos os requisitos do grupo I, exceto os do grupo II:

- Durante a ocorrência de alterações na capacidade de discernimento por influência de álcool, drogas, estados emocionais alterados, incapacidade mental temporária ou permanente e devidamente registradas no parecer psicológico e/ou psiquiátrico.
- Em pessoas incapazes, exceto mediante autorização judicial, regulamentada na forma da Lei.

Atendidos os requisitos estabelecidos pela lei, o procedimento cirúrgico pode ser agendado para atendimento em regime ambulatorial (hospital-dia) ou equivalente, de acordo com o fluxo da instituição de saúde.

## SEQUÊNCIA DOS PROCEDIMENTOS PARA A VASECTOMIA

### Acolhimento

No dia da intervenção, o paciente deve estar em jejum de alimentos sólidos por seis horas e líquidos por uma hora antes do procedimento e apresentar-se uma hora antes ao serviço burocrático de internação (hospital-dia/centro cirúrgico). O acolhimento por parte do pessoal burocrático e de enfermagem deve incluir todos os procedimentos de rotina dos protocolos de cirurgia segura. Qualquer intercorrência, com alteração dos parâmetros fisiológicos (febre, náuseas, vômitos, diarreia, gripe e outros) ou comportamentais (agitação psicomotora, sudorese, lipotimia, medo e outros) deverá ser avaliada pela equipe médica, que eventualmente pode decidir suspender o procedimento.

## Instrumental e material

Cada instituição de assistência à saúde elabora um *kit* personalizado de instrumental esterilizado, que deve conter, no mínimo:

- Bisturi lâmina 15.
- Quatro pinças hemostáticas curvas tipo Kelly/Halsted (12/15 cm).
- Tesoura de Metzenbaum curva (12/15 cm).
- Pinça dente de rato (12 cm).
- Pinça de Backhaus/Allis.
- Pinça de Cheron/Pean.
- Porta-agulha de Hegar.
- Bisturi elétrico (opcional).

Também é necessário certificar-se da lista de material:

- Luvas esterilizadas.
- Antisséptico (clorexidina/iodopovidona).
- Campo fenestrado.
- Seringa de 10 mL para infiltração anestésica.
- Xilocaína/lidocaína 10 mL sem vasoconstritor.
- Fio cirúrgico poliamida 4.0 agulhado.
- Fio cirúrgico de poliglactina/polipropileno 2.0.
- Compressa e gaze esterilizadas.

## Intervenção cirúrgica

- O paciente deverá ficar em decúbito dorsal horizontal (DDH), com os membros superiores ao longo do corpo ou dobrados acima da cabeça. O cirurgião posta-se à direita do paciente e o auxiliar fica à sua frente.
- A tricotomia da região inguinal deve ser parcimoniosa, cortando-se com máquina de tosa o estritamente necessário.
- Após os procedimentos de antissepsia (iodopovidona/clorexidina) e assepsia (gorro, máscara e luvas esterilizadas), deve-se palpar a região inguinal

direita e esquerda na área correspondente ao anel inguinal superficial (externo) e identificar por manobra bidigital (polegar e indicador) o ducto deferente, que se destaca das outras estruturas por ser mais rígido e arredondado ("macarrão").

- Coloca-se o campo fenestrado e infiltram-se pele, tela subcutânea e parte do cordão espermático, na área identificada pela palpação, com 10 mL de anestésico local (lidocaína 1%).
- Com bisturi de lâmina 15m procede-se à incisão, interessando pele e tela subcutânea, com 2 a 3 cm de extensão. Por meio de dissecção romba (tesoura ou pinça Kelly curva), afasta-se o tecido conectivo frouxo e isola-se o ducto deferente dos vasos e nervos.
- Para maior facilidade de isolamento do deferente, ele pode ser pinçado com Backhaus ou Allis, mantendo um ponto de tração enquanto uma pinça curva (Kelly/Halsted) é passada sob o ducto.
- Tendo-se isolado o deferente, ele é pinçado a montante e a jusante com pinça Kelly e faz-se a secção com tesoura no espaço entre as duas pinças.
- As duas bocas são então ligadas (amarradas) com fio de poliglactina 2.0.
- O cordão espermático é acomodado no seu leito de origem, e a hemostasia é criteriosamente revista.
- Pele e tela subcutânea são suturadas com fio absorvível de poliglactina ou inabsorvível de poliamida (náilon).
- Repete-se a manobra no lado contralateral.
- Faz-se curativo simples, com fita adesiva permeável (Micropore™).

## Complicações e insucesso da vasectomia

Como todo processo operatório, pode haver intercorrências, mas na maioria das vezes são discretas, como edema, equimose, hematoma e infecção superficial de sítio cirúrgico. A dor e sensação de peso no testículo têm intensidade variável de acordo com o estado de estresse do paciente. O uso de analgésicos, anti-inflamatórios e suspensório escrotal (ou cueca tipo *boxer*), que evita a ação da gravidade sobre os testículos, pode ser recomendado para os 10 ou 15 dias de pós-operatório.

O insucesso da vasectomia está relacionado a problemas técnicos na interrupção do duto deferente, presença não identificada de ducto duplo ("cano de espingarda") e recanalização do ducto em longo prazo (entre 6 e 12 meses).

A curto prazo, recomenda-se realizar espermograma após 60 dias da intervenção, pois pode ser detectada a presença de espermatozoides viáveis no trajeto do ducto deferente.

A reversão da vasectomia requer intervenção com magnificação e instrumental de microcirurgia e tem maior taxa de sucesso até o terceiro ano de pós-operatório.

## LAQUEADURA TUBÁRIA

A Lei n. 14.443/2022 altera parcialmente a Lei n. 9.263/1996 e estipula que "a esterilização cirúrgica pode ser realizada em homens e mulheres com capacidade civil plena e maiores de 21 (vinte e um) anos de idade ou, pelo menos, com 2 (dois) filhos vivos, desde que observado o prazo mínimo de 60 (sessenta) dias entre a manifestação da vontade e o ato cirúrgico, período no qual será propiciado à pessoa interessada acesso a serviço de regulação da fecundidade, inclusive aconselhamento por equipe multidisciplinar, com vistas a desencorajar a esterilização precoce".

Também libera a esterilização cirúrgica em mulher durante o período de parto, se observado o prazo mínimo de 60 (sessenta) dias entre a manifestação da vontade e o parto e as devidas condições médicas.

### Acolhimento

No dia da intervenção, a paciente deve estar em jejum de alimentos sólidos por seis horas e líquidos por uma hora antes do procedimento e apresentar-se uma hora antes ao serviço burocrático de internação (hospital-dia/centro cirúrgico). O acolhimento por parte do pessoal burocrático e de enfermagem deve incluir todos os procedimentos de rotina dos protocolos de cirurgia segura. Qualquer intercorrência, com alteração dos parâmetros fisiológicos (febre, náuseas, vômitos, diarreia, gripe e outros) ou comportamentais (agitação psicomotora, sudorese, lipotimia, medo e outros), deverá ser avaliada pela equipe médica, que eventualmente pode decidir suspender o procedimento.

### Vias de acesso cirúrgico

As tubas uterinas podem ser acessadas por meio de uma cirurgia convencional, na qual se realiza uma incisão na região suprapúbica, com extensão de alguns centímetros (10 cm), seccionando pele, tela subcutânea, plano músculo-aponeurótico e peritônio. O acesso à cavidade abdominal (minilaparotomia) é conhecido como incisão de Pfannenstiel, similar ao procedimento para uma cesariana. A mudança na lei permite hoje que a laqueadura seja feita junto com o procedimento do parto cesárea.

Outra possibilidade é o acesso pelo fundo de saco vaginal, por meio de uma incisão de 5 e 8 cm, seccionando a parede vaginal e abordando a cavidade pélvica, onde são identificadas as tubas uterinas para subsequente ligadura.

Uma terceira possibilidade é a abordagem por videolaparoscopia. O acesso se faz pela cicatriz umbilical e dois portais auxiliares (vide capítulo "Fundamentos da videocirurgia"). Em virtude da segurança e rapidez do procedimento, por ser passível de realização no ambulatório (hospital-dia), por estar associado a baixa taxa de morbidade, rápida recuperação e melhor resultado cosmético da cicatriz, é considerado o padrão-ouro para acesso às tubas uterinas.

## Técnica de laqueadura propriamente dita

Classicamente, a interrupção da perviedade tubária é obtida pela técnica proposta por Pomeroy. Identifica-se a tuba uterina, pinçam-se 2 cm de sua porção média, fazendo uma alça, a qual é laçada e ligada com fio absorvível. O segmento de 2 cm é seccionado e retirado. Outra técnica também difundida é a idealizada por Parkland, na qual, na parte média da tuba, faz-se uma abertura do mesossalpinge por onde se passa um fio absorvível locado na porção proximal e outro na porção proximal, que são atados por nó cirúrgico e o segmento ligado é então seccionado e retirado.

Com o advento da cirurgia videoassistida e o avanço de recursos tecnológicos, o trajeto tubário pode ser interrompido pela colocação de clipes ou grampos, metálicos ou de material biodegradável. Também é viável o uso de energia pela eletrocoagulação ou bisturi ultrassônico.

## Instrumental e material

O instrumental e o material cirúrgico devem ser aqueles necessários e suficientes para o procedimento escolhido. Importante lembrar sempre que se trata de um procedimento cirúrgico (qualquer que seja a via de acesso escolhida) e que deve seguir os protocolos de cirurgia segura.

## Complicações e insucesso da laqueadura

As complicações imediatas relativas à via de acesso escolhida são as de rotina para um ato invasivo: dor local, hemorragia, edema, seroma e infecção de sítio cirúrgico. Uma complicação tardia pode ser a presença de hérnia incisional, principalmente na região umbilical, na cirurgia videoassistida.

Pacientes com história prévia de cirurgia abdominal precisam de atenção especial para eventual conversão para uma cirurgia aberta, em razão de hemorragias e/ou aderências. A obesidade também é um fator de risco para a conversão.

Sintomas de desconforto no baixo ventre e dor abdominal difusa podem estar relacionados a processo inflamatório no local da ligadura propriamente dita e reabsorção dos fios cirúrgicos. Tendem a diminuir e desaparecer entre 30 e 45 dias.

O procedimento é irreversível, mas 5:1.000 laqueaduras podem recanalizar por falha técnica (ligadura inadvertida e não percebida do ligamento redondo do útero), clipes ou grampos mal colocados, fístulas tubárias e reanastomose espontânea. Esses fatores também contribuem para maior frequência de prenhez ectópica.

## REFERÊNCIAS

Brasil. Presidência da República. Lei n. 9.263, de 12 de janeiro de 1996. Regula o § 7º do art. 226 da Constituição Federal, que trata do planejamento familiar, estabelece penalidades e dá outras providências. Diário Oficial da República Federal do Brasil, Brasília, DF; 1996. Disponível em: https://www.planalto.gov.br/ccivil_03/Leis/L9263.htm

Brasil. Presidência da República. Planejamento Familiar. Lei Federal nº 14.443, de 2 de setembro de 2022. Disponível em: https://planalto.gov.br/ccivil_03/_ato2019-2022/2022/lei/L14443.htm

Ministério da Saúde. Agência Nacional de Saúde Suplementar (ANS). Rol de procedimentos em Planejamento Familiar. Resolução Normativa no. 576, 21 de março de 2023. Disponível em: htpp://bvsms.saude.gov.br/bvs/saudelegis/ans/2023/res0576_22_03_2023.html

# 46

# Cânulas, cateteres, tubos, sondas e drenos

*Djalma José Fagundes*

## INTRODUÇÃO

O organismo humano possui cavidades naturais que secretam ou excretam substâncias do meio interno para o exterior. Além dessas cavidades naturais, há cavidades patológicas que também secretam substâncias para o exterior através do tegumento (pelos e anexos) ou das mucosas dos tratos intestinal, pulmonar, urinário e reprodutor. Também pode haver trajetos patológicos entre vísceras ocas ou entre vísceras e pele, conhecidas como fístulas.

Essas cavidades naturais, patológicas e trajetos fistulosos podem ser exploradas de diferentes modos para auxiliar no diagnóstico ou tratamento de doenças.

A prática cirúrgica utiliza uma série de instrumentos tubulares para a abordagem de cavidades, condutos, ductos e trajetos, que recebem diferentes nomes dependendo de algumas situações. A denominação depende dos "usos e costumes" de uma comunidade de médicos, de sua utilização específica, da via de introdução do tubo no interior do organismo e da origem semântica de quem aplica o instrumento, entre outras particularidades dentro das especializações médicas.

Desse modo, temos instrumentos basicamente tubulares que podem ser denominados cânulas, cateteres, tubos, sondas ou drenos.

A característica comum dessas denominações é que se referem a instrumentos tubulares com abertura em ambas as extremidades, sendo uma introduzida no interior do organismo e a outra exteriorizada na superfície corporal.

## CONCEITO E ETIMOLOGIA

Etimologicamente, o termo mais adequado para designar esses instrumentos seria cânula. Tem origem no latim tardio *cannula*, diminutivo de *canna*. Por sua vez, *canna* refere-se a tubo oco de junco, bambu, cana, caniço, flauta pastoril. Carrega a ideia de um instrumento tubular, ou seja, um instrumento que tem uma luz interna.

A palavra tem a mesma origem e grafia similar em diversos idiomas, como grego (*kánoula*), espanhol (*cánula*), francês (*canule*), italiano (*cannula*), alemão (*Kanüle*), sueco (*kanyl*), dinamarquês (*kanyle*), árabe (*qania*), turco (*kanül*), inglês, galês e escocês (*cannula*).

Coerente com a etimologia da palavra cânula, e de significado semelhante, temos o termo tubo. Também de origem latina (*tubus*), significa conduto, canal. Conserva a similaridade de conceito nas línguas latinas espanhol (*tubo*), francês (*tube*) e italiano (*tubo*), além de no inglês (*tube*).

Outra denominação corrente e quase exclusiva de uso médico é a palavra oxítona, sem acento, cateter (como ureter, clister, mister). Derivada do grego *katheter*, carrega o significado de "faço entrar", "mergulhar". No entanto, *catheter*, palavra paroxítona no latim tardio, consagrou-se no linguajar médico em português. Usa-se com acento gráfico (catéter). Em português, as palavras paroxítonas terminadas com r (sejam ar, er, ir, or, ur) devem ser acentuadas: dólar, nácar, vômer, suéter, éter, Válter, ortoéter, cremáster, sóror, júnior.

Instrumentos tubulares também podem ser identificados com o termo sonda. Sonda procede do francês *sonde*, de *sonder*, "explorar", do anglo-saxônico *sund*, "canal do mar", presente em *sundyard*, "vara para medir profundidade", para *sondar*, assim como em *sundrap*, "corda para sondar", em que o elemento *sund-* indica "mar" (Houaiss, 2009). No uso corrente, a palavra sonda embute o caráter exploratório, como uma sonda espacial que irá explorar outros planetas, ações de sondar se tal ou qual agente está apto para o cargo, se determinado indivíduo aceita o cargo ou função, precedendo ao convite oficial.

*Sondar* ficaria mais apropriado para o uso de instrumentos com o objetivo de verificação de trajetos, localização de corpos estranhos e usos similares, donde o nome *sondagem*. Em medicina, entre muitos outros exemplos, há "sonda de Hegar" e "sonda de Benique", instrumentos metálicos desprovidos de luz, usados para dilatações em estenoses.

Embora apresente limitações na sua etimologia e caráter específico de seu uso, o termo sonda está incorporado na linguagem médica, como nos nomes sonda nasogástrica, sonda traqueal, sonda uretral, sonda de Malecot, sonda de Pezzer, sonda de Foley, sonda retal, sonda de Nelaton.

O termo sonda, pela sua variabilidade de designações, tornou-se uma palavra de significado ambíguo, o que não é recomendável na linguagem científica em textos formais. Denominações como cateter, cateterizar e cateterização devem ter preferência sobre sonda, sondar e sondagem.

O termo drenar refere-se ao ato de retirar conteúdo líquido (geralmente água) de uma área alagada, inundada, pantanosa, de uma embarcação que afunda. Por similaridade, também é aplicada na medicina para drenar coleções líquidas sequestradas no espaço intersticial (edema). No sistema cardiocirculatório, é comum o uso do termo drenagem linfática e drenagem venosa, para referir-se ao retorno da linfa e do sangue venoso de uma região anatômica ou órgão.

Também é comum o uso do termo drenagem para as coleções líquidas (exsudatos, transudatos, pus, seromas ou hematomas) presentes em cavidades naturais, patológicas ou em espaços entre tecidos e órgãos que foram submetidos a tratamento cirúrgico. Drenagens pontuais (centese), como a laparocentese e a toracocentese, assim como a drenagem torácica sob selo d'água, são objetos de outros capítulos deste livro.

Os drenos mantêm proximidade com as cânulas, cateteres e tubos porque são instrumentos tubulares com características similares. Um cateter pode fazer as vezes de um dreno em condições de emergência ou na falta de material específico. Basicamente, os drenos podem ser tubulares ou laminares. Podem drenar coleções fluidas por gravidade, capilaridade ou sucção.

## MATERIAL, EXTENSÃO E CALIBRE DOS CATETERES

Cânulas, cateteres, tubos, sondas ou drenos apresentam algumas diferenças em sua aparência, de acordo com a função que se pretende deles. Frequentemente são referidos por epônimos, em homenagem aos seus idealizadores ou divulgadores. Portanto, devem ser grafados em letra inicial maiúscula, por exemplos: Levine, Foley, Nelaton, Pezzer, Malecot.

O material de manufatura pode ser metálico rígido ou ter maleabilidade variável, como borracha, policloreto de vinil (PVC), látex ou silicone. É fundamental que o material seja atóxico, flexível, tenha baixo coeficiente de atrito, seja resistente às substâncias drenadas ou injetadas em sua luz, e suporte manipulação frequente.

O comprimento desses instrumentos varia de acordo com idade, gênero e biotipo do paciente, assim como com a intenção que se tem na sua aplicação. Variam desde alguns centímetros (10/15 cm) até extensões maiores (100/120/150 cm).

Por outro lado, o diâmetro ou calibre externo segue uma padronização internacional segundo uma escala francesa em milímetros (Charrière/Ch), com intervalos de 0,33 mm e que correspondem, em outra escala (French/Fr), a uma numeração crescente de 1 até 34. Deste modo, um cateter 3 Fr corresponde a um diâmetro de 0,99 mm na escala Ch. Pela praticidade, a escala Fr é a mais comumente utilizada (Figura 1). A indústria agrupou calibres próximos a uma escala de cores na parte externa do instrumento, o que facilita a escolha do diâmetro em uma situação de aplicação emergencial (Figura 2).

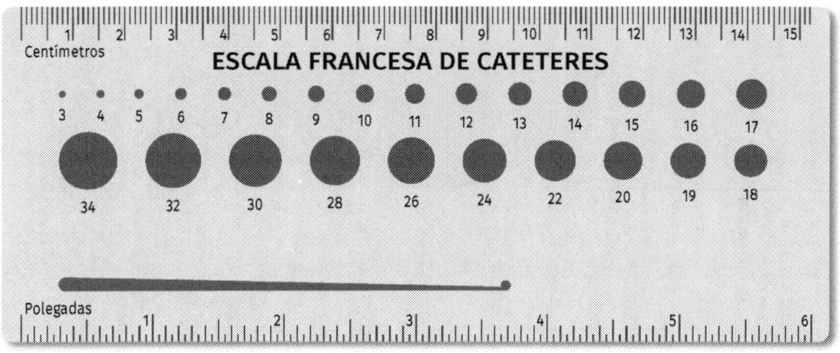


**FIGURA 1** Padronização internacional do diâmetro de cateteres em milímetros (Charrière), em polegadas e em escala métrica (French).

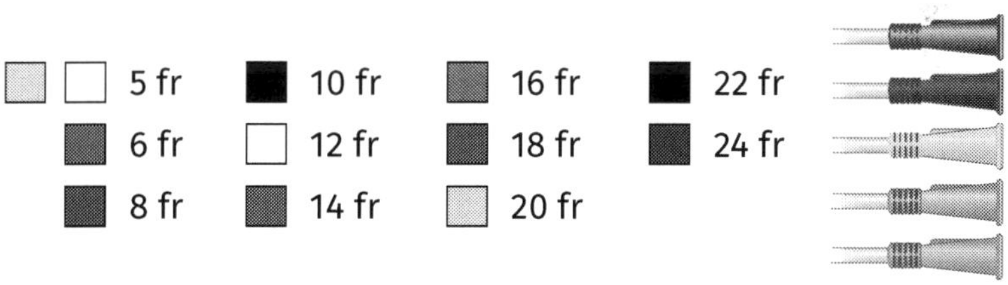


**FIGURA 2** Correspondência entre o diâmetro do cateter na escala French (Fr) e cores do funil/conector (parte externa do cateter).
Fonte: arquivo pessoal do autor.

## TIPOS DE CÂNULAS, TUBOS, CATETERES E SONDAS PARA O SISTEMA DIGESTÓRIO

### Sonda nasogástrica (Figura 3)

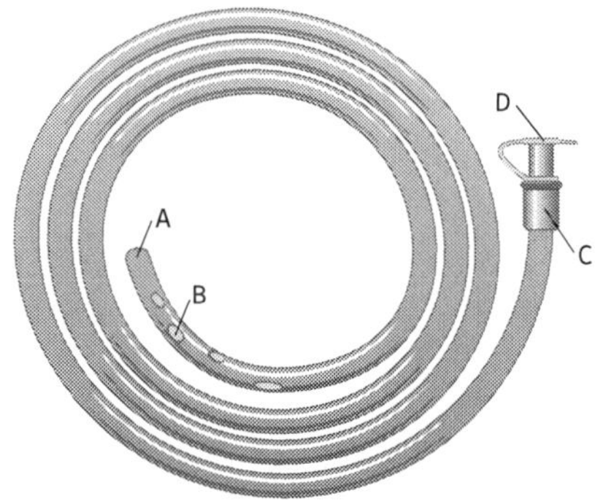


**FIGURA 3** Sonda nasogástrica de PVC (sonda de Levine/Fouchet). A: ponta distal romba, atraumática. B: fenestras (janelas/orifícios) laterais de drenagem/infusão. C: funil (extremidade proximal externa) para conectar a um intermediário, bolsa coletora, seringa ou aspirador. D: tampa/oclusão do funil/coletor.

### Sonda nasoenteral (Figura 4)

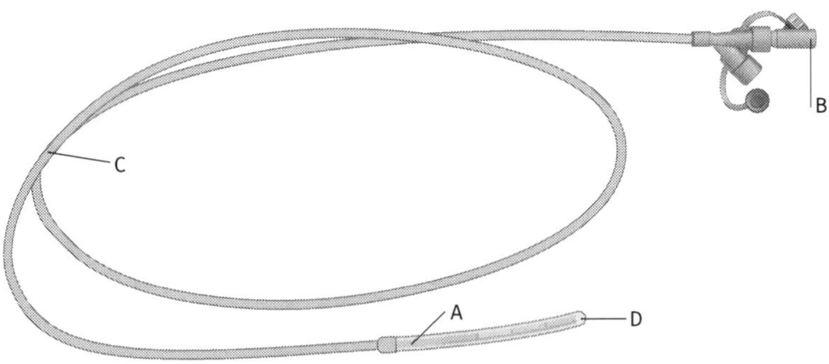


**FIGURA 4** Sonda nasoenteral (sonda Dobhoff). A: guia metálico – após sua retirada, serve como via de infusão de medicamentos. B: via de infusão de alimentação enteral, com tampa. C: tubo longo de silicone. D: ponta distal com peso metálico e orifício/fenestra terminal.

## Sonda retal (Figura 5)

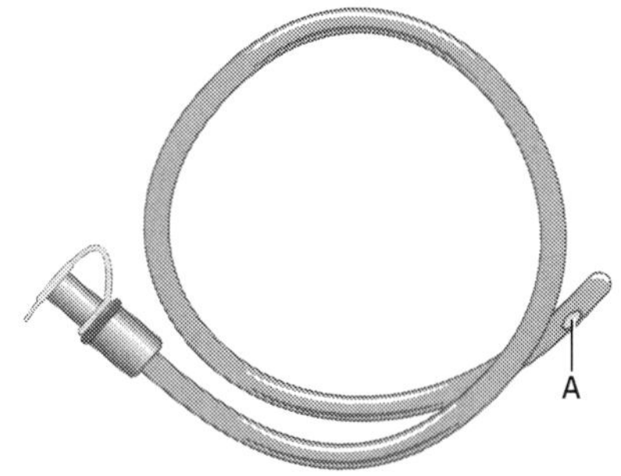


**FIGURA 5** Sonda retal. Similar à sonda nasogástrica, exceto pela extensão menor e uma única fenestra/orifício distal (A).

## Sonda de Sengstaken-Blakemore (Figura 6)

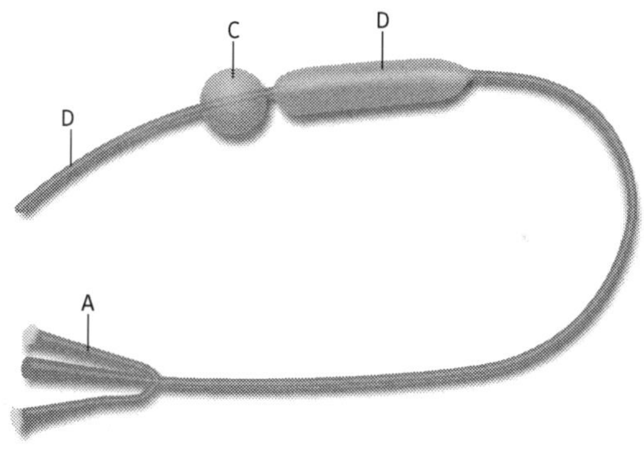


**FIGURA 6** Sonda de Sengstaken-Blakemore para tratamento de varizes esofagogástricas hemorrágicas. A: terminal externo com três vias: uma via valvulada para o balão esofágico, outra via valvulada para o balão gástrico e outra via sem válvula para drenagem/infusão. B: balão esofágico inflado. C: balão gástrico inflado. D: porção distal com orifício/fenestra.

# TIPOS DE CÂNULAS, TUBOS, CATETERES E SONDAS PARA O SISTEMA RESPIRATÓRIO

## Cânula/sonda endotraqueal (Figura 7)

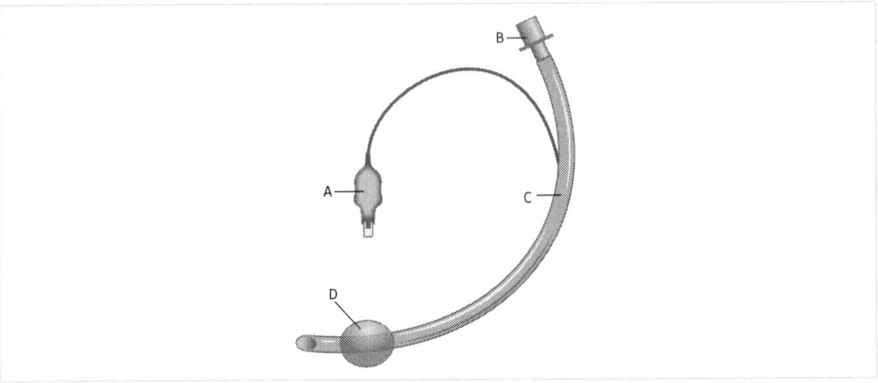


**FIGURA 7** Sonda ou tubo endotraqueal. A: balão (*cuff*) externo com válvula para controle da pressão do balão interno. B: conector ao sistema de ventilação assistida. C: corpo do tubo com numeração (Fr) e escala em centímetros para controle da extensão de introdução da sonda. D: ponta interna da sonda com balão interno inflado.

## Cânula de traqueostomia (Figura 8)

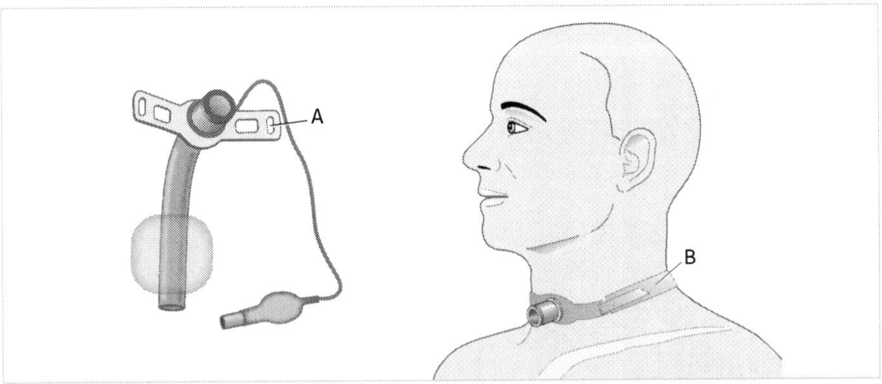


**FIGURA 8** Cânula ou tubo de traqueostomia. Similar ao tubo endotraqueal, exceto pela extensão mais curta encurvada e hastes laterais (A) para fixação em torno da região cervical, como se fosse um colar (B).

## Cânula de Guedel (Figura 9)

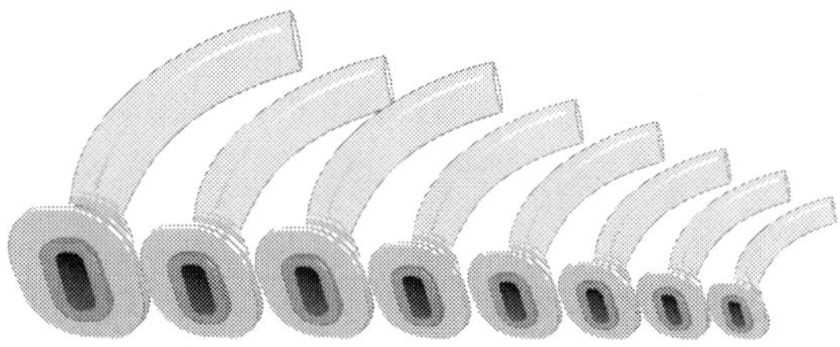

| Tamanho | Número | Tamanho | Cor |
|---|---|---|---|
| Neonatal | 00 | 40 mm | Rosa |
| Bebê | 0 | 50 mm | Azul-claro |
| Criança | 1 | 60 mm | Preta |
| Adulto pequeno | 2 | 70 mm | Branca |
| Adulto | 3 | 80 mm | Verde |
| Adulto grande | 4 | 90 mm | Amarela |
| Adulto XL | 5 | 100 mm | Vermelha |
| Adulto XXL | 6 | 110 mm | Laranja |

**FIGURA 9** Cânula ou tubo de Guedel para manter a região orofaríngea pérvia em caso de rebaixamento do nível de consciência do paciente. O mandril colorido é rígido e impede que o paciente morda o tubo e obstrua a luz. Cores rosa (40 mm), azul (50 mm), preta (60 mm), branca (70 mm), verde (80 mm), amarela (90 mm), vermelha (100 mm) e roxa (460).

## Cateter de $O_2$ nasal (Figura 10)

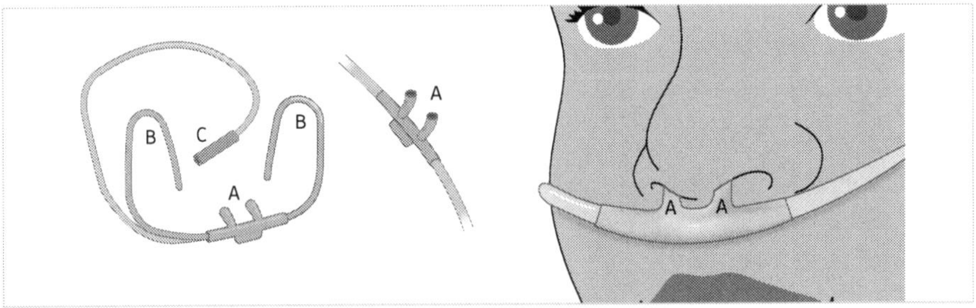


**FIGURA 10** Cateter de oxigênio nasal (cateter de $O_2$). A: extremidade proximal encaixada nos meatos nasais. B: hastes para prender o cateter como se fossem óculos. C: conector à tubulação de oxigênio (fluxo em litros/minuto).

# TIPOS DE CÂNULAS, TUBOS, CATETERES E SONDAS PARA O SISTEMA GENITURINÁRIO

## Cateter ou sonda vesical de Foley (sonda de demora – Figura 11)

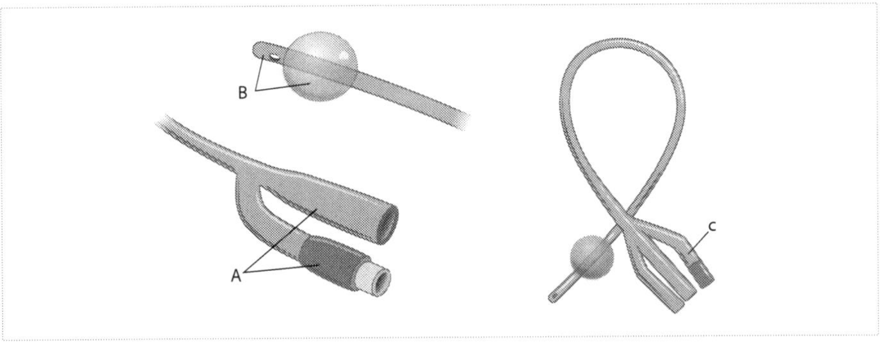


**FIGURA 11** Cateter ou sonda vesical. A: extremidade proximal com uma via valvulada para inflar o balão (*cuff*) com água destilada estéril e outra para drenagem de urina que deve ser conectada a um intermediário e ir para reservatório da bolsa coletora. B: extremidade distal com ponta romba, fenestra única e balão intravesical inflado. C: cateter de três vias: uma via para inflar o balão, uma para instilar solução e outra para drenar a solução instilada (irrigação vesical).

## Cateter ou sonda vesical de Nelaton (sonda de alívio – Figura 12)

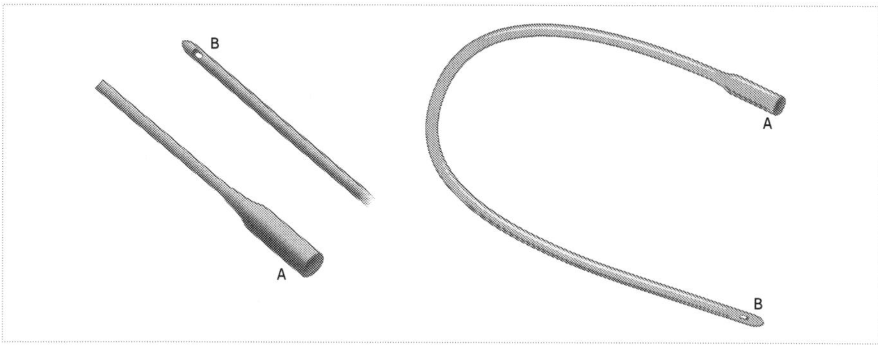


**FIGURA 12** Sonda ou cateter vesical de Nelaton. Cateter de látex, bastante maleável e com baixo coeficiente de atrito. A: extremidade externa para drenagem da urina. B: extremidade distal intravesical com orifício/fenestra única.

# DILATADORES

## Velas de Hegar (Figura 13)

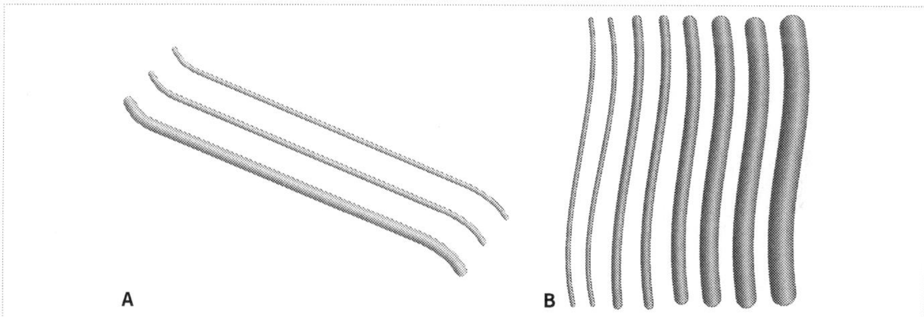


**FIGURA 13** Velas ou dilatadores de Hegar. Conjunto de material plástico descartável (A) ou metálico esterilizável (B), com diâmetros transversais progressivos, sem luz interna. Introduzidos sequencialmente do menor para o maior diâmetro, dilatam o canal do colo uterino, permitindo a passagem de instrumentos para manipulação da cavidade e tuba uterina.
Fonte: arquivo pessoal do autor.

## Dilatador uretral de Benique (Figura 14)

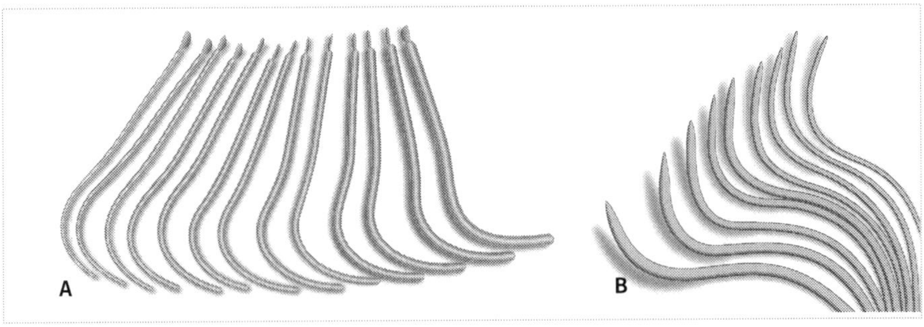


**FIGURA 14** Sonda ou dilatador de Benique. Conjunto metálico ou descartável de plástico com diâmetros progressivos, sem luz interna. São utilizados para a dilatação da uretra estenosada por processo fibrótico após trauma, infecções uretrais repetidas ou hiperplasia da próstata.

Fonte: arquivo pessoal do autor.

# TIPOS DE DRENOS E DRENAGENS

## Drenos laminares (Figura 15)

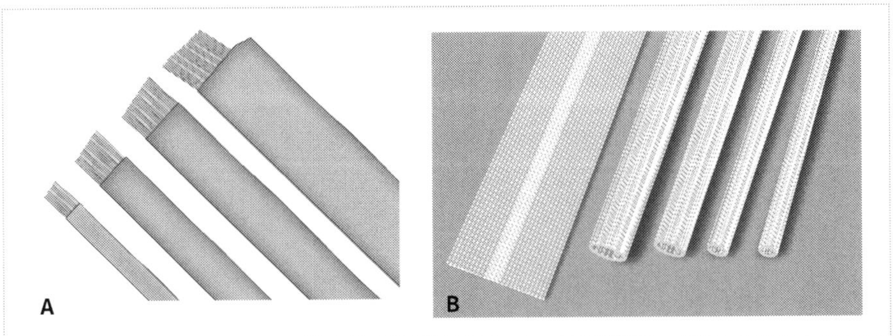


**FIGURA 15** Drenos laminares de Penrose com drenagem por capilaridade. Conjunto de drenos de látex (A) de diferentes larguras e de silicone (B), também com diversas larguras e linha radiopaca. Utilizados com frequência na cavidade abdominal, lombotomias e drenagens de abscessos tegumentares.

## Drenos tubulares (Figura 16)

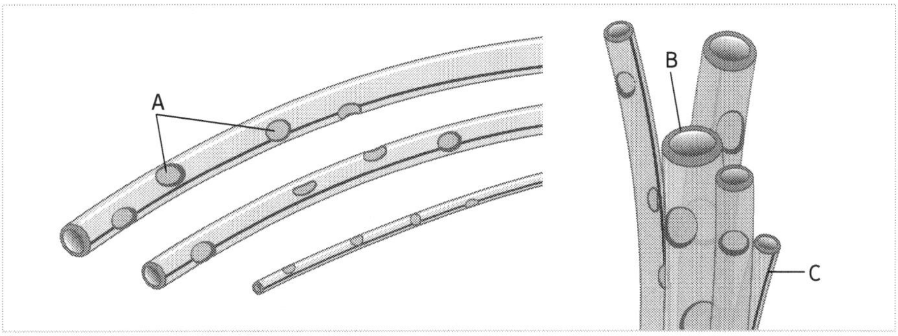


**FIGURA 16** Drenos tubulares de diversos calibres e comprimentos, com múltiplos orifícios/fenestras (A), ponta atraumática (B) e marcação radiopaca (C). Utilizados mais frequentemente na cavidade torácica (drenagem sob selo d'água) e abdominal (após laparotomias). A drenagem ocorre por gravidade (sifonagem).
Fonte: arquivo pessoal do autor.

## Drenos por sucção

Os drenos por sucção são sistemas fechados que fazem a drenagem por sucção contínua e suave. Feitos de polietileno ou silicone, têm uma extremidade acoplada a um reservatório (com mecanismo de abertura para remoção do ar e do conteúdo drenado) e a outra extremidade, com múltiplos orifícios na extremidade distal, é inserida na cavidade natural ou patológica acessada pela intervenção operatória. Promove uma aspiração ativa do acúmulo de secreções (seroma, sangue, pus ou outras) através do vácuo propiciado pelo reservatório, o qual é periodicamente esvaziado sem perder a capacidade de produzir vácuo para aspiração.

Atualmente são usados o dreno de Port-O-Vac (Figura 17), o dreno de Jackson-Pratt (Figura 18) e o dreno de Blake (Figura 19).

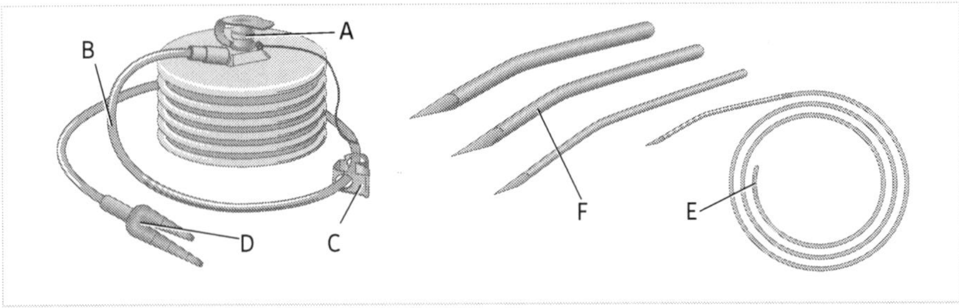


**FIGURA 17** Drenagem por sucção em sistema fechado (Port-O-Vac). O conjunto esterilizado é composto por uma "sanfona" com fecho superior (A) para produzir uma pressão negativa, a qual é transmitida a um intermediário (B), que pode ser ocluído para esvaziamento da coleção líquida (C) e que termina em Y (D), cujas duas pontas externas são conectadas ao dreno multiperfurado (E), posicionado no interior da ferida operatória por aberturas contralaterais realizadas com perfurador metálico (F).

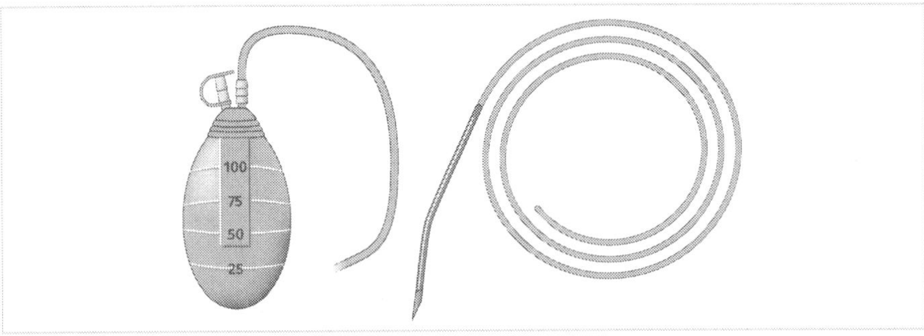


**FIGURA 18** Dispositivo de drenagem a vácuo tipo Jackson-Pratt.

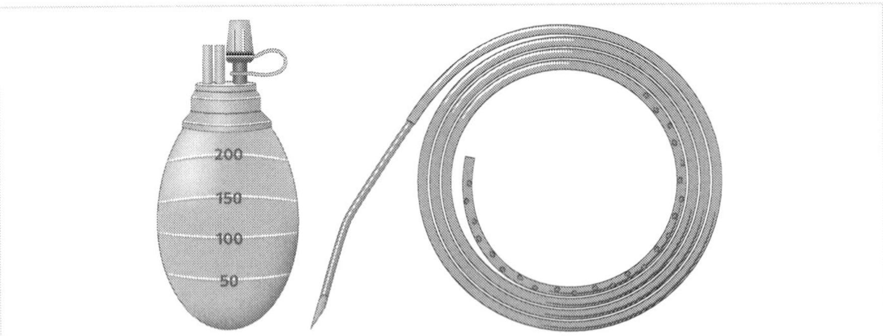


**FIGURA 19** Dispositivo de drenagem a vácuo tipo Blake.

## PRINCIPAIS INDICAÇÕES PARA CATETERES, TUBOS, SONDAS E DRENOS

| Cateter/sonda | Uso corrente |
|---|---|
| Sonda nasogástrica | Drenagem gástrica (obstrução do trato digestório). Lavagem gástrica (ingestão de substanciais tóxicas, hemorragia digestiva alta). Alimentação e administração de medicamentos por curto período. |
| Sonda nasoenteral | Alimentação enteral por tempo prolongado em pacientes com doenças do trato digestório alto, cirurgias de cabeça e pescoço, comatosos. |
| Sonda retal | Obstipação intestinal crônica ou aguda. Preparo pré-operatório. Preparo para parto vaginal. |
| Sonda de Sengstaken-<br>-Blakmore | Tratamento de hemorragia digestiva alta por varizes esofágicas e gástricas. |
| Sonda/tubo endotraqueal | Intubação de pacientes com dificuldade mecânica ou obstrutiva de vias aéreas. Anestesia geral. Pacientes em ventilação assistida. |
| Cânula de traqueostomia | Obstrução de vias aéreas superiores ou impedimento mecânico da respiração (agudos ou crônicos). Doenças neoplásicas da laringe ou do esôfago cervical. |
| Sonda de Guedel | Paciente com redução da consciência e oclusão da orofaringe (queda da língua). Exame de endoscopia digestiva alta. |
| Cateter de $O_2$ nasal | Baixa saturação de oxigênio por doenças obstrutivas pulmonares ou insuficiência cardíaca. |
| Cateter/sonda de Foley<br>Sonda de demora | Controle da diurese. Períodos mais longos de restrição ao leito. Atendimento imediato ao politraumatizado. Pós-operatório de doenças tocoginecológicas ou urológicas. |
| Cateter/sonda de Nelaton<br>Sonda de alívio | Esvaziamento da bexiga em casos de retenção urinária aguda (pós-raquianestesia). Preparo para parto vaginal. |
| Vela de Hegar | Dilatação progressiva do óstio do colo uterino para acessoà cavidade uterina para curetagem diagnóstica, curativa ou exames de imagem. |
| Benique | Dilatação da uretra masculina por estenose pós-traumática ou infecções repetitivas. |
| Dreno de Penrose | Dreno deixado em cavidades naturais ou patológicas (abscessos) para drenar coleções líquidas (exsudatos, transudatos, pus, hematomas, seromas), por mecanismo de capilaridade. |

*(continua)*

(continuação)

| Cateter/sonda | Uso corrente |
|---|---|
| Dreno tubular | Tubo inserido em cavidades naturais ou patológicas para drenar coleções líquidas (exsudatos, transudatos, pus, hematomas, seromas, fístulas), por mecanismo gravitacional (sifonagem). |
| Dreno de sucção | Tubo inserido em cavidades naturais ou patológicas para drenar coleções líquidas (exsudatos, transudatos, pus, hematomas, seromas, fistulas), por mecanismo de pressão negativa (sucção). |

## REFERÊNCIAS

Bacelar S, Menezes C, Alves E, Tubino P. Expressões médicas. Glossário de dificuldades em terminologia médica. Brasília: Conselho Federal de Medicina; 2018.

Petroianu A, Pohl FF. Tubos, sondas e drenos. Rio de Janeiro: Nova Guanabara; 2000.

Stedman Dicionário Médico. 27. ed. Rio de Janeiro: Guanabara-Koogan; 2003.

# 47

# Roteiro de sondagem nasogástrica, nasoenteral e vesical

*Djalma José Fagundes*

## PASSOS TÉCNICOS PARA UMA SONDAGEM NASOGÁSTRICA OU NASOENTERAL

### Instrumental e material

- Sonda nasogástrica compatível com o biotipo do paciente.
- Seringas de 10 mL/20 mL.
- Xilocaína/lidocaína gel.
- Estetoscópio.
- Tesoura reta.
- Bolsa coletora.
- Equipo da bolsa coletora com intermediário de látex.
- Gaze esterilizada.
- Fita adesiva (Micropore™).
- Luvas de procedimento.
- Toalha pequena/papel toalha.
- Equipamento de proteção individual (máscara, óculos).

### Preparo do material e instrumental

- Dispor material de modo a ficar de fácil acesso, em uma bandeja apoiada no leito ou em mesa lateral auxiliar.
- Abertura dos invólucros esterilizados da sonda, bolsa coletora e intermediários.

## Posição do paciente e higienização

- Decúbito dorsal em posição de Fowler ou sentado no leito com membros inferiores pendentes (paciente consciente e colaborativo).
- Decúbito dorsal horizontal com flexão cervical em pacientes com rebaixamento de consciência ou em coma.
- Antissepsia da pele/mucosa nasal do paciente não é necessária.
- Higienização das narinas com solução salina 0,9% e gaze.

## Procedimentos

- Identificar o paciente/apresentar-se.
- Explicar brevemente como será o procedimento e o motivo de sua necessidade.
- Obter consentimento verbal do paciente ou responsável.
- Colocar o paciente em posição com abdome descoberto e identificação do epigástrio.
- Colocar toalha ou papel toalha sobre o pescoço/tórax.
- Calçar luvas de procedimento.
- Medir a extensão da sonda a ser introduzida (epigástrio, ponta do nariz, lóbulo da orelha).
- Assinalar na sonda gástrica o local da medida com fita adesiva ou tinta especial.
- Verificar a perviedade da narina na qual será passada a sonda.
- Lubrificar a ponta da sonda nasogástrica com xilocaína gel.
- Iniciar a introdução da sonda pela narina escolhida. Prosseguir com a manobra de maneira delicada, mas firmemente, até o paciente acusar a presença da sonda na "garganta".
- Solicitar nesse momento que o paciente faça movimentos de deglutição sequenciais, ao mesmo tempo que procede à introdução da sonda até que a marcação feita previamente no comprimento da sonda atinja o meato nasal.
- Ficar atento às queixas do paciente, que pode acusar que a sonda está "enrolada na garganta", presença de tosse (introdução incorreta nas vias respiratórias), náuseas ou vômitos. Interromper o procedimento em qualquer uma dessas situações e reavaliar as condições locais e gerais do paciente.
- Conectar a seringa de 20 mL na sonda, introduzir 20 mL de ar e confirmar a posição pela ausculta do epigástrio com estetoscópio.
- Aspirar com a seringa de 20 mL e verificar eventual refluxo de líquido gástrico.
- Fixar a sonda no nariz com fita adesiva hipoalergênica (Micropore™).
- Conectar a sonda através de um intermediário com a bolsa coletora.

- Retirar e descartar o material e instrumental usados.
- Comunicar ao paciente o final do procedimento.
- Orientar sobre os cuidados com a sonda.
- Registrar o procedimento no prontuário.
- No caso da sonda nasoenteral, a posição da extremidade distal metálica (radiopaca) deve ser confirmada por radiografia simples do abdome, e a sonda é então fixada definitivamente no nariz.

## ROTEIRO DE CATETERIZAÇÃO/SONDAGEM VESICAL

### Instrumental e material

- Gazes esterilizadas.
- Seringas de 20 mL e 10 mL.
- Agulha hipodérmica 40 x 20.
- Frasco-ampola de água destilada.
- Lidocaína/xilocaína gel 2% lacrada.
- Sistema fechado de coleta de urina.
- Fita adesiva para fixação da sonda vesical (Micropore™).
- Cuba rim (coleta inicial de urina).
- Cuba redonda/cúpula (reservatório do degermante).
- Sonda de Foley de duas vias (calibre adequado ao porte do paciente).
- Sonda de demora.
- Sonda de Nelaton de via única (calibre adequado ao porte do paciente).
- Sonda de alívio.
- Pinça de Cheron para antissepsia da pele/mucosa.
- Clorexidina degermante/clorexidina aquosa.
- Luvas de procedimento.
- Luvas esterilizadas.
- Campos convencionais esterilizados.
- Foco de luz (opcional).

### Preparo do material e instrumental

- Dispor todo o material em mesa auxiliar ao lado do leito ou no próprio leito aos pés do paciente.
- Cuidar para obedecer à técnica asséptica na abertura das embalagens esterilizadas dos materiais e instrumentais.
- Solicitar para o auxiliar que abra e ofereça os materiais e equipamentos na sequência correta dos procedimentos.

## Posição do paciente e antissepsia

- Paciente feminina:
  - Colocar a paciente em posição de decúbito dorsal horizontal no leito e flexão dos membros inferiores sobre o abdome (posição ginecológica).
  - Calçar luvas de procedimento e, com auxílio da pinça Cheron e gaze esterilizada, pincelar ("pintar") com o degermante a região suprapúbica e a área perineal, entreabrindo os grandes e pequenos lábios da vulva e expondo o meato uretral externo.
- Paciente masculino:
  - Colocar o paciente em decúbito dorsal horizontal, com os membros inferiores ligeiramente afastados.
  - Calçar luvas de procedimento e, com auxílio da pinça Cheron e gaze esterilizada, pincelar ("pintar") com o degermante a região suprapúbica, a base e toda a extensão do pênis, com atenção especial para a exteriorização da glande e meato uretral externo.

## Procedimentos

- Identificar o paciente/apresentar-se.
- Explicar brevemente como será o procedimento e o motivo de sua necessidade.
- Obter consentimento verbal do paciente ou responsável.
- Avaliar as condições de privacidade do paciente para o procedimento.
- Colocar o paciente em posição adequada.
- Fazer a antissepsia (degermante) da região geniturinária.
- Trocar as luvas de procedimento por outro par de luvas esterilizadas.
- Solicitar ao auxiliar que abra a lidocaína gel 2%, faça antissepsia do lacre e coloque aproximadamente 5 a 10 mL do gel sobre uma gaze colocada no campo estéril.
- Solicitar ao auxiliar que apresente a bisnaga de lidocaína gel 2% e aspire com agulha grossa (40 x 20) diretamente da bisnaga para a seringa um volume de 20 mL do gel, tomando os cuidados de antissepsia e assepsia.
- Mantendo a técnica asséptica, aspirar com a seringa-agulha de 10 mL de água destilada do frasco-ampola.
- Testar o balão da sonda de Foley injetando e aspirando a água destilada.
- Colocar panos esterilizados ou campo fenestrado, delimitando a área previamente preparada pela antissepsia com degermante.
- Lubrificar a ponta da sonda de Foley com lidocaína gel 2% que foi colocada.

- Com a mão dominante, manter a sonda enrolada ao seu redor, deixando a ponta lubrificada exposta.
- Na paciente feminina, com a mão não dominante afastar os pequenos e grandes lábios vulvares, identificar o meato uretral externo e delicadamente introduzir a ponta lubrificada da sonda de Foley.
- No paciente masculino, manter o pênis tracionado na vertical e injetar a lidocaína gel diretamente do bico da seringa de 20 mL encaixado no meato para lubrificar todo o trajeto uretral. Em seguida, introduzir a sonda delicadamente.
- Introduzir uma extensão suficiente (10/15 cm) para começar a saída de urina.
- Inflar o balão da sonda com a quantidade de água destilada indicada na própria sonda (entre 5 e 10 mL).
- Tracionar a sonda delicadamente até sentir uma resistência, o que representa o local onde o balão fica alojado no trígono vesical.
- Conectar a sonda ao sistema fechado de coleta de urina, diminuindo a possibilidade de contaminação.
- Fixar a sonda com fita adesiva na coxa do paciente, evitando tração acidental da sonda.
- Retirar e descartar o material e instrumental usados.
- Comunicar ao paciente o final do procedimento.
- Orientar sobre os cuidados com a sonda.
- A bolsa coletora deve ficar abaixo do nível da sonda no meato urinário para evitar refluxo de urina por sifonagem.
- Registrar o procedimento no prontuário.

## REFERÊNCIAS

Bacelar S, Menezes C, Alves E, Tubino P. Expressões médicas. Glossário de dificuldades em terminologia médica. Brasília: Conselho Federal de Medicina; 2018.

Petroianu A, Pohl FF. Tubos, sondas e drenos. Rio de Janeiro: Nova Guanabara; 2000.

Stedman Dicionário Médico. 27. ed. Rio de Janeiro: Guanabara-Koogan; 2003.

# Índice remissivo

## B

## D

## E

## G



## H

## J



## K



## L



## M

## Q



## R

## T

## U



## V